A. Ströhle, A. Bendau (Hrsg.)

Bewegung, Sport und Mind-Body-Intervention

Andreas Ströhle, Antonia Bendau (Hrsg.)

Bewegung, Sport und Mind-Body-Intervention

Psychische Gesundheit und psychische Krankheit

Mit Beiträgen von: Noah Augustin, Berlin; Dr. rer. medic. Antonia Bendau, Berlin; Anna Dania Esch, Berlin; Julia Große, Berlin; Selina Heuer, Potsdam; Jan Kaminski, Berlin; Sophie Meska, Berlin; Jonas Pekker, Berlin; Prof. Dr. rer. medic. Moritz B. Petzold, Berlin; Prof. Dr. med. Jens Plag, Potsdam; Maike Schmidt, Berlin; Martina Schütte, Berlin; Nicola Strehle, Berlin; Prof. Dr. med. Andreas Ströhle, Berlin; Aleksandra Terziska, Berlin; Nora Wendt, Berlin

ELSEVIER

Elsevier GmbH, Bernhard-Wicki-Str. 5, 80636 München, Deutschland
Wir freuen uns über Ihr Feedback und Ihre Anregungen an kundendienst@elsevier.com

ISBN 978-3-437-15091-3
eISBN 978-3-437-17395-0

1. Auflage 2025

Die medizinischen Wissenschaften unterliegen einem sehr schnellen Wissenszuwachs. Der stetige Wandel von Methoden, Wirkstoffen und Erkenntnissen ist allen an diesem Werk Beteiligten bewusst. Sowohl der Verlag als auch die Autorinnen und Autoren und alle, die an der Entstehung dieses Werkes beteiligt waren, haben große Sorgfalt darauf verwandt, dass die Angaben zu Methoden, Anweisungen, Produkten, Anwendungen oder Konzepten dem aktuellen Wissensstand zum Zeitpunkt der Fertigstellung des Werkes entsprechen.
Der Verlag kann jedoch keine Gewähr für Angaben zu Dosierung und Applikationsformen übernehmen. Es sollte stets eine unabhängige und sorgfältige Überprüfung von Diagnosen und Arzneimitteldosierungen sowie möglicher Kontraindikationen erfolgen. Jede Dosierung oder Applikation liegt in der Verantwortung der Anwenderin oder des Anwenders. Die Elsevier GmbH, die Autorinnen und Autoren und alle, die an der Entstehung des Werkes mitgewirkt haben, können keinerlei Haftung in Bezug auf jegliche Verletzung und/oder Schäden an Personen oder Eigentum, im Rahmen von Produkthaftung, Fahrlässigkeit oder anderweitig übernehmen.

Für die Vollständigkeit und Auswahl der aufgeführten Medikamente übernimmt der Verlag keine Gewähr.
Geschützte Warennamen (Warenzeichen) werden in der Regel besonders kenntlich gemacht (®). Aus dem Fehlen eines solchen Hinweises kann jedoch nicht automatisch geschlossen werden, dass es sich um einen freien Warennamen handelt.

Bibliografische Information der Deutschen Nationalbibliothek
Die Deutsche Nationalbibliothek verzeichnet diese Publikation in der Deutschen Nationalbibliografie; detaillierte bibliografische Daten sind im Internet über https://www.dnb.de abrufbar.

25 26 27 28 29   5 4 3 2 1

In ihren Veröffentlichungen verfolgt die Elsevier GmbH das Ziel, genderneutrale Formulierungen für Personengruppen zu verwenden. Um jedoch den Textfluss nicht zu stören sowie die gestalterische Freiheit nicht einzuschränken, wurden bisweilen Kompromisse eingegangen. Selbstverständlich sind **immer alle Geschlechter** gemeint.

Planung: Dr. Barbara Schweighofer, München
Projektmanagement: Ulrike Schmidt, München
Redaktion: Christel Hämmerle, München
Herstellung: Der Buchmacher, Arthur Lenner, Windach
Satz: Thomson Digital, Noida/Indien
Druck und Bindung: Drukarnia Dimograf Sp. z o. o., Bielsko-Biała/Polen
Zeichnungen: Susanne Adler, Lübeck
Umschlaggestaltung: SpieszDesign, Neu-Ulm
Titelfotografie: © Urupong - stock.adobe.com

Aktuelle Informationen finden Sie im Internet unter **www.elsevier.de**

Vorwort

In einer Zeit, in der die Relevanz von körperlicher Aktivität für die physische Gesundheit weithin anerkannt ist, gewinnt die Rolle von Sport und Bewegung auch für die psychische Gesundheit zunehmend an Bedeutung.

In den letzten Jahrzehnten wurden vermehrt Studien durchgeführt, welche die positive Wirkung von körperlicher Aktivität sowohl im Kontext der Prävention als auch Behandlung psychischer Erkrankungen belegen. Untersucht wurde überwiegend Ausdauertraining wie Joggen oder Radfahren, aber auch Krafttraining scheint vergleichbar therapeutisch wirksam zu sein. In den vergangenen Jahren kamen zudem Studien mit anderen Formen körperlicher Aktivität wie Klettern, Tanzen oder Turnen hinzu.

Neben primär an der körperlichen Bewegung ausgerichteten Interventionen erfuhr in den vergangenen Jahren auch die gezielte Verknüpfung von Körper und Geist im Sinne von Mind-Body-Ansätzen vermehrt Aufmerksamkeit. Yoga, Taijiquan, Qigong und weitere Mind-Body-Interventionen sind inzwischen weltweit populär geworden, und zumindest für Yoga gibt es bereits umfassende Wirksamkeitsnachweise für die Behandlung von Menschen mit psychischen Erkrankungen. Elemente der Meditation und Achtsamkeit werden zunehmend in der psychiatrisch-psychotherapeutischen Behandlung integriert und finden sich in Kombination mit verschiedenen Bewegungsinterventionen, wie z. B. dem Laufen bei Gehmeditationen.

Das vorliegende Sammelwerk widmet sich den vielfältigen Verknüpfungen von Bewegung, Sport und Mind-Body-Interventionen mit psychischer Gesundheit sowie der Anwendung im Kontext psychischer Krankheit. Als Fundament vermittelt es die Charakteristika verschiedener körperlicher Aktivitäten und die Verbindungen von Körper, Geist und Seele. Es zeigt auf, dass psychische Erkrankungen oftmals mit verminderter Bewegung einhergehen und gleichzeitig körperliche Aktivität in vielfältiger Ausgestaltung genutzt werden kann, um diesen vorzubeugen oder sie zu behandeln. Vertiefend erläutert es zugrundeliegende Wirkmechanismen sowie psychologische Modelle. Zudem werden die Besonderheiten und Herausforderungen bei der Umsetzung von körperlicher Aktivität bei der Behandlung verschiedener psychischer Erkrankungen, wie affektiven Erkrankungen, Angsterkrankungen, substanzgebundenen Störungen, psychotischen Erkrankungen und neurokognitiven Erkrankungen, vermittelt und mit Fallbeispielen aus der Praxis illustriert. Detaillierte Handlungsempfehlungen für verschiedene Settings und Zielgruppen überführen dieses Wissen weiter in die praktische Umsetzung. Dieses Sammelwerk soll das Bewusstsein dafür schärfen, welches – oftmals noch wenig genutzte – Potenzial körperliche Aktivität im Hinblick auf psychische Gesundheit bzw. Krankheit aufweist und wie dieses verstärkt Anwendung finden könnte.

Dieses Buch richtet sich an Gesundheitsfachkräfte aus den Bereichen Psychiatrie, Psychotherapie, Psychosomatik, Sport- und Bewegungstherapie, Physiotherapie, Allgemeinmedizin und Pflege sowie an interessierte Betroffene und Angehörige. Ziel ist es, fundierte Einblicke in die positive Wirkung von körperlicher Aktivität auf psychische Gesundheit und psychische Krankheit zu geben und die neuesten Erkenntnisse aus der Forschung mit konkreten Umsetzungsmöglichkeiten in der Praxis zu kombinieren.

Berlin, im Oktober 2024

Prof. Dr. Andreas Ströhle, Dr. Antonia Bendau

Abbildungsnachweis

Der Verweis auf die jeweilige Abbildungsquelle befindet sich bei allen Abbildungen im Werk am Ende des Legendentextes in eckigen Klammern. Alle nicht besonders gekennzeichneten Grafiken und Abbildungen © Elsevier GmbH, München.

H451-001	Brand R, Ekkekakis P. Affective–Reflective Theory of physical inactivity and exercise. Ger J Exerc Sport Res 2018; 48: 48-50
L157	Susanne Adler, Lübeck
P1458	Noah Augstin, Berlin
P1459	Jonas Pekker, Berlin
P1460	Anna Dania Esch, Berlin
P1461	Nora Wendt, Berlin
P1462	Antonia Bendau, Berlin
P1463	Andreas Ströhle, Berlin
P1464	Moritz B. Petzold, Berlin
P1465	Julia Große, Berlin
P1466	Jan Kaminski, Berlin
P1467	Martina Schütte, Berlin
P1497	Maike Schmidt, Berlin
P1498	Nicola Strehle, Berlin
W798	World Health Organization (WHO), Genf

Fehler gefunden?

https://else4.de/978-3-437-15091-3

An unsere Inhalte haben wir sehr hohe Ansprüche. Trotz aller Sorgfalt kann es jedoch passieren, dass sich ein Fehler einschleicht oder fachlich-inhaltliche Aktualisierungen notwendig geworden sind.

Sobald ein relevanter Fehler entdeckt wird, stellen wir eine Korrektur zur Verfügung. Mit diesem QR-Code gelingt der schnelle Zugriff.

Wir sind dankbar für jeden Hinweis, der uns hilft, dieses Werk zu verbessern. Bitte richten Sie Ihre Anregungen, Lob und Kritik an folgende E-Mail-Adresse: kundendienst@elsevier.com

Abkürzungen

ACSM American College of Sports Medicine
ACT Akzeptanz- und Commitment-Therapie
AGB Aufbau eines gesunden Bewegungsverhaltens
ANP Atriales natriuretisches Peptid
APA American Psychiatric Association
AR Applied Relaxation
ARFID Avoidant-Restrictive Food Intake Disorder
ART Affective Reflective Theory
BÄK Bundesärztekammer
BDNF Brain-derived Neurotrophic Factor
BfArM Bundesinstitut für Arzneimittel und Medizinprodukte
BMG Bundesministerium für Gesundheit
BMI Body-Mass-Index
BPS Borderline-Persönlichkeitsstörung
BZgA Bundeszentrale für gesundheitliche Aufklärung
CBT-E Enhanced Cognitive Behavior Therapy
CSTC-loops Fronto-striato-thalamische Regelschleifen
DBT Dialektisch-behaviorale Therapie
DGN Deutsche Gesellschaft für Neurologie
DGPPN Deutsche Gesellschaft für Psychiatrie und Psychotherapie, Psychosomatik und Nervenheilkunde
DLW Doubly Labeled Water Methode
DMT Dance and Movement Therapy
DSM Diagnostic and Statistical Manual of Mental Disorders
EMDR Eye Movement Desensitization and Reprocessing
FBT Family-Based Treatment
FPT Fokale Psychodynamische Psychotherapie
GABA Gamma-Aminobuttersäure
GAS Generalisierte Angststörung
HHNA Hypothalamus-Hypophysen-Nebennierenrinden-Achse
HIIT Hochintensives Intervalltraining
ICD International Statistical Classification of Diseases and Related Health Problems
ICF Internationale Klassifikation der Funktionsfähigkeit, Behinderung und Gesundheit
IK Indirekte Kalorimetrie
IRRT Imagery Rescripting and Reprocessing Therapy
KI Konfidenzintervall
K-PTBS Komplexe Posttraumatische Belastungsstörung
KVT Kognitive Verhaltenstherapie
LEAP Compulsive Exercise Activity Therapy
MANTRA Maudsley Model of Anorexia Nervosa for Adults
MBCT Mindfulness Based Cognitive Therapy
MBI Mind-Body-Interventionen
MBM Mind-Body-Medizin
MBSR Mindfulness Based Stress Reduction
MBT Mentalisierungsbasierte Therapie
MET Metabolisches Äqivalent
MICT Moderate Dauermethode (medium intensity continuous training)
MKT Metakognitive Therapie
MoVo-Modell Motivations-Volitions-Modell
NIH National Institute of Health
NIMH National Institute of Mental Health
NMDA N-Methyl-D-Aspartat-Rezeptor

OR	Odds Ratio
PAR-Q	Physical Activity Readiness Questionnaire
PED-t	Physical Exercise and Dietary Therapy (Bewegungs- und Ernährungstherapie)
PME	Progressive Muskelentspannung
PS	Persönlichkeitsstörung
PTBS	Posttraumatische Belastungsstörung
RCT	Randomisierte kontrollierte Studie (randomized controlled trial)
RDoC	Research Domain Criteria
RM	Repetition Maximum
RR	Relatives Risiko
rTMS	Repetitive transkranielle Magnetstimulation
SE	Somatic Experiencing
SMD	Standardized Mean Difference
SSCM	Specialist Supportive Clinical Management
SSNRI	Selektive Serotonin- und Noradrenalin-Wiederaufnahmehemmer
SSRI	Selektive Serotonin-Wiederaufnahmehemmer
TAU	Treatment-As-Usual, Behandlung wie üblich
TAU-O	Optimiertes Treatment as usual
THS	Tiefenhirnstimulation
TZA	Trizyklische Antidepressiva
VEGF	Vascular Endothelial Growth Factor
WHO	World Health Organization

Adressen

Herausgeberin und Herausgeber

Prof. Dr. med. Andreas Ströhle
Charité – Universitätsmedizin Berlin,
corporate member of Freie Universität
Berlin and Humboldt Universität zu Berlin
Klinik für Psychiatrie und Psychotherapie
Charitéplatz 1
10117 Berlin

Dr. rer. medic. Antonia Bendau
Charité – Universitätsmedizin Berlin,
corporate member of Freie Universität
Berlin and Humboldt Universität zu Berlin
Klinik für Psychiatrie und Psychotherapie
Charitéplatz 1
10117 Berlin

Autorinnen und Autoren

Noah Augustin
Charité – Universitätsmedizin Berlin,
corporate member of Freie Universität
Berlin and Humboldt Universität zu Berlin
Klinik für Psychiatrie und Psychotherapie
Charitéplatz 1
10117 Berlin

Dr. rer. medic. Antonia Bendau
Charité – Universitätsmedizin Berlin,
corporate member of Freie Universität
Berlin and Humboldt Universität zu Berlin
Klinik für Psychiatrie und Psychotherapie
Charitéplatz 1
10117 Berlin

Anna Dania Esch
Charité – Universitätsmedizin Berlin,
corporate member of Freie Universität
Berlin and Humboldt Universität zu Berlin
Klinik für Psychiatrie und Psychotherapie
Charitéplatz 1
10117 Berlin

Julia Große
Charité – Universitätsmedizin Berlin,
corporate member of Freie Universität
Berlin and Humboldt Universität zu Berlin
Klinik für Psychiatrie und Psychotherapie
Charitéplatz 1
10117 Berlin

Selina Heuer
HMU Health and Medical University
Potsdam, Institute for Mental Health and
Behavioral Medicine, Fakultät für Medizin
Villa Carlshagen
Olympischer Weg 1
14471 Potsdam

Jan Kaminski
Charité – Universitätsmedizin Berlin,
corporate member of Freie Universität
Berlin and Humboldt Universität zu Berlin
Klinik für Psychiatrie und Psychotherapie
Charitéplatz 1
10117 Berlin

Sophie Meska
Charité – Universitätsmedizin Berlin, corporate member of Freie Universität Berlin and Humboldt Universität zu Berlin
Klinik für Psychiatrie und Psychotherapie
Charitéplatz 1
10117 Berlin

Jonas Pekker
Charité – Universitätsmedizin Berlin, corporate member of Freie Universität Berlin and Humboldt Universität zu Berlin
Klinik für Psychiatrie und Psychotherapie
Charitéplatz 1
10117 Berlin

Prof. Dr. rer. medic. Moritz B. Petzold
MSB Medical School Berlin
Department of Psychology
Rüdesheimer Str. 50
14197 Berlin

Prof. Dr. med. Jens Plag
HMU Health and Medical University Potsdam, Institute for Mental Health and Behavioral Medicine, Fakultät für Medizin
Villa Carlshagen
Olympischer Weg 1
14471 Potsdam

Maike Schmidt
Charité – Universitätsmedizin Berlin, corporate member of Freie Universität Berlin and Humboldt Universität zu Berlin
Klinik für Psychiatrie und Psychotherapie
Charitéplatz 1
10117 Berlin

Martina Schütte
Charité – Universitätsmedizin Berlin, corporate member of Freie Universität Berlin and Humboldt Universität zu Berlin
Klinik für Psychiatrie und Psychotherapie
Charitéplatz 1
10117 Berlin

Nicola Strehle
Charité – Universitätsmedizin Berlin, corporate member of Freie Universität Berlin and Humboldt Universität zu Berlin
Klinik für Psychiatrie und Psychotherapie
Charitéplatz 1
10117 Berlin

Prof. Dr. med. Andreas Ströhle
Charité – Universitätsmedizin Berlin, corporate member of Freie Universität Berlin and Humboldt Universität zu Berlin
Klinik für Psychiatrie und Psychotherapie
Charitéplatz 1
10117 Berlin

Aleksandra Terziska
Charité – Universitätsmedizin Berlin, corporate member of Freie Universität Berlin and Humboldt Universität zu Berlin
Klinik für Psychiatrie und Psychotherapie
Charitéplatz 1
10117 Berlin

Nora Wendt
Charité – Universitätsmedizin Berlin, corporate member of Freie Universität Berlin and Humboldt Universität zu Berlin
Klinik für Psychiatrie und Psychotherapie
Charitéplatz 1
10117 Berlin

Inhaltsverzeichnis

KAPITEL

1

Jonas Pekker, Noah Augustin

Körperliche Aktivität, Training und Sport

Überblick

Dieses Kapitel bietet einen Überblick über die Grundlagen von körperlicher Aktivität, Training und Sport und deren Einfluss auf verschiedene Aspekte des Körpers. Darüber hinaus werden aktuelle gesundheitsorientierte Bewegungsempfehlungen für körperliche Aktivität vorgestellt und Möglichkeiten aufgezeigt, wie ein solches Training zur Verbesserung der motorischen Hauptbeanspruchungsformen gestaltet werden kann.

1.1 Grundlagen körperlicher Aktivität

Regelmäßige körperliche Aktivität, körperliches Training und Sport sind nachweislich in jedem Alter mit positiven Auswirkungen auf die Gesundheit und auf das Wohlbefinden verbunden (Garber et al. 2011). Trotzdem bewegen sich viele Menschen nicht ausreichend, was mit gesundheitlichen Problemen einhergehen kann (Guthold et al. 2018). In der heutigen Welt, in der uns zunehmende Digitalisierung vieles erleichtert, ist es oft notwendig, sich bewusst für Bewegung zu entscheiden, um Gesundheit sowohl zu fördern als auch zu erhalten (Lieberman 2015).

1.1.1 Terminologie

In der Literatur werden häufig die Begriffe körperliche Aktivität, Bewegung, körperliches Training und Sport synonym verwendet, obwohl sie unterschieden werden können.

Die Begriffe körperliche Aktivität und Bewegung sind am weitesten gefasst.

- **Körperliche Aktivität** und **Bewegung:** jede Art von muskulärer Aktivität, die den Grundumsatz übersteigt (Grundumsatz: der zur Lebenserhaltung notwendige Energieverbrauch des Körpers ohne Erhöhung dessen durch Muskelarbeit, Verdauung oder Umgebungstemperatur (de Marées 2017).
- **Körperliches Training/sportliche Aktivität:** gezielte Aktivitäten, die normalerweise zur Erreichung positiver Resultate (wie zur Gesundheitsförderung oder Leistungssteigerung) dienen.
- **Sport:** spezifische Art der körperlichen Aktivität, die u. a. körperliche Leistung und Wettkampf umfasst (Caspersen et al. 1985). Zudem folgen die Teilnehmenden meist gemeinsamen Regeln oder Erwartungen und verfolgen ein definiertes Ziel (Khan et al. 2012).

Insgesamt gilt es zu beachten, dass diese Definitionen zwangsläufig Grauzonen aufweisen, weshalb diese nur zur Orientierung dienen. ➢ Abb. 1.1 grenzt die verschiedenen Begrifflichkeiten übersichtsartig ab.

1.1.2 Prävalenz

Global betrachtet wird das Aktivitätsverhalten durch diverse Faktoren wie Alter, sozioökonomischen Status, Geschlecht, Behinderung und geografische Lage beeinflusst (Bull et al. 2020). In Ländern mit hohem Einkommen sind die Inaktivitätsraten, also das nicht Erreichen der empfohlenen Menge an wöchentlicher oder täglicher Bewegung, doppelt so hoch wie in Niedriglohnländern. Nach Guthold et al. (2018) sind zudem Männer allgemein körperlich aktiver als Frauen.

Rund ein Viertel der Erwachsenen und vier Fünftel der Jugendlichen (im Alter von 11–17 Jahren) erreichen die **Bewegungsempfehlungen** der **World Health Organi-**

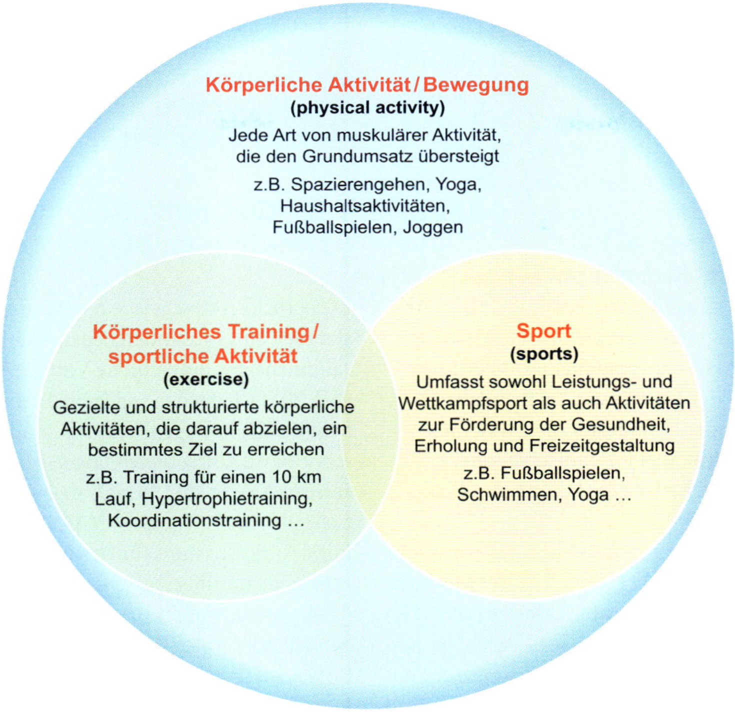
Körperliche Aktivität / Bewegung
(physical activity)
Jede Art von muskulärer Aktivität, die den Grundumsatz übersteigt
z.B. Spazierengehen, Yoga, Haushaltsaktivitäten, Fußballspielen, Joggen
Körperliches Training / sportliche Aktivität
(exercise)
Gezielte und strukturierte körperliche Aktivitäten, die darauf abzielen, ein bestimmtes Ziel zu erreichen
z.B. Training für einen 10 km Lauf, Hypertrophietraining, Koordinationstraining …
Sport
(sports)
Umfasst sowohl Leistungs- und Wettkampfsport als auch Aktivitäten zur Förderung der Gesundheit, Erholung und Freizeitgestaltung
z.B. Fußballspielen, Schwimmen, Yoga …

Abb. 1.1 Differenzierung der Begrifflichkeiten [P1458, P1459, L157]

zation (WHO) von 2010 **nicht** (Guthold et al. 2018; 2020). Dies ist u. a. auf den erhöhten Gebrauch von Technologie, veränderte Verkehrsmuster und die zunehmende Urbanisierung zurückzuführen, was in einigen Ländern sogar zu einer Inaktivitätsrate von 70 % führt (World Health Organization 2018). Zur detaillierten Beschreibung der 2020 überarbeiteten gesundheitsorientierten Bewegungsempfehlungen ➤ 1.1.4.

Körperliche Inaktivität stellt ein wachsendes Problem dar, sowohl auf individueller als auch auf gesellschaftlicher Ebene. Ein körperlich inaktiver Lebensstil ist ein bedeutender Risikofaktor für die Gesundheit und kann zu diversen Krankheiten wie Herz-Kreislauf-Erkrankungen oder Typ-2-Diabetes führen (Blair 2009). Darüber hinaus hat körperliche Inaktivität weitreichende Folgen für die Gesundheitssysteme, die Umwelt, die wirtschaftliche Entwicklung, für die Lebensqualität sowie das Gemeinschaftsgefühl (WHO 2022).

1.1.3 Erfassen der körperlichen Aktivität

Die **Quantifizierung des Aktivitätsniveaus** kann sehr komplex sein und erfordert die Berücksichtigung verschiedener Faktoren, wie Zeit, Intensität, Frequenz und Umstände der Aktivität. Zur Erhebung stehen verschiedene Methoden zur Verfügung, die sich in direkte und indirekte Verfahren unterteilen lassen (Ainsworth 2009).

- Während **indirekte Methoden** wie Fragebögen und Tagebücher kosteneffektiv und einfach zu verwenden sind, können Messfehler wie z. B. Erinnerungsverzerrungen und soziale Erwünschtheit die Messqualität beeinflussen (Taber et al. 2009; Prince et al. 2008). Der IPAQ (International Physical Activity Questionnaire) ist ein weltweit anerkannter Fragebogen, der in vielen Ländern zur Erhebung körperlicher Aktivität verwendet wird (American College of Sports Medicine 2021).

- **Direkte Methoden** umfassen Bewegungssensoren wie Pedometer und Akzelerometer, die eine präzise Messung der Aktivität ermöglichen. Allerdings kann der Einsatz von Instrumenten und/oder komplexen Messsystemen impraktikabel im klinischen oder wissenschaftlichen Alltag sein (Ainsworth 2009).

Zur Bestimmung des Energieverbrauchs gelten die **Doubly Labeled Water Methode (DLW)** und **indirekte Kalorimetrie (IK)** als Goldstandardmethoden. Durch die Anwendung von statistischen Regressionsmodellen auf die Bewegungssensor- und Fragebogendaten kann ebenso in diesen Verfahren der Kalorienverbrauch geschätzt werden (Ainsworth 2009).

Eine weitere sehr genaue, aber auch aufwendige Methode zur Angabe des Energieverbrauchs bietet die Methode des **Metabolischen Äquivalents (MET).** MET ist ein Index, der verwendet wird, um die Intensität körperlicher Aktivität einzuordnen und bezieht sich auf den Sauerstoffverbrauch eines Menschen pro Kilogramm Körpergewicht in der Minute. Verhaltensweisen, die zwischen 1 und 1,5 MET liegen, werden als sedentär eingestuft. Aktivitäten im Bereich von 1,6 bis 2,9 MET werden als leicht, solche zwischen 3 und 5,9 MET als moderat und Aktivitäten ab 6 MET als anstrengend oder hoch bewertet (Ainsworth et al. 2011). Um genaue Ergebnisse zu erzielen, ist es wichtig, die Vorteile und Einschränkungen jeder Methode zu berücksichtigen und die geeignete Methode in Abhängigkeit von den Forschungsfragen und Umständen auszuwählen.

TIPP

Die Kombination verschiedener Methoden wie Fragebögen, Bewegungssensoren oder Herzfrequenzmessungen scheint hilfreich zu sein, um eine umfassende Bewertung der körperlichen Aktivität zu gewährleisten.

1.1.4 Gesundheitsorientierte Bewegungsempfehlungen

Körperliche Aktivität ist ein wesentlicher Bestandteil eines gesunden Lebensstils und hat zahlreiche gesundheitliche Vorteile (Garber et al. 2011). Jedoch in welchem Ausmaß sollte man sich bewegen? Aktuelle und umfassende Bewegungsempfehlungen von Organisationen, wie der WHO, des American College of Sports Medicine (ACSM) oder des Bundesministeriums für Gesundheit (BMG) versuchen darüber Aufschluss zu geben. Die Bewegungsempfehlungen sind weitestgehend deckungsgleich und weisen nur geringe Unterschiede auf, weshalb zur Vereinfachung folgend nur die Bewegungsempfehlungen der WHO dargestellt werden: Erwachsene sollen mindestens 150–300 min moderate aerobe körperliche Aktivität oder 75–150 min intensive aerobe körperliche Aktivität pro Woche oder eine Kombination aus beidem absolvieren. Darüber hinaus wird auch mindestens an zwei Tagen pro Woche Krafttraining empfohlen, das alle großen Muskelgruppen betrifft (Bull et al. 2020). Für Kinder und ältere Menschen gelten sogar noch umfangreichere Empfehlungen. Die Bewegungsempfehlungen für weitere Bevölkerungsgruppen sind in ➤ Abb. 1.2 dargestellt. Zu berücksichtigen ist, dass die Bewegungsempfehlungen sehr allgemein gehalten sind, wodurch es zu Über- oder Unterbelastungen kommen kann.

Neben den allgemeinen Bewegungsempfehlungen gibt es auch spezifische Empfehlungen für körperliches Training, die auf der **FITT-Regel** basieren: Frequenz, Intensität, Time (Dauer) und Type (Art) des Trainings. Infolgedessen lassen sich die

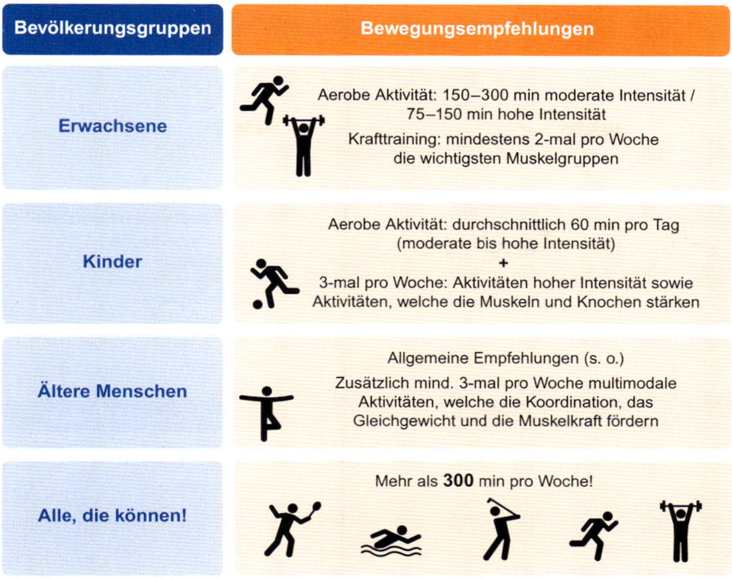

Abb. 1.2 Bewegungsempfehlungen der WHO nach Bull et al. (2020) [W478, L157]

Belastungsparameter genauer spezifizieren (ACSM 2021).

TIPP

Für den Einstieg in die körperliche Aktivität sind folgende Empfehlungen hilfreich.

- Wählen Sie eine geeignete Sportart, die dem eigenen Fitnessniveau, den körperlichen Gegebenheiten sowie den persönlichen Präferenzen entspricht.
- Beachten Sie eine progressive Belastungssteigerung des Trainings (z. B. „start low and go slow").
- Insbesondere für Trainingsbeginnende kann es hilfreich sein, sich am Anfang professionelle Unterstützung zu suchen.

1.1.5 Positive Effekte körperlicher Aktivität

Körperliche Aktivität kann eine Vielzahl positiver Auswirkungen auf Körper und Psyche haben (Thompson et al. 2020), die in ihrer Vielseitigkeit in ➢ Abb. 1.3 dargestellt sind. Die positiven Effekte von körperlicher Aktivität auf Mortalität, kardiovaskuläres System, Krebserkrankungen, Bewegungsapparat, Gehirn/Kognition und metabolisches System werden nachfolgend beispielhaft beschrieben.

Mortalität

Wie einige Metaanalysen zeigen, kann regelmäßige körperliche Aktivität die Mortalität durch **kardiovaskuläre Erkrankungen** und anderen Ursachen **senken** (Löllgen et al. 2009; Ekelund et al. 2019). Insbesondere Menschen, die von einem nahezu inaktiven Lebensstil zu einem geringen Aktivitätsniveau übergehen, können erheblich davon profitieren. Aber auch für Personen mit einem bereits hohen Maß an körperlicher Aktivität können zusätzliche Steigerungen von Nutzen sein (Woodcock et al. 2011). Ein höheres Ausmaß an körperlicher Aktivität als die empfohlene Dosis ist mit einem geringeren Sterberisiko verbunden, und es

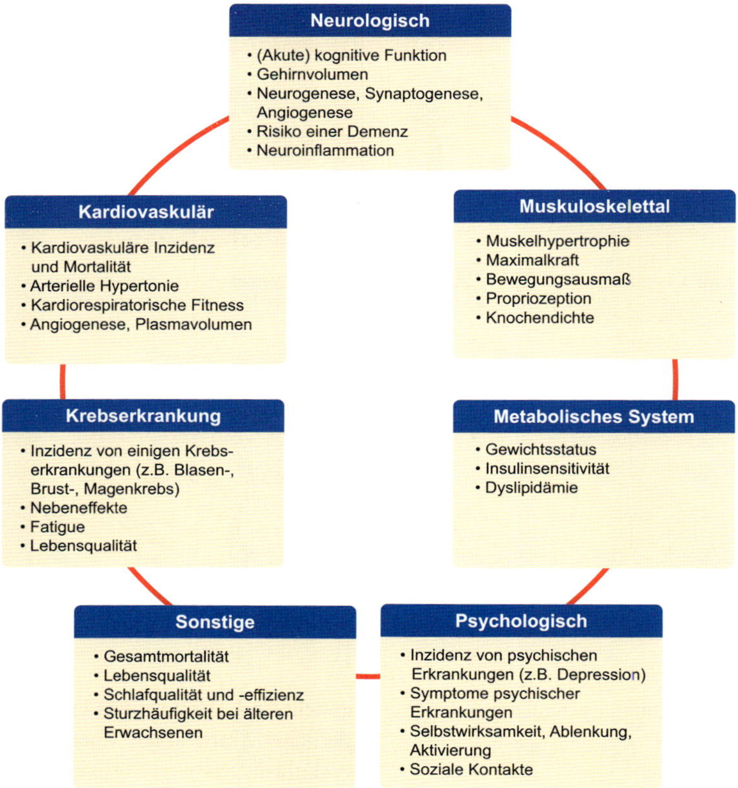

Abb. 1.3 Positive Effekte von körperlicher Aktivität (nach Thompson et al. 2020; Garber et al. 2011; American College of Sports Medicine 2021; Ströhle et al. 2022) [L157]

scheint keinen Schwellenwert zu geben, ab dem die Lebenserwartung beeinträchtigt wird (Blond et al. 2020). Laut Eijsvogels und Thompson (2015) gibt es kein Ausmaß an intensiver körperlicher Aktivität, das mit einer höheren Sterblichkeitsrate verbunden ist als körperliche Inaktivität.

Kardiovaskuläre Effekte

Kardiovaskuläre Erkrankungen zählen zu den häufigsten Todesursachen weltweit (McNamara et al. 2022). Regelmäßige Bewegung kann das **Risiko** für **chronische Herz-Kreislauf-Erkrankungen** über verschiedene Wirkmechanismen **senken**. Körperliche Aktivität kann den Blutdruck verbessern, Dyslipidämie reduzieren und den Blutfluss optimieren. Darüber hinaus kann körperliche Aktivität die endotheliale Funktion verbessern, die Insulinsensitivität erhöhen und antiinflammatorisch im Körper wirken (Pedersen und Saltin 2015). Auch zeigen einige Untersuchungen bei bereits bestehenden Herz-Kreislauf-Erkrankungen eine positive Auswirkung von körperlicher Aktivität auf die kardiovaskuläre Gesundheit (Pedersen und Saltin 2015, Taylor et al. 2004). Daher sollte regelmäßige körperliche Aktivität ein wichtiger Bestandteil in der Prävention und Rehabilitation kardiovaskulärer Erkrankungen sein.

Onkologische Effekte

Regelmäßige körperliche Aktivität kann dazu beitragen, das Risiko zu reduzieren, an bestimmten Krebsarten wie **Darm-, Brust-, Gebärmutter-** und **Prostatakrebs** zu erkranken (Pedersen und Saltin 2015). Doch nicht nur die Prävention von Krebserkrankungen, sondern auch die **Verbesserung** der **Überlebenschancen** innerhalb der Krebsbehandlung sind positive Auswirkungen von körperlicher Aktivität (Cannioto et al. 2021, Meyerhardt et al. 2009). Zusätzlich kann körperliche Aktivität während der Behandlung dazu beitragen, die allgemeine körperliche Fitness und damit verbunden die Lebensqualität zu steigern (Pedersen und Saltin 2015). Eine Metaanalyse von Tomlinson et al. (2014) mit 72 inkludierten randomisierten, kontrollierten Studien zeigte, dass körperliche Aktivität im Vergleich zur Kontrollintervention eine moderate Wirkung auf die Verringerung von Fatigue aufweist. Auch Depressionen und Schlafstörungen im Rahmen der Krebserkrankungen konnten durch Bewegung verbessert werden.

Muskuloskelettale Effekte

Muskuloskelettale Erkrankungen sind nicht nur die häufigste Ursache von chronischem Schmerz und körperlichen Funktionseinschränkungen in der Bevölkerung, sondern haben auch erhebliche wirtschaftliche Auswirkungen auf die Gesellschaft und beeinträchtigen die Lebensqualität des Einzelnen (Schmidt et al. 2020). Eine **Zunahme** der **Muskelkraft** ist mit **positiven gesundheitlichen Effekten** verbunden, wie einem verbesserten kardiometabolischen Risikofaktorprofil und einer verringerten Wahrscheinlichkeit, körperliche Funktionseinschränkungen zu entwickeln (Brill et al. 2000). Gezieltes Krafttraining kann bei älteren Menschen mit körperlichen Beeinträchtigungen eine Verbesserung der körperlichen Leistungsfähigkeit bewirken, wie eine Studie von Geirsdottir et al. (2012) zeigt.

Neurologische Effekte

Es besteht eine solide Evidenzlage, dass mehr körperliche Aktivität das Risiko von **neurodegenerativen Erkrankungen** reduzieren kann. Körperliche Aktivität kann zahlreiche positive Auswirkungen auf das Gehirn, einschließlich der Verbesserung der kognitiven Funktion, Erhöhung des Gehirnvolumens, Förderung von Neurogenese, Synaptogenese und Angiogenese sowie Reduktion von Neuroinflammation bewirken (Erickson et al. 2019). Dies konnte sowohl anhand akademischer Leistungen von Schülerinnen und Schülern als auch durch neuropsychologische Tests bei Erwachsenen nachgewiesen werden.

Neben positiven Effekten durch langfristig ausgeführte körperliche Aktivität führen aber auch bereits einmalige Bewegungseinheiten zu verbesserter kognitiver Leistungsfähigkeit im direkten Anschluss an die Aktivität (Erickson et al. 2019).

Metabolische Effekte

Körperliche Aktivität kann nachweislich positive Auswirkungen auf das metabolische System haben. Zu den wichtigsten Effekten gehören eine **Veränderung** des **Gewichtsstatus,** eine **verbesserte Insulinsensitivität** und eine **Reduktion** der **Dyslipidämie** (Garber et al. 2011). Regelmäßige Bewegung ist auch ein wichtiger Ansatz zur Prävention von Gewichtszunahme, zur Förderung von Gewichtsverlust und der Verhinderung einer erneuten Gewichtszunahme nach dem Abnehmen (Donnelly et al. 2009). Eine Studie von Barry et al. (2014) zeigt, dass Personen mit geringer körperlicher Fitness unabhängig vom BMI ein doppelt so hohes Mortalitätsrisiko haben im Vergleich zu normalgewichtigen, körperlich fitten Personen. Allerdings haben adipöse, aber fitte Personen ähnliche Mortalitätsrisiken wie normalgewichtige und fitte Personen. Das heißt, körperliche Fitness kann körperliche Beeinträchtigungen durch Übergewicht ausgleichen.

Psychische Effekte

Die vielseitigen, positiven und spannenden Zusammenhänge von psychischem Wohlbefinden und körperlicher Aktivität werden in ➤ Kapitel 4 („Wirkmechanismen") ausführlich beschrieben.

Die Beeinflussung von Selbstwirksamkeit, die Möglichkeit zur Affektregulation, eine veränderte Körperwahrnehmung sowie ein verbessertes Selbstkonzept sind nur einige der Pfade, auf welchen sich körperliche Aktivität auf psychisches Wohlbefinden auswirken kann. Auch physiologische Prozesse wie Neuroplastizität, veränderter Neurotransmitterhaushalt und Schlafqualität werden an dieser Stelle erläutert.

1.1.6 Mögliche Risiken körperlicher Aktivität

Sportverletzungen

In der Europäischen Union sind sportliche Aktivitäten für 6,1 Millionen ärztlich versorgte Verletzungen verantwortlich, wobei muskuloskelettale Verletzungen am häufigsten vorkommen (Bauer et al. 2014). Obwohl gelegentlich Todesfälle bei Volksläufen und Fußballspielen von den Medien stark in den Vordergrund gerückt werden, sind diese Ereignisse äußerst selten. Laut Untersuchungen sind vorbestehende koronare Herzerkrankungen eine häufige Ursache für Todesfälle bei solchen Ereignissen (Weineck 2020). Extreme Umweltbedingungen wie große Hitze, Kälte oder Luftverschmutzung können ebenfalls ein erhöhtes Risiko für Erkrankungen oder Verletzungen während körperlicher Aktivität bedingen (Engeroff und Banzer 2017). Allerdings ist das Risiko für Ereignisse mit negativen gesundheitlichen Konsequenzen gering (Bushman 2017). Um das Risiko von Verletzungen zu minimieren, ist es wichtig, die Art der körperlichen Aktivität individuell anzupassen. Ein sorgfältig ausgearbeiteter **Gesundheitsfragebogen** wie der Physical Activity Readiness Questionnaire (PAR-Q) oder eine sportmedizinische Untersuchung können mögliche **Risikofaktoren identifizieren** (Garber et al. 2011).

Zudem variieren Risikostufen auch je nach Sportart. So gehen **kontakt-, oder kollisionsarme Sportarten** wie Walken, Laufen oder Golf mit einem geringen Verletzungsrisiko einher, während Sport mit gelegentlichem Mitspielerkontakt, möglichen Kollisionen oder Stürzen wie Radfahren oder Volleyball ein höheres Risiko aufweisen. Kontaktsportarten wie Handball, Rugby oder Fußball haben hingegen ein hohes Risiko für Verletzungen (Garber et al. 2011).

Neben den Risiken durch mögliche körperliche Verletzungen gilt es im psychiatrischen Kontext noch weitere mögliche Nebenwirkungen mitzudenken.

Herausforderungen im Leistungssport

Die lange geltende Annahme, dass Leistungssport automatisch mit psychischer Gesundheit einhergeht bzw. nur psychisch gesunde Menschen es überhaupt in den Leistungssport schaffen, wurde durch den tragischen Suizid des Fußballtorhüters Robert Enke im Jahr 2009 grundsätzlich in Frage gestellt. Gouttebarge et al. (2019) weisen darauf hin, dass im Leistungssport die Häufigkeit psychischer Krankheiten nicht geringer ist als in der Allgemeinbevölkerung. So lassen sich entsprechende, teilweise sogar **höhere Prävalenzen** für **Alkoholmissbrauch, Schlafstörungen, Angststö-**

rungen und **Depression** im Leistungssport nachweisen. Dies gilt sowohl für aktive als auch für ehemalige Leistungssportlerinnen und Leistungssportler.

Dies ist u. a. zurückzuführen auf hohen Leistungsdruck, Verletzungen, die zwischenmenschlich häufig intensive Interaktion mit dem Umfeld wie z. B. der Trainerin oder den Teammitgliedern, organisatorische Herausforderungen wie das häufige Reisen oder finanzielle Engpässe (Ströhle et al. 2022, Arnold und Fletcher 2012). Zudem können abnehmende Leistungsfähigkeit, maladaptiver Perfektionismus und das Fehlen einer sportunabhängigen Identität das Entstehen psychischer Erkrankungen begünstigen (Ströhle et al. 2022).

Die US-Turnerin Simone Biles wies mit ihrem Rückzug während der olympischen Spiele 2021 mutig auf die angespannte Verzahnung von Leistungsdruck, psychischer Gesundheit und missbräuchlicher Strukturen im Leistungssport hin.

Essstörungen

Essstörungen treten in bestimmten Bereichen des Sports im Vergleich zur Allgemeinbevölkerung **deutlich vermehrt** auf (Chapa et al. 2022). Besonders Sportarten, bei welchen in Gewichtsklassen eingeteilt wird, Ausdauersportarten und solche mit Fokus auf Ästhetik, wie z. B. das Turnen oder Ballett bilden einen Nährboden für die Entwicklung von gestörtem Essverhalten. Im Einklang mit der allgemeinen Verteilung sind auch im Sport besonders Frauen und Mädchen häufiger von Essstörungen betroffen (Sundot-Borgen und Torstveit 2004, Silverii et al. 2022). Sportarten, die den Fokus nicht auf einen schlanken Körperbau und ästhetische Bewegungen legen, können hingegen ein positives Körperbild fördern und der Entstehung von Essstörungen vorbeugen (Chapa et al. 2022). Doch auch außerhalb des leistungsorientierten Sports, mit den strengen Zielen des Erreichens bestimmter Gewichtsklassen oder Leistungen, wird körperliche Aktivität im Sinne der Körpermodifikation genutzt.

Was beim lockeren Laufen mit dem Ziel des körperlichen Wohlbefindens unbedenklich ist, kann bei Menschen mit Essstörungen in ein exzessives, **gesundheitsschädigendes Sporttreiben** bis hin zur **Sportsucht** führen. Unter dem Begriff Sportsucht kann der Verlust über die Kontrolle der Bewegungsgewohnheiten und das zwanghafte Sporttreiben mit negativen gesundheitlichen, sozialen und beruflichen Konsequenzen verstanden werden. (Trott et al. 2021). Solche Verhaltensmuster lassen sich mehr als dreimal so häufig bei essgestörten Patientinnen und Patienten beobachten. Die Sportsucht wird aktuell nicht in den gängigen Klassifikationssystemen für Erkrankungen ICD-11 und DSM-5 als eigenständige Krankheit definiert.

Negative Erfahrungen im Schul- und Breitensport

Im klinischen Kontext sind **negative Erfahrungen** im Schul- und Breitensport erfahrungsgemäß große **Barrieren** bei der Implementierung von körperlicher Aktivität in den Alltag. Regelmäßig berichten Patienten davon, im Schulsport stets zuletzt in die Mannschaft gewählt worden zu sein, ausgelacht geworden zu sein, sich bei Turnübungen vorgeführt gefühlt zu haben und ähnliches. Solch frühe, abstoßende Erfahrungen mit Bewegung und dem eigenen Körper prägen häufig den Zugang zur eigenen Körperlichkeit, zum sportlichen Selbstkonzept, zu Sport im Allgemeinen und können zu verringerter körperlicher Aktivität später im Leben führen (Cardinal et al. 2013). Beni et al. (2016) sprechen sich für eine sensitive und vielseitige Anleitung aus. So sollten Spaß und soziale Interaktion einen wichtigen Bestandteil bilden. Auch die Wahrnehmung etwas Sinnvolles zu Lernen sowie das tatsächliche Verbessern motorischer Fähigkeiten werden im Schulsport positiv angenommen. Gleichzeitig sind Wettbewerb und Herausforderung keine Unheilbringer, ausschlaggebend ist jedoch erneut eine feinfühlige Herangehensweise.

Eine weitere klinische Beobachtung ist **überhöhter Leistungsdruck** von Seiten der Eltern oder anderen wichtigen **Bezugspersonen** in jungen Jahren. Die junge Balletttänzerin, welche täglich mehrere Stunden ins Training geschickt wird, der junge Boxer, welcher mit dem schreienden Vater in der Ringecke eigentlich gar nicht kämpfen möchte, sind stellvertretende Geschichten für abschreckende externe Beeinflussung.

Lindstrom (2012) fasst in einer Übersichtsarbeit die unterschiedlichen Aspekte **überhöhten elterlichen Drucks** auf die sportliche Leistung der Kinder zusammen. Elterlicher Ansporn auf einem höheren Leistungslevel zu spielen, Enttäuschung über mangelnde Leistung und sogar Bestrafung dessen oder ein kontrollierender Erziehungsstil, der über die Gefühlslage des Kindes hinweggeht, sind nur einige Punkte, die einer positiven persönlichen Verankerung von Sport und Bewegung im Weg stehen können. Sánchez-Miguel et al. (2013) zeigten in einer Studie mit 723 Sportlerinnen und Sportlern, dass vermehrter elterlicher Druck Freude und Motivation am Sport negativ beeinflusst.

Genannte Schwierigkeiten der familiären Interaktion werden wohl auch außerhalb des Sports die betroffenen Kinder vor Herausforderungen stellen. Aus familientherapeutischer Perspektive weisen Stainbeck und Marche (1998) darauf hin, dass vielleicht in keiner anderen Situation **familiäre Dynamiken** so ausgeprägt sind wie im **Jugendsport.** So kann die sportbezogene familiäre Interaktion wie unter einem Brennglas potenziell negative Dynamiken hervorheben.

Staub (2019) betrachtet überambitionierte Eltern aus psychoanalytischer Sichtweise. So kann für die Eltern das durch die Kinder stellvertretende Erreichen (sportlicher) Ziele ein möglicher **Ausweg** aus **eigenen psychischen Sackgassen** wie z. B. einem leidvoll geringen Selbstwert darstellen. Das Problem liegt dabei auf der Hand, für das betroffene Kind geht es innerhalb solcher Dynamiken während des Sports nicht mehr nur um das nächste Tor oder die reine Freude am Spiel, sondern um deutlich mehr.

Genannte Herausforderungen sollen nicht darüber hinwegtäuschen, dass körperliche Aktivität in den allermeisten Fällen und über eine Bandbreite an psychischen und physischen Erkrankungen sowohl präventiv als auch therapeutisch gesundheitsfördernd wirkt (Pedersen und Saltin 2015). Dennoch sind Sport und körperliche Aktivität keine immer gültigen Allheilmittel, in bestimmten sensiblen Bereichen gilt es, genau hinzusehen und ein empathisches und achtsames Umfeld zu schaffen.

TAKE-HOME MESSAGE

Körperliche Aktivität hat durch multisystemische Effekte einen äußerst positiven Einfluss auf die Gesundheit des Menschen. Die Vorteile überwiegen mögliche Risiken deutlich. Es ist jedoch wichtig, ein unterstützendes und sensibles Umfeld zu schaffen, um negativen Erfahrungen vorzubeugen und das volle Potenzial von Bewegung und Sport auszuschöpfen. Ein solches Umfeld fördert nicht nur die physische Gesundheit, sondern auch das psychische Wohlbefinden, indem es Motivation und langfristiges Engagement für einen aktiven Lebensstil unterstützt.

1.2 Körperliche Fitness

Körperliche Fitness, ein wichtiger Gesundheitsindikator, bezieht sich auf die Fähigkeit zur Durchführung körperlicher Aktivitäten und kann als integriertes Maß für diverse Körperfunktionen (skelettmuskulär, kardiorespiratorisch, hämatozirkulatorisch, psychoneurologisch und endokrin-metabolisch) betrachtet werden (Ortega et al. 2008).

Eine **Überprüfung** der **körperlichen Fitness** bedeutet somit, den Funktionszustand all dieser Systeme zu erheben und gilt als wichtiger Gesundheitsmarker für Vorhersage von Morbidität und Mortalität bei Herz-Kreislauf-Erkrankungen und anderen Ursachen (Ortega et al. 2008). Die körperliche Fitness ist eng mit dem Ausmaß der körperlichen Aktivität verbunden, jedoch sind die Begriffe nicht gleichzusetzen. Körperliche Aktivität ist eine modifizierbare Determinante, um die körperliche Fitness zu verbessern. Dabei kann die körperliche Fitness in mehrere Aspekte unterteilt werden (Bushman 2017):

- Kardiorespiratorische Fitness
- Muskuläre Fitness
- Körperzusammensetzung
- Flexibilität
- Neuromotorisches Training

Durch eine Erhöhung der Variablen der körperlichen Aktivität wie Frequenz, Umfang und/oder Intensität kann die körperliche Fitness verbessert werden. Allerding ist die körperliche Fitness zum Teil genetisch bedingt, kann aber auch durch Umweltfaktoren stark beeinflusst werden.

Körperliche Fitness kann durch **objektivierbare** und reproduzierbare **Tests** wie z. B. Spiroergometrie oder isokinetische Testung erhoben werden (Brandes 2012). Da unter dem Begriff der körperlichen Aktivität jegliche Bewegung verstanden wird, die den Grundumsatz erhöht, ist die genaue Erhebung dessen schwieriger umzusetzen.

TAKE-HOME MESSAGE

Körperliche Fitness sollte als Gesundheitsindikator über die gesamte Lebensspanne betrachtet werden. Verschiedene Trainingsmethoden wie z. B. Ausdauer- oder Kraftsport können sich positiv auf körperliche Fitness auswirken, und zwar über eine große Bandbreite an Art, Dosis, Intensität und Frequenz hinweg.

1.3 Verschiedene Trainingsbereiche

Durch langfristiges, zielgerichtetes Training kann die Leistungsfähigkeit des menschlichen Körpers gesteigert werden oder erhalten bleiben (Hughes et al. 2018). Körperliches Training kann unterteilt werden in Ausdauer-, Kraft- und neuromotorisches Training. Diese Aufteilung orientiert sich an den von Hollmann und Strüder (2009) definierten fünf motorischen Hauptbeanspruchungsformen **Kraft, Ausdauer, Flexibilität, Koordination** und **Schnelligkeit.** Wobei die letzten drei Beanspruchungsformen besonders im Englischsprachigen häufig unter dem Begriff des neuromotorischen Trainings zusammengefasst werden (Garber et al. 2011). In diesem Kapitel werden diese Formen kurz erläutert und Empfehlungen für die Förderung der Gesundheit gegeben.

1.3.1 Ausdauertraining

MERKE

Ausdauer ist die Fähigkeit, längere Zeiträume einer anstrengenden körperlichen Aktivität zu ertragen, ohne dabei zu ermüden oder die Leistung zu verringern.

Die Ausdauer ist ein komplexes Konzept, das sich durch verschiedene Kriterien charakterisieren lässt (Buchheit et al. 2021). Anhand der beteiligten Muskulatur kann zwischen allgemeiner und lokaler Ausdauer unterschieden werden, je nachdem ob mehr oder weniger als ein Sechstel der Gesamtmuskelmasse an der aktuellen Bewegung beteiligt ist. Eine weitere Differenzierungsmöglichkeit bietet die Form der Energiebereitstellung, welche von der Belastungsintensität abhängig ist. Wenn die für die aktuelle Ausdauerleistung benötigte Energie unter oxidativer Verbrennung der Energieträger gewährleistet werden kann, wird von **aerober Ausdauer** gesprochen. Bei hohen und höchsten Leistungen kommt es hingegen zur **anaeroben Energiebereitstellung**. Hier reicht die Sauerstoffzufuhr aufgrund der hohen Belastungsintensität nicht aus und Energie wird auf nicht-oxidative, also anaerobe Weise bereitgestellt. Je nachdem ob bei diesem Prozess noch das Stoffwechselendprodukt Laktat anfällt, wird von anaerob alaktazider oder anaerob laktazider Resynthese gesprochen. Bei sportlicher Aktivität kommt es oft zu einer Kombination beider Formen, abhängig von der Belastung und Intensität (Weineck 2020).

Eine alternative Möglichkeit, Ausdauer zu klassifizieren, ist die **Dauer,** wobei Sprint- und Schnelligkeitsausdauer (unter 35 sek), Kurzzeitausdauer (35–120 sek), Mittelzeitausdauer (2–10 min) und Langzeitausdauer (10 min bis mehrere Stunden) unterschieden werden können.

Die international gängige Messgröße der Ausdauerleistungsfähigkeit ist die höchstmögliche Sauerstoffaufnahme unter Maximalbelastung (VO_2max). Diese setzt sich aus verschiedenen Faktoren zusammen, wie z. B. der Gesamtkapazität des kardiovaskulären und respiratorischen Systems (Ortega et al. 2008).

Insbesondere im englischsprachigen Raum wird Ausdauerleistungsfähigkeit auch häufig als **kardiorespiratorische Fitness** angegeben. Eine höhere kardiorespiratorische Fitness ist mit einer geringeren Mortalitätsrate verbunden, wobei Normwerte für gesunde Erwachsene in den *ACSM-Guidelines for Exercise Testing and Prescription* festgehalten sind (American College of Sports Medicine 2021). Ausdauertraining kann dazu beitragen, die kardiorespiratorische Fitness und die Regeneration sowie das allgemeine Wohlbefinden und die Lebensqualität zu verbessern (Sloan et al. 2011, Evaristo et al. 2019).

Welche Formen des Ausdauertrainings gibt es?

Zu den klassischen Ausdauertrainingsmethoden zählen aus physiologischer Sicht die Dauermethode, die Intervallmethode, die Wiederholungsmethode und die Wettkampfmethode. Alle anderen Varianten und Kombinationen können innerhalb dieser vier Kategorien eingeordnet werden.

- Die **Dauermethode** ist eine länger anhaltende Belastung ohne Unterbrechung bei weitestgehend aerober Energiebereitstellung. Es gibt unterschiedliche Arten der Dauermethode, beispielsweise die kontinuierliche Dauermethode und die variable Dauermethode. Eine Mischform mit Bestandteilen beider Methoden ist das Fahrtspiel, bei welchem bei durchgehender, pausenloser Belastung verschiedene Intensitäten angesteuert werden (Schnabel et al. 2011, Hanakam und Ferrauti 2020).
- Auch bei der **Wettkampfmethode** zeichnet sich das Trainingsprofil durch eine durchgehende Belastung ohne Pause aus, jedoch ist die Belastungsintensität höher als bei der Dauermethode, es kann bis zur Ausbelastung trainiert werden (Schnabel et al. 2011).
- Die **Wiederholungsmethode** zeichnet sich durch mehrere Episoden maximaler Belastung aus, welche durch Phasen vollständiger Erholung abgelöst werden (Hanakam und Ferrauti 2020).
- Die **Intervallmethode** ist durch abwechselnde Phase der Belastung und unvollständiger Erholung gekennzeichnet (Hanakam und Ferrauti 2020).

In wissenschaftlichen Untersuchungen wird häufig hinsichtlich der gesundheitlichen Auswirkungen die **moderate Dauermethode (MICT)** mit dem **Hochintensiven Intervalltraining (HIIT)** verglichen. MICT (medium intensity continuous training) ist ein Training, das mit einer moderaten Intensität und Dauer durchgeführt wird, und dabei eine kontinuierliche Belastung über einen längeren Zeitraum aufrechterhält. Für HIIT gibt es keine allgemeingültige Definition, gemeint sind kurze Trainingsperioden (~ 15 s – 4 min), die mit maximaler bis supramaximaler Intensität durchgeführt werden und von passiven oder aktiven Erholungsphasen mit niedriger Intensität unterbrochen werden (García-Pinillos et al. 2017, Milanović et al. 2015, Buchheit und Laursen 2013). Eine Metaanalyse von 55 Studien zeigt, dass HIIT und MICT zu ähnlichen Verbesserungen der kardiorespiratorischen Fitness führen (Martínez et al. 2021). Bei der Auswahl der Trainingsmethode spielen neben wissenschaftlichen Empfehlungen häufig persönliche Präferenzen sowie die geografische Umgebung oder das soziale Umfeld eine wichtige Rolle (Vella et al. 2023). In der folgenden ➤ Tab. 1.1 sind die Ausdauertrainingsmethoden aufgelistet.

MERKE

- Das komplexe Konstrukt der Ausdauerfähigkeit kann nicht von einer einzelnen Trainingsmethode umgreifend abgedeckt werden.
- Die Wahl der Trainingsmethode hängt von individuellen Faktoren wie Fitnesslevel, Präferenzen und Trainingszielen ab.

Welche Empfehlungen für ein Ausdauertraining gibt es?

Um die aerobe Leistungsfähigkeit zu erhalten, ist regelmäßiges, ausreichend intensives und umfangreiches Training entscheidend. Im Alter tritt jedoch eine Abnahme dieser Leistungsfähigkeit auf, die geschlechts-

Tab. 1.1 Überblick über HIIT- und MICT-Trainingsmethoden.

Methode	Beispiele
MICT	• 30–60 min, 70 % der maximalen Herzfrequenz (HF_{max}). Beispielhafte Darstellung ➤ Abb. 1.4
HIIT	• 4 × 4-Protokoll nach Helgerud et al. (2007): 4 Intervalle, 4 min Belastung (bei 90 %–95 % HF_{max}), 3 min Pause • HIIT Protokoll nach Buchheit et al. (2009): 12–24 Intervalle, 15 sek Belastung (bei 95 % V_{IFT}), 15 sek Pause • Tabata: 8 Intervalle, 20 sek Belastung (170 % VO_2max), 10 sek Pause (komplett) (Tabata et al. 1996) • HIIT Protokoll nach Gibala et al. (2006): 4–6 Intervalle, 30 sek Belastung (all out), 4 min Pause. Beispielhafte Darstellung ➤ Abb. 1.5

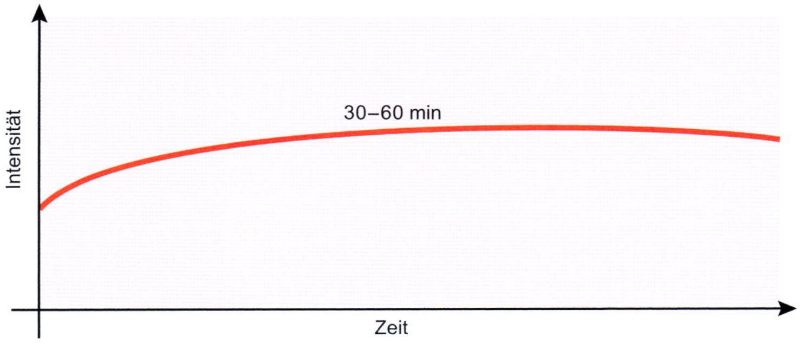

Abb. 1.4 Beispiel MICT Protokoll [P1458, P1459, L157]

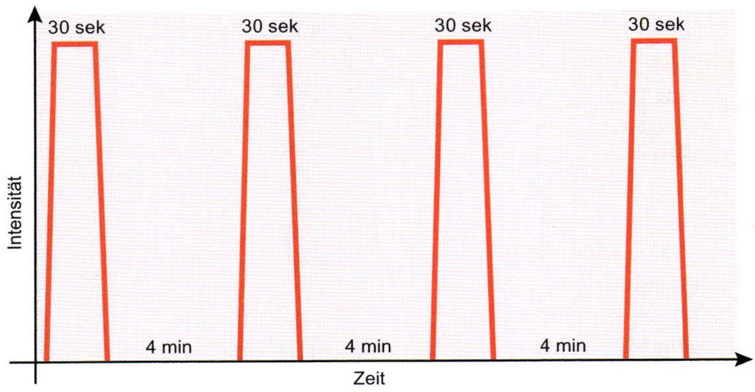

Abb. 1.5 Beispiel HIIT Protokoll [P1458, P1459, L157]

unspezifisch zwischen dem 30. und 60. Lebensjahr etwa 1–2 % pro Jahr beträgt und zwischen dem 65. und 85. Lebensjahr über 3 % pro Jahr. Der Leistungsabfall kann anhand der Abnahme der maximalen Sauerstoffaufnahme und Herzfrequenz gemessen werden (Neumann 2017).

INFO

Eine Untersuchung von Last und Weisser (2015) zeigte, dass über 60-jährige Menschen, die regelmäßig sportlich aktiv sind, die gleiche Ausdauerleistungsfähigkeit erreichen können wie sportlich Inaktive zwischen 20 und 30 Jahren.

Das Ausdauertraining durchläuft verschiedene Phasen, die jeweils unterschiedliche Trainingsmethoden und -inhalte erfordern, um eine optimale Leistung zu erzielen.

- Im **Anfängertraining** sind die Dauer- und extensive Intervallmethode bevorzugte Methoden, um eine solide Grundlage zu schaffen. Das Training ist umfangbetont und auf die Verbesserung der Grundlagenausdauer ausgerichtet, also die allgemeine Ausdauerleistungsfähigkeit im aeroben Bereich.
- Im **Fortgeschrittenentraining** nimmt die Zahl der intensiven Trainingsmethoden und -inhalte zu. Das Training bleibt jedoch langfristig auf die Verbesserung der Grundlagenausdauer ausgerichtet und ist dementsprechend umfangbetont.
- In der **Wettkampfperiode** ist nach entsprechender Vorbereitung das intensitätsbetonte Ausdauertraining von entscheidender Bedeutung. Um weitere Leistungssteigerungen zu erzielen, ist eine intensive und variable Belastung erforderlich.

Je höher das Leistungsniveau, desto wichtiger wird eine gezielte und individuelle Trainingsplanung, um das Optimum aus dem Training herauszuholen (Weineck 2020). ➢ Tab. 1.2 stellt die Empfehlungen für Ausdauertraining des ACSM (2021) dar.

TIPP

Falls es zu keinen Anpassungen durch das Ausdauertraining kommt, kann es sich lohnen Belastungsparameter, wie Frequenz, Dauer und/oder Intensität anzupassen.

1.3.2 Krafttraining

MERKE

Kraft ist nach Güllich und Schmidtbleicher (1999) die „Fähigkeit des Menschen, hohe Lasten zu überwinden oder ihnen einen möglichst großen Widerstand entgegenzusetzen."

Tab. 1.2 Empfehlungen für ein Ausdauertraining nach dem American College of Sports Medicine (2021)

FITT	Ausdauertraining – Empfehlungen
Frequenz	Mindestens 3-mal pro Woche Für die meisten Erwachsenen ist die Verteilung der Trainingseinheiten auf 3–5-mal pro Woche die beste Strategie, um die empfohlenen Mengen an körperlicher Aktivität zu erreichen.
Intensität	Für die meisten Erwachsenen wird eine mäßige (40 %–59 % HRR*) und/oder hohe (60 %–89 % HRR) Intensität empfohlen.
Time (Dauer)	Die meisten Erwachsenen sollten täglich 30–60 Minuten pro Tag (mehr als 150 Minuten pro Woche) mäßig intensive Bewegung, 20–60 Minuten pro Tag (mehr als 75 Minuten pro Woche) intensive Bewegung oder eine Kombination aus mäßiger und intensiver Bewegung absolvieren, um die empfohlenen Zielvolumina zu erreichen.
Typ (Art)	Aerobes Training, das kontinuierlich oder intermittierend durchgeführt wird und die wichtigsten Muskelgruppen einbezieht, wird für die meisten Erwachsenen empfohlen.

* HRR steht für Herzfrequenzreserve und berechnet sich durch die maximale Herzfrequenz minus Ruheherzfrequenz.

Aufgrund der positiven gesundheitlichen Auswirkungen hat die muskuloskelettale Fitness inzwischen auch im Gesundheitssport einen wichtigen Stellenwert erlangt (Williams et al. 2007). Zahlreiche Studien haben gezeigt, dass eine Erhöhung der Muskelkraft mit einem verbesserten kardiometabolischen Risikoprofil einhergeht (Jurca et al. 2004), das Gesamtsterberisiko senken (García-Hermoso et al. 2018) sowie die gesundheitsbezogene Lebensqualität erhöhen kann (Evaristo et al. 2019). Eine Steigerung der muskulären Fitness kann auch das Risiko für kardiovaskuläre Ereignisse reduzieren (Carbone et al. 2020) und das Auftreten von körperlichen Funktionseinschränkungen verringern (Brill et al. 2000).

Krafttraining bietet also nicht nur die Möglichkeit, Muskelmasse aufzubauen und die Kraft zu steigern, sondern auch viele weitere gesundheitliche Vorteile. Deshalb sollte Krafttraining zusammen mit Ausdauertraining als essenzieller Bestandteil der Empfehlungen für körperliche Aktivität betrachtet werden (Sawan et al. 2023).

Hierbei kann die Kraft hierarchisch in verschiedene Arten und Subkategorien unterteilt werden, wobei die **Maximalkraft** die Basisfähigkeit für Schnellkraft und Kraftausdauer darstellt. Maximalkraft ist die höchste Kraft, die ein Muskel in einer einzigen Kontraktion gegen einen Widerstand erzeugen kann.

Schnellkraft hingegen beschreibt die Fähigkeit des Muskels, in kurzer Zeit eine hohe Kraft zu erzeugen. Sie ist besonders wichtig für schnelle Bewegungen wie Sprints oder Sprünge. **Kraftausdauer** ist die Fähigkeit des Muskels, über einen längeren Zeitraum hinweg eine bestimmte Kraft aufrechtzuerhalten. Eine Intensität von über 30 % des 1RM gilt oft als untere Grenze für das Kraftausdauertraining. Alles darüber hinaus wird weiterhin von der Maximalkraft bestimmt, während unterhalb dieser Schwelle vermehrt energetische und metabolische Faktoren Einfluss nehmen. 1RM bedeutet „One-Repetition Maximum", also das höchste Gewicht, das eine Person bei einem einzelnen Wiederholungszyklus einer bestimmten Übung bewältigen kann und kann zur Festlegung der Intensität im Krafttraining benutzt werden.

Formen des Krafttrainings

Für das Krafttraining können grob drei unterschiedliche Basiskrafttrainingsmethoden nach Fröhlich und Kemmler (2023) iden-

	Maximalkraft	Hypertrophie	Kraftausdauer
Wiederholungen	1–5	8–12	20–25
Belastungsdauer	20 s	20–50 s	50–120 s
Intensität	90–100 %	70–85 %	50–60 %

Abb. 1.6 Beispiele für die Trainingsparameter der Basiskraftmethoden [P1458, P1459, L157]

tifiziert werden. Diese werden folgend kurz beschrieben und in ➢ Abb. 1.6 übersichtlich dargestellt:

Basiskrafttrainingsmethoden

- **Maximalkrafttraining** ist eine Trainingsmethode, die darauf abzielt, die maximale Kraftentwicklung eines Muskels oder einer Muskelgruppe zu verbessern. Das primäre Ziel ist es nicht die Muskelmasse zu erhöhen, weshalb die Methode geeignet ist, die Relativkraft (Kraft pro Körpermasse) zu steigern.
- **Hypertrophietraining** bezieht sich auf Training mit dem Ziel, die Muskelmasse durch submaximale Belastungen zu erhöhen.
- **Kraftausdauertraining** zielt darauf ab die Fähigkeit der Muskulatur zu verbessern, eine bestimmte Kraft über einen längeren Zeitraum aufrechtzuerhalten. Die Anpassungen zeigen sich hauptsächlich durch sportartspezifische Anpassungen des Muskelmetabolismus.

Neben den drei genannten unterscheiden Fröhlich und Kemmler (2023) noch weitere Krafttrainingsmethoden, welche auf spezifische Anwendungsfelder und sportmotorische Aktivitäten zugeschnitten sind. Beispiele hierfür sind Schnellkraftmethoden, Kontrastmethoden, Muskelleistungsbildmethoden, High-Intensity-Training und Bodybuilding.

Empfehlungen

Krafttraining kann eine ausgezeichnete Möglichkeit sein, um die Gesundheit zu verbessern, insbesondere wenn es Teil eines ausgewogenen Trainingsprogramms ist. Nach ACMS (2021) gelten folgende Empfehlungen für ein gesundheitsorientiertes Krafttraining (➢ Tab. 1.3).

1.3.3 Training der Koordination, Beweglichkeit und Schnelligkeit

Koordination

MERKE
Koordinative Fähigkeiten betreffen besonders Prozesse der Bewegungssteuerung bzw. -kontrolle (Weineck 2020).

Koordinative Fähigkeiten, oder etwas salopper „Bewegungskönnen" (Weineck 2020) sind die Grundlage jeder Bewegung und ermöglichen das Erlernen, Kontrollieren und Anpassen motorischer Abläufe (Häferlinger und Schuba 2013). Bezüglich Alltagskompetenz, Verletzungsprophylaxe, allgemeiner Fitness und geistiger Regsamkeit sind koordinative Fähigkeiten von großer Bedeutung. Koordinative Defizite hingegen äußern sich in allgemeiner Ungeschicklichkeit und mangelnder Körperbeherrschung (Weineck 2020).

Tab. 1.3 Empfehlungen für ein Krafttraining nach dem American College of Sports Medicine (2021)

FITT	Empfehlungen
Frequenz	• Trainingsanfängerinnen und -anfänger sollten jede Hauptmuskelgruppe mindestens 2-mal pro Woche trainieren • Bei Erfahrenen ist die Häufigkeit abhängig vom Trainingsziel
Intensität	• Anfänger: 60–70 % des 1RM und 8–12 Wiederholungen pro Übung, um muskuläre Fitness zu verbessern • Fortgeschrittene: abhängig von den spezifischen Zielen können unterschiedliche Intensitäten verwendet werden
Typ (Art)	• Mehrgelenkige Übungen, die mehr als eine Muskelgruppe betreffen und auf agonistische und antagonistische Muskelgruppen abzielen, werden für alle Erwachsenen empfohlen • Ein-Gelenk- und Core-Übungen (Training der Rumpfmuskulatur) können auch in ein Krafttrainingsprogramm aufgenommen werden, in der Regel nach der Ausführung von Mehrgelenksübungen für eine bestimmte Muskelgruppe • Zur Ausführung dieser Übungen kann eine Vielzahl von Trainingsgeräten und/oder das eigene Körpergewicht verwendet werden

Koordinationstraining ist eine Trainingsmethode, die darauf abzielt, die motorischen Fähigkeiten einer Person zu verbessern, indem Koordinationsfähigkeiten und -muster entwickelt und verfeinert werden. Natürlich kann Koordinationstraining auch mit anderen Trainingsbereichen kombiniert werden, vielmehr ist es schwierig, die verschiedenen Bereiche strikt zu trennen. Weineck (2020) fasst die Ziele eines gesundheitsorientierten Koordinationstrainings aus leistungsphysiologischer Perspektive zusammen. Dazu zählen Erhalt bzw. Steigerung der psychophysischen Leistungsfähigkeit, Ökonomisierung der Muskelarbeit, Verletzungs-, Unfall- und Sturzprophylaxe, Erleichterung des Bewegungslernens, Optimierung der Freizeitgestaltung und Gehirntraining. Garber et al. (2011) empfehlen „neuromotorisches Training" (häufig synonyme Begriffsverwendung) an ≥ zwei bis drei Tagen zu mindestens 20 Minuten.

Beweglichkeit

Was auch für die anderen konditionellen Fähigkeiten gilt, gilt auch für die Beweglichkeit. Sie ist ein Leben lang, weitgehend unabhängig von der sportlichen Vorgeschichte, in beachtlichen Maß zu verbessern bzw. zu erhalten.

MERKE

Beweglichkeit bezeichnet die Fähigkeit, willkürliche Bewegungen mit großen Schwingungsweiten in den beteiligten Gelenksystemen auszuführen.

Die Beweglichkeit definiert den **Bewegungsumfang eines Gelenks,** mit steigender Beweglichkeit nimmt demnach das erreichbare Bewegungsausmaß zu. Unterschieden werden passive und aktive Beweglichkeit. Als aktive Beweglichkeit wird jenes Bewegungsausmaß verstanden, welches aus eigener Kraft erreicht werden kann. Die passive Beweglichkeit, gewöhnlich etwas größer, bezeichnet den durch äußere Hilfe erreichbaren Bewegungsumfang. Beweglichkeitsübungen („Stretching", „Dehnen") können in statisch und dynamisch unterteilt werden, wobei erstere das Einnehmen und unbewegte Halten einer Dehnposition und letztere rhythmische Bewegungen meint. Das Bewegungsausmaß wird nicht nur von der Beweglichkeit der Muskulatur (myogene Hemmung) bestimmt, sondern auch von den beteiligten Gelenkstrukturen inklusive Knochen, Knorpel und Bänder, den Gewebswiderständen sowie der neurogenen Hemmung einer Bewegung (Froböse und Wilke 2015).

Welche **Form** des **Beweglichkeitstrainings** in welchem Ausmaß und zu welchem Punkt des Trainings (z. B. vor oder nach einer Krafttrainingseinheit) angewendet werden soll, hängt stark von den individuellen Zielen und Präferenzen einer Person ab. Im psychiatrischen Kontext wird Beweglichkeitstraining in Form von **Yoga** gut angenommen und ist mittlerweile auch wissenschaftlich breit unterlegt (Brinsley at al. 2021; Taylor et al. 2020; Cramer et al. 2018). Auch hier ist jedoch eine isolierte Betrachtung reiner Beweglichkeitsübungen weder sinnvoll noch realitätsnah. So vereinen sich beispielsweise im Yoga verschiedene Formen der Beweglichkeit (statisch, dynamisch), andere motorische Beanspruchungsformen wie Kraft und Ausdauer als auch Aspekte der Achtsamkeit, Atmung etc. Zum Vergleich der Anwendbarkeit von Yoga im psychiatrischen Kontext, genauer bei Angsterkrankungen, siehe auch Esch et al. (2022).

Schnelligkeit

MERKE

Laut Wiewelhove (2020) ist Schnelligkeit eine koordinativ-konditionell determinierte Fähigkeit, auf Reize schnellstmöglich zu reagieren und/oder zyklische oder azyklische Bewegungen mit höchsten Geschwindigkeiten zu realisieren.

Aus der Definition ergibt sich bereits die Komplexität dieser motorischen Hauptbeanspruchungsform. Zum einen kommen mit konditionellen (dazu zählen die bereits genannten Fähigkeiten Kraft, Ausdauer und Beweglichkeit) und koordinativen Fähigkeiten alle bisher betrachteten motorischen Hauptbeanspruchungsformen gebündelt zusammen. Zum anderen ergibt sich die breite Anwendbarkeit der Schnelligkeit. So geht es darum, eine geplante Bewegung schnellstmöglich umzusetzen, aber auch um das möglichst rasche Reagieren auf äußere Reize. Am Beispiel eines 400 m Sprints wird das komplexe Zusammenspiel deutlich: Zuerst muss schnellstmöglich auf das Startsignal reagiert werden, danach muss die koordinativ anspruchsvolle Beschleunigungstechnik so schnellkräftig wie möglich angewandt werden und folgend bedarf es einer guten Ausdauer, um die Schnelligkeit aufrecht erhalten zu können. Im gesundheitsorientierten Sport sind das Erhalten kognitiver Schnelligkeitskompetenz im Sinne des Erhalts der Alltagskompetenz sowie die Reaktionsschnelligkeit zur Verletzungs-, Unfall-, und Sturzprophylaxe prominente Ziele.

Hottenrott und Hoss (2013) empfehlen für das Schnelligkeitstraining folgende **Rahmenbedingungen:**

- Um ein effektives Training zu ermöglichen, sind in der Trainingsplanung Erholungspausen einzuplanen, um eine „Ermüdungsfreiheit" zu gewährleisten.
- Das Schnelligkeitstraining sollte am Anfang der Trainingseinheit nach dem Aufwärmen stattfinden.
- Schnelligkeitstraining ist kognitiv stark beanspruchend, weil es maximale Konzentration auf die Bewegungsaufgabe und -geschwindigkeit sowie ein Geschwindigkeitsgefühl erfordert.
- Qualität vor Quantität (aufgrund von maximaler oder gar supramaximaler Intensität).
- Schnelligkeitstraining ist variabel, leistungsgerecht und altersspezifisch zu gestalten.

TAKE-HOME MESSAGE

- Passende Aktivität: Eine passende Aktivität, die positive Emotionen hervorruft und mit den eignen Werten und Normen vereinbar ist, lässt sich langfristig und mit Freude verfolgen.
- Individualisierung: Die Auswahl der Trainingsmethoden sollte individuell an die Person angepasst werden unter Berücksichtigung von Faktoren, wie Fitnesszustand, Zielen und Präferenzen.
- Regelmäßigkeit: Die Kontinuität des Trainings ist entscheidend, um die gewünschten Effekte zu erreichen. Kontinuität vor Intensität.

LITERATUR

Ainsworth BE. Haskell WL, Herrmann SD et al. Compendium of Physical Activities: a second update of codes and MET values. Medicine and science in sports and exercise 2011; 43 (8): 1575–1581. DOI: 10.1249/MSS.0b013e31821ece12.

Ainsworth BE. How do I measure physical activity in my patients? Questionnaires and objective methods. Br J Sports Med 2009; 43 (1): 6–9. DOI: 10.bjsm.2008.052449.

American College of Sports Medicine. ACSM's guidelines for exercise testing and prescription. 11. A. Philadelphia: Wolters Kluwer, 2021.

Arnold R, Fletcher D. A research synthesis and taxonomic classification of the organizational stressors encountered by sport performers. J Sport Exerc Psychol 2012; 34 (3):397–429.

Barry VW, Baruth M, Beets MW et al. Fitness vs. fatness on all-cause mortality: a meta-analysis. Progress in cardiovascular diseases 2014; 56 (4): 382–390.

Bauer R, Steiner M, Kisser R et al. Unfälle in der EU. Ergebnisse des EuroSafe-Reports. Bundesgesundheitsbl. 2014; 57 (6): 673–680.

Beni S, Fletcher T, Ní Chróinín D. Meaningful Experiences in Physical Education and Youth Sport: A Review of the Literature. Quest 2017; 69 (3): 291–312.

Blair SN. Physical inactivity: the biggest public health problem of the 21st century. Br J Sports Med 2009; 43 (1): 1–2. www.bjsm.bmj.com/content/43/1/1.short.

Blond K, Brinkløv CF, Ried-Larsen M et al. Association of high amounts of physical activity with mortality risk: a systematic review and meta-analysis. Br J Sports Med 54 2020; (20): 1195–1201.

Brandes M. Körperliche Aktivität oder Fitness: Was ist wichtiger für die Gesundheit? Bundesgesundheitsbl. 2012; 55 (1): 96–101.

Brill PA, Macera CA., Davis DR et al. Muscular strength and physical function. In: Medicine & Science in Sports & Exercise 2000; 32 (2): 412–416.

Brinsley J, Schuch F, Lederman O et al. Effects of yoga on depressive symptoms in people with mental disorders: a systematic review and meta-analysis. Br J Sports Med 2021; 55 (17): 992–1000. DOI: 10.1136/bjsports-2019-101242.

Buchheit M, Laursen PB., Kuhnle J et al. Game-based training in young elite handball players. International journal of sports medicine 2009; 30 (4): 251–258. DOI:10.1055/s-0028-1105943.

Buchheit M. Laursen PB. High-intensity interval training, solutions to the programming puzzle: Part I: cardiopulmonary emphasis. Sports Med 2013; 43 (5): 313–338. DOI: 10.1007/s40279-013-0029-x.

Bull FC, Al-Ansari SS; Biddle S et al. World Health Organization 2020 guidelines on physical activity and sedentary behaviour. Br J Sports Med 2020; 54 (2): 1451–1462. DOI: 10.1136/bjsports-2020-102955.

Bushman B. ACSM's Complete Guide to Fitness & Health. 2ed. Indianapolis: Human Kinetics, 2017.

Cannioto RA, Hutson A, Dighe S et al. Physical Activity Before, During, and After Chemotherapy for High-Risk Breast Cancer: Relationships With Survival. Journal of the National Cancer Institute 2021; 113 (1): 54–63. DOI: 10.1093/jnci/djaa046.

Carbone S, Kirkman DL, Garten RS et al. Muscular Strength and Cardiovascular Disease: An updated state-of-the-art narrative review. Journal of Cardiopulmonary Rehabilitation and Prevention 2020; 40 (5): 302–309. DOI: 10.1097/hcr.0000000000000525.

Cardinal B, Yan Z, Cardinal M. Negative Experiences in Physical Education and Sport:

How Much Do They Affect Physical Activity Participation Later in Life? Journal of Physical Education, Recreation & Dance 2013; 84, 49–53. DOI: 10.1080/07303084.2013.767736.

Caspersen CJ, Powell KE Christenson GM: Physical activity, exercise, and physical fitness: definitions and distinctions for health-related research. Public Health Reports 1985; 100 (2): 126–131.

Chapa DN, Johnson SN, Richson BN et al. Eating-disorder psychopathology in female athletes and non-athletes: A meta-analysis. Int J Eat Disord 2022; 55 (7): 861–885. DOI: 10.1002/eat.23748.

Cramer H, Anheyer D, Saha FJ et al. Yoga for posttraumatic stress disorder – a systematic review and meta-analysis. BMC Psychiatry 2018; 18(1): 72. DOI: 10.1186/s12888-018-1650.

Donnelly JE, Blair SN, Jakicic JM et al. American College of Sports Medicine Position Stand. Appropriate physical activity intervention strategies for weight loss and prevention of weight regain for adults. Medicine and science in sports and exercise 2009; 41 (2): 459–471. DOI: 10.1249/MSS.0b013e3181949333.

Ekelund U, Tarp J, Steene-Johannessen J. et al. Dose-response associations between accelerometry measured physical activity and sedentary time and all cause mortality: systematic review and harmonised meta-analysis. BMJ (Clinical research ed.) 2019; 366, l4570. DOI: 10.1136/bmj.l4570.

Engeroff T, Banzer W. Risiken körperlicher Aktivität. In: Körperliche Aktivität und Gesundheit: Berlin, Heidelberg: Springer, 2017 Online verfügbar unter https://link.springer.com/chapter/10.1007/978-3-662-50335-5_29.

Erickson K, Kirk I; Hillman C et al. Physical Activity, Cognition, and Brain Outcomes: A Review of the 2018 Physical Activity Guidelines. Medicine and science in sports and exercise 2019; 51 (6): 1242–1251. https://doi.org/10.1249/MSS.0000000000001936.

Esch A, Schmidt M, Oldenburg M et al. Yoga bei Angsterkranungen. Berlin. Heidelberg: Springer, 2022.

Evaristo S, Moreira C, Lopes LOA et al. Muscular fitness and cardiorespiratory fitness are associated with health-related quality of life: Results from labmed physical activity study. Journal of Exercise Science & Fitness 2019; 17 (2): 55–61. DOI: 10.1016/j.jesf.2019.01.002.

Froböse I, Wilke C. Training in der Therapie. 4. A. München: Elsevier, 2015.

Fröhlich, Michael; Kemmler, Wolfgang (2023): Kraft und Krafttraining im Sport. In: Bewegung, Training, Leistung und Gesundheit: Springer Spektrum, Berlin, Heidelberg, S. 829–848. Aus: www.link.springer.com/chapter/10.1007/978-3-662-53410-6_46.

Garber CE, Blissmer B, Deschenes MR et al. American College of Sports Medicine position stand. Quantity and quality of exercise for developing and maintaining cardiorespiratory, musculoskeletal, and neuromotor fitness in apparently healthy adults: guidance for prescribing exercise. In: Medicine and science in sports and exercise 2011; 43 (7): 1334–1359. DOI: 10.1249/MSS.0b013e318213fefb.

García-Pinillos F, Cámara-Pérez JC, Soto-Hermoso VM et al. A High Intensity Interval Training (HIIT)-Based Running Plan Improves Athletic Performance by Improving Muscle Power. In: Journal of strength and conditioning research 2017; 31 (1): 146–153. DOI: 10.1519/JSC.0000000000001473.

Geirsdottir OG, Arnarson A, Briem K et al. Physical function predicts improvement in quality of life in elderly Icelanders after 12 weeks of resistance exercise. The journal of nutrition, health & aging 2012; 16 (1): 62–66. https://doi.org/10.1007/s12603-011-0076-7.

Gibala MJ, Martin J, Little JP. et al. Short-term sprint interval versus traditional endurance training: similar initial adaptations in human skeletal muscle and exercise performance. The Journal of physiology 2006; 575 (Pt 3): 901–911. https://doi.org/10.1113/jphysiol.2006.112094.

Gouttebarge V, Castaldelli-Maia JM, Gorczynski P et al. Occurrence of mental health symptoms and disorders in current and former elite athletes: a systematic review and meta-analysis. Br J Sports Med 2019; 53(11): 700–706. https://doi.org/10.1136/bjsports-2019-100671.

Güllich A, Schmidtbleicher D. Structure of motor strength and the training methods (50). Unter: https://www.researchgate.net/profile/arne-guellich/publication/289769760_structure_of_motor_strength_and_the_training_methods.

Guthold R, Stevens GA, Riley LM et al. Global trends in insufficient physical activity among adolescents: a pooled analysis of 298 population-based surveys with 1·6 million participants. Lancet Child Adolesc Health 2020; 4 (1): 23–35. DOI: 10.1016/s2352-4642(19)30323-2.

Guthold R, Stevens GA, Riley LM et al. Worldwide trends in insufficient physical activity from 2001 to 2016: a pooled analysis of 358 population-based surveys with 1·9 million participants. In: The Lancet Global Health 2018; 6 (10): e1077-e1086. DOI: 10.1016/S2214-109X(18)30357-7.

Häfelinger U, Schuba V. Koordinationstherapie. Wo Sport Spaß macht. Aachen: Meyer & Meyer, 2013.

Hanakam F, Ferrauti A. Ausdauertraining. Trainingswissenschaft für die Sportpraxis: Berlin, Heidelberg: Springer, 2020 Online unter https://link.springer.com/chapter/10.1007/978-3-662-58227-5_7.

Helgerud J, Hoydal K, Wang E et al. Aerobic high-intensity intervals improve VO2max more than moderate training. In: Medicine & Science in Sports & Exercise 2007; 39 (4): 665–671. DOI: 10.1249/mss.0b013e3180304570.

Helgerud J, Høydal K, Wang E et al. Aerobic high-intensity intervals improve VO2max more than moderate training. In: *Medicine & Science in Sports & Exercise* 2007; 39 (4): 665–671. DOI: 10.1249/mss.0b013e3180304570.

Hollmann W, Strüder HK. Sportmedizin: Grundlagen für körperliche Aktivität, Training und Präventivmedizin. 5. A. Stuttgart: Schattauer, 2009.

Hottenrott K, Hoos O. Sportmotorische Fähigkeiten und sportliche Leistung – Trainingswissenschaft. In A. Güllich & M. Krüger (Hrsg.) Sport. Das Lehrbuch für das Sportstudium. Berlin, Heidelberg: Springer, 2013.

Hughes DC, Ellefsen S, Baar K. Adaptations to Endurance and Strength Training. Cold Spring Harb Perspect Med. 2018; 8(6): a029769. https://doi.org/10.1101/cshperspect.a029769.

Jurca R, Lamonte MJ, Church TS. et al. Associations of muscle strength and fitness with metabolic syndrome in men. Medicine and science in sports and exercise 2004; 36 (8): 1301–1307. DOI: 10.1249/01.mss.0000135780.88930.a9.

Khan KM, Thompson AM, Blair SN et al. Sport and exercise as contributors to the health of nations. The Lancet 2012; 380 (9836): 59–64.

Last J, Weisser B. Der Einfluss von moderater sportlicher Aktivität und Alter auf Kraft, Ausdauer und Gleichgewicht im Erwachsenenalter. Deutsche Zeitschrift für Sportmedizin 2015 (1): 5–11. DOI: 10.5960/dzsm.2014.160.

Lieberman DE. Unser Körper. Geschichte, Gegenwart, Zukunft. Frankfurt: S. Fischer, 2015

Lindstrom K. Parental Involvement, Pressure, and Support in Youth Sport: A Narrative Literature Review. Journal of Family Theory & Review 2012; 4 (3). 235-248. DOI: 10.1111/j.1756-2589.2012.00129.x

Löllgen H, Böckenhoff A, Knapp G. Physical activity and all-cause mortality: an updated meta-analysis with different intensity categories. Int J Sports Med 2009; 30 (3): 213–224. DOI: 10.1055/s-0028-1128150.

Marées H. Sportphysiologie. 9.A. Köln: Sportverlag Strauß, 2003

Meyerhardt JA, Giovannucci EL, Ogino S et al. Physical activity and male colorectal cancer survival. In: Archives of internal medicine 2009; 169 (22): 2102–2108. DOI: 10.1001/archinternmed.2009.412.

Milanović Z, Sporiš G, Weston M Effectiveness of High-Intensity Interval Training (HIT) and Continuous Endurance Training for VO2max Improvements: A Systematic Review and Meta-Analysis of Controlled Trials. Sports Med 2015; 45 (10): 1469–1481. DOI: 10.1007/s40279-015-0365-0.

Neumann G. Belastbarkeit und sportliche Leistungsfähigkeit im Alter. B & G 2017; 33 (06): 276–281. DOI: 10.1055/s-0043-120623.

Ortega FB; Ruiz JR, Castillo MJ et al. Physical fitness in childhood and adolescence: a powerful marker of health. Int J Obes 2008; 32 (1): 1–11. DOI: 10.1038/sj.ijo.0803774.

Pedersen BK, Saltin B. Exercise as medicine – evidence for prescribing exercise as therapy in 26 different chronic diseases. Scandinavian journal of medicine & science in sports 2015; 25 (3): 1–72. DOI: 10.1111/sms.12581.

Prince, Stéphanie A.; Adamo, Kristi B.; Hamel, Meghan E.; Hardt, Jill; Connor Gorber, Sarah; Tremblay, Mark (2008): A comparison of direct versus self-report measures for assessing physical activity in adults: a systematic review. Int J Behav Nutr Phys Act 2008; 5 (1): 56. DOI: 10.1186/1479-5868-5-56.

Sánchez-Miguel PA, Leo F, Sánchez-Oliva D et al. The Importance of Parents' Behavior in their Children's Enjoyment and Amotivation in Sports. J Hum Kinet 2013; 36: 169–177. DOI: 10.2478/hukin-2013-0017.

Sawan SA, Nunes EA, Lim C et al. The Health Benefits of Resistance Exercise: Beyond Hypertrophy and Big Weights. Exercise, Sport, and Movement 2023; 1 (1), e00001. DOI: 10.1249/ESM.0000000000000001.

Schmidt CO, Günther K-P, Goronzy J, et al. Häufigkeiten muskuloskelettaler Symptome und Erkrankungen in der bevölkerungsbezogenen NAKO Gesundheitsstudie. Bundesgesundheitsbl 2020; 63 (4): 415–425. DOI: 10.1007/s00103-020-03110-1.

Schnabel G, Harre D, Krug J. Trainingslehre – Trainingswissenschaft. Leistung – Training – Wettkampf. 2. A. Aachen: Meyer & Meyer, 2012.

Silverii GA, Benvenuti F, Morandin G et al. Eating psychopathology in ballet dancers: a meta-analysis of observational studies. Eat Weight Disord, 2022; 27 (2): 405–414. DOI: 10.1007/s40519-021-01213-5.

Sloan RRP, Shapiro PA, DeMeersman, RE et al. Impact of aerobic training on cardiovascular reactivity to and recovery from challenge. Psychosomatic medicine 2011, 73 (2): 134–141. DOI: 10.1097/PSY.0b013e31820a1174.

Stainback RD, Marche JAL. Family Systems Issues Affecting Athletic Performance in Youth. Integrating Exercise, Sports, Movement and Mind: Therapeutic Unity. New York: Routledge, 1998.

Straub G. Parental (over-)ambition in competitive youth sport. German Journal of Exercise and Sport Research 2019; 49 (1): 1–10. DOI: 10.1007/s12662-018-0561-9.

Ströhle A, Bendau A, Augustin N. et al. Sportpsychiatrie und -psychotherapie. Nervenarzt 2022; 93; 742–753.

Sundgot-Borgen J, Torstveit MK Prevalence of eating disorders in elite athletes is higher than in the general population. Clin J Sport Med 2004; 14 (1): 25–32. DOI: 10.1097/00042752-200401000-00005.

Tabata I, Nishimura K, Kouzaki, M et al. Effects of moderate-intensity endurance and high-intensity intermittent training on anaerobic capacity and VO2max. Medicine and science in sports and exercise 1996; 28, 1327–1330. DOI: 10.1097/00005768-199610000-00018.

Taber DR, Stevens J, Murray DM et al. The effect of a physical activity intervention on bias in self-reported activity. Annals of Epidemiology 2009; 19 (5): 316–322. DOI: 10.1016/j.annepidem.2009.01.001.

Taylor J, McLean L, Korner A et al. Mindfulness and yoga for psychological trauma: systematic review and meta-analysis. J Trauma Dissociation 2020; 21 (5): 536–573. DOI: 10.1080/15299732.2020.1760167.

Taylor RS, Brown A, Ebrahim S et al. Exercise-based rehabilitation for patients with coronary heart disease: systematic review and meta-analysis of randomized controlled trials. In: The American Journal of Medicine 2004; 116 (10): 682–692. DOI: 10.1016/j.amjmed.2004.01.009.

Thompson WR, Sallis R, Robert JE. Exercise Is Medicine.: American journal of lifestyle medicine 2020; 14 (5): 511–523. DOI: 10.1177/1559827620912192.

Tomlinson D, Diorio C, Beyene J. Effect of exercise on cancer-related fatigue: a meta-analysis. American journal of physical medicine & rehabilitation 2014; 93 (8): 675–686. DOI: 10.1097/PHM.0000000000000083.

Trott M, Jackson SE, Firth J et al. A comparative meta-analysis of the prevalence of exercise addiction in adults with and without indicated eating disorders. Eat Weight Disord 2021; 26 (1): 37–46. DOI: 10.1007/s40519-019-00842-1.

Vella SA, Aidman E, Teychenne M et al. Optimising the effects of physical activity on mental health and wellbeing: A joint consensus statement from Sports Medicine Australia and the Australian Psychological Society. Journal of science and medicine in sport 2023; 26 (2): 132–139. DOI: 10.1016/j.jsams.2023.01.001.

Weineck J. Optimales Training. Leistungsphysiologische Trainingslehre unter besonderer Berücksichtigung des Kinder- und Jugendtrainings. 17. A. Balingen: Spitta, 2020.

Wiewelhove T. Schnelligkeitstraining. In: Ferrauti A. (Hrsg.). Trainingswissenschaft für die Sportpraxis. Berlin, Heidelberg: Springer, 2020 2020. DOI: 10.1007/978-3-662-58227.

Woodcock J, Franco OH, Orsini N et al. Non-vigorous physical activity and all-cause mortality: systematic review and meta-analysis of cohort studies. International journal of epidemiology 2011; 40 (1): 121–138. DOI: 10.1093/ije/dyq104.

World Health Organization (WHO). Global action plan on physical activity 2018–2030: more active people for a healthier world: at-a-glance. Aus: www.apps.who.int/iris/bitstream/handle/10665/272721/who-nmh-pnd-18.5-tha.pdf. (letzter Zugriff: 24.01.2023).

World Health Organization (WHO). Physical activity fact sheet. Online unter https://www.who.int/news-room/fact-sheets/detail/physical-activity (letzter Zugriff: 24.01.2023)

KAPITEL

2

Anna Dania Esch, Nora Wendt, Maike Schmidt, Nicola Strehle

Körper, Geist und Psyche

Überblick

Wir alle kennen die Verbindung zwischen Körper, Geist und Psyche. Doch wodurch sind diese Entitäten verbunden? Wie differenzieren und wie bedingen sie sich? Was macht das menschliche Erleben aus? In diesem Kapitel gehen wir der Trinität von Körper, Geist und Psyche auf die Spur. Wir nähern uns dem Thema auf Basis wissenschaftlicher Erkenntnisse, um darzustellen, wie Körper, Geist und Psyche interagieren und wie diese Interaktion therapeutisch nutzbar sein kann. Aus dem Überblick über den aktuellen Forschungsstand der Psychiatrie und Psychotherapie leiten wir handlungsrelevantes Wissen ab. Wir bedienen uns dabei medizinischer, psychologischer und fernöstlicher Konzepte, um die Bedeutung von körperzentrierten Ansätzen und Sport für psychische Gesundheit und Krankheit zu veranschaulichen.

2.1 Eine kurze Begriffsgeschichte

Anna Dania Esch, Nora Wendt

Unser Blutdruck steigt, wenn wir wütend sind. Wir erröten, wenn wir uns schämen. Wir halten den Atem an, wenn wir uns erschrecken und atmen schnell und flach, wenn wir gestresst sind. Hirnverletzungen können unsere kognitiven Fähigkeiten einschränken und Substanzen unser Erleben verändern. Diese Beispiele lassen deutlich werden, dass sich Körper und Geist beeinflussen.

Bereits in der Antike beschäftigen sich Philosophen mit der Frage nach dem Verhältnis zwischen mentalen und körperlichen Phänomenen. Bis heute ist das **„Leib-Seele-Problem“**, also die Frage, wie mentale und physische Zustände zusammenhängen, eine umstrittene Debatte der Philosophie des Geistes. Auch in den wichtigsten spirituellen Texten der Weltreligionen wird die Frage, wie Körper und Geist zusammenhängen, thematisiert. Dabei sieht jede der Weltreligionen auch einen immateriellen Anteil im Menschen, der weder Körper noch Geist ist und unseren Tod überdauert. Im 20. Jahrhundert wurde die Erforschung des Geistes mit der Entwicklung der kognitiven Psychologie wissenschaftlicher. Die Forschung konzentrierte sich in der kognitiven Revolution darauf, zu verstehen, wie der Geist Informationen verarbeitet und wie er von seiner Umwelt beeinflusst wird. In den letzten Jahrzehnten haben sich weitere Disziplinen dem Diskurs auf wissenschaftlicher Ebene angeschlossen. Jede bringt ihre eigene Perspektive zum Verständnis der Beziehung zwischen Geist und Körper ein.

Die **Psychologie** interessiert sich für die Beziehung zwischen mentalen Prozessen (Gedanken, Gefühle, Überzeugungen) und körperlichen Verhaltensweisen. Die **Neurowissenschaft** betrachtet das Gehirn und untersucht, wie physiologische Prozesse zu mentalen Zuständen führen. Dazu werden Techniken der Bildgebung verwendet, um anhand des Gehirns zu zeigen, welche neuronalen Grundlagen bestimmten mentalen Prozessen und Verhaltensweisen zugrunde liegen. Auch die **Medizin** interessiert sich mehr und mehr für einen integrativen Ansatz zwischen Körper und Geist, wenn es um das Wohlbefinden und die Gesundheit der Patientinnen und Patienten geht. Um psychische Erkrankungen zu behandeln, werden immer öfter sog. **Mind-Body-Therapien** empfohlen. Auch finden fernöstliche Praktiken immer mehr Einbezug in gängige therapeutische Ansätze. Ob Alltag, Wissenschaft oder Spiritualität – es gibt viele Fragen. Bildet der Geist eine vom Körper getrennte Einheit? Ist er ein Produkt der physischen Prozesse des Körpers? Wie interagieren Leib und Seele bzw. Körper, Psyche und Geist?

2.1.1 Antike

Die Vorstellung, dass dem Menschen nicht nur ein Körper, sondern auch ein immaterieller, unabhängiger und unsterblicher Geist zukomme, findet sich bereits in der Antike bei **Platon.** Platon differenzierte zwischen immateriellen, unveränderlichen und ewigen Gegebenheiten der **„Ideenwelt"** und der körperlichen, vergänglichen **„Sinneswelt".** Der geistigen Welt der Ideen schrieb er unfehlbares Wissen zu, während die Welt der körperlichen Sinneswahrnehmung von Wandel und Täuschung geprägt sei. Aus der Ideenwelt stamme die unsterbliche Seele, welche den Zugang zu der dort existierenden Wahrheit eröffne und das Selbst eines jeden von uns ausmache. Die Seele vermittle zwischen Ideen- und Sinneswelt und belebe den Körper. Sie sei zwar an einen Körper gebunden, diesem jedoch übergeordnet, da sie an sich ein immaterielles, unabhängiges und unsterbliches Prinzip des Lebens darstelle. Platon unterschied drei Seelenvermögen: Begierde (*epithymêtikon),* Mut bzw. Willen (*thymos)* und Denken bzw. Vernunft (*logistikon)* und ordnete diese den Körperteilen Unterleib, Brust und Kopf zu.

Für seinen Schüler **Aristoteles** können Ideen erst durch Sinneswahrnehmungen Gestalt annehmen. Sie reflektierten das, was die Sinne wahrnehmen. Denken und Erkenntnis existierten somit nicht unabhängig von Körper und Erfahrung. In seinen Lehren des **Hylemorphismus** stellt sich die Frage nach einer Interaktion von Körper und Seele gar nicht erst. Denn Körper und Seele bildeten eine Einheit, indem der Körper Stoff bzw. Materie sei, welche durch die Seele Form erlange. Demzufolge könne die Seele nur durch den Körper existieren und der Körper könne nur durch die Seele leben, denken und wahrnehmen. Ähnlich wie sein Lehrer Platon, sah Aristoteles die Seele als ein universelles, Leben spendendes Prinzip.

Er unterschied eine **vegetative** (allen Lebewesen eigene), eine **animalische** und eine dem Menschen zukommende **vernünftige Seele.** Letztere schließe das Denken und den Intellekt ein und wurde als unsterblich aufgefasst. Dementsprechend bildet sie eine Ausnahme zu dem einheitlichen Prinzip von Körper und Seele: Das Denken vollziehe sich unabhängig von einem körperlichen Organ und brauche das Materielle lediglich als Gegenstand einer Vorstellung. Dieser Seelenteil wird häufig auch mit dem Begriff **Geist** bezeichnet.

2.1.2 Neuzeit

Es ist kein Zufall, dass sich diese Auffassung in der Epoche der Neuzeit änderte. Denn in dieser wandelte sich die Auffassung des Körpers und der Physik sowie des Erkenntnisgewinns mittels Experimenten. **Descartes** stellte sich der Frage, wie eine Interaktion zwischen Körper und Geist stattfinden könnte und wird daher als Vater des Leib-Seele-Problems bezeichnet. Er postulierte im 17. Jahrhundert den **Substanzdualismus**. Nach diesem seien Geist bzw. Seele und Körper eigenständige und voneinander unabhängige Entitäten bzw. „Substanzen", die miteinander interagieren. Die Seele sei freie, denkende, immaterielle Substanz (*„res cognitans"*), welche kognitive und emotionale Zustände einschließe. Sie stehe der ausgedehnten, körperlichen Substanz der Materie (*„res extensa"*) gegenüber. Entgegen antiker Auffassungen folgten Wahrnehmung und Bewegung Naturgesetzen und verliefen mechanisch und vernunftlos. Eine Seele brauche es folglich nicht zum Leben. Auch das Denken könne unabhängig vom Körper gedacht werden und stehe somit für sich alleine (**„Ich denke, also bin ich"**). Descartes stellt die Hypothese auf, dass die Zirbeldrüse im Gehirn jener Ort der Interaktion zwischen Körper und Geist sei.

2.1.3 Verschiedene Positionen

Zusammenfassend haben sich historisch vier philosophische Hauptpositionen zu dem Leib-Seele-Problem herauskristallisiert.

- Dabei geht der **Substanzdualismus** mit der Annahme einer Seele als immaterielle, vom Körper unabhängige Substanz einher.
- Der **Substanzphysikalismus** vertritt hingegen die Überzeugung, dass wir Menschen rein physische Wesen seien, ohne immateriellen, vom Körper unabhängigen Geist. Alles Psychische müsse somit ursprünglich physischer Natur sein. Diese Haltung wird oft auch als Materialismus bzw. Naturalismus bezeichnet.
- Der **Eigenschaftsdualismus** betrachtet anstelle der Substanzen mentale, nicht physische Eigenschaften als ontologisch eigenständig. So ließen sich z. B. Erlebnisgehalte nicht auf physische Eigenschaften, wie Masse oder Form, reduzieren.
- Der **Eigenschaftsphysikalismus** hingegen führt mentale Eigenschaften auf physische Phänomene zurück, entweder als mit diesen identisch oder auf sie reduzierbar (Beckermann, 2008).

Während der **Substanzdualismus** bis heute vielen spirituellen oder religiösen Ausrichtungen entspricht, nehmen die **Eigenschaften** in Auseinandersetzungen der Gegenwart mehr Gewicht ein. Das Zusammenspiel von Körper und Geist wird von Wissenschaftlerinnen und Wissenschaftlern, Philosophinnen und Philosophen zunehmend mehr erforscht und diskutiert. Dies zeigt sich nicht nur durch die immensen Errungenschaften der Neuro- und Kognitionswissenschaften, sondern auch durch die Verbreitung von psychosomatischen Abteilungen in Kliniken sowie dem Anstieg an Publikationen zu Mind-Body-Ansätzen. Mittlerweile können physiologische Prozesse, die mit geistigen Prozessen wie beispielsweise dem Denken oder Erinnern einhergehen, detailliert erklärt und lokalisiert werden. Dennoch bleibt die Frage, wie und warum es hierdurch zu einzigartigen, metaphysischen Erfahrungen kommt, offen. Diese Frage bezeichnet der Philosoph David Chalmers als das „schwierige Problem des Bewusstseins".

TAKE-HOME MESSAGE

- Historisch haben sich vier philosophische Hauptpositionen zum Leib-Seele Problem herauskristallisiert. Einerseits werden Körper und Geist als getrennte Substanzen (Substanzdualismus) oder Eigenschaften (Eigenschaftsdualismus) gesehen, die unabhängig voneinander existieren, jedoch miteinander interagieren können. Andererseits wird der Mensch als rein physisches Wesen gesehen, auf welches auch mentales Erleben reduzierbar sei (Substanzphysikalismus, Materialismus, Naturalismus).
- Moderne Ansätze gehen davon aus, dass Körper, Geist und Psyche in wechselseitiger Beziehung zueinanderstehen. Das Zusammenspiel zwischen Körper, Geist und Psyche wird zunehmend mehr beforscht und therapeutisch genutzt.

2.2 Was ist was?

Anna Dania Esch, Nora Wendt

2.2.1 Körper

Unter Körper verstehen wir die **physische Struktur des Menschen.** Er spiegelt die allgemeine Gesundheit wider und ist die materielle Grundlage für eine Vielzahl psychologischer Prozesse, wie z. B. Verhalten, Empfindungen und Gefühle. Der

Körper umfasst Muskeln, Knochen, Organe und andere Systeme, welche die physische Form des Organismus ausmachen. In der psychologischen Forschung ordnen wir alle messbaren biologisch-materiellen und neurophysiologischen Prozesse sowie beobachtbares Verhalten dem Körper zu. So messen wir beispielsweise mithilfe eines Elektroenzephalogramms (EEG) die bioelektrischen Informationen des Gehirns, die mit kognitiven Prozessen einhergehen. Das Gehirn ist als körperliche Komponente für die Verarbeitung und Integration der riesigen Menge an Informationen verantwortlich, die ständig durch unsere Sinne aufgenommen werden. Die Aufgabe des Gehirns ist hierbei, diese Informationen über Nervenbahnen sinnhaft zu verarbeiten, zu speichern und komplexe Verhaltensweisen zu koordinieren.

2.2.2 Geist

Der Begriff Geist kommt vom lateinischen Begriff *mēns*, der mit Denkvermögen, Verstand oder denkender Geist übersetzt wird. Er bezeichnet das Zentrum der **mentalen, denkenden Vorgänge.** Der Geist wird im Allgemeinen als der intellektuelle oder rationale Aspekt des Menschen definiert. Er beinhaltet kognitive Prozesse und Funktionen einer Person, wie z. B. die Lernfähigkeit, die Wahrnehmung, die Aufmerksamkeit sowie das Denkvermögen und das Gedächtnis. In einigen Religionen oder Traditionen beschreibt der Begriff *Geist* auch die unsterbliche Seele. Für den Zweck unseres Buches meinen wir den Bereich des **Rationalen und Kognitiven.**

Dennoch sind wir weder nur ein System von Zellen und Strukturen, welche durch biochemische und bioelektrische Signale kommunizieren, noch sind wir nur ein freischwebender Geist aus dem Reich der Ideen und Kognitionen. Wir haben beides, jedoch sind wir mehr. Was unterscheidet uns dann von Robotern, die aus Materie gebaut sind und gleichzeitig die Umwelt wahrnehmen, Ideen generieren und erinnern können sowie Zusammenhänge berechnen? Was haben wir, was Roboter nicht haben? Was macht unser Dasein als Mensch aus? Den spezifisch menschlichen Aspekt unseres Erlebens können wir als Psyche betiteln.

2.2.3 Psyche

Die Psyche beschreibt die **psychologischen** und **emotionalen Anteile** des **Menschen.** Sie wird als der Sitz des Erlebens, der Emotionen und der Persönlichkeit angesehen und macht jedes Individuum einzigartig. Sie wird oft als die treibende Kraft hinter den Handlungen und Verhaltensweisen eines Menschen beschrieben. Der Begriff Psyche leitet sich von dem griechischen Wort *psukhē* ab, das Atem, Seele oder Leben bedeutet. Wie oben bereits erläutert, ist der schon lange bestehende und oft verwendete Begriff **Seele** vieldeutig und wird je nach Tradition, Lehre oder Ausrichtung unterschiedlich gebraucht. In der modernen Psychologie wird der Begriff kaum noch verwendet. Auch in diesem Buch verwenden wir den Begriff der Psyche nicht synonym mit der spirituellen Idee einer immateriellen und unsterblichen Seele. Wir verstehen den Begriff der Psyche als menschlichen Mechanismus, der Körper und Geist verbindet und durch diese beeinflusst wird. So sind psychische Prozesse auf das zentrale Nervensystem angewiesen und beeinflussen gleichzeitig unsere Wahrnehmung und unser Denken. Die Psyche erklärt somit menschliches Verhalten und Erleben.

2.3 Zusammenwirken

Anna Dania Esch, Nora Wendt

Wir können den Boden unter den Füßen verlieren, kalte Füße bekommen, einen Frosch im Hals oder Schmetterlinge im

Bauch haben. Uns fallen Steine vom Herzen oder unsere Herzen rutschen in die Hose. Die inhärente Verflechtung von Psyche und Körper ist selbst in unserem Sprachgebrauch deutlich und gehört zum Allgemeinwissen. Wie dieses Zusammenspiel konkret aussieht und wie es in der Behandlung von psychischen Störungen genutzt werden kann, ist Gegenstand aktueller Forschung.

2.3.1 Körper und Psyche

Ein ganzes Teilgebiet der Medizin, die **Psychosomatik,** beschäftigt sich interdisziplinär damit, wie psychische Faktoren die Entstehung und das Fortschreiten körperlicher Erkrankungen beeinflussen können und wie sich wiederum körperliche Faktoren auf das psychische Wohlbefinden auswirken. Die Forschung in diesem Bereich konnte nachweisen, dass die Psyche einen großen Einfluss auf Erkrankungsrisiken sowie die Genesung körperlicher Erkrankungen hat.

Chronischer Stress kann bei Erwachsenen zu einer dauerhaften Erhöhung der Herzfrequenz und des **Blutdrucks** führen und langfristig eine **Schädigung des Herz-Kreislauf-Systems** nach sich ziehen. Der Zusammenhang zwischen Herzkrankheiten und Stress lässt sich auch bei Menschen mit Depressionen beobachten, indem die durch depressive Stimmung ausgelöste Stressreaktion die Immunfunktion unterdrücken kann (Raison, und Miller, 2001). Einige Forschungsergebnisse zeigen, dass Depressionen das Risiko eines Herzanfalls sogar verdoppeln (Carney et al. 1988, Carney und Freedland 2008).

Jedes Mal, wenn Anne in die Straßenbahn steigt, bekommt sie große Angst. Die Enge, das Eingesperrtsein und die vielen fremden Menschen bereiten ihr Bauchschmerzen. Sie hat das Gefühl, sich gleich in die Hose zu machen und verlässt fluchtartig das Abteil.

Ein weiteres Beispiel ist der Zusammenhang zwischen **Angst** und **Magen-Darm-Problemen.** Menschen mit Angsterkrankungen berichten häufig von Symptomen wie Bauchschmerzen, Durchfall, Blähungen und Verstopfung. Da Gehirn und Darm eng über das enterische Nervensystem miteinander verbunden sind, wird der Darm als das „zweite Gehirn" bezeichnet. Die Regulation des Darms kann durch emotionale Erregungszustände, wie Angst, beeinflusst werden. Angst ist mit einer Stressreaktion im Körper verbunden, die über das autonome Nervensystem gesteuert wird, und u. a. Veränderungen der Darmmotilität und -sekretion bedingt.

Nicht nur Emotionen gehen mit körperlichen Reaktionen, wie einer veränderten Herzfrequenz, Magen-Darm-Symptomatik oder Mimik einher. Umgekehrt hat auch der **Körper** einen großen **Einfluss** auf das **psychische Wohlbefinden** und das Erleben. Es gelten also beide Wirkrichtungen zwischen Körper und Psyche. So können biochemische Prozesse, die im Körper entstehen, die Psyche aus dem Gleichgewicht bringen und psychische Erkrankungen bedingen. Wenn das Darmmikrobiom aus der Balance gerät, kann dies erhöhte Entzündungswerte und Veränderungen in der Produktion von Neurotransmittern wie GABA, Serotonin und Dopamin und Noradrenalin hervorrufen und die Stimmung beeinflussen. Ein unausgewogener Spiegel dieser Neurotransmitter wurde mit Depressionen und Angsterkrankung in Verbindung gebracht (Malan-Muller et al. 2018; Peirce und Alviña, 2019). Weiterhin lässt sich eine Beziehung zwischen chronischen Schmerzen und psychischen Erkrankungen zeigen. Schmerzen können nicht nur den Schlaf und den Alltag einer Person stark beeinträchtigen, sondern auch zu Gefühlen der Hoffnungs- und Hilflosigkeit beitragen. Sie können das Selbstwertgefühl reduzieren, einen sozialen Rückzug auslösen und so psychisches Wohlbefinden und Gesundheit stark beeinflussen (Dersh et al. 2002, Surah et al. 2014).

Simon kann seit Wochen nicht schlafen. Es ist zum verrückt werden. Er kommt total übermüdet auf die Arbeit. Als ihn seine Vorgesetzte mit einem Flüchtigkeitsfehler konfrontiert, wird es zu viel. Er schließt sich auf der Toilette ein und bekommt einen Angstanfall.

Wenn unser Körper nicht genügend regenerierenden Schlaf erfährt, können Reizbarkeit, Konzentrationsschwierigkeiten und Veränderungen des Stresshormonspiegels die Folge sein. Die Auftretenswahrscheinlichkeit von Angstgefühlen wird erhöht und das psychische Wohlbefinden beeinträchtigt.

Es gibt zahlreiche wissenschaftliche Belege und Beispiele für das beeindruckende Zusammenspiel von Körper und Psyche. Es ist also nicht überraschend, dass das Interesse und Bewusstsein für ganzheitliche Heilansätze, die die Interaktion von Körper und Psyche einbeziehen und nutzen, wächst. Allerdings herrscht teilweise weiterhin Descartes' Ansicht, wonach Körper und Psyche unabhängig voneinander behandelt werden. In der Psychotherapie finden physiologische Prozesse häufig wenig Beachtung, in der Medizin die psychologischen.

2.3.2 Geist und Psyche

Psychische Zustände drücken sich nicht nur durch körperliche Reaktionen aus, sondern auch durch geistige Vorgänge. Die Interaktion zwischen Geist und Psyche ist komplex und vielschichtig. Man geht davon aus, dass Verstand und Psyche zusammenarbeiten und so die Gedanken, Gefühle und Verhaltensweisen eines Menschen hervorbringen. Der Geist ist für die kognitive Verarbeitung und Interpretation von Informationen zuständig, während die Psyche das emotionale Erleben ermöglicht. Dabei beeinflussen **Gedanken** die **Emotionen** und Emotionen die Gedanken. Wenn der Verstand einer Person z. B. eine Situation als gefährlich bewertet, reagiert die Psyche höchstwahrscheinlich mit dem Gefühl der Furcht bzw. Angst. Auf diese Weise können diverse Interpretationen verschiedene Emotionen hervorrufen, ein Effekt, der häufig auch als „Macht der Gedanken" betitelt wird und in der Psychotherapie häufig genutzt wird.

Francesca und Elisa spielen als Torhüterinnen in zwei verschiedenen Fußballmannschaften. Beide Mannschaften verlieren ein Spiel. Francesca übernimmt die volle Verantwortung für die Niederlage, da sie die Bälle der Gegnerinnen nicht gehalten hat. Sie hat starke Schuldgefühle. Elisa fragt sich, wieso ihr Team so wenige Tore geschossen hat. Sie ärgert sich zwar, hat jedoch weniger Schuldgefühle.

Gleichzeitig wirken sich Emotionen auf unsere Gedanken und Handlungsimpulse aus. Das kann überlebenswichtig sein, da sie eine schnelle und hilfreiche Einschätzung der aktuellen Situation liefern können. Andererseits kann unsere Wahrnehmung durch unseren emotionalen Zustand auch verzerrt werden. Eine ängstliche Stimmung begünstigt so eine negative und evtl. bedrohliche Bewertung von Situationen, welche in einer ausgeglichenen oder positiven Stimmung nicht als problematisch bewertet werden. Sind wir verliebt, tragen wir eine „rosa Brille" und nehmen negative Attribute einer Person nicht wahr. Weiterhin nehmen wir bei Freude und Neugier die Zeit als schneller vergänglich wahr als bei Langeweile oder Angst.

Als Jurek seinen Partner vor 15 Jahren kennenlernte, fand er es niedlich, wenn dieser laut schnarchte, sobald er eingeschlafen war. Die verliebte Flitterwochen-Phase ist nun verflogen und das Schnarchen macht ihn nur noch rasend.

Die **Interaktion** zwischen **Verstand** und **Psyche** kann durch vergangene Erfahrungen, Persönlichkeit und die aktuelle emotionale Verfassung eines Menschen moduliert werden. Ein differenziertes Verständnis der Interaktion zwischen geistigen und psychischen Facetten der menschlichen Erfahrung gibt wertvolle Einblicke in die Motivationen und Verhaltensweisen einer Person und kann dementsprechend in Bereichen wie der Psychologie und Psychiatrie von großem Nutzen sein.

2.3.3 Körper und Geist

Der **Placeboeffekt** ist ein Phänomen, das eindrucksvoll verdeutlicht, wie der Geist Einfluss auf den Körper nimmt. Es beschreibt die wahrgenommene Verbesserung des Zustands einer erkrankten Person, weil diese davon überzeugt ist, einen Wirkstoff erhalten zu haben, obwohl tatsächlich kein therapeutisch aktiver Wirkstoff verabreicht wurde. Zum Beispiel können Schmerzen verschwinden, obwohl das vermeintliche Schmerzmittel nichts weiter als eine „Zuckerpille" war. Es wird davon ausgegangen, dass der Glaube an die Wirkung eine physiologische Reaktion im Körper hervorruft, die den Schmerz reduziert.

Andersherum werden unsere Gedanken nicht nur von unserem Gehirn, sondern von unserem gesamten Körper beeinflusst. So können unsere Sinne und Bewegungen eine entscheidende Rolle für unsere Kognitionen und unser allgemeines Verständnis der Welt spielen. Selbst unbedachte Bewegungen, Gesten oder Haltungen können unsere Kognitionen beeinflussen. Zeigen wir auf einen Gegenstand, so können wir uns diesen besser merken, als wenn wir dies ausschließlich mit der Kraft unserer Gedanken versuchen. Allein unsere Körpertemperatur kann das Urteilsvermögen und die Entscheidungsfindung beeinflussen. In einem warmen Raum schätzen wir unser Gegenüber eher warmherzig ein, als in einem kühlen Raum. Eine offene und aufrechte Körperhaltung stützt unser Selbstbewusstsein und die Verarbeitung positiver Informationen, während eine verschlossene, abgesackte Haltung Unsicherheit auslöst und ein schnelleres Aufgeben bei frustrierenden Aufgaben bewirken kann. In der Forschung wird dieses Phänomen einer körperlichen Basis von geistigen Prozessen auch als **embodied cognition** (dt. verkörperte Wahrnehmung) bezeichnet. Insgesamt legt die Theorie des **Embodiments** (dt. Verkörperung) nahe, dass unsere Erfahrungen nicht nur in der Großhirnrinde, sondern im gesamten Körper als „totales Sinnesorgan" oder **„Leibgedächtnis"** gespeichert werden. So sollen Körper und Umgebung eine zentrale Rolle bei der Gestaltung unserer Wahrnehmung und unseres Umfeldes spielen und sich Körper und Psyche bidirektional bzw. zirkulär, beeinflussen. Demzufolge können neue, korrektive Verkörperungen sowie „verkörperte" soziale Interaktion und Kommunikation, therapeutisch genutzt werden (Tschacher et al. 2023).

Kognitionen haben nur dann Einfluss auf Materie und umgekehrt, wenn wir mit all unseren Gefühlen und Eindrücken eine Erfahrung machen. Bestünden wir nur aus geistigen oder körperlichen Prozessen, wäre unser Leben mechanisch und wir würden uns wenig von einem Roboter oder einer künstlichen Intelligenz unterscheiden.

INFO

Der Geist wird erst durch die Verbindung mit dem Körper erfahren und ein Bewusstsein über den Körper entsteht nur in Verbindung mit dem Geist. Dieses lebendige Erleben und Bewusstsein nennen wir Psyche. Psychisches Erleben kann in der Verbindung zwischen Körper und Geist nicht weggedacht werden. Diese essenzielle Verknüpfung verdeutlicht das Trinitätsmodell.

2.4 Trinitätsmodell

Anna Dania Esch, Nora Wendt

Fassen wir die Interaktionen der drei Entitäten zusammen, so stellen wir fest:

- Die **Psyche,** als menschliches Erleben, ist die Schnittstelle von Körper und Geist.
- Ohne den **Körper** können wir unseren Geist nicht erleben und
- ohne unseren **Geist** können wir kein Bewusstsein über den Körper entwickeln.

Die Psyche wird durch unsere Gefühlswahrnehmung mehr oder weniger bewusst erfahren, wobei der Geist die kognitive Komponente (Gedanken, Wahrnehmung) und der Körper die materielle Komponente (physiologische Reaktionen, Mimik, Verhalten) unseres Gefühlseindruckes liefern.

2.4.1 Wirkungsrichtungen zwischen Geist, Psyche und Körper

Die Psyche als Sitz der Persönlichkeit eines Menschen kann nur über geistig-körperliche Hinweise, wie die Worte einerseits oder aber die Handlung, Gestik und Mimik andererseits erschlossen werden. Kurz gesagt: Keine Psyche ohne Körper oder Geist. ➢ Abb. 2.1 gilt der Veranschaulichung dieses engen Zusammenspiels. Die verschiedenen Wirkungsrichtungen zwischen Geist, Psyche und Körper werden als **Top-down-** bzw. als **Bottom-up Route** bezeichnet.

Top-Down

Jemand nimmt Karl im Feierabendverkehr die Vorfahrt.

Im **Geist** *entsteht der Gedanke „Dieser Idiot hat mir die Vorfahrt genommen!" → die* **Psyche** *erlebt Ärger → der* **Körper** *reagiert, indem sich die Hände fester um das Lenkrad krallen, die Augen sich leicht zusammenkneifen und Hitze in den Kopf steigt.*

Die **Top-down-Route** bezieht sich auf die Wirkung von kognitiven, intellektuellen Prozessen auf emotionales Erleben und auf körperliche Reaktionen. Es handelt sich also um jene Prozesse, die sich **vom Geist auf die Psyche** und den **Körper** auswirken. So können kognitive Kontrollprozesse, wie das Planen oder die bewusste Wahrnehmungslenkung auf bestimmte Inhalte das emotionale Erleben und das psychische Befinden regulieren. Diese Wirkungsrichtung wird u. a. in vielen gängigen Psychotherapieverfahren genutzt. Denkmuster oder Fehlschlüsse werden verändert, die Wahrnehmung von gedanklichen Prozessen sowie die Fähigkeit, das eigene Verhalten zielorientiert und intentional zu steuern, wird geschult.

Innere Prozesse werden **bewusst,** d. h. dem Geist zugänglich gemacht, um sie hierdurch zu verändern. Der Intellekt als Werk-

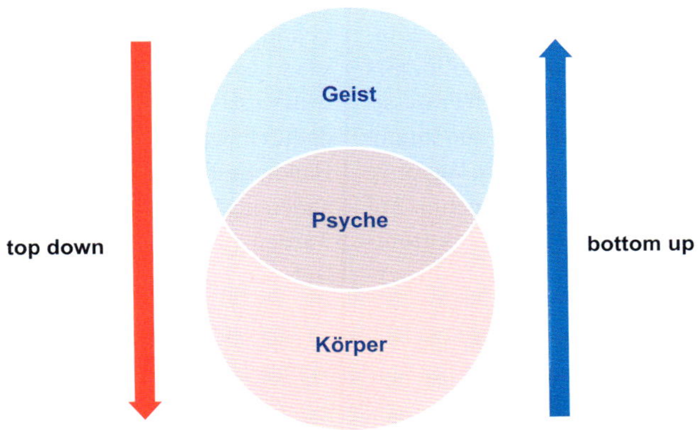

Abb. 2.1 Das Trinitätsmodell [P1460, P1461, L157]

zeug – das kennen wir nicht nur aus der Philosophie, sondern auch aus der Neurowissenschaft: Auf neuronaler Ebene werden top-down Prozesse mit der Wirkung von exekutiven Zentren im **Frontalhirn,** einer entwicklungsgeschichtlich jüngeren Hirnstruktur, auf ältere bzw. „tiefere" Emotionszentren begriffen. Letztere steuern emotionale Reaktionen, die sich dann körperlich manifestieren. Die kognitive Hemmung der natürlichen Angstbereitschaft durch das Frontalhirn entspricht einer neuronalen top-down Leistung. Angsterkrankungen sind mit einer defizitären hemmenden neuronalen Kontrolle assoziiert. Infolgedessen entsteht eine höhere Bereitschaft für durch Emotionszentren gesteuerte Schreckreaktionen.

Bottom-Up

Sabine schlendert in einer großen Menschenmenge auf dem Weihnachtsmarkt.

Plötzlich reagiert ihr **Körper** *mit Herzrasen, einer flachen Atmung und schwitzenden Händen → die* **Psyche** *erlebt Angst → der* **Geist** *reagiert mit dem Gedanken „Ich bin in Gefahr! Nichts wie weg hier!"*

Die **Bottom-up-Route** bezieht sich auf die **Wirkung von körperlichen**, physischen **Prozessen** in Richtung **psychischer und geistiger Vorgänge.** So beeinflussen Informationen der Sinnesorgane, des Herz-Kreislauf- und Immunsystems sowie des autonomen Nervensystems unser emotionales Erleben und unsere intellektuellen Prozesse. Körperliche Bewegung motiviert und stimmt uns positiv, Freude bezweckt die kognitive Bewertung von Stimuli als angenehm. Auf der neuronalen Ebene stellt die Bottom-up-Route die Verarbeitung von körpereigenen und äußerlichen Reizen durch den **Thalamus** und die **Amygdala** als emotionsgenerierende Hirnstrukturen dar. Diese entwicklungsgeschichtlich ältere Hirnstruktur spielt eine zentrale Rolle in der Bildung und dem Abruf emotionaler Erinnerungen und wirkt sich auf kognitive Kontrollprozesse und Handlungsimpulse aus. Körperorientierte Praktiken, wie Sport, Yoga oder Embodiment, könnten somit den Intellekt umgehen und über diese Route neuronale Bahnen und Hirnstrukturen nutzen, um dysfunktionale exekutive oder kognitive Prozesse zu modulieren. Hier können hilfreiche Rückkopplungsprozesse in Gang treten, denn auf diesem Wege können kognitive Prozesse wiederum unterstützt werden um „top-down" zu wirken, indem bestimmte Neurotransmitter ausgeschüttet werden (Streeter et al. 2012).

2.4.2 Stationen der Verarbeitung

Bewusstsein

Was ist nun ausschlaggebend dafür, ob wir etwas über die geistige oder körperliche Ebene verarbeiten? Ein entscheidender Marker hierfür ist der **Grad** der **Bewusstheit.** In der traditionellen psychoanalytischen Theorie nach Sigmund Freud wird die Psyche als Apparatus gesehen, der verschiedene Bewusstseinsebenen organisiert. Das Erleben des Menschen lässt sich in bewusste, vorbewusste und unbewusste Inhalte unterteilen. Dabei ist das, was wir **bewusst wahrnehmen,** nur „die Spitze eines Eisbergs", dessen Masse sich hauptsächlich unter der Wasseroberfläche befindet. Das Hauptziel der Psychoanalyse ist es, abzutauchen und unbewusste Konflikte bewusstseinsnaher werden zu lassen und dadurch dem Menschen seine Freiheit und Handlungsfähigkeit zurückzugeben. Auch in anderen gängigen Psychotherapieverfahren werden automatisiert und **unbewusst** ablaufende Verhaltensweisen, Denkmuster und Gefühle durch verschiedene Interventionen bearbeitet. Gemeinsam ist das Ziel, einen Transfer von nicht-bewussten Prozessen in intentional ausgerichtete zu leisten. Der Fokus, den die therapeutischen Ausrichtungen setzen, unterscheidet sich jeweils.

Aus ➤ Abb. 2.1 können auch die unterschiedlichen Bewusstheitsgrade, die mit Körper, Geist und Psyche einhergehen, abgeleitet werden.

Geist und Bewusstsein

Als bewusst verstehen wir all jenes, was wir im Hier und Jetzt wahrnehmen, erleben und versprachlichen können. Bewusste Wahrnehmungen können wir nutzen, um Entscheidungen zu treffen, Probleme zu lösen, Handlungen intentional auszurichten oder etwas kritisch zu hinterfragen. Bewusste Inhalte ordnen wir somit unserem Geist zu. Sie können auf verschiedene Weise einen erheblichen Einfluss auf den Körper und die Psyche haben (siehe Top-down Route).

Der **bewusste Geist** kann unser Verhalten und unsere Gewohnheiten beeinflussen. Wenn wir uns bewusst dafür entscheiden, regelmäßig Sport zu treiben und uns gesund zu ernähren, kann sich das positiv auf unsere körperliche Gesundheit und unser Wohlbefinden auswirken. Allerdings können unbewusste und dem Geist unzugängliche Inhalte und Vorgänge über Top-Down Prozesse schwierig bearbeitet werden oder ihnen gar entgegensteuern. In der Psychotherapie üben wir, uns unserer unbewussten Erinnerungen, Gedanken und Denkprozesse gewahr zu werden, um mit ihnen in einen Dialog treten zu können.

Achtsamkeit als Werkzeug des Geistes

Es ist heiß, Firat hatte einen herausfordernden Arbeitstag. Seine Gedanken drehen sich um eine schwierige Situation mit seiner Vorgesetzten und darum, was er auf dem Weg nach Hause einkaufen muss. Als er Zuhause ankommt, bemerkt er, dass er den Einkauf völlig vergessen hat. Und wie ist er überhaupt so schnell mit dem Fahrrad Zuhause angekommen?

Unser innerer Autopilot handelt automatisiert, schnell und ohne, dass wir uns darüber bewusst sind. Zum Glück! Denn ohne ihn wären wir wahrscheinlich völlig überlastet, oder gar unfähig, die Prozesse, die für einzelne Handlungsschritte notwendig sind, zu überschauen und zu steuern. Doch es gibt auch eine Kehrseite: Durch automatisiertes Denken und Handeln verlieren wir die Möglichkeit, unsere Realität bewusst zu beeinflussen. Um aus dem Autopiloten auszusteigen, braucht es ein Werkzeug, das unserem Geist entstammt: Achtsamkeit.

INFO

Wer achtsam ist, lenkt die eigene Aufmerksamkeit aktiv und offen auf den gegenwärtigen Augenblick. Achtsamkeit ermöglicht es uns, Gedanken, Gefühle, Verhaltensmuster und Körperempfindungen im Hier und Jetzt zu beobachten und ihnen bewusst zu werden. Durch achtsames, vorurteilsfreies Beobachten lernen wir, den gegenwärtigen Moment anzunehmen und bewusst zu machen.

Praktiken wie Achtsamkeitsmeditation, achtsame Bewegung und eine achtsame Haltung in der Psychotherapie **helfen** uns, negative Gedanken, Emotionen und **Verhaltensmuster** zu **identifizieren,** zu beobachten und unsere Fähigkeit zur intentionalen, d. h. willentlichen Aufmerksamkeitslenkung zu fördern. Das kann u. a. dabei helfen, Stress, Ängste aber auch Körpersymptome wie chronische Schmerzen zu lindern. Die Mind-Body-Therapien machen sich Achtsamkeit als Werkzeug des Geistes zunutze, um unseren Aufmerksamkeitsfokus auf die Gegenwart zu lenken. Denn unser Körper existiert weder in der Vergangenheit noch in der Zukunft, er ist nur im Hier und Jetzt erfahrbar. Sind wir achtsam, so sind wir in der Lage, bessere Entscheidungen für unsere psychische und körperliche Gesundheit zu fällen und innere Prozesse, wie Gedanken, zu beobachten, ohne uns von diesen „mitreißen" zu lassen.

Der Körper und das Unbewusste

Jacomo spielt gerne Gitarre. Um neue Akkorde und Melodien zu lernen, muss er wiederholt üben, indem er sie immer wieder bewusst spielt, bis die feinen Fingerbewegungen in seinem Muskelgedächtnis verankert sind. Dann ist er in der Lage, die Akkorde und Melodien zu spielen, ohne sich dabei konzentrieren zu müssen. Jetzt kann er sich auf andere Details, wie den Rhythmus, fokussieren.

Es gibt automatisiert ablaufende Prozesse, die uns gegenwärtig nicht bewusst sind und uns dennoch beeinflussen. Diese Vorgänge werden im Unbewussten verortet. Viele Fachleute sehen das Unbewusste als die eigentliche Psyche an. Die Psychoanalyse postuliert, dass viele unserer automatischen Verhaltensweisen, Gewohnheiten und emotionalen Reaktionen von unbewussten Psychodynamiken motiviert sind. **Unbewusste Vorgänge** können sowohl bestimmte **Körperfunktionen,** wie beispielsweise die Verdauung und das Immunsystem, als auch verschiedene **Verhaltensweisen** beeinflussen. Zum Beispiel können unbewusste Emotionen und Erinnerungen bei Phobien, Süchten und Angsterkrankungen eine zentrale Rolle spielen. Außerdem können Menschen, die ihre Gefühle unterdrücken oder ungelöste emotionale Konflikte haben, anfälliger für bestimmte körperliche Beschwerden wie Herzkrankheiten oder Verdauungsprobleme sein. Auch Stress ist häufig das Ergebnis unbewusster Konflikte oder ungelöster emotionaler Probleme und steht mit einer Reihe von körperlichen Gesundheitsproblemen in Verbindung.

Bezogen auf das Trinitätsmodell hat der Grad der Bewusstheit wichtige Implikationen für die therapeutische Praxis. Vorgänge des Geistes müssen bewusst sein, um sie bearbeiten zu können.

- **Bottom-up-Prozesse**, die sich vom Körper auf den Geist auswirken, haben den Vorteil, auch unbewusste Vorgänge zu beeinflussen. Genau hier setzen die integrativen **Mind-Body-Therapien** an. Sie haben das Ziel, Körper und Geist in Balance zu bringen und somit die dem Geist unzugänglichen Belastungsfaktoren beeinflussen zu können, welche sich auf die Gesundheit auswirken.
- Zudem unterstützen Mind-Body-Praktiken geistige Fähigkeiten, wie Achtsamkeit und Körperbewusstsein. Diese helfen dabei, sich geistigen, psychischen und körperlichen Prozessen bewusst zu werden und stärken somit ebenso **Top-down-Prozesse.** Somit können Mind-Body-Praktiken eine wertvolle und unterstützende Ergänzung für eine Psychotherapie sein.

INFO

Wenn uns bestimmte körperliche Erfahrungen bewusst werden, gelangen diese in den Geist, als kognitive Ideen, Wahrnehmungen oder Erinnerungen. Unbewusste Faktoren, die sowohl unsere körperliche als auch geistige Gesundheit beeinflussen, können über Bottom-Up Prozesse beeinflusst werden, weshalb Mind-Body-Therapien in den letzten Jahren immer weiter in den Fokus integrativer Medizin und Wissenschaft geraten sind.

Atem als Brücke

Die Atmung ist ein wesentlicher Aspekt unserer Physiologie und hat eine direkte Verbindung zu unbewusst ablaufenden Prozessen. Als Brücke zu im Körper verarbeiteten Gefühlen, Erinnerungen und Spannungen kann die Atmung therapeutisch genutzt werden, um das menschliche Erleben zu harmonisieren.

Nicht ohne Grund leitet sich der Begriff **Psyche** von **Atem** ab, denn sie haucht Körper und Geist Leben ein. Der Atem ist ein zentraler Bestandteil vieler Mind-Body-Therapien, denn er kann genutzt werden, um ein Gefühl der Ausgeglichenheit und Harmonie in sich selbst zu kultivieren. Ob durch Atembewusstsein oder -regulation, der Atem kann gezielt eingesetzt werden, um Entspannung und Stressabbau zu fördern und der Verbesserung der allgemeinen Gesundheit und des Wohlbefindens zu dienen (Esch et al. 2022). Zum Beispiel integriert Yoga eine Reihe von Atemtechniken, die als **Pranayama** bekannt sind. Bei diesen Techniken wird der Atem eingesetzt, um den Fluss der Lebensenergie, welche **„Prana"** genannt wird, im Körper zu steuern.

- Yoga-Praktizierende nehmen an, dass sie ihr psychisches Wohlbefinden verbessern können, indem sie sich auf den Atem konzentrieren und ihn durch diverse Regulationstechniken beeinflussen. Unter anderem wird die tiefe Zwerchfellatmung geübt, um das parasympathische Nervensystem zu aktivieren. Dieses ist Teil des autonomen Nervensystems, das biologisch festgelegte physiologische Prozesse reguliert, die durch den Geist nicht direkt steuerbar sind. Der Parasympathikus sorgt im Körper für Ruhe, Verdauung und Regeneration. Seine Aktivierung ist dadurch nachweislich ein wirksamer Weg um Stress abzubauen sowie Entspannung zu fördern.
- Andere Mind-Body-Therapien, die den Atem mit einbeziehen, sind Tai-Chi, bei dem langsame, kontrollierte, mit dem Atem koordinierte Bewegungen ausgeführt werden, und verschiedene Formen der Meditation, bei denen man sich oft auf den Atem konzentriert, um den Geist zu beruhigen und einen Zustand der Entspannung zu erreichen.

Weitere Atemtechniken, wie beispielsweise das **Holotrope Atmen,** bedienen sich bestimmter Rhythmen, Muster und Visualisierungen, um den Zugang zu verdrängten Erinnerungen und Emotionen zu bahnen. Dies wird auch zur Behandlung von Menschen, die unter Traumata und psychischen Erkrankungen leiden, genutzt.

Wie wir atmen, hat einen großen Einfluss darauf, wie wir uns fühlen. Durch die Einbeziehung des Atems in therapeutische Maßnahmen öffnet sich ein **Raum der Selbstwirksamkeit,** über welchen jede Person eigenständig Körper und Geist erfahren und Harmonie kultivieren kann. Das eigene Befinden kann unmittelbar beeinflusst werden, ganz ohne Einfluss von außen.

TAKE-HOME MESSAGE

- Die Wirkungsrichtung Körper >> Psyche >> Geist wird als Bottom-up-Route bezeichnet. Sie beschreibt die Auswirkung von körperlichen Prozessen auf emotionales Erleben und psychische Gesundheit sowie auf kognitive, intellektuelle Prozesse.
- Die Top-down-Route beschreibt die Wirkungsrichtung Geist >> Psyche >> Körper. Kognitive Prozesse, wie Gedanken, wirken sich auf Emotionen und körperliche Zustände aus.
- Die Achtsamkeit ist ein wichtiges Werkzeug, um sich durch urteilsfreies Beobachten der Gegenwart automatisch ablaufenden Gefühlen, Gedanken, Handlungsmustern und Körperreaktionen bewusst zu werden.
- Durch körperorientierte Ansätze, wie Mind-Body-Therapien und Sport kann die Bottom-up-Route effektiv genutzt werden, um unbewusste Prozesse zu modulieren und kognitive Prozesse so zu unterstützen, dass sie ihre Wirksamkeit effektiv entfalten können.
- Der Atem gilt in fernöstlichen Traditionen als Zugang zur Psyche, indem er eine Brücke zwischen Geist und Körper darstellt.

2.5 Mind-Body-Medizin und Mind-Body-Interventionen

Maike Schmidt, Nicola Strehle

Die Mind-Body-Medizin (MBM) fußt auf einem **ganzheitlichen und integrativen Medizinkonzept,** welches Körper, Geist und Psyche nicht als voneinander unabhängig, sondern als sich gegenseitig beeinflussend und verbunden ansieht (Esch 2008). Es wird davon ausgegangen, dass die Gesundheit und das Wohlbefinden des Körpers eng mit den mentalen und emotionalen Zuständen eines Menschen verbunden sind. So werden bei der Förderung der körperlichen Gesundheit nicht nur die physiologischen Aspekte berücksichtigt, sondern es spielt auch die mentale und emotionale Gesundheit des Patienten eine wichtige Rolle. Zugrunde liegt eine **salutogene Sichtweise**. Dies bedeutet, dass sich die Techniken, die dieser Richtung zugeordnet werden, nicht an Krankheiten ausrichten, sondern Gesundheit erhalten und fördern. MBM soll im Besonderen *„die Ausbildung und die Fähigkeit zur Selbstwirksamkeit des Patienten"* stärken (Brunnhuber et al. 2012). Anders als bei der psychosomatischen Medizin steht die Arzt-Patient-Beziehung hier nicht im Mittelpunkt. Durch die Förderung von Selbstwahrnehmung, wird in Folge auch die Selbstfürsorge des Einzelnen verbessert (Dobos et al. 2011).

2.5.1 Entwicklung der Mind-Body-Medizin

Die US-amerikanische Stressforschung, insbesondere von Cannon, Sayle und Lazarus, hat dazu beigetragen, dass der Zusammenhang zwischen Gedanken, Gefühlen und körperlicher Gesundheit im Westen wieder mehr Beachtung findet. Es wurde gezeigt, dass chronischer Stress bereits vorhandene Krankheiten verschlechtern und **Stressfolgeerkrankungen** hervorrufen kann. Da chronisch unangenehme Emotionen (wie z. B. Angst oder Trauer) tiefgreifende physiologische Veränderungen auslösen können, wurde vermutet, dass das Hervorrufen von Entspannung schützend wirken kann.

1975 prägte Herbert Benson den Begriff der **„Relaxation Response"**. Gemeint war ein bewusstes Herbeiführen von Entspannung durch Techniken wie Atmen, Beten, repetitive Bewegungen oder stille Meditation, die zu einer hypothalamischen Reaktion führt, die psychophysiologisch das Gegenteil einer Stressreaktion darstellt. Es konnte gezeigt werden, dass das regelmäßige Herbeiführen des Relaxation Response die Herzrate und den Blutdruck verringern, eine positive Wirkung auf depressive Symptome, Bluthochdruck, Arthritis, Insomnia, Unfruchtbarkeit, entzündliche Erkrankungen und Angstzustände hat (Benson et al. 1975). 2008 untersuchte eine Studie (Dusek et al. 2008), ob das regelmäßige Auslösen des Relaxation Response sich auf die **Genexpression** auswirkt. Untersucht wurden Menschen, die über kurze oder lange Zeit regelmäßig den Relaxation Response auslösten sowie eine Kontrollgruppe. Es konnte gezeigt werden, dass der Relaxation Response die Genexpression beeinflusste. Durch die veränderte Genexpression ergaben sich antientzündliche sowie antioxidative Effekte. Herbert Benson kann medizinhistorisch als bedeutender Wegbereiter der MBM angesehen werden. 1988 wurde er Gründungsvorsitzender des Mind Body Medical Institute der Harvard Medical School.

Erkenntnisse aus der Hypnose, aus der Psychosomatik und der Placeboforschung sowie die weite Verbreitung fernöstlicher Meditationstechniken trugen zudem dazu bei, dass Techniken der MBM zunehmend ergänzend zur konventionellen Medizin erforscht und angewendet wurden (Brunnhuber et al. 2012).

Eine **erste Definition** der MBM erfolgte in den 1990er Jahren vom US-amerikanische National Institute of Health (NIH). Sie schreiben der MBM eine große und diverse Gruppe an Techniken zu, die auf die Interaktion und Beziehung zwischen Gehirn, Geist, Körper und Verhalten abzielen. Im US-amerikanischen Raum ist die Nutzung von MBM bereits sehr verbreitet. In Deutschland fand die MBM im Besonderen durch Gustav Dobos und Anna Paul ihren Weg in die klinische Versorgung. Sie verfassten zahlreiche Veröffentlichungen

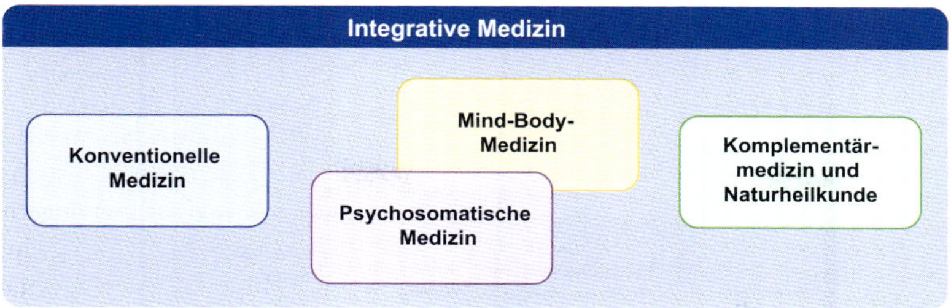

Abb. 2.2 Integrative Medizin. In Anlehnung an Brunnhuber und Michalsen (2012) [P1497, P1498, L157]

im deutschsprachigen Raum und nutzen MBM in der Klinik für Naturheilkunde und Integrative Medizin in Essen-Mitte.

Die MBM wird heute als Teil der **Integrativen Medizin** betrachtet, welche Methoden aus der konventionellen Medizin, der psychosomatischen Medizin, der Komplementärmedizin und der Naturheilkunde vereint (➤ Abb. 2.2). Die Integrative Medizin entstammt der Vernetzung und Integration verschiedener medizinischer Ansätze in einer globalisierten Welt. Denn erstmals in der Geschichte können alle dokumentierten Heilmethoden der Menschheit gesichtet, wissenschaftlich überprüft und zielführend kombiniert werden. Es ist somit wichtig zu betonen, dass sich die MBM nie als Alternative, sondern als ergänzender Ansatz zur konventionellen Medizin betrachtete (Brunnhuber et al. 2012).

2.5.2 Mind-Body-Interventionen

Die Mind-Body-Medizin nutzt verschiedene Techniken, um die Verbindung zwischen Körper, Geist und Psyche zu fördern. Diese Techniken werden Mind-Body-Interventionen (MBI) genannt und haben gemeinsam, dass sie nicht nur den Körper, sondern auch den Geist trainieren sollen. Dies bedeutet, dass im Vergleich zu vielen Sportarten, die ihren Fokus hauptsächlich auf die Stärkung des Körpers in Form von Muskelkraft und Ausdauer legen, MBI zusätzlich ein **Training** zur **Kultivierung** der **geistigen Stärke** in Form von Konzentration und Bewusstsein beinhalten. Neben Bewegungen, Dehnung und Entspannung des Körpers gibt es Übungen zur Atemregulation und Achtsamkeit. MBI gelten heute als anerkannte Techniken zur Erhaltung und Verbesserung von psychischer und physischer Gesundheit und werden von Fachleuten in die Behandlungen von psychischen Erkrankungen integriert. In den letzten zwei Jahrzehnten bekam besonders die Achtsamkeitsmeditation in Praxis und Forschung viel Aufmerksamkeit. Auch Yoga, Tai-Chi und Qigong zählen zu beliebten MBI, die inzwischen einem breiten Publikum zugänglich geworden sind.

Da keine einheitlichen Ein- und Ausschlusskriterien definiert wurden, zählen Autorinnen und Autoren unterschiedliche Praktiken zu den MBI. Im Folgenden soll eine Auswahl von denjenigen Praktiken vorgestellt werden, die im Zusammenhang mit psychischer Gesundheit und Krankheit erforscht und angewendet werden. Wie in der folgenden Abbildung erkennbar, haben wir diese den vier Bereichen: **Bewegung, Trauma, Entspannung** und **Achtsamkeit** zugeordnet (➤ Abb. 2.3). Interventionen, die wir in unseren Beschreibungen nicht einschließen, die wir jedoch der Vollständigkeit halber hier nennen möchten, da sie von anderen Autorinnen und Autoren als MBI klassifiziert wurden, sind: Kunsttherapie, Hypnose, Biofeedback, Massage, Akupunktur, Mental Heilung, Lach Therapie, Heilen durch Handauflegen (Reiki) und Aromatherapie.

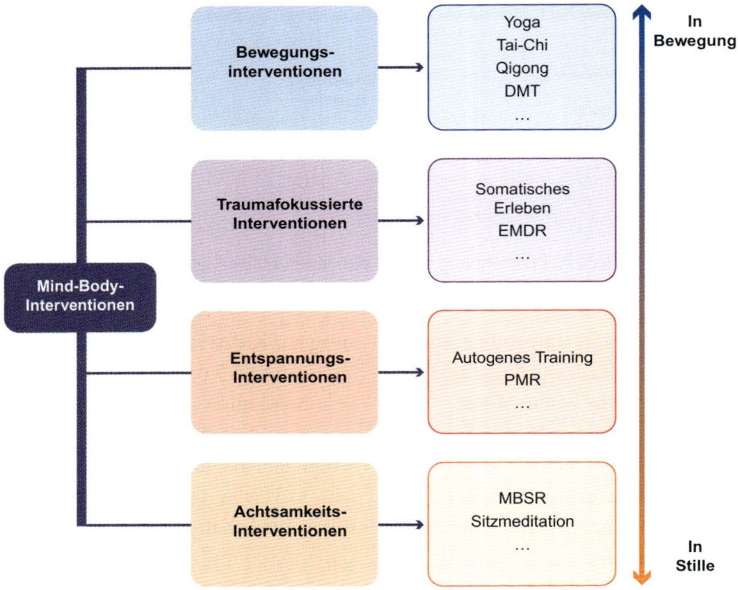

Abb. 2.3 Mind-Body-Interventionen [P1497, P1498, L157]

MERKE

Es ist wichtig zu beachten, dass Mind-Body-Interventionen keine Ersatztherapien sind und in manchen Fällen in Kombination mit anderen Behandlungen, wie Medikamenten oder anderen psychologischen Therapien, am besten wirken können. Menschen, die sich für die Verwendung von Mind-Body-Interventionen entscheiden, sollten sich von qualifizierten Trainerinnen und Trainern unterrichten lassen.

Yoga

Unter dem Begriff Yoga werden heute viele verschiedene Stile und Praktiken zusammengefasst. All diese Praktiken haben gemeinsam, dass eine Verbindung zwischen dem Körper, dem Geist und der Seele geschaffen werden soll. Da überrascht es nicht, dass das Wort Yoga übersetzt „Einheit" bedeutet. Der erste Leitfaden zum Praktizieren von Yoga wurde 200 n. Chr. von Patanjali verfasst. Darin enthalten sind Anleitungen zu Meditation, Körperhaltungen und Atemübungen sowie Hinweise zum Umgang miteinander und mit sich selbst. Ab dem Ende des 19. Jahrhunderts brachten indische Gelehrte die yogische Lehre mit in den Westen. Sie gründeten erste spirituelle Zentren und Yoga-Schulen in den USA.

Über die Jahre entwickelten sich neue Strömungen, die ihren Fokus in zunehmendem Maß auf eine körperorientierte Praxis lenken. Der geistig-spirituelle Aspekt tritt immer mehr in den Hintergrund. Die Hauptmotivation der Übenden liegt heute auf der **Stressbewältigung, Reduktion der Beschwerden** und **Gesundheitsförderung.** Als die bekanntesten Stile gelten u. a. Hatha-, Vinyasa-, Kundalini- und Bikram-Yoga. Die meisten Yogaklassen bestehen aus einer Kombination aus Körperhaltungen (Asanas) und Atemtechniken (Pranayama) sowie Übungen zur Schulung von Achtsamkeit. So wird bei der Durchführung der Übungen immer wieder die Aufmerksamkeit auf das nicht-wertende, bewusste Erleben des jetzigen Moments gelenkt.

Mit der wachsenden Beliebtheit von Yoga in vielen westlichen Ländern, häuften sich auch die Berichte über **positive Effekte** auf die psychische und physische Gesundheit der Übenden. Zunehmend fand Yoga, als eine der bekanntesten Mind-Body-Interventionen, Einzug in die **klinische Forschung.**

- Diese konnte nachweisen, dass eine regelmäßige Yogapraxis **signifikante positive Effekte** in der Behandlung **psychischer Störungen** hat (Klatte et al. 2016). Es gab Hinweise darauf, dass Patientinnen und Patienten mit leichteren Symptomen mehr vom Yoga profitierten, als diejenigen, die schwerer erkrankt waren. Welchen Yogastil man praktiziert, ist dabei nicht entscheidend. Dieser kann ganz nach persönlicher Vorliebe und Verfügbarkeit gewählt werden.
- Schaut man nach störungsspezifischen Effekten von Yoga, findet man die meisten Belege bei **unipolaren leichten Depressionen** (Balasubramaniam und Telles 2013; Doraiswamy 2013; Duan-Porter et al. 2016; Meister et al. 2018; Zou et al. 2018), **Schizophrenie** (Vancampfort et al. 2021) und **Schlafstörungen** (Sarris und Byrne 2011, Wang et al. 2019). Zudem konnte auch eine signifikante Verringerung depressiver Symptome, die komorbid zu anderen psychischen Störungen auftraten, festgestellt werden (Brinsley et al. 2021, Wang et al. 2022).
- Weiterhin gibt es vielversprechende **Hinweise,** jedoch keine klaren Nachweise, über die Wirksamkeit von Yoga in der Behandlung von **Angststörungen** oder gesteigerten Ängsten (Cramer et al. 2018; Duan-Porter et al. 2016), PTBS (Duan-Porter et al. 2016, Gallegos et al. 2017, Taylor et al. 2020, van der Kolk et al. 2014) und leichten kognitiven Störungen (Brenes et al. 2019).
- Forschungsergebnisse deuten zudem darauf hin, dass auf Yoga basierende Interventionen ein wirksamer Ansatz für die **Prävention** und **Behandlung** von **Essstörungen** sein könnten. Es wurde eine signifikante Wirkung auf die globale Psychopathologie von Essstörungen, Binge-Eating und Bulimie sowie Körperbildprobleme gefunden (Borden, et al. 2020).

Qigong und Tai-Chi

Qigong sowie Tai-Chi sind als meditative Bewegungsformen Bestandteile der traditionellen chinesischen Medizin. Sie verbinden Übungen zur entspannten Konzentration mit Körper- und Atemübungen und arbeiten mit Qi, was übersetzt Lebensenergie oder Lebenskraft bedeutet. Die beiden Übungssysteme beruhen somit auf ähnlichen Prinzipien. Tai-Chi, auch Schattenboxen genannt, wurde ursprünglich als Kampfkunst konzipiert. Durch Partnerübungen, Strategien und Techniken wird der Übende auf den bewaffneten oder unbewaffneten Nahkampf vorbereitet. Heute tritt der Kampfkunstaspekt für viele jedoch in den Hintergrund. Stattdessen wird Tai-Chi als eine Bewegungsform zur **Erhaltung** der **physischen Gesundheit,** der **Persönlichkeitsentwicklung** und der **Meditation** genutzt. Da dies ebenfalls auf Qigong zutrifft, überschneiden sich die beiden Praktiken in vielerlei Hinsicht. Die Übungen des Qigong wurden jedoch im Unterschied zum Tai-Chi direkt zur Behandlung von Krankheiten und Stabilisierung des Energiehaushalts zusammengestellt. Zum ersten Mal wurde der Name Qigong in den 50er Jahren von dem Arzt Liu Guizhem genutzt. Durch vorgeschriebene Bewegungsabläufe in Kombination mit dem Atemfluss soll das Qi des Körpers regeneriert und ausgeglichen werden. Zur Entspannung nutzt Qigong drei wesentliche Elemente: Atem, Bewegung und Vorstellungskraft. Einige der sanften, sich wiederholenden Bewegungen stammen ebenfalls aus dem Training alter chinesischer Kampfkünste. Diese Übungsabläufe sind jedoch nur als Ergänzungsprogramm gedacht und weisen keinen kämpferischen Charakter auf.

Auch wenn die empirische Forschungslage vielversprechende Hinweise zur **Verbesserung der psychischen Gesundheit** durch Tai-Chi oder Qigong liefert, fehlt es an Übersichtsarbeiten im Bereich psychischer Erkrankungen (Vancampfort et al. 2021).

- Publizierte Metaanalysen konnten eine **leichte Wirkung** von **Tai-Chi** auf die globale **kognitive Funktion** und eine verbesserte Lebensqualität von Menschen mit Demenz feststellen (Wang et al. 2022). Zudem gibt es Belege dafür, dass Tai-Chi bei älteren Menschen mit leichten kognitiven Störungen wirksam den kognitiven Abbau und den raschen Übergang zu Alzheimer oder anderen Demenzformen verzögern kann (Farhang et al. 2019, Lim et al. 2019; Yang et al. 2020, Wayne et al. 2014).
- Ebenfalls konnte eine positive Wirkung von Tai-Chi und Qigong auf **Schlafstörungen** festgestellt werden (Li et al. 2020, Wang et al. 2019, Sarris et al. 2011).
- Während einige randomisiert-kontrollierte Studien Hinweise auf die Wirksamkeit in Bezug auf die Reduktion von **Depressionen** feststellten, geben Metaanalysen keine klare Empfehlung aufgrund von methodischen Mängeln der Studien und heterogenen Ergebnissen (Chang et al. 2019; Liu et al. 2021; Wang et al. 2013).
- Dies gilt ebenso für **Ängste** (Liu et al. 2021, Wang et al. 2013) und **traumatisierte Menschen** (Niles et al. 2022).

Tanz

Es gibt unterschiedlichste Tanzinterventionen. Der Fokus liegt hier auf der **Dance and Movement Therapy (DMT)**. DMT integriert körperliche, emotionale, kognitive und soziale Aspekte (Stanton-Jones 1992). Ein zentraler Wirkmechanismus ist **Embodiement.** Dieses wird gefördert durch bewusste Bewegung in Verbindung mit dem Atem, Aufmerksamkeitslenkung, Anleitung zu Introspektion sowie dem Erspüren (sensing) und Ausdrücken (creative expression) von Gefühlen und Gedanken mit Hilfe des Körpers. Die soziale Komponente liegt im Austausch mit anderen Menschen, beispielsweise über gegenseitiges Spiegeln oder Berührungen.

Die Studienlage zur DMT ist nicht umfangreich, lässt jedoch ein Potenzial der DMT erkennen. In ihrer Studie mit randomisiertem Kontrolldesign zeigen Hyvönen et al. (2020) die Wirksamkeit eines **DMT-Programms** auf **depressive Symptome.** In ihrer Metaanalyse berichten Koch et al. (2019) von mittleren Effektstärken der DMT bei der Veränderung verschiedener psychologischer Konstrukte wie depressive Stimmung, Angst, allgemeines Wohlbefinden sowie interpersonelle und kognitive Fähigkeiten. Sie schlossen 21 DMT-Studien ein.

Eye Movement Desensitization and Reprocessing (EMDR)

EMDR ist eine von Francine Shapiro entwickelte Therapieform, die es ermöglicht, **traumatische Gedächtnisinhalte** zu **verarbeiten.** EMDR leitet sich aus dem Adaptive Information Processing Model ab, das postuliert, dass sich aus der Summe vieler aversiver Erinnerungen psychische Störungen entwickeln können (Shapiro 1999). EMDR basiert auf der Aktivierung dualer Aufmerksamkeit. Sie ist eine wichtige Fähigkeit bei der Traumabewältigung. Duale Aufmerksamkeit erlaubt es, die innere Realität wie Gedächtnisinhalte, Gedanken und innere Bilder zu erleben, während gleichzeitig über die Wahrnehmung von Sinneseindrücken die äußere Realität erlebt wird. Duale Aufmerksamkeit hilft dabei, traumatische Gedächtnisinhalte zu verarbeiten und eine

Desensitivierung zu erreichen. Während traumatische Erinnerungen erzählt oder vorgestellt werden, präsentiert die Therapeutin zeitgleich bilaterale Stimuli, denen die Patientin folgt. Dies können beispielsweise visuelle Reize sein, denen mit dem Blick gefolgt werden muss.

Da EMDR speziell für die Traumatherapie entwickelt wurde, ist ihre Wirksamkeit vorrangig für diese nachgewiesen (Shapiro 2012). In der **Traumatherapie** spielen Embodiment und der Abbau von Stress im Körper eine wichtige Rolle. Traumatische Ereignisse hinterlassen Spuren im Körper (van der Kolk 1994). Diese in der Therapie nicht zu adressieren, wäre ein großes Versäumnis. In der Therapie von PTBS werden MBI schon viel und regelmäßig eingesetzt. Insbesondere in Verbindung mit der kognitiv behavioralen Therapie versprechen sie ein großes therapeutisches Potenzial.

In einem Review über verschiedene Metaanalysen, wird bestätigt, dass **EMDR** in der Behandlung von **PTBS gleich effektiv** ist wie die traumafokussierte **kognitive behaviorale Therapie (TF-CBT),** die den Goldstandard zur Behandlung von PTBS darstellt (de Jongh et al. 2019). EMDR ist jedoch weniger kosten- und zeitaufwendig. In einem weiteren Review fassen Valiente-Gomez et al. (2017) zusammen, dass die Anwendung von EMDR bei der Behandlung von Störungen, die komorbid mit PTBS auftreten, hilfreich sein kann, um **traumaassoziierte Symptome** zu lindern. Sie schließen aus ersten Befunden, dass EMDR bei der Behandlung von psychotischen und affektiven Symptomen wirksam sein könnte und außerdem das Potenzial verspricht, als augmentative Behandlung für chronische Schmerzerkrankungen zum Einsatz zu kommen.

Somatic Experiencing

Somatic Experiencing (SE) konzentriert sich auf die Arbeit mit den Effekten von PTBS auf das Nervensystem. SE versucht, die mit traumatischen Erfahrungen assoziierten Körperempfindungen und Körperphänomene wie Anspannung zu identifizieren. Der **körperorientierte Ansatz** versucht, die durch das Trauma veränderte Interozeption und Propriozeption zu beeinflussen. Er setzt am „verkörperten Trauma" (embodied trauma) an. Es werden aus der unangenehmen Körpersensation heraus erleichternde Erfahrungen im Körper erzeugt. Dies geschieht durch bestimmte, individuell unterschiedliche, Bewegungen oder Atmung. Die mit dem Trauma verbundenen neuronalen und körperlichen Reaktionen werden so gelöst, um damit auch die dazugehörige Stressreaktion zu lindern (Levine 1997). SE erfordert nicht, wie die TF-CBT, über das traumatische Ereignis zu sprechen und dieses neu zu verstehen. Es werden weniger kognitive Fähigkeiten beansprucht. SE ist damit ein körperorientierter Ansatz, der die physiologische und **emotionale Verarbeitung** des Traumas durch einen **Bottom-up-Prozess** zu verändern versucht.

Kuhfuß et al. (2021) beschrieben in ihrem Literatur-Review das vielversprechende Potenzial von SE für die Behandlung von PTBS. Sie machen gleichzeitig sehr deutlich, dass die aktuelle Studienlage nicht ausreicht, um fundierte Aussagen zu treffen. Derzeit gibt es nicht ausreichend viele und ausreichend methodisch gute und unabhängige Studien. Das gleiche gilt für die Anwendung von SE bei somatischen und affektiven Störungen. Auch hier gibt es erste Befunde, die auf einen Effekt von SE auf die Symptome hindeuten. Die Befundlage ist jedoch auch hier mangelhaft.

Autogenes Training

Das autogene Training ging aus der Hypnose hervor. Es wurde von dem Psychiater Johannes Heinrich Schulz entwickelt, der in den 1930er-Jahren beobachtete, dass hypnotisierte Versuchspersonen von körperlichen Empfindungen von Schwere und Wärme berichteten. Diese Körperempfindungen gingen mit positiven Gefühlen wie Wohlbefinden und Entspannung einher. Er frage sich, ob es möglich sei, diese Empfindungen durch die **eigene Vorstellungskraft** hervorzurufen und somit sich selbst in eine **tiefe Entspannung** zu führen. Durch die gedankliche Wiederholung von Sätzen wie: „Meine Beine sind ganz schwer.“, „Mein Oberkörper ist ganz warm.“ oder „Meine Atmung geht ganz ruhig“ leitete er Personen zu einer „Selbsthypnose“ an und nannte diese Technik schließlich „autogenes Training“. Es wird heute ebenso wie Progressive Muskelentspannung (PME) häufig zum Stressmanagement in der Psychotherapie und Rehabilitation angewendet.

Eine Metaanalyse von Stetter und Kupper (2002), die sechzig Studien einschloss, fand **mittlere positive Effekte** von autogenem Training für somatoforme Schmerzstörung (unspezifizierter Typ), Angststörungen, leichte bis mittelschwere Depression oder Dysthymie und funktionelle Schlafstörungen (Stetter et al. 2002).

Progressive Muskelentspannung (PME)

Die Progressive Muskelentspannung (PME) ist ein **Entspannungsverfahren,** bei dem einzelne Muskelgruppen bewusst angespannt und dann wieder entspannt werden. Häufig liegt der Übende dabei auf dem Rücken und geht mit oder ohne Anleitung von den Füßen bis zu den Gesichtsmuskeln durch den ganzen Körper. Dabei ist das Vorgehen immer dasselbe: Auf die willentliche Anspannung einer Muskelgruppe folgt ein kurzer Moment, in dem die Anspannung gehalten und anschließend wieder gelöst wird.

Das Ziel des Verfahrens ist die Schulung der Wahrnehmung von körperlicher An- und Entspannung. Durch das **erhöhte Körperbewusstsein** soll dem Übenden ermöglicht werden, schneller und häufiger muskuläre Entspannung herbeizuführen. Als Begründer der PME gilt der Amerikaner Edmund Jacobson (1885–1976). Er entdeckte, dass Gefühle von Unruhe oder Angst mit einer erhöhten Muskelanspannung einhergehen. Im Umkehrschluss nahm er an, dass die bewusste Entspannung der Muskeln womöglich Ängste reduzieren könnte. Er arbeitete in seiner ursprünglichen Version mit 30 Muskelgruppen und lehrte das Verfahren in über 50 Sitzungen. Heute werden sehr viel kürzere Varianten der PME genutzt, die in wenigen Stunden erlernt werden können.

PME wird häufig in der Psychotherapie sowie in der Rehabilitation eingesetzt und wird als wirksam zur **Reduktion von Angst, Stress** und **Verspannung** bei verschiedenen Erkrankungen angesehen. Als spannungsregulierendes Verfahren ist es sicher, kostengünstig und leicht zu erlernen und wird daher in der Behandlung von psychischen Störungen häufig angewendet. Es gibt jedoch keine Metaanalyse, die spezifisch die Wirksamkeit von PME bei psychischen Erkrankungen untersucht hat.

Obwohl qualitativ hochwertige Metaanalysen zur Wirksamkeit in der Behandlung spezifischer psychischer Störungen fehlen, gibt es vielversprechende Hinweise auf eine Reduktion von akuten Ängsten, Verspannung und Stress bei **Depressionen** (Li et al. 2020) und **Schizophrenie** (Melo-Dias et al. 2019, Vancampfort et al. 2013). PME scheint auch für Menschen, die an **Angststörungen** leiden, von Nutzen zu sein (Torales et al. 2020). Allerdings weisen Conrad und Roth (2007) darauf hin, dass die zugrunde liegenden Mechanismen von PME noch nicht identifiziert worden sind. Selbst wenn Menschen mit generalisierter Angststörung und Panikstörung angeben, dass sie nach der Nutzung von PME weniger ängstlich sind, kann eine Reduktion der Muskelanspannung nicht nachgewiesen werden. Wenn man Meditationstechniken mit Entspannungstechniken vergleicht, scheint Meditation effektiver zum Abbau von Ängsten beizutragen (Montero-Marin et al. 2019). Es wäre daher wichtig, weitere Untersuchungen durchzuführen, um die Wirksamkeit und zugrunde liegenden Mechanismen von PME bei psychischen Erkrankungen besser zu verstehen.

Achtsamkeitsbasierte Interventionen

Achtsamkeit ist ein weitverbreitetes Konzept, das seinen Ursprung in fernöstlichen Meditationslehren hat. Achtsamkeit lässt sich in wenigen Worten definieren, bleibt dann jedoch häufig für den Leser, der sich noch nicht darin versucht hat, sehr abstrakt. Eine Definition soll daher ausführlicher erfolgen.

Achtsamkeit ist definiert als die **bewusste Ausrichtung** der **Wahrnehmung** auf das **Hier und Jetzt.** Entscheidend ist eine nicht wertende Haltung (Bishop et al. 2004). Sie erlaubt ein neugieriges und akzeptierendes Beobachten der sich entfaltenden Erfahrung. Achtsamkeit ist hilfreich dabei, der Tendenz unseres Geistes entgegenzuwirken, sich mit der Vergangenheit oder der Zukunft zu beschäftigen und die Erfahrungen, die wir machen, zu kategorisieren. In den fernöstlichen Traditionen dient Achtsamkeit der Nicht-Identifikation mit unseren Gedanken. Sie hilft uns, den Gedankenstrom als solchen zu erkennen und zu beobachten und uns somit distanzieren zu können. Ein Beispiel: Ein möglicher angstauslösender Gedanke vor einem Bewerbungsgespräch drängt sich auf: „Ich werde mich bestimmt blamieren". Anstatt von dem Gedanken eingenommen und ganz voller Sorge zu sein, ermöglicht Achtsamkeit die Wahrnehmung: „Da ist dieser Gedanke, dass ich mich blamieren werde, er sorgt dafür, dass ich einen Knoten in meiner Brust spüre und meine Atmung ganz schwerfällig wird." Diese **achtsame Betrachtung** erlaubt es, **handlungsfähig zu bleiben** und den angstauslösenden Gedanken nicht als Realität zu verstehen. Ein Bild, um Achtsamkeit zu veranschaulichen, ist ein Mensch, der unter einem Wasserfall steht. Der Wasserfall ist der Gedankenstrom. Anstatt mit diesem identifiziert zu sein, tritt der Mensch einen Schritt zurück in die Höhle, die hinter dem Wasserfall liegt. Nun kann er das Wasser beobachten, ohne dass es auf ihn hereinbricht. Der Wasserfall wird nicht ignoriert. Er wird weiter bewusst und deutlich wahrgenommen, allerdings in dem Bewusstsein darüber, dass der Beobachter mehr ist als nur dieser Gedankenstrom.

In ihrer Studie konnten Frewen et al. (2008) zeigen, dass Achtsamkeit bei Schülern mit einer niedrigeren Frequenz an automatischen negativen Gedanken zusammenhängt. Wenn negative Gedanken auftreten, verfügen achtsamere Schüler über die Fähigkeit, diese schneller wieder loslassen zu können.

Achtsamkeit lässt sich üben. Eine Steigerung von Achtsamkeit wirkt sich positiv auf die psychische Gesundheit aus. Achtsamkeit steigert kognitive Funktionen und reduziert die Symptome von psychischen Erkrankungen. Die moderne Psychotherapie bedient sich gerne verschiedener Methoden, um Achtsamkeit zu trainieren. Diese lassen sich zusammenfassen als **achtsamkeitsbasierte Interventionen** (Mindfulness Based Interventions). Häufig werden sie mit MBI abgekürzt. Da diese Abkürzung auch für Mind Body Interventions verwendet wird, möchten wir in diesem Kapitel davon absehen, sie für Mindfulness Based Interventions zu gebrauchen. Viele der Übungen zur Steigerung von Achtsamkeit beziehen den Körper und seine verschiedenen Sinnesmodalitäten mit ein. So z. B. das achtsame Beobachten der **Atmung,** bei dem der Fokus auf den Atemfluss gerichtet wird, ohne diesen zu verändern. Achtsames **Gehen** sowie **achtsames Riechen** oder **Schmecken** sind weitere Formen.

Mindfulness Based Stress Reduction (MBSR)

Kabat-Zinn (1982) entwickelte ein sehr bekanntes Trainingsprogramm zum Erlernen von Achtsamkeit: Mindfulness Based Stress Reduction (MBSR). Das achtwöchige Training beinhaltet **achtsame Körperwahrnehmung (Bodyscan), Gehmeditation, stille Meditation im Sitzen** und **achtsames Atmen.**

Die Wirksamkeit dieses Programms wurde in Metaanalysen untersucht.

- Grossman et al. (2004) konnten in ihrer Metaanalyse zeigen, das MBSR die allgemeine **Fähigkeit steigert,** mit **Stress umzugehen.** Dies beinhaltet schweren Stress, der beispielsweise durch eine chronische Erkrankung ausgelöst wird, genauso wie alltäglichen Stress.
- In einem Review von Keng et al. (2011) werden die positiven Effekte von MBSR aus verschiedenen Studien zusammengefasst.
  - Das Programm führt demzufolge zu verringerten depressiven Symptomen, weniger Grübelgedanken und Ängsten.
  - Es verbessert kognitive Desorganisation, posttraumatische Vermeidung und medizinische Symptome. Die Wahrnehmung und der Umgang mit Stress werden verändert. Die Fähigkeit zur Emotionsregulation wird gesteigert, ebenso die Fähigkeit zur Regulation von Verhalten (Keng et al. 2011).
- Khoury, Sharma et al. (2015) zeigen in Ihrer Metaanalyse, moderate Effekte des Trainings für Menschen ohne eine klinische Diagnose.

Mindfulness Based Cognitive Therapy (MBCT)

Nach der Entwicklung des MBSR-Trainings wurden weitere achtsamkeitsbasierte Programme entwickelt. Dazu zählt die Mindfulness-Based Cognitive Therapy (MBCT) (Segal, Williams,und Teasdale 2018). Sie ist darauf ausgerichtet, dem **Wiederauftreten von Depressionen** entgegenzuwirken. Dass dies durch die MBCT als augmentative Therapie auch gelingt, zeigt eine Metaanalyse (Chiesa et al. 2011). Die Wirksamkeit von MBCT auf die psychische Gesundheit und das Wohlbefinden von psychisch gesunden Menschen und Menschen mit subklinischen Symptomen, bestätigten Querstret et al. (2020) in ihrer Metaanalyse.

TAKE-HOME MESSAGE

Die Mind-Body-Medizin ist ein ganzheitliches Konzept, das Körper, Geist und Psyche als miteinander verbunden ansieht. Sie zielt darauf ab, Selbstwirksamkeit und Selbstfürsorge zu fördern, indem sie die Selbstwahrnehmung des Einzelnen stärkt. Bekannte Mind-Body-Interventionen sind Yoga, Meditation, Progressive Muskelentspannung oder auch Tai-Chi. Diese Verfahren trainieren sowohl den Körper als auch den Geist und machen sich die Verbindung zwischen den beiden zunutze. Die Wirksamkeit von Mind-Body-Interventionen wurde in vielen Studien untersucht und es gibt Hinweise darauf, dass sie bei der Behandlung von Gesundheitsprobleme, wie z. B. Stress, Angst, Depression und Schmerzen hilfreich sein können. Sie können auch dazu beitragen das allgemeine Wohlbefinden zu verbessern.

LITERATUR

Balasubramaniam M, Telles S, Doraiswamy PM. Yoga on our minds: a systematic review of yoga for neuropsychiatric disorders. Frontiers in psychiatry 2013; 3: 117.

Beckermann A. Analytische Einführung in die Philosophie des Geistes. In Analytische Einführung in die Philosophie des Geistes. Berlin: de Gruyter, 2008

Benson H, Greenwood, MM, Klemchuk H. The relaxation response: psychophysiologic aspects and clinical applications. The International Journal of Psychiatry in Medicine 1975; 6 (1–2): 87–98.

Bishop SR, Lau M, Shapiro S et al. Mindfulness: A proposed operational definition. Clinical Psychology: Science and Practice 2004; 11 (3): 230–241. DOI: 10.1093/clipsy.bph077.

Borden A, Cook-Cottone CYoga and eating disorder prevention and treatment: A comprehensive review and meta-analysis. Eating disorders 2020; 28 (4): 400–437.

Brenes GA, Sohl S, Wells RE. et al. The effects of yoga on patients with mild cognitive impairment and dementia: A scoping review. The American Journal of Geriatric Psychiatry 2019; 27 (2): 188–197.

Brinsley J, Schuch F, Lederman O et al. Effects of yoga on depressive symptoms in people with mental disorders: a systematic review and meta-analysis. British journal of sports medicine 2021; 55 (17): 992–1000.

Brunnhuber S, Michalsen A. Psychosomatik und Mind-Body-Medizin: Integrative, komplementäre oder alternative Disziplinen? Ein entwicklungslogisches Argument. Complementary Medicine Research 2012; 19 (2): 86–92.

Carney RM, Freedland KE. Depression in patients with coronary heart disease. The American journal of medicine 2008; 121 (11): S20–S27.

Carney RM, Rich MW, Freedland KE et al. Major depressive disorder predicts cardiac events in patients with coronary artery disease. Psychosomatic Medicine, 1998

Chang P-S, Knobf T, Oh B et al. Physical and psychological health outcomes of Qigong exercise in older adults: a systematic review and meta-analysis. The American journal of Chinese medicine 2019; 47 (2): 301–322.

Chiesa A, Serretti A. Mindfulness based cognitive therapy for psychiatric disorders: a systematic review and meta-analysis. Psychiatry research 2011; 187 (3): 441–453.

Conrad A, Roth WT. Muscle relaxation therapy for anxiety disorders: It works but how? Journal of anxiety disorders; 2007; 21 (3): 243–264.

Cramer H, Lauche R, Anheyer D. et al. Yoga for anxiety: A systematic review and meta-analysis of randomized controlled trials. Depression and anxiety 2018; 35 (9): 830–843. Retrieved from https://core.ac.uk/download/155779374.pdf

de Jongh A, Amann BL, Hofmann A. et al. The status of EMDR therapy in the treatment of posttraumatic stress disorder 30 years after its introduction. Journal of EMDR Practice and Research 2019; 13 (4): 261–269.

Dersh J, Polatin, PB, Gatchel RJ. Chronic pain and psychopathology: research findings and theoretical considerations. Psychosomatic medicine 2002; 64 (5): 773–786.

Dobos G, Paul A. Mind-Body-Medizin: München: Elsevier, 2011

Duan-Porter W, Coeytaux RR, McDuffie JR etz al. Evidence map of yoga for depression, anxiety, and posttraumatic stress disorder. Journal of Physical Activity and Health; 2016; 13 (3): 281–288.

Dusek JA, Otu HH, Wohlhueter AL et al. Genomic counter-stress changes induced by the relaxation response. PloS one 2008; 3 (7): e2576.

Esch AD, Schmidt M, Oldenburg M et al. Wie kann Yoga helfen? In: Yoga bei Angsterkrankungen. Berlin, Heidelberg: Springer, 2022. 43–84. DOI: 10.1007/978-3-662-62675-7_1

Esch T Mind-Body-Medizin: Stress, Stressmanagement und Gesundheitsförderung. Komplementäre und Integrative Medizin 2008; 49 (1): 35–39.

Farhang M, Miranda-Castillo C, Rubio M et al. Impact of mind-body interventions in older adults with mild cognitive impairment: a systematic review. International psychogeriatrics 2019; 31 (5): 643–666.

Frewen P A, Evans EM, Maraj N et al. Letting go: Mindfulness and negative automatic thinking. Cognitive Therapy and Research 2008; 32 (6): 758–774.

Gallegos AM, Crean HF, Pigeon WR et al. Meditation and yoga for posttraumatic stress disorder: A meta-analytic review of randomized controlled trials. Clinical psychology review 2017; 58: 115–124.

Hyvönen K, Pylvänäinen P, Muotka J et al. The Effects of Dance Movement Therapy in the Treatment of Depression: A Multicenter, Randomized Controlled Trial in Finland. Front Psychol. 2020; Aug 12; 11: 1687. DOI: 10.3389/fpsyg.2020.01687.

Kabat-Zinn J. An outpatient program in behavioral medicine for chronic pain patients based on the practice of mindfulness meditation: Theoretical considerations and preliminary results. General hospital psychiatry 1982; 4 (1): 33–47.

Keng SL, Smoski MJ, Robins CJ. Effects of mindfulness on psychological health: a review of empirical studies. Clin Psychol Rev, 2011; 31 (6): 1041–1056. DOI: 10.1016/j.cpr.2011.04.006

Khoury B, Sharma M, Rush SE et al. Mindfulness-based stress reduction for healthy individuals: A meta-analysis. Journal of psychosomatic research 2015; 78 (6): 519–528.

Klatte R, PabstS, Beelmann Aet al. Wirksamkeit von körperorientiertem Yoga bei psychischen Störungen – Systematische Literaturübersicht und Metaanalyse. Dtsch Arztebl Int 2016; 113: 195–202.

Koch SC, Riege RFF, Tisborn K et al. Effects of Dance Movement Therapy and Dance on Health-Related Psychological Outcomes. A Meta-Analysis Update. Front Psychol. 2019; Aug 20;10: 1806. DOI: 10.3389/fpsyg.2019.01806.

Kuhfuß M, Maldei T, Hetmanek A et al. Somatic experiencing – effectiveness and key factors of a body-oriented trauma therapy: a scoping literature review. European Journal of Psychotraumatology 2021; 12 (1): 1929023.

Levine P. Waking the Tiger: Healing Trauma. Berkeley: North Atlantic Books, 1997.

Li M, Wang L, Jiang,M et al. Relaxation techniques for depressive disorders in adults: a systematic review and meta-analysis of randomised controlled trials. International Journal of Psychiatry in Clinical Practice 2020; 24 (3): 219–226.

Lim KH-L, Pysklywec A, Plante M et al. The effectiveness of Tai Chi for short-term cognitive function improvement in the early stages of dementia in the elderly: a systematic literature review. Clinical Interventions in Aging 2019; 14, 827.

Liu X, Li R, Cui J et al. The Effects of Tai Chi and Qigong Exercise on Psychological Status in Adolescents: A Systematic Review and Meta-Analysis. Frontiers in psychology 2021; 12.

Malan-Muller S, Valles-Colomer M, Raes J et al. The gut microbiome and mental health: implications for anxiety-and trauma-related disorders. Omics: a journal of integrative biology 2018; 22 (2): 90–107.

Meister K, Becker S. Yoga bei psychischen Störungen. Der Nervenarzt 2018; 89 (9): 994–998.

Melo-Dias C, Lopes RC, Cardoso DFB et al. Schizophrenia and Progressive Muscle Relaxation – A systematic review of effectiveness. Heliyon 2019; 5 (4): e01484.

Montero-Marin J, Garcia-Campayo J, Pérez-Yus MC et al. Meditation techniques v. relaxation therapies when treating anxiety: A meta-analytic review. Psychological medicine 2019; 49 (13): 2118–2133.

Niles BL, ReidK, Whitworth JW et al. Tai Chi and Qigong for trauma exposed populations: A systematic review. Mental Health and Physical Activity 2022; 100449.

Peirce JM, Alviña K. The role of inflammation and the gut microbiome in depression and anxiety. Journal of neuroscience research 2019; 97 (10): 1223–1241.

Querstret D, Morison L, Dickinson S et al. Mindfulness-based stress reduction and mindfulness-based cognitive therapy for psychological health and well-being in nonclinical samples: A systematic review and meta-analysis. International Journal of Stress Management 2022; 27 (4): 394.

Raison CL, Miller AH. The neuroimmunology of stress and depression. Seminars in clinical neuropsychiatry 2001; 6 (4): 277–294. DOI: 10.1053/scnp.2001.0060277

Sarris J, Byrne GJ. A systematic review of insomnia and complementary medicine. Sleep medicine reviews 2011; 15 (2): 99–106.

Segal Z, Williams M, Teasdale J. Mindfulness-based cognitive therapy for depression. New York City. Guilford Publication, 2018.

Shapiro F. EMDR therapy: An overview of current and future research. European Review of Applied Psychology 2012; 62 (4): 193–195.

Shapiro F. Eye movement desensitization and reprocessing (EMDR) and the anxiety disorders: Clinical and research implications of an integrated psychotherapy treatment. Journal of Anxiety Disorders 1999; 13 (1–2): 35–67.

Stanton-Jones K. An introduction to dance movement therapy in psychiatry. London: Taylor und Francis, 1992.

Stetter F, Kupper S. Autogenic training: a meta-analysis of clinical outcome studies. Applied psychophysiology and biofeedback 2002; 27 (1): 45–98.

Streeter CC, Gerbarg PL, Saper RB et al. Effects of yoga on the autonomic nervous system, gamma-aminobutyric-acid, and allostasis in epilepsy, depression, and post-traumatic stress disorder. Med Hypotheses; 2012; 78 (5): 571-579. DOI: 10.1016/j.mehy.2012.01.021. Epub 2012 Feb 24. PMID: 22365651.

Surah A, Baranidharan G, Morley S. Chronic pain and depression. Continuing Education in Anaesthesia, Critical Care and Pain 2014; 14 (2): 85–89.

Taylor J, McLean L, Korner A et al. Mindfulness and yoga for psychological trauma: systematic review and meta-analysis. Journal of Trauma und Dissociation 2020: 21 (5): 536–573.

Torales J, O'Higgins M, Barrios I et al. An overview of jacobson's progressive muscle relaxation in managing anxiety. Revista Argentina de Clinica Psicologica 2020; 29 (3): 17–27.

Tschacher W, Meier D. Embodiment in der therapeutischen Kommunikation. Die Psychotherapie; 2023; 68 (1): 5–12.

Valiente-Gómez A, Moreno-Alcázar A, Treen D et al. EMDR beyond PTSD: A systematic literature review. Frontiers in psychology 2017; 8, 1668.

Van der Kolk BA, Stone L, West J et al. Yoga as an adjunctive treatment for posttraumatic stress disorder: a randomized controlled trial. J Clin Psychiatry. 2014;75 (6): e559-65.

Van der Kolk BA. The body keeps the score: Memory and the evolving psychobiology of posttraumatic stress. Harvard review of psychiatry 1994; 1 (5): 253–265.

Vancampfort D, Correll CU, Scheewe TW et al. Progressive muscle relaxation in persons with schizophrenia: a systematic review of randomized controlled trials. Clinical Rehabilitation 2013; 27 (4): 291–298.

Vancampfort D, Stubbs B, Van Damme T et al. The efficacy of meditation-based mind-body interventions for mental disorders: A meta-review of 17 meta-analyses of randomized controlled trials. Journal of psychiatric research 2021; 134: 181–191.

Wang CW, Chan C LW, Ho RT et al. The effect of qigong on depressive and anxiety symptoms: a systematic review and meta-analysis of randomized controlled trials. Evidence-Based Complementary and Alternative Medicine 2013; 12:716094.

Wang X, Li P, Pan C et al. The effect of mind-body therapies on insomnia: a systematic review and meta-analysis. Evid Based Complement Alternat Med. 2019 Feb 13; 2019: 9359807.

Wang Y, Tang C, Fan X et al. Mind–body therapies for older adults with dementia: a systematic review and meta-analysis. European Geriatric Medicine 2022: 1–11.

Wayne PM, Walsh JN, Taylor-Piliae RE et al. Effect of Tai Chi on cognitive performance in older adults: Systematic review and meta-Analysis. Journal of the American Geriatrics Society 2014; 62 (1): 25–39.

Yang J, Zhang L, Tang Q et al. Tai Chi is effective in delaying cognitive decline in older adults with mild cognitive impairment: evidence from a systematic review and meta-analysis. Evidence-Based Complementary and Alternative Medicine, 2020: 3620534.

Zou L, Yeung A, Li C et al. Effects of meditative movements on major depressive disorder: a systematic review and meta-analysis of randomized controlled trials. Journal of clinical medicine 2018; 7 (8): 195.

KAPITEL

3

Antonia Bendau, Moritz B. Petzold, Andreas Ströhle

Psychische Gesundheit und körperliche Aktivität

Überblick

Dieses Kapitel soll einen Überblick über die vielgestaltigen Anwendungsbereiche körperlicher Aktivität vermitteln sowie zusammenfassende Informationen bezüglich der Evidenz und Wirksamkeit verschiedener Anwendungsoptionen vorstellen. Ausführlichere Forschungsbefunde zu den einzelnen spezifischen psychischen Erkrankungsbildern finden sich unter ➤ 6.1 bis 6.12.

3

3.1 Psychische Gesundheit und psychische Krankheit

Antonia Bendau, Andreas Ströhle

3.1.1 Begriffsdefinitionen, Konzepte und Klassifikationen

Die Begriffe der **psychischen Gesundheit** und des **psychischen Wohlbefindens** auf der einen sowie der **psychischen Krankheit**, **psychischen Erkrankung** und **psychischen Störung** auf der anderen Seite werden in unserer Gesellschaft oftmals verwendet, jedoch individuell unterschiedlich konzeptualisiert. Deshalb sollen diese Konzepte als Grundlage für ein gemeinsames Verständnis im Folgenden ausführlicher erläutert werden.

Begriffsdefinitionen

Die Weltgesundheitsorganisation definiert in ihrer Präambel **Gesundheit** als den „Zustand des vollständigen körperlichen, geistigen und sozialen Wohlbefindens und nicht nur [als] das Freisein von Krankheit und Gebrechen“ (Cohrdes et al. 2022, Franzkowiak und Hurrelmann 2022). Dieser Definition entsprechend kann **psychische Gesundheit** als ein dynamischer Zustand des Wohlbefindens verstanden werden, in welchem dem Individuum seine individuellen Fähigkeiten bewusst sind und verwirklicht werden können, die normalen Anforderungen des Lebens bewältigt werden und produktive fruchtbare Arbeit sowie Beiträge zur Gemeinschaft möglich sind. Folglich ist psychische Gesundheit mehr als nur die Abwesenheit von psychischen Erkrankungen. Psychische Gesundheit ist zudem stets ein integraler Teil der allgemeinen Gesundheit; es gibt keine allgemeine Gesundheit ohne psychische Gesundheit.

Während psychische Gesundheit ein umfassendes Konzept darstellt, das den Zustand des Wohlbefindens in Bezug auf die emotionale, psychologische und soziale Funktionsfähigkeit umfasst, bezieht sich **psychisches Wohlbefinden** spezifischer auf die positiven Dimensionen dessen (Cohrdes et al. 2022, Franzkowiak und Hurrelmann 2022, Seligman 2012). Es konzentriert sich auf Aspekte wie subjektives Glücksempfinden und Lebenszufriedenheit sowie auf die Fähigkeit, das Leben trotz seiner Herausforderungen erfüllt und sinnstiftend zu leben. Es umfasst sowohl **hedonische Komponenten** – das Streben nach Vergnügen und die Vermeidung von Schmerz – als auch **eudaimonische Komponenten,** die sich auf die Verwirklichung des eigenen Potenzials und das Engagement in sinnvollen Aktivitäten beziehen. Psychisches Wohlbefinden und psychische Gesundheit werden nicht nur von individuellen und inhärenten Merkmalen beeinflusst, sondern auch von sozialen Umständen und den externen Umgebungen, in denen sich Individuen bewegen.

Psychische Krankheit bzw. eine **psychische Erkrankung** oder eine **psychische Störung** liegt dann vor, wenn erhebliche Störungen der psychischen Gesundheit bestehen (Cohrdes et al. 2022, Franzkowiak und Hurrelmann 2022). Die drei Begriffe werden oft synonym verwendet und beziehen sich auf ein breites Spektrum an psychischen Zuständen, die signifikante Beeinträchtigungen in Kognitionen, Emotionen und Verhaltensweisen einer Person sowie ihren Beziehungen zu anderen verursachen. Diese Beeinträchtigungen führen zu erheblichen Schwierigkeiten oder Leiden im Alltagsleben, der Arbeit, sozialen Interaktionen oder anderen wichtigen Lebensbereichen. Obwohl diese Begriffe weitgehend austauschbar sind, können sie je nach Kontext und Perspektive leicht unterschiedliche Nuancen oder Schwerpunkte haben:

- Der Begriff **psychische Krankheit** wird häufig in medizinischen oder klinischen Kontexten verwendet und betont den Aspekt der Beeinträchtigung der Gesundheit, der einer Diagnose und Behandlung bedarf. Der Begriff kann eine stärkere Betonung auf den Bedarf an medizinischer Intervention legen, ähnlich wie bei physischen Krankheiten.
- Die Bezeichnung **psychische Erkrankung** wird häufig eingesetzt, um Zustände zu beschreiben, welche die psychische Funktion beeinträchtigen. Wie „psychische Krankheit" impliziert auch dieser Begriff eine Pathologie, ist jedoch auch adäquat für Bereiche, die sowohl klinische als auch soziale Perspektiven auf psychische Gesundheitsprobleme umfassen.
- **Psychische Störung** ist ein Begriff, der insbesondere in diagnostischen Klassifikationssystemen wie der *Internationalen Klassifikation der Krankheiten* ICD (BfArM 2023, 2020) und dem *Diagnostischen und Statistischen Handbuch Psychischer Störungen* DSM (APA 2013) zur Anwendung kommt. Er bietet einen formalisierten Rahmen zur Kategorisierung und Diagnose psychischer Zustände basierend auf spezifischen Kriterien und zeichnet sich gewissermaßen durch einen Fokus auf die Störungen der psychischen Gesundheit bzw. die dadurch entstehenden Belastungen und Beeinträchtigungen aus.

Mit der Einführung der ICD-10 wurde vorgeschlagen, bevorzugt den Begriff der psychischen Störung (aus dem Englischen „disorder") statt „Krankheit" oder „Erkrankung" zu verwenden (BfArM 2020, 2023, Cohrdes et al. 2022). Begründet wurde dies insbesondere mit dem Ziel, mit Krankheit assoziierte nosologische Konzepte nicht weiter beizubehalten, insbesondere aufgrund des unklaren nosologischen Status' psychischer Störungen. Inzwischen gibt es jedoch auch wieder Stimmen für die weitere Verwendung des Krankheitsbegriffs. „Störung" könnte als diskriminierend und stigmatisierend und auch in Kontrast zu „körperlichen Erkrankungen" als bagatellisierend wahrgenommen werden. Wir verwenden deshalb auch weiterhin überwiegend den Begriff der psychischen Krankheit bzw. Erkrankung.

Klassifikation psychischer Erkrankungen

Persönlicher Leidensdruck und die Beeinträchtigung der Alltagsbewältigung sind in der Regel Folgen psychischer Erkrankungen (APA 2013, BfArM 2020, 2023, Cohrdes et al. 2022). Sie können mit Veränderungen des Denkens, der Wahrnehmung, des Fühlens, der Selbstwahrnehmung und der Interaktionen mit anderen einhergehen.

ICD und DSM

Die Klassifikation psychischer Erkrankungen war immer auch vom Zeitgeist und den geschichtlichen Rahmenbedingungen abhängig. In den vergangenen Jahrzehnten gab es eine parallele Entwicklung und Verwendung von zwei Klassifikationssystemen psychischer Erkrankungen: die Internationale statistische Klassifikation der Krankheiten und verwandter Gesundheitsprobleme (ICD engl. *International Statistical Classification of Diseases and Related Health Problems*) – auch bezogen auf psychische Erkrankungen, herausgegeben von der Weltgesundheitsorganisation (BfArM 2020, 2023), und das *Diagnostic and Statistical Manual of Mental Disorders* (DSM) der *American Psychiatric Association* (APA 2013), welches insbesondere in den USA und der Forschung angewendet wird. Wir verwenden im vorliegenden Buch primär die ICD-10 Klassifikation (da diese auch im klinischen Alltag aktuell überwiegend genutzt wird), gegebenenfalls ergänzt durch Änderungen und Abweichungen die sich durch die neu erschienene Version ICD-11 oder auch das Klassifikationssystem DSM-V ergeben.

3

RDoC

Ein weiterer Ansatz wird vom US-amerikanischen *National Institute of Mental Health* (NIMH) verfolgt: Mit den *Research Domain Criteria* (RDoC) soll die Heterogenität der aktuellen Klassifikationssysteme adressiert werden, indem statt einem symptombasierten ein biologisch basierter Rahmen vorgeschlagen wird. RDoC versteht sich nicht als diagnostisches Manual zum Ersatz von DSM oder ICD, sondern vielmehr als Forschungsstruktur für die weitere Entwicklung.

ICF

Auf der Grundlage einer Krankheitsdiagnose, z. B. nach ICD-10, werden in der *Internationalen Klassifikation der Funktionsfähigkeit, Behinderung und Gesundheit* (ICF) der Weltgesundheitsorganisation die gestörten Strukturen und -funktionen systematisch beschrieben, inklusive der Auswirkungen auf Aktivitäten und die Teilhabe am alltäglichen Leben (Baron und Linden 2008). Daneben werden protektive und schädigende Einflüsse erfasst und individuell-persönliche Faktoren beschrieben, wie z. B. die individuelle Motivation zu einer Rehabilitationsmaßnahme.

Psychopathologische Symptome und subklinische Ausprägungen

Neben manifesten psychischen Erkrankungen, wie beispielsweise depressiven Erkrankungen und Angsterkrankungen gilt es auch psychopathologische Symptome sowie subklinische Ausprägungen als Beeinträchtigungen der psychischen Gesundheit zu berücksichtigen und voneinander zu differenzieren (APA 2013, BfArM 2020, 2023, Cohrdes et al. 2022). Hierbei sind verschiedene Ausprägungen von psychischen Beeinträchtigungen gewissermaßen auf einem Kontinuum von unproblematischen Variationen psychischer Zustände bis hin zu manifesten Erkrankungen zu betrachten.

- **Psychopathologische Symptome** sind Anzeichen oder Indikatoren, die auf eine mögliche psychische Störung hinweisen, ohne dass notwendigerweise eine vollständige psychische Erkrankung vorliegt. Diese Symptome können in der Allgemeinbevölkerung weit verbreitet sein und umfassen beispielsweise Gefühle der Traurigkeit oder Angst, Antriebslosigkeit und gelegentliche Schlafprobleme. Obwohl sie möglicherweise nicht die Kriterien für eine diagnostizierte psychische Störung erfüllen, können sie dennoch erhebliche Belastungen verursachen und das Wohlbefinden beeinträchtigen. Psychopathologische Symptome erfordern auch deshalb Aufmerksamkeit, da sie potenzielle Vorläufer für die Entwicklung einer manifesten psychischen Erkrankung sein können.
- **Subklinische psychische Erkrankungen** beziehen sich auf Zustände, bei denen Individuen einige, aber nicht alle diagnostischen Kriterien einer spe-

zifischen psychischen Störung erfüllen. Diese Zustände liegen in ihrer Schwere zwischen normalen Variationen und voll ausgeprägten psychischen Störungen. Subklinische Erkrankungen können funktionelle Beeinträchtigungen und Leiden verursachen, sind jedoch oft weniger intensiv oder dauerhaft als manifeste psychische Erkrankungen. Personen mit subklinischen Zuständen können besonders von präventiven Maßnahmen oder leichten bis moderaten therapeutischen Interventionen profitieren, um einer Symptomprogression vorzubeugen.
- **Manifeste psychische Erkrankungen** sind voll ausgeprägte psychische Störungen, die klare diagnostische Kriterien erfüllen, wie sie in Klassifikationssystemen wie der ICD oder dem DSM definiert sind. Manifeste Erkrankungen zeichnen sich durch signifikante Beeinträchtigungen in der Funktionsfähigkeit, im sozialen oder beruflichen Leben und durch erhebliches persönliches Leiden aus. Die Behandlung solcher Erkrankungen kann eine Kombination aus Psychotherapie, pharmakologischen Interventionen, komplementären Behandlungsansätzen und verschiedenen Unterstützungsmaßnahmen umfassen, je nach Art und Schwere der Störung. In ➢ Kap. 6 werden die charakteristischen Merkmale der relevantesten psychischen Erkrankungen im Erwachsenenalter sowie ihre gängigen Behandlungsmethoden ausführlich erläutert.

3.1.2 Bedeutsamkeit und Ätiologie psychischer Erkrankungen

Psychische Erkrankungen sind für die Betroffenen selbst sowie auch ihr soziales Umfeld und die gesamte Gesellschaft von enormer Relevanz. Die folgenden Gegebenheiten sollen der Veranschaulichung der **Häufigkeit** und **Bedeutsamkeit** psychischer Erkrankungen dienen (Cohrdes et al. 2022, Jacobi et al. 2014, Wittchen und Hoyer 2011).

- Nahezu ein Drittel der Bevölkerung in Deutschland litt in den letzten 12 Monaten unter einer oder mehreren psychischen Erkrankungen.
- Fast jeder Zweite leidet irgendwann in seinem Leben an einer psychischen Erkrankung.
- Psychische Erkrankungen führen zu einem erhöhten Bedarf an Gesundheitsdiensten, verursachen erhebliche wirtschaftliche Kosten durch Arbeitsausfall und Frühverrentung und tragen zu Stigmatisierung und sozialer Ausgrenzung bei.
- Die gesamtgesellschaftlichen Folgen psychischer Erkrankungen hinsichtlich Krankheitslast und volkswirtschaftlicher Belastungen werden immer bedeutsamer.
- Psychische und neurologische Erkrankungen sind so teuer wie Krebs, Diabetes und Herz-Kreislauf-Erkrankungen zusammen.
- Weltweit zählen affektive Erkrankungen, Angsterkrankungen, Substanzgebrauchsstörungen, neurokognitive Erkrankungen und psychotische Erkrankungen zu den häufigsten psychischen Erkrankungen.
- Von depressiven Erkrankungen, Angsterkrankungen und somatoformen Erkrankungen sind Frauen häufiger betroffen als Männer, Männer entwickeln jedoch häufiger substanzgebundene Erkrankungen.
- Bei jedem fünften Kind bzw. Jugendlichen zeigen sich Symptome einer psychischen Erkrankung.
- Im höheren Alter nehmen neurokognitive Erkrankungen wie Demenzen stark zu.

- Die Suizidraten sind in den letzten Jahrzehnten rückläufig und liegen bei ca. 10 Suiziden pro 100 000 Einwohnerinnen und Einwohnern; psychische Erkrankungen sind einer der relevantesten Risikofaktoren für Suizide.

Angesichts der hohen Prävalenz und der weitreichenden Folgen psychischer Erkrankungen ist ihre Prävention sowie frühzeitige Erkennung und Behandlung von entscheidender Bedeutung, um die akuten sowie längerfristigen Belastungen und Beeinträchtigungen der Betroffenen zu minimieren und ihre Lebensqualität zu verbessern.

Ätiologische Faktoren und Erklärungsmodelle

Im Sinne der Prävention sowie Behandlung psychischer Erkrankungen ist die Berücksichtigung der Entstehungsfaktoren sowie aufrechterhaltenden Bedingungen psychischer Erkrankungen zentral. Neben der Unterscheidung psychischer Erkrankungen im Kontext von den Diagnosen, charakteristischen Symptomkomplexen und der damit einhergehenden beeinträchtigten Funktionsfähigkeit wurden in der Vergangenheit verschiedene Störungsmodelle entwickelt. Lipowski (1986) unterschied drei Modelle:

- **Biologische Modelle** (bzw. somatische, organische oder genetische Modelle) konzentrieren sich auf physiologische und genetische Faktoren, wie Gehirnchemie und genetische Prädispositionen, die psychische Erkrankungen beeinflussen können. Sie betonen medizinische Behandlungsansätze, einschließlich Pharmakotherapie, um biochemische Ungleichgewichte zu adressieren.
- **Psychische Modelle** (bzw. psychologische, psychodynamische, lernpsychologische und psychosoziale Modelle) richten ihr Augenmerk auf psychologische Prozesse, einschließlich emotionaler Erfahrungen und Lerngeschichten. Sie befassen sich mit der Rolle von Traumata, Stress und zwischenmenschlichen Beziehungen und setzen primär auf psychotherapeutische Methoden zur Behandlung.
- **Biopsychosoziale Modelle** (bzw. integrative und holistische Modelle) integrieren biologische und psychische Perspektiven und ergänzen diese um soziale Einflüsse, um eine ganzheitliche Sicht auf psychische Erkrankungen zu bieten. Dieser Ansatz berücksichtigt die Wechselwirkungen zwischen biologischen, psychologischen und sozialen Faktoren und befürwortet einen integrierten Behandlungsansatz, der medizinische, therapeutische und soziale Unterstützungsmaßnahmen kombiniert.

Inzwischen wird bei nahezu allen psychischen Erkrankungen von einem biopsychosozialen Modell ausgegangen mit, in Abhängigkeit von der Erkrankung aber auch dem Einzelfall, unterschiedlicher Gewichtung und Bedeutung der jeweiligen Faktoren.

- Das **Vulnerabilitäts-Stress-Modell** oder auch **Diathese-Stress-Modell** versucht hier die Wechselwirkung zwischen Vulnerabilität bzw. Diathese (Krankheitsneigung bzw. Prädisposition) und Stress abzubilden (Wackerhagen et al. 2021). Angenommen wird, dass beides für die Entstehung einer psychischen Erkrankung notwendig ist. Es werden biologische, psychologische und Umwelteinflüsse miteinander verknüpft.
- In den vergangenen Jahren fand das Konzept der **Resilienz** vermehrt Aufmerksamkeit, möglicherweise auch durch eine vermeintlich stärkere Beeinflussbarkeit. Als Resilienz wird die Fähigkeit eines Individuums verstanden, sich effektiv an Herausforderungen, Stress, Traumata oder andere aversive Lebensereignisse anzupassen und dabei psychisch gesund zu bleiben oder sich rasch wieder zu erholen. Sie umfasst

eine Reihe an persönlichen Ressourcen und Coping-Strategien, die es Menschen ermöglichen, mit Schwierigkeiten umzugehen; dazu gehören beispielsweise adaptive Einstellungen und Copingstrategien, Optimismus, die Fähigkeit zur Emotionsregulation und soziale Unterstützung. In der Praxis ergänzen sich diese Konzepte, indem sie ein vollständigeres Bild der psychischen Gesundheit bieten: Das Verständnis der Vulnerabilitäten und Stressoren erlaubt es, Risikofaktoren für psychische Störungen zu identifizieren und zu adressieren, während die Förderung der Resilienz darauf abzielt, individuelle und soziale Ressourcen zu stärken, die zur Prävention und zur Bewältigung psychischer Herausforderungen beitragen. Körperliche Aktivität kann als präventiver Faktor dienen, der die individuelle Resilienz gegenüber externen Stressoren stärkt und gleichzeitig die Schwelle für die Aktivierung der Vulnerabilität für psychische Störungen erhöht, indem sie sich auf biologischer, psychologischer und sozialer Ebene auswirkt (Ströhle 2023, Bendau et al. 2023).

3.2 Körperliche Aktivität bei der Prävention psychischer Erkrankungen

Antonia Bendau, Andreas Ströhle

3.2.1 Ebenen der Prävention

Zahlreiche empirische Untersuchungen weisen darauf hin, dass körperliche Aktivität die Auftretenswahrscheinlichkeit für psychische Erkrankungen protektiv verringern kann (Bendau et al. 2023, Ströhle 2023, Stubbs und Rosenbaum 2018). Für die Einordnung der Anwendungsmöglichkeiten und Ansatzpunkte von körperlicher Aktivität im Sinne der Vorbeugung psychischer Erkrankungen ist zunächst eine Definition des Präventionsbegriffs und der verschiedenen Ebenen der Prävention dienlich (BZgA 2022, Steiner 2013).

MERKE

Unter Prävention versteht man alle Maßnahmen, die darauf abzielen, das Entstehen, das Fortbestehen oder die negativen Folgen von Erkrankungen oder anderen gesundheitlichen Beeinträchtigungen zu verhindern oder zu verringern.

Die Bandbreite an Inhalten, Zielstellungen und Ansatzpunkten präventiver Maßnahmen ist enorm groß; im Folgenden wird der Schwerpunkt auf die Wirksamkeit und die konkreten Anwendungsmöglichkeiten von körperlicher Aktivität in der Vorbeugung psychischer Erkrankungen gelegt.

Die Prävention psychischer Erkrankungen kann auf verschiedenen Ebenen ansetzen, um das Auftreten, die Verschlechterung oder die Wiederkehr psychischer Erkrankungen zu verhindern, zu verzögern oder abzumildern (BZgA 2022, Steiner 2013, Ströhle 2023). Die Einteilung der Präventionsformen kann anhand der **Zielgruppen,** der verfolgten **Zielstellungen** sowie des **Zeitpunktes** der Interventionen vorgenommen werden; diese Differenzierung ist allerdings nicht immer trennscharf und es existieren Überlappungen und Interaktionen der verschiedenen Präventionsansätze. Körperliche Aktivität spielt potenziell auf jeder dieser Präventionsebenen eine Rolle und kann gezielt eingesetzt werden, um die psychische Gesundheit zu fördern und das Risiko psychischer Erkrankungen zu reduzieren.

Zielgruppen

Orientiert an den Zielgruppen erfolgt die Kategorisierung klassischerweise in universelle, selektive und indizierte Prävention (> Tab. 3.1, > Abb. 3.1).

3

Tab. 3.1 Ebenen der Prävention

Ebene der Prävention	Zielstellung	Beispiel für die Anwendung
Universelle Prävention	Verhinderung der Entstehung psychischer Erkrankungen in großen Bevölkerungsgruppen, ohne dabei spezifische Risikofaktoren oder bestehende Symptome zu berücksichtigen	• Bewegungsförderungsprogramme in Schulen: Durch Implementierung von Programmen, die alle Kinder und Jugendlichen erreichen, soll die psychische Gesundheit durch körperliche Aktivität gestärkt werden • Aufklärungskampagnen: großangelegte Informationskampagnen über die Bedeutung psychischer Gesundheit und den Nutzen regelmäßiger körperlicher Aktivität, die sich an die gesamte Bevölkerung richten
Selektive Prävention	Verhinderung oder Verzögerung von psychischen Erkrankungen in Gruppen oder Individuen mit einem erhöhten Risiko für die Entwicklung psychischer Erkrankungen	• Programme für Jugendliche in belasteten Lebenslagen: spezielle Bewegungsprogramme für Jugendliche, die sozioökonomischen Belastungen oder familiären Problemen ausgesetzt sind, um das Risiko psychischer Probleme zu mildern • Angebote für Personen in Arbeitslosigkeit: z.B. Sport- und Bewegungsangebote, um Depressionen und anderen stressassoziierten Erkrankungen vorzubeugen
Indizierte Prävention	Verhinderung der Verschlimmerung bestehender erster Symptome einer psychischen Erkrankung (ohne, dass vollständige Diagnose vorliegt) und Vorbeugung einer manifesten psychischen Erkrankung	• Bewegungsprogramme für Personen mit ersten depressiven Symptomen: Angeleitete Sportgruppen oder individuelle Fitnessprogramme für Menschen, um Symptomprogression zu verhindern • Yoga- und Achtsamkeitstrainings für Menschen mit Stresssymptomen: Kurse zur Unterstützung von Menschen mit hohem Stressniveau und ersten Anzeichen stressassoziierter Erkrankungen
Primäre Prävention	Verhinderung der Entstehung psychischer Erkrankungen	Regelmäßige Bewegungsprogramme in Schulen zur Förderung der psychischen Resilienz bei Kindern und Jugendlichen, um langfristig das Risiko für die Entwicklung von psychischen Erkrankungen zu verringern
Sekundäre Prävention	Früherkennung und Intervention bei Personen im Frühstadium einer psychischen Erkrankung	Einsatz von gezielten Bewegungsangeboten, z.B. einer achtsamkeitsbasierten Laufgruppe, für Personen mit erstmaligem depressivem Syndrom, um Verschlimmerung und Chronifizierung der Symptomatik zu verhindern oder abzumildern
Tertiäre Prävention	Reduzierung der Schwere und der negativen Auswirkungen bestehender psychischer Erkrankungen und Förderung der Rehabilitation	Integration von Bewegungstherapien, z.B. eines aus Kraft- und Ausdauerübungen zusammengesetzten und professionell angeleiteten Sportprogramms, in die Behandlungspläne von Personen mit chronischen psychischen Erkrankungen, wie Schizophrenie oder bipolarer Störung, um psychische und damit oftmals verbundene physische Beschwerden zu adressieren, die Lebensqualität verbessern und zur sozialen Reintegration beizutragen

Tab. 3.1 Ebenen der Prävention *(Forts.)*

Ebene der Prävention	Zielstellung	Beispiel für die Anwendung
Verhaltensprävention	Förderung individuellen Gesundheitsverhaltens; Fokus auf die Änderung persönlicher Verhaltensweisen, um das Risiko psychischer Erkrankungen zu senken oder bestehende psychopathologische Symptome zu lindern	• Individuelle Bewegungsprogramme: Entwicklung personalisierter Trainingspläne für Personen mit hohem Stresslevel oder subklinischen psychopathologischen Symptomen, um Resilienz zu stärken • Workshops zur Förderung körperlicher Aktivität: Bildungsprogramme, die über Vorteile regelmäßiger Bewegung für die psychische Gesundheit aufklären und praktische Tipps zur Integration von mehr Aktivität in den Alltag geben • Online-Fitnesskurse speziell für psychische Gesundheit: Bereitstellung von Online-Plattformen, die Yoga, Meditation und andere bewegungsorientierte Entspannungstechniken anbieten, um z. B. Angst und depressive Symptome zu reduzieren
Verhältnisprävention	Schaffung gesundheitsförderlicher Bedingungen und Strukturen in der Umwelt; zielt darauf ab, die sozialen, ökonomischen und physischen Umweltbedingungen so zu gestalten, dass sie gesundheitsfördernd wirken	• Entwicklung von Bewegungsparks und Fitnesspfaden: Gestaltung öffentlicher Räume, die zu körperlicher Aktivität einladen • Programme zur Bewegungsförderung am Arbeitsplatz: Implementierung von Betriebssportgruppen oder Angeboten wie Yoga-Pausen während der Arbeitszeit, um Stress am Arbeitsplatz zu verringern und das Wohlbefinden der Mitarbeitenden zu verbessern • Community-basierte Sportveranstaltungen: Organisation von Laufgruppen, Fahrradtouren oder Sportfesten, die nicht nur die körperliche Aktivität fördern, sondern auch das Gemeinschaftsgefühl stärken und soziale Unterstützung bieten

- Als **universelle Prävention** gelten Maßnahmen, die auf die Gesamtbevölkerung oder große Populationsgruppen ausgerichtet sind, um das Auftreten psychischer Erkrankungen grundsätzlich zu verhindern. Die universelle Prävention steht in enger Beziehung zum Konzept der **Gesundheitsförderung**, da sie sich nicht nur auf die Verringerung von Risikofaktoren konzentriert, sondern auch darauf ausgerichtet ist, psychologische, physiologische und soziale protektive Faktoren zu stärken, die die Gesundheit fördern.
- Die **selektive Prävention** besteht in zielgerichteten Interventionen für Gruppen oder Individuen mit einem erhöhten Risiko für psychische Erkrankungen.
- Die **indizierte Prävention** fokussiert auf Personen, die bereits erste Symptome einer psychischen Störung zeigen, aber noch nicht die vollständigen diagnostischen Kriterien erfüllen.

Zeitpunkt

Als Hauptebenen der Prävention anhand des **Zeitpunkts** der Interventionen gelten die primäre, sekundäre und tertiäre Prävention (➤ Tab. 3.1, ➤ Abb. 3.1).

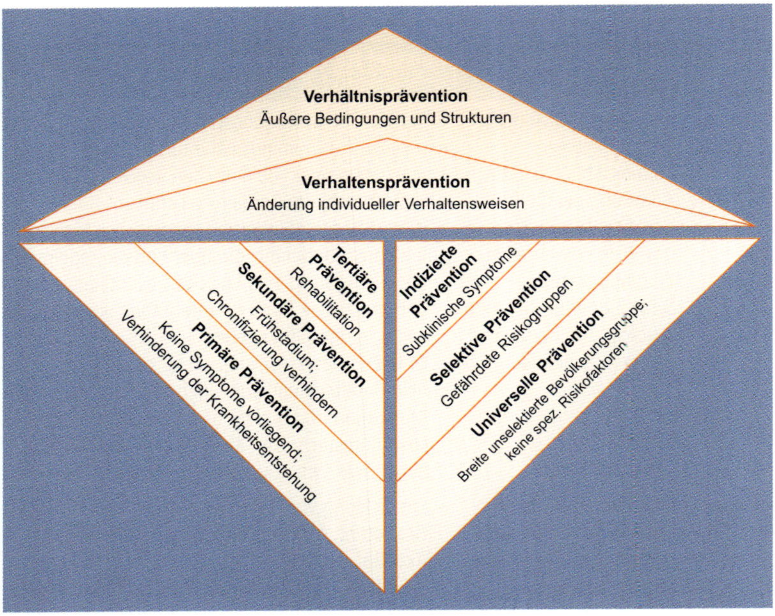

Abb. 3.1 Schematische Darstellung der verschiedenen Ebenen der Prävention psychischer Erkrankungen [P1462, P1463, L157]

- Die **primäre Prävention** zielt darauf ab, das erstmalige Auftreten von psychischen Erkrankungen zu verhindern, bevor irgendein offensichtliches Symptom auftritt; sie fokussiert auf die Reduzierung von Risikofaktoren und die Stärkung von Schutzfaktoren in der gesamten Bevölkerung oder bei spezifischen Risikogruppen.
- Die **sekundäre Prävention** befasst sich mit der Früherkennung und Frühbehandlung von noch nicht lange bestehenden bzw. noch mild ausgeprägten psychischen Erkrankungen, um deren Fortschreiten zu verhindern oder zu verzögern.
- Die **tertiäre Prävention** (teilweise auch als Rehabilitation bezeichnet) konzentriert sich auf die Behandlung und Rehabilitation von Personen mit chronischen Erkrankungen oder nach einer Krankheitsepisode, um eine Verschlechterung des Zustands, Komplikationen oder Rezidive zu verhindern und die Lebensqualität, Funktionsfähigkeit und Selbstständigkeit der Betroffenen zu verbessern.

Bezüglich des Interventionszeitpunktes ist teilweise auch noch die **Primordialprävention** relevant, die noch vor der Primärprävention ansetzt und sich auf die Verhinderung der Entstehung von gesellschaftlichen Risikofaktoren bezieht, die zu psychischen Erkrankungen führen könnten, noch bevor diese Risikofaktoren auftreten. Eine Primordialprävention könnte z. B. ein Programm zur Förderung positiver Eltern-Kind-Interaktionen sein, um die Entstehung von Vernachlässigung als Risikofaktor für psychische Erkrankungen präventiv zu verhindern.

Verhaltens- und Verhältnisprävention

In Bezug auf den Ansatzpunkt der Interventionsmaßnahmen lassen sich des Weiteren Verhaltens- und Verhältnisprävention voneinander abgrenzen (➤ Tab. 3.1 und ➤ Abb. 3.1).

- Die **Verhaltensprävention** konzentriert sich auf die Änderung individueller Verhaltensweisen, um Gesundheitsrisiken zu minimieren (z. B. die Befähigung und Motivation von Individuen, regelmäßige körperliche Aktivität als Teil ihres Lebensstils zu integrieren, um das Risiko psychischer Erkrankungen zu senken oder bestehende psychische Symptome zu lindern).
- Die **Verhältnisprävention** zielt dagegen auf die Schaffung gesundheitsfördernder Bedingungen und Strukturen in der Umwelt und Gesellschaft ab. Während Verhältnisprävention sich stärker auf die direkte Gestaltung der Lebens- und Arbeitsumgebungen konzentriert, um gesundheitsförderliche Verhaltensweisen zu erleichtern, fokussiert die damit verwandte **strukturelle Prävention** auf die übergeordneten politischen und gesellschaftlichen Rahmenbedingungen, die diese Umgebungen prägen.

Ergänzend sei erwähnt, dass die verschiedenen Ebenen der Prävention nicht nur in Bezug auf die Anwendungsmöglichkeiten körperlicher Aktivität in der Vorbeugung psychischer Erkrankungen gelten, sondern auch hinsichtlich der Prävention von langfristig schädlicher körperlicher Inaktivität herangezogen werden können (Steiner 2013, Ströhle 2023). Die Primärprävention könnte in diesem Kontext beispielsweise auf die grundsätzliche Verhinderung eines zu geringen Aktivitätslevels abzielen, die Sekundärprävention auf die Verringerung des Chronifizierungsrisikos geringer Aktivität und die Tertiärprävention rehabilitativ auf die Folgen bereits lange bestehender Inaktivität. Öffentliche Bewegungskampagnen und Sportanlagen könnten der universellen Prävention zugeteilt werden. Ein Beispiel für die selektive Prävention wären spezielle Bewegungsprogramme für Gruppen mit erhöhtem Risiko für körperliche Inaktivität, wie ältere Erwachsene oder Menschen in sitzenden Berufen, um die Bedeutung von Bewegung zu betonen und maßgeschneiderte Aktivitätspläne zu bieten. Speziell konzipierte Bewegungsprogramme für Personen, die aus gesundheitlichen Gründen, wie nach einer Operation oder bei chronischen Erkrankungen, inaktiv geworden sind, um schrittweise die Rückkehr zu einem aktiven Lebensstil zu fördern, könnten ein Beispiel für die indizierte Prävention darstellen.

3

3.2.2 Empirische Befunde zu körperlicher Aktivität

Prävalenz und Symptomschwere psychischer Erkrankungen

Auf empirischer Ebene gibt es zahlreiche Hinweise für die Wirksamkeit von körperlicher Aktivität in der Vorbeugung psychischer Erkrankungen (Bendau et al. 2023, Ströhle 2023, Stubbs und Rosenbaum 2018). Historisch ergab sich das Interesse an diesem Forschungsgegenstand insbesondere aus Querschnittsbeobachtungen, die Zusammenhänge von ausgiebigerer körperlicher Betätigung mit einer geringeren Prävalenz sowie einem geringeren Schweregrad verschiedener psychischer Erkrankungen feststellten.

- Der größte Teil der diesbezüglichen Befunde bezieht sich auf unipolare depressive Erkrankungen; eine Vielzahl von korrelativen Beobachtungsstudien, Übersichtsarbeiten und Metaanalysen kam größtenteils unabhängig von Alter, geografischer Region, kulturellem Hintergrund und Zielgruppe (stationär, teilstationär, ambulant; manifest, subklinisch, Allgemeinbevölkerung) zu dem Schluss, dass **höhere Aktivitätsniveaus** mit einer **geringeren Prävalenz** und **Schwere depressiver Symptome** verbunden sind (Bendau et al. 2023, Bendau et al. 2022, Wanjau et al. 2023).

- Ähnliche Befunde wurden in Bezug auf Ängste in der Allgemeinbevölkerung, subklinische Ängste und manifeste **Angsterkrankungen** bei Jugendlichen und Erwachsenen ersichtlich (Bendau et al. 2023, Petzold et al. 2020, Ströhle 2023).
- Auch hinsichtlich anderer psychischer Erkrankungen, wie beispielsweise **Substanzgebrauchsstörungen** und **neurokognitiven Störungen,** wurden höhere körperliche Aktivitätslevel in Verbindung mit einer niedrigeren kategorialen Prävalenz sowie geringerer dimensionaler Symptomschwere gebracht.

Es gilt jedoch bei der Interpretation der Befunde **methodologische Einschränkungen** zu berücksichtigen. So lassen Querschnittsbeobachtungen keinerlei kausale Schlussfolgerungen zu und entsprechend ist es nicht möglich, zu differenzieren, inwiefern körperliche Aktivität psychopathologische Symptome absenkt, geringere psychopathologische Symptome zu mehr Aktivität führen oder beide Wirkrichtungen koexistieren. Des Weiteren könnten unberücksichtigte konfundierende Variablen (z. B. sozioökonomische, physiologische oder psychologische Faktoren) die Assoziationen zwischen körperlicher Aktivität und psychischen Erkrankungen modifizieren. Die betrachteten Stichproben sind zudem nicht in allen Untersuchungen repräsentativ für die zugrundeliegenden Populationen.

TAKE-HOME MESSAGE

Ausgeprägtere körperliche Aktivität stand in zahlreichen Untersuchungen in Zusammenhang mit einer niedrigeren Prävalenz sowie geringeren Symptomschwere verschiedener psychischer Erkrankungen. Dies deutet auf eine potenziell protektive Rolle körperlicher Aktivität hin, es müssen dabei jedoch limitierend methodische Einschränkungen (z. B. korrelative Querschnittsbeobachtungen, Gelegenheitsstichproben) berücksichtigt werden.

Inzidenz psychischer Erkrankungen

Angestoßen durch die vielversprechenden querschnittlichen Befunde wurden in den vergangenen Jahrzehnten zunehmend mehr prospektiv-längsschnittliche Untersuchungen durchgeführt, um das Potenzial von körperlicher Aktivität in der Vorbeugung psychischer Erkrankungen gezielt zu untersuchen (Bendau et al. 2023, Ströhle 2023, Stubbs und Rosenbaum 2018). Auch hierbei handelt es sich jedoch überwiegend um **korrelative Beobachtungsstudien** und nicht um randomisiert-kontrollierte Designs, wodurch weiterhin keine eindeutigen kausalen Schlussfolgerungen möglich sind, wohl aber differenzierte Aussagen über Veränderungen des Aktivitätsniveaus und der Symptomatik im Zeitverlauf. Im Folgenden wird die empirische Befundlage bezüglich der präventiven Wirksamkeit körperlicher Aktivität für verschiedene psychische Erkrankungen dargestellt.

Unipolare depressive Erkrankungen

Die mit Abstand umfangreichste Befundlage besteht auch in diesem Bereich in Bezug auf unipolare depressive Erkrankungen (Bendau et al. 2022, Bendau et al. 2023, Ströhle 2023, Wanjau et al. 2023).

In einer Metaanalyse über 49 längsschnittliche Primärstudien mit einem mindestens einjährigen Beobachtungszeitraum (im Durchschnitt 7,4 Jahre) wiesen körperlich aktive Menschen ein im Vergleich zu Inaktiven im Mittel um 17 % **reduziertes Risiko** (adjustiertes Relatives Risiko [RR]: 0,83; 95 %-Konfidenzintervall [95 %-KI]: 0,76; 0,90) dafür auf, in den Folgejahren erstmals an einer Depression zu erkranken (Schuch et al. 2018). Hierbei wurden in erster Linie unipolare depressive Episoden bzw. majore depressive Erkrankungen betrachtet (➤ 6.1). Die präventive Wirkung körperlicher Aktivität erstreckt sich über verschiedene Altersgruppen, Geschlechter, geografische Regionen und Kulturen hinweg, was auf eine universelle Bedeutung von Bewegung in der Prävention unipolarer depressiver Erkrankungen hinweist. Selbst Aktivitäten von geringer Intensität und kurzer Dauer erwiesen sich im Vergleich zur körperlichen Inaktivität als vorbeugend wirksam (Schuch et al. 2018, Wanjau et al. 2023, Bendau et al. 2023, Bendau et al. 2022). Besonders **deutlich** fiel die **Risikominderung** durch körperliche Betätigung bei Personen mit ausgeprägter **genetischer Prädisposition** für Depressionen aus. Dies weist auf eine Relevanz von körperlicher Aktivität als Resilienzfaktor bzw. protektiver Faktor im Sinne des Vulnerabilitäts-Stress-Modells hin.

INFO

Forschungsbefunde zeigen wechselseitige Beziehungen auf: Geringere körperliche Aktivität führt nicht nur zu einer höheren Wahrscheinlichkeit für spätere depressive Erkrankungen, sondern in mehreren Studien war umgekehrt auch das Vorliegen depressiver Erkrankungen zu Beobachtungsbeginn prospektiv mit einer Verringerung der körperlichen Aktivität in den nachfolgenden Jahren verbunden (Schuch et al. 2018).

Die wechselseitige Beziehung zwischen Inaktivität und depressiver Symptomatik ist insbesondere im Hinblick auf Begleiterkrankungen, die durch Bewegungsmangel begünstigt werden, sowie mögliche Hindernisse für die Förderung körperlicher Aktivität in diesen Zielgruppen zu beachten.

Bipolare affektive Erkrankungen

Zu bipolaren Erkrankungen (➤ 6.1) liegen bislang keine systematischen Längsschnittuntersuchungen bezüglich des präventiven Potenzials körperlicher Aktivität vor (Ströhle 2023).

Angststörungen

Hinsichtlich der Vorbeugung von Angststörungen (➤ 6.2) durch körperliche Aktivität gibt es bisher nur eine begrenzte Anzahl prospektiver Längsschnittstudien (Wanjau et al. 2023, Bendau et al. 2023, Bendau und Ströhle 2023, Petzold et al. 2020, Schuch et al. 2019). Abgesehen von vereinzelten Studien ohne signifikante Ergebnisse zeigte sich, dass ein **höheres Maß** an **körperlicher Aktivität** zum Studienbeginn signifikant mit einem **geringeren Risiko** für die Entwicklung einer Angsterkrankung in den nachfolgenden Jahren verbunden war. Niederländische Erwachsene, die regelmäßig körperlich aktiv waren (60–300 Minuten pro Woche), wiesen im Vergleich zu inaktiven Personen beispielsweise ein im Mittel um 44 % verringertes Risiko (adjustierte Odds Ratio [OR]: 0,56; 95 %-KI: 0,40; 0,79) für das Neuauftreten einer Angsterkrankung in den darauffolgenden drei Jahren auf (Have et al. 2011). Eine **Risikominderung** war bei allen **fünf** unterschiedenen **Angsterkrankungen** ersichtlich (➤ 6.2): soziale Phobie (OR: 0,35; 95 %-KI: 0,18; 0,67), generalisierte Angststörung (OR: 0,44; 95 %-KI: 0,24; 0,79), Agoraphobie (OR: 0,45; 95 %-KI: 0,25; 0,80), Panikstörung (OR: 0,46; 95 %-KI: 0,25; 0,84) und spezifische Phobien (OR: 0,52; 95 %-KI: 0,36; 0,77).

Ähnliche Ergebnisse wurden in einer prospektiven Längsschnittstudie mit **Jugendlichen** und **jungen Erwachsenen** in Deutschland verzeichnet (Ströhle et al. 2007): regelmäßig körperlich aktive Individuen wiesen im Vergleich zu wenig aktiven Personen ein im Durchschnitt um 48 % reduziertes Risiko auf, innerhalb der nachfolgenden vier Jahre eine Angsterkrankung zu entwickeln (OR: 0,52; 95 %-KI: 0,37; 0,74).

INFO

Zusammenfassend deuten diese Längsschnittbefunde darauf hin, dass regelmäßige körperliche Betätigung schützend auf die Entstehung von Angsterkrankungen einwirken kann.

Zwangsstörungen

In einer umfangreichen prospektiven Untersuchung in den Niederlanden fiel das Risiko für die Erstmanifestation einer Zwangsstörung in den nachfolgenden drei Jahren bei körperlich aktiveren Menschen (die mindestens vier Stunden körperliche Aktivität pro Woche ausübten) zwar im Mittel um 23 % geringer aus als bei wenig aktiven Individuen (OR: 0,77; 95 %-KI: 0,20; 2,95), dies erreichte jedoch keine statistische Signifikanz (Have et al. 2011). Weitere Studien zur Untersuchung der präventiven Wirksamkeit von körperlicher Aktivität in Bezug auf Zwangserkrankungen (➤ 6.3) sind erforderlich.

3

Posttraumatische Belastungsstörung

Nur wenige Längsschnittuntersuchungen befassten sich bisher mit dem Potenzial körperlicher Aktivität bei der Prävention Posttraumatischer Belastungsstörungen (➤ 6.4). In einer prospektiven Untersuchung war im Vergleich zu körperlicher Inaktivität bereits **unregelmäßige Aktivität signifikant** mit einer **geringeren Wahrscheinlichkeit** (OR: 0,12; 95 %-KI: 0,02; 0,90) für die Entwicklung einer Posttraumatischen Belastungsstörung in den nachfolgenden vier Jahren verbunden (Ströhle et al. 2007). Ähnliche Befunde (angepasste OR: 0,58; 95 %-KI: 0,39; 0,86) zeigte auch eine Metaanalyse von Schuch et al. (2019).

Akute Belastungsreaktion

In Bezug auf akute Belastungsreaktionen liegen bisher keine gezielten Studien zur präventiven Rolle körperlicher Aktivität vor (➤ 6.4).

Anpassungsstörungen

Für Anpassungsstörungen (➤ 6.5) bestehen bisher keine Analysen einer möglichen vorbeugenden Wirksamkeit körperlicher Aktivität.

Körperliche Belastungsstörungen

Bisher wurde die mögliche protektive Rolle körperlicher Aktivität bezüglich der Entstehung körperlicher Belastungsstörungen (➤ 6.6) nicht gezielt untersucht (Ströhle 2023).

Persönlichkeitsstörungen

Bisher wurde körperliche Aktivität im Hinblick auf die Entwicklung von Persönlichkeitsstörungen (➤ 6.7) nicht gezielt als protektiver Faktor untersucht (Ströhle 2023).

Schizophrenie und andere psychotische Erkrankungen

Bislang widmeten sich nur wenige Studien systematisch den längsschnittlichen Zusammenhängen zwischen körperlicher Aktivität und der Inzidenz psychotischer Erkrankungen (Brokmeier et al. 2019, Ströhle 2023). Während in vier Kohortenstudien mit insgesamt über 30.000 Teilnehmenden das Risiko für die Erstmanifestation einer Schizophrenie oder anderen psychotischen Erkrankung (➤ 6.8) bei einem hohen im Vergleich zu einem niedrigen körperlichen Aktivitätslevel im Schnitt um 27 % geringer ausfiel (OR: 0,73; 95 %-KI: 0,53; 0,99), zeigten sich in zwei weiteren Kohortenstudien unter Berücksichtigung verschiedener potenziell konfundierender Variablen keine signifikanten Ergebnisse im Sinne einer vorbeugenden Wirksamkeit. Zusammenfassend könnte also zwar eine präventive Wirkung von körperlicher Aktivität in Bezug auf psychotische Erkrankungen bestehen, diese scheint aber zu einem großen Teil durch Drittvariablen vermittelt und moderiert zu werden. In weiteren qualitativ hochwertigen Untersuchungen gilt es dies ausführlicher zu prüfen. Neben der Inzidenz – und somit der Rolle von körperlicher Aktivität in der Primärprävention – könnten auch die Zusammenhänge mit den Krankheitsverläufen relevant sein. In einer prospektiven Längsschnittstudie wurde beispielsweise beobachtet, dass Individuen, die zu Beginn ihrer ersten psychotischen Episode ein geringes Maß an körperlicher Aktivität zeigten, sechs Monate später ein im Schnitt niedrigeres Funktionsniveau aufwiesen als aktivere Personen (Lee et al. 2013). Hier könnte sich die gezielte Förderung körperlicher Aktivität also möglicherweise im Sinne der Sekundärprävention günstig auswirken.

Substanzgebrauchsstörungen

In Bezug auf verschiedene Substanzgebrauchsstörungen (z. B. Alkohol, Nikotin, Cannabis, Opioide) wurde zwar der Stellenwert körperlicher Aktivität bei der Behandlung (➤ 6.9) sowie im querschnittlichen Zusammenhang mit Prävalenz und Symptomschwere untersucht, nicht aber in Längsschnittuntersuchungen im Sinne einer vorbeugenden Funktion (Ströhle 2023).

Essstörungen

In Bezug auf **Anorexie** und **Bulimie** (➤ 6.10) liegen keine gezielten Längsschnittstudien zur protektiven Wirksamkeit körperlicher Aktivität vor; eine systematische Betrachtung wird u. a. dadurch erschwert, dass der Manifestation dieser Erkrankungen oftmals ein bereits exzessiv gesteigertes Bewegungslevel vorausgeht (Ströhle 2023, Melissa et al. 2020). Bei der **Binge-Eating Disorder** wird angenommen, dass Bewegung präventiv ihr Entstehungsrisiko reduzieren kann, diesbezüglich fehlt es jedoch bisher an gezielten Studien (Smith et al. 2022, Ströhle 2023).

Neurokognitive Störungen

In einer Metaanalyse über neun Längsschnittuntersuchungen (Beckett et al. 2015) wiesen ältere Erwachsene, die körperlich aktiv waren, verglichen mit inaktiven ein im Schnitt um 39 % verringertes altersassoziiertes Risiko (RR: 0,61; 95 %-KI: 0,52; 0,73) für die **Neuerkrankung** an **Alzheimer-Demenz** auf (➤ 6.11). Des Weiteren ließ sich im Sinne der **Sekundär-** und **Tertiärprävention** auch eine Milderung der Folgen bereits bestehender neurokognitiver Störungen feststellen.

- So war regelmäßige Aktivität, einschließlich Übungen zur Körperkoordination sowie Ausdauer- und Krafttraining, mit einer geringeren Übergangsrate von leichten kognitiven Störungen zu voll ausgeprägten Demenzerkrankungen assoziiert (Cui et al. 2018).
- Neben Ausdauer- und Krafttraining zeigten sich auch Tanzen und andere körperliche Aktivitätsformen (nicht aber körperliche Pflichtarbeit im Berufskontext) protektiv hinsichtlich inzidenter neurokognitiver Erkrankungen (Verghese et al. 2003, Ströhle 2023).

Aus all diesen korrelativ-prospektiven Untersuchungen geht jedoch nicht hervor, inwiefern körperliche Aktivität das Risiko für neurokognitive Störungen direkt reduzieren kann oder, in abweichender Wirkrichtung, eine Verringerung der körperlichen Aktivität bereits ein Symptom präklinischer Erkrankungsphasen darstellt. Nichtsdestotrotz stellt die **körperliche Aktivität** bereits einen **zentralen Baustein** der verschiedenen **Demenz-Präventionsprogramme** dar (Alty et al. 2020, Ströhle 2023).

Aufmerksamkeitsdefizit-Hyperaktivitätsstörung (ADHS)

In Bezug auf ADHS (➤ 6.12) liegen bisher **vereinzelt Befunde** zur protektiven Wirksamkeit körperlicher Aktivität vor: In einer umfangreichen Studie in Deutschland war beispielsweise ein höheres körperliches Aktivitätslevel im Vorschulalter mit einer geringeren Wahrscheinlichkeit für ADHS-Symptome sechs Jahre später assoziiert (Ganjeh et al. 2022). Eine Betrachtung im Sinne der Primärprävention (also der Verhinderung einer Erkrankung) wird jedoch neben Störvariablen dadurch verkompliziert, dass sich ADHS oftmals bereits im Vorschulalter herausbildet und eine ausgeprägte Aktivität überdies auch ein störungsspezifisches Symptom darstellen kann. Anwendungen im Rahmen der Sekundär- und Tertiärprävention wären prinzipiell gut denkbar, wurden jedoch bislang kaum empirisch untersucht.

3.2.3 Befundlage: Zusammenfassung

Zusammenfassend ist die Befundlage für die Effektivität körperlicher Aktivität in der Vorbeugung psychischer Erkrankungen sehr **heterogen.** Während beispielsweise für unipolare depressive Erkrankungen und Angststörungen umfangreiche Befunde vorliegen, sind für andere psychische Erkrankungen kaum entsprechende Studien vorhanden. Es ist des Weiteren davon auszugehen, dass sich die Eignung von körperlicher Aktivität in der Prävention auch zwischen Erkrankungsbildern unterscheidet. Direkte Vergleiche diesbezüglich sind jedoch kaum möglich. Eine zusammenfassende Interpretation der Befunde wird ferner dadurch erschwert, dass die zugrundeliegenden Studien sehr unterschiedlich operationalisiert wurden und zudem teils abweichende Ergebnismuster präsentieren. Neben Zielgruppen, Erkrankungsbildern und Beobachtungszeiträumen fallen u. a. auch die Erhebungsmethoden sehr variabel aus. Oftmals basieren die Befunde auf Selbstberichtangaben, die besonders anfällig für Erinnerungs- und Antwortverzerrungen sind. Hier wäre ein größerer Einbezug von objektiven Maßen für die Zukunft wünschenswert; optimalerweise vernetzt mit genaueren Angaben zu den Aktivitäten (z. B. den Aktivitätsformen und Settings und, ob diese freiwillig oder als Pflicht – beispielsweise im Schulsport oder beruflichen Kontext – ausgeübt wurden). Zudem fällt die Qualität der mehrheitlich korrelativ-beobachtenden Studien, insbesondere auch in Bezug auf die Berücksichtigung möglicher konfundierender Variablen, sehr heterogen aus. Entsprechend sind die Befunde mit Vorsicht zu interpretieren, da Zusammenhänge durch Drittvariablen verzerrt sein könnten und keinerlei kausale Schlussfolgerungen möglich sind.

Idealerweise sollte das **präventive Potenzial körperlicher Aktivität** in randomisiert-kontrollierten Studien mit langen Beobachtungszeiträumen in Zukunft gezielter untersucht werden. Eine Differenzierung nach verschiedenen Aktivitätsformen wäre des Weiteren sehr aufschlussreich; bislang wurde der Fokus größtenteils auf **Ausdaueraktivitäten** gelegt, andere Schwerpunkte – wie beispielsweise Mind-Body-Ansätze – könnten hier eine wertvolle Ergänzung darstellen.

Auch die **Ansatzpunkte** möglicherweise präventiv wirkender körperlicher Aktivität unterscheiden sich zwischen Studien. Grundsätzlich kommen alle **Präventionsebenen** für die Anwendung von körperlicher Aktivität in der Vorbeugung psychischer Erkrankungen in Frage, auch wenn sich die bestehende Studienbasis größtenteils auf die Inzidenz – also Erstmanifestation – psychischer Erkrankungen bezieht und somit eher auf primäre Prävention abzielt.

Das Potenzial körperlicher Aktivität in der Prävention psychischer Erkrankungen, wie beispielsweise depressiver Erkrankungen, Angststörungen, neurokognitiver Störungen und Psychosen, könnte möglicherweise deshalb besonders groß ausfallen, weil diese Erkrankungen sowie auch deren Vorstadien häufig mit einem deutlich reduzierten körperlichen Aktivitätsniveau einhergehen (Bendau et al. 2023, Ströhle 2023, Stubbs und Rosenbaum 2018). Hier besteht also gegebenenfalls ein beträchtlicher **Gestaltungsspielraum** für adaptive Veränderungen.

Neben der präventiven Anwendung im Hinblick auf die Verhinderung und Milderung psychopathologischer Symptome, subklinischer Syndrome und manifester psychischer Erkrankungen liefert körperliche Aktivität des Weiteren ein sehr großes Anwendungsfeld für die Förderung von Parametern im Zusammenhang mit der psychischen Gesundheit, die wie eingangs erläutert, über die bloße Abwesenheit psychischer Krankheit hinaus geht. So können mittels körperlicher Aktivität beispielsweise auch die **Lebenszufriedenheit** und das **Glücksempfinden** sowie das allgemeine Wohlbefinden gesteigert werden (Ströhle 2023, Stubbs und Rosenbaum 2018). Diesbezüglich sind neben günstigen Auswirkungen auf die Psyche auch die vielen gesundheitsförderlichen Aspekte körperlicher Aktivität auf physiologischer Ebene relevant (➤ Kap. 1, ➤ Kap. 4). Dies betont insgesamt die vielschichtige Relevanz körperlicher Aktivität für die psychische, die körperliche und die allgemeine Gesundheit.

TAKE-HOME MESSAGE

- Zahlreiche empirische Untersuchungen weisen darauf hin, dass körperliche Aktivität die Auftretenswahrscheinlichkeit für psychische Erkrankungen protektiv verringern kann.
- Diese Studien beziehen sich größtenteils auf depressive Erkrankungen, Angsterkrankungen und neurokognitive Erkrankungen, während hinsichtlich anderer psychischer Erkrankungen das präventive Potenzial körperlicher Aktivität nur sporadisch untersucht wurde.
- Es gilt die Heterogenität der Befunde sowie methodische Einschränkungen der zugrundeliegenden Studien (z. B. korrelative Beobachtungsdesigns) limitierend zu berücksichtigen.
- Neben der Verhinderung und Milderung psychopathologischer Symptome, subklinischer Zustände und manifester psychischer Erkrankungen kann körperliche Aktivität auch im Sinne der Aufrechterhaltung der übergeordneten psychischen Gesundheit der Förderung von Lebensqualität und -zufriedenheit sowie weiteren Faktoren dienlich sein.
- Körperliche Aktivität kann im Sinne der Prävention unterschiedliche Zeitpunkte und Zielgruppen adressieren und sich von allgemeinen Frühpräventionsstrategien für die Gesamtbevölkerung bis hin zu sehr spezifischen Maßnahmen für eng definierte Risikogruppen erstrecken.
- Körperliche Aktivität sollte bestenfalls auf persönlicher, institutioneller und auch gesamtgesellschaftlicher Ebene gesteigert wird, um gesundheitsförderliche Effekte großflächig entfalten zu können.

LITERATUR

Alty J, Farrow M, Lawler K. Exercise and dementia prevention. Pract Neurol 2020.

American Psychiatric Association. Diagnostic and statistical manual of mental disorders. 5th ed., Washington, DC, 2013.

Baron S, Linden M. The role of the "International Classification of Functioning, Disability and Health, ICF" in the description and classification of mental disorders. Eur Arch Psychiatry Clin Neurosci 2008: 258, 81–85.

Beckett MW, Ardern CI, Rotondi MA. A meta-analysis of prospective studies on the role of physical activity and the prevention of Alzheimer's disease in older adults. BMC Geriatr 2015: 15, 9.

Bendau A, Petzold MB, Kaminski J, Plag J, Ströhle A. Exercise as Treatment for "Stress-Related" Mental Disorders. Current Neuropharmacology 2023; 22 (3): 420.

Bendau A, Petzold MB, Ströhle A. Bewegung, körperliche Aktivität und Sport bei depressiven Erkrankungen. Neurotransmitter 2022; 33 (1–2): 52–61.

Bendau A, Ströhle A. Inwiefern ist Sport und Bewegung in der Prävention und Behandlung einsetzbar? In: Plag J, Ströhle A, Hoyer J, Hrsg. Praxishandbuch Angststörungen: Ursachen-Diagnostik-Behandlung-Prävention., Elsevier Health Sciences, 2023; 284–297.

Brokmeier LL, Firth J, Vancampfort D et al. Does physical activity reduce the risk of psychosis? A systematic review and meta-analysis of prospective studies. Psychiatry Research 2019, 112675.

Bundesinstitut für Arzneimittel und Medizinprodukte. ICD-10-GM Version 2021, Systematisches Verzeichnis, Internationale statistische Klassifikation der Krankheiten und verwandter Gesundheitsprobleme, 10. Revision, Stand: 18. September 2020, Köln, 2020.

Bundesinstitut für Arzneimittel und Medizinprodukte. ICD-11 in Deutsch – Entwurfsfassung. Version 2023-01. https://www.bfarm.de/DE/Kodiersysteme/Klassifikationen/ICD/ICD-11/uebersetzung/_node.html (abgerufen am 22.12.2023).

Bundeszentrale Für Gesundheitliche Aufklärung, Hrsg. Leitbegriffe der Gesundheitsförderung und Prävention. Glossar zu Konzepten, Strategien und Methoden., 2022.

Cohrdes C, Hapke U, Nübel J, Thom J. Erkennen-Bewerten-Handeln. Schwerpunktbericht zur psychischen Gesundheit der Bevölkerung in Deutschland. Teil 1 – Erwachsenenalter, 2022.

Cui MY, Lin Y, Sheng JY, Zhang X, Cui RJ. Exercise Intervention Associated with Cognitive Improvement in Alzheimer's Disease. Neural Plast 2018: 2018, 9234105.

Franzkowiak P, Hurrelmann K. Gesundheit. In: Bundeszentrale Für Gesundheitliche Auf-

3

klärung, Hrsg. Leitbegriffe der Gesundheitsförderung und Prävention. Glossar zu Konzepten, Strategien und Methoden., 2022.
Ganjeh P, Hagmayer Y, Meyer T et al. Physical activity and the development of general mental health problems or attention-deficit hyperactivity disorder (ADHD) symptoms in children and adolescents: A cross-lagged panel analysis of long-term follow-up epidemiological data. Frontiers in Behavioral Neuroscience 2022: 16, 933139.
Have M ten, Graaf R de, Monshouwer K. Physical exercise in adults and mental health status findings from the Netherlands mental health survey and incidence study (NEMESIS). J Psychosom Res 2011: 71, 342–348.
Jacobi F, Höfler M, Strehle J et al. Psychische Störungen in der Allgemeinbevölkerung : Studie zur Gesundheit Erwachsener in Deutschland und ihr Zusatzmodul Psychische Gesundheit (DEGS1-MH). Nervenarzt 2014: 85, 77–87.
Lee EHM, Hui CLM, Chang WC et al. Impact of physical activity on functioning of patients with first-episode psychosis – a 6 months prospective longitudinal study. Schizophrenia Research 2013: 150, 538–541.
Lipowski ZJ. To reduce or to integrate: psychiatry's dilemma. The Canadian Journal of Psychiatry 1986: 31, 347–351.
Melissa R, Lama M, Laurence K et al. Physical Activity in Eating Disorders: A Systematic Review. Nutrients 2020: 12.
Petzold MB, Bendau A, Ströhle A. Körperliche Aktivität in der Prävention und Behandlung von Angsterkrankungen. Psychotherapeut 2020: 65, 135–142.
Schuch FB, Stubbs B, Meyer J et al. Physical activity protects from incident anxiety: A meta-analysis of prospective cohort studies. Depression and Anxiety 2019.
Schuch FB, Vancampfort D, Firth J et al. Physical Activity and Incident Depression: A Meta-Analysis of Prospective Cohort Studies. Am J Psychiatry 2018: 175, 631–648.
Seligman M. Flourish-Wie Menschen aufblühen: die positive Psychologie des gelingenden Lebens. Kösel-Verlag, 2012.
Smith KE, Mason TB, Anderson LM et al. Naturalistically assessed associations between physical activity, affective functioning, and binge eating among adults with binge-eating disorder. Eating disorders 2022: 30, 154–167.
Steiner S. Konzepte der Suchtpraevention 2013.
Ströhle A, Hrsg. Sportpsychiatrie und -psychotherapie. Springer Berlin Heidelberg, 2023.
Ströhle A, Höfler M, Pfister H et al. Physical activity and prevalence and incidence of mental disorders in adolescents and young adults. Psychol Med 2007: 37, 1657–1666.
Stubbs B, Rosenbaum S, Hrsg. Exercise-Based Interventions for Mental Illness. Academic Press, 2018.
Verghese J, Lipton RB, Katz MJ et al. Leisure Activities and the Risk of Dementia in the Elderly. New England Journal of Medicine 2003.
Wackerhagen C, Reppmann Z, Riepenhausen A, Veer IM, Walter H. Kognitive Neurowissenschaft der psychischen Resilienz. Nervenheilkunde 2021: 40, 249–258.
Wanjau MN, Möller H, Haigh F et al. Physical Activity and Depression and Anxiety Disorders: A Systematic Review of Reviews and Assessment of Causality. AJPM Focus 2023: 2, 100074.
Wittchen H-U, Hoyer J. Klinische Psychologie & Psychotherapie. Springer, 2011.

3.3 Anwendungsmöglichkeiten körperlicher Aktivität bei psychischen Erkrankungen

Antonia Bendau, Moritz B. Petzold

3.3.1 Spezifität und Vernetzung

Die Anwendung körperlicher Aktivität bei der Behandlung psychischer Erkrankungen eröffnet ein faszinierendes und vielversprechendes Feld innerhalb der Psychiatrie und Psychotherapie, das sich dynamisch verändert und stetig weiterentwickelt (Stubbs und Rosenbaum 2018). Insbesondere angesichts des wachsenden Bewusstseins für körperliche Gesundheit bzw. körperliche Betätigung als integralen Bestandteilen des allgemeinen Wohlbefindens, wird körperliche Aktivität zunehmend häufiger und gezielter in die Behandlung psychischer Störungen integriert. Dieser Trend spiegelt auch ein wachsendes Verständnis dafür wider, dass Körper und Geist untrennbar miteinander verbunden sind und dass die Stärkung der körperlichen Gesundheit bzw. die Ausübung körperlicher Aktivität direkte sowie indirekte positive Auswirkungen auf die psychische Verfassung haben kann (WHO 2022, Stubbs und Rosenbaum 2018, Petzold et al. 2023).

Inzwischen ist die **Einbeziehung körperlicher Aktivität** in **therapeutische Programme** nicht nur als Ergänzung zu traditionellen Behandlungsmethoden zu verstehen, sondern gewissermaßen auch als Teil eines langfristigen Paradigmenwechsels in der psychiatrischen Gesundheitsversorgung: Menschen mit psychischen Erkrankungen werden zunehmend ermutigt, möglichst aktiv und selbstbestimmt an ihrer eigenen Genesung mitzuwirken, wobei körperliche Aktivität als aktive gesundheitsförderliche Handlung eine relevante Rolle einnehmen kann.

INFO

Körperliche Aktivität kann insgesamt in ausgesprochen vielfältiger Weise zur Behandlung psychischer Erkrankungen eingesetzt werden und hierbei ganz unterschiedlichen Zielstellungen dienen (Petzold et al. 2023, Stubbs und Rosenbaum 2018, Ströhle 2023, Bendau et al. 2023).

Natürlich hängen die konkreten Anwendungsmöglichkeiten auch maßgeblich davon ab, in welchem **Kontext** die Behandlung psychischer Erkrankungen stattfindet; ob es sich beispielsweise um eine Behandlung im stationären Setting in einer psychiatrischen Klinik handelt oder um eine ambulante Psychotherapie in einer eigenständigen Praxis. Dennoch lässt sich zumindest eine grobe Einteilung der Anwendungsmöglichkeiten vornehmen, ohne hierbei jedoch eine rigide Definition vorzuschlagen oder einen Anspruch der Vollständigkeit zu verfolgen.

Grob lassen sich die verschiedenen **Anwendungsmöglichkeiten körperlicher Aktivität** bei der Behandlung psychischer Erkrankungen auf zwei Dimensionen strukturieren:

- Der Spezifität der Zielstellungen sowie der
- Vernetzung mit anderen Behandlungsverfahren (➢ Abb. 3.2).

So kann körperliche Aktivität beispielsweise im Sinne einer sehr globalen unspezifischen Zielstellung zur allgemeinen Gesundheitsförderung eingesetzt werden – gegebenenfalls parallel zu anderen Behandlungsverfahren, ohne jedoch gezielt mit diesen vernetzt zu sein (Ströhle 2023, Petzold et al. 2023). Wird sie stattdessen eng verflochten, z. B. mit einem psychotherapeutischen Behandlungsverfahren, angewendet, um als spezifische Intervention für die Erreichung konkreter Ziele innerhalb des übergeordneten Therapieverfahrens dienlich zu sein, würde dies genau die gegenteilige Seite des Spektrums aus Spezifität und Vernetzung darstellen. Es gilt zu beachten, dass die Darstellung auf den zwei Dimensionen nur exemplarisch, vereinfachend und veranschaulichend fungiert. So können sich bestimmte Anwendungsbereiche je nach ihrer konkreten Ausgestaltung auch auf unterschiedlichen Dimensionsausprägungen bewegen und zudem sind auch weitere Anwendungsformen möglich. Des Weiteren sollte beachtet werden, dass es sich nicht um einander ausschließende Kategorien handelt, sondern sich diese, ganz im Gegenteil, häufig überschneiden. So dienen beispielsweise fast alle Anwendungsmöglichkeiten, die regelmäßige körperliche Aktivität beinhalten bzw. gezielt fördern, auch automatisch der allgemeinen Gesundheitsförderung.

Die bisherigen Forschungsbefunde zu Anwendungsmöglichkeiten und deren Wirksamkeit bei der Behandlung psychischer Erkrankungen beziehen sich mehrheitlich auf den Einsatz körperlicher Aktivität als **eigenständige Intervention,** zunehmend rücken aber auch andere Bereiche – wie beispielsweise die Möglichkeit der gezielten Augmentation psychotherapeutischer oder pharmakotherapeutischer Behandlungsformen in den Fokus internationaler Forschungsinteressen (Petzold et al. 2023, Stubbs und Rosenbaum 2018, Ströhle 2023).

Die Forschungsbefunde bezüglich der Anwendungsmöglichkeiten basieren des Weiteren zu einem großen Teil auf **Studien mit Ausdauertraining,** während andere Formen körperlicher Aktivität oftmals noch stark unterbeforscht sind (Ströhle 2023, Stubbs und Rosenbaum 2018). Es lässt sich zwar annehmen, dass viele Anwendungsmöglichkeiten gleichermaßen für verschiedene Ak-

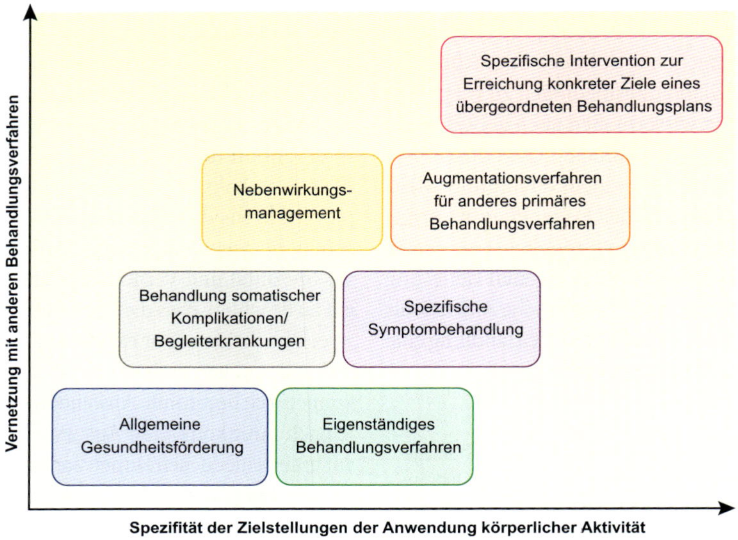

Abb. 3.2 Schematische Differenzierung verschiedener Anwendungsmöglichkeiten körperlicher Aktivität in Abhängigkeit der Spezifität ihrer Zielstellungen und dem Grad der Vernetztheit mit anderen Behandlungsverfahren [P1462, P1464, L157]

tivitätsformen zutreffen, dennoch gilt es dies bei der Interpretation der Befunde zu berücksichtigen. Wo möglich, werden im Folgenden auch Forschungsbefunde zu anderen Aktivitätsformen mit angeführt, um hier die Bandbreite verschiedener Aktivitätsmöglichkeiten zumindest näherungsweise abzubilden.

TAKE-HOME MESSAGE

Die vielfältigen Einsatzmöglichkeiten körperlicher Aktivität bei der Behandlung psychischer Erkrankungen können anhand zweier Hauptdimensionen gegliedert werden:

- Die Spezifität der therapeutischen Zielsetzungen.
- Das Maß der Integration, Vernetzung und Koordination mit anderen Behandlungsmethoden.

3.3.2 Allgemeine Gesundheitsförderung

Völlig unabhängig vom Vorliegen psychischer Belastungen bzw. psychischer Erkrankungen ist der Aspekt der allgemeinen Gesundheitsförderung ein zentrales Ziel regelmäßiger körperlicher Aktivität (Petzold et al. 2023, WHO 2022). So lassen sich durch körperliche Aktivität zahlreiche gesundheitsförderliche Effekte erzielen und die Wahrscheinlichkeit des Auftretens vielfältiger gesundheitlicher Risikofaktoren sowie Beeinträchtigungen und Erkrankungen erheblich senken.

Niedrigere Mortalität und geringere Risikofaktoren für körperliche Erkrankungen

Dem gegenwärtigen Forschungsstand zufolge haben regelmäßig körperlich aktive Menschen ein insgesamt um ca. 30 % niedrigeres Gesamtsterblichkeitsrisiko als inaktive Menschen (Tiemann und Mohokum 2021, Warburton et al. 2010, WHO 2022).

- Unter anderem relevant hierfür ist die substanzielle Verringerung des Risikos für **Herz-Kreislauf-Erkrankungen,** welche derzeit weltweit die häufigste Todesursache darstellen.

- Das Risiko des Auftretens von **Krebserkrankungen,** die aktuell an zweithäufigster Stelle der Todesursachen rangieren, kann ebenfalls präventiv durch körperliche Aktivität beeinflusst werden. So wurde die Erkrankungswahrscheinlichkeit sowie Sterblichkeitsrate für verschiedene Krebserkrankungen (z. B. Brust-, Darm- und Endometriumkrebs) durch körperliche Aktivität in mehreren empirischen Untersuchungen maßgeblich reduziert (McTiernan et al. 2019).
- Auch zahlreiche **kardiometabolische Risikoindikatoren** (z. B. Cholesterin, Blutdruck, etc.) sowie Übergewicht lassen sich durch körperliche Aktivität in ihrer Auftretenswahrscheinlichkeit reduzieren.
- Das Risiko für den **Typ-2-Diabetes** fiel in empirischen Untersuchungen bei aktiven im Vergleich zu inaktiven Personen deutlich geringer aus, Schätzungen zufolge könnten etwa 5 % aller Typ-2-Diabetes-Erkrankungen durch ausreichende körperliche Bewegung gänzlich verhindert werden (Peters et al. 2019, WHO 2022).

Diese vielversprechenden Befunde bezüglich der Risikominderung für zahlreiche körperliche Erkrankungen seien nur exemplarisch genannt. Es existieren darüber hinaus viele weitere günstige Auswirkungen regelmäßiger körperlicher Aktivität und gleichzeitig sind die genannten Prozentangaben zur Quantifizierung der Risikoreduktion nur als grobe Anhaltspunkte zu verstehen, da diese durch verschiedene Drittvariablen beeinflusst sein können.

MERKE

Es kann festgehalten werden, dass regelmäßige körperliche Aktivität der allgemeinen Gesundheitsförderung sehr zuträglich sein kann, während mangelnde Aktivität einen distinkten Risikofaktor für die Entwicklung, Aufrechterhaltung und weitere Verschlimmerung körperlicher Beeinträchtigungen bzw. Erkrankungen darstellt und körperliche Inaktivität sogar als der viertgrößte Risikofaktor für die weltweite Mortalität angeführt wird (Lobelo und Quevedo 2016, WHO 2022).

Körperliche und psychische Erkrankungen

Die allgemein gesundheitsförderlichen Effekte sind insbesondere auch vor dem Hintergrund relevant, dass psychische Erkrankungen häufig mit verminderter körperlicher Aktivität einhergehen und deshalb bei den Betroffenen oftmals ein besonders großes Potenzial für Aktivitätssteigerungen besteht (Petzold et al. 2023). Weitergehend weisen Menschen mit psychischen Erkrankungen im Schnitt ein höheres Risiko für sekundäre komorbide körperliche Erkrankungen auf.

- In prospektiven Längsschnittuntersuchungen waren nahezu alle psychischen Erkrankungen mit einer substanziell **erhöhten Wahrscheinlichkeit** für später auftretende chronische körperliche Erkrankungsbilder assoziiert (Walker et al. 2015).
- In empirischen Erhebungen zeigten etwa Dreiviertel der Personen mit psychischen Erkrankungen ein erhöhtes Risiko für die Manifestation zukünftiger **kardiovaskulärer Erkrankungen** und nahezu die Hälfte wies bereits komorbid eine kardiovaskuläre Erkrankung auf.
- Weiterhin zeigen Studien bei Menschen mit psychischen Erkrankungen eine deutlich **schlechtere Prognose** hinsichtlich Heilung und Sterblichkeitsrisiko verglichen mit der Allgemeinbevölkerung (Stubbs und Rosenbaum 2018, Walker et al. 2015, Dragioti et al. 2023).

Auch sämtliche anderen **chronischen körperlichen Erkrankungen**, wie z. B. Stoffwechselerkrankungen und Schmerzsyndrome, treten gehäuft in Zusammenhang mit psychischen Erkrankungen auf. Als **mögliche Ursachen** dafür lassen sich u. a. verschiedene soziodemographische Faktoren bzw. soziale Determinanten (Armut, niedrige Bildung, soziale Isolation, etc.), Unterschiede in gesundheitsrelevanten Verhaltensweisen (Rauchen und anderer Substanzkonsum, ungünstige Ernährung, mangelnde Bewegung, etc.), Zugänge zur

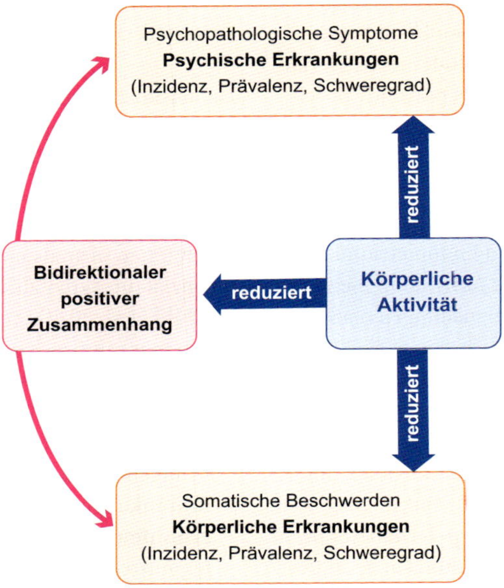

Abb. 3.3 Schematische Darstellung des Potenzials körperlicher Aktivität, die Auftretenswahrscheinlichkeit und Schwere psychischer und körperlicher Erkrankungen zu reduzieren [P1462, P1464, L157]

Gesundheitsversorgung und Psychopharmaka-Nebenwirkungen anführen (Petzold et al. 2023, Ströhle 2023). Der tendenziell schlechtere körperliche Gesundheitszustand von Menschen mit psychischen Erkrankungen spiegelt sich auch darin wider, dass ihre Lebenserwartung im Vergleich zur Allgemeinbevölkerung im Durchschnitt um mehrere Jahre verkürzt ist (Plana-Ripoll et al. 2020, Weye et al. 2020, Walker et al. 2015, Dragioti et al. 2023).

MERKE

Psychische Erkrankungen erhöhen nicht nur die Wahrscheinlichkeit für zukünftige körperliche Erkrankungen, sondern in umgekehrter Wirkrichtung sind auch körperliche Erkrankungen mit einer größeren Wahrscheinlichkeit für zukünftige psychische Belastungen assoziiert (Stubbs und Rosenbaum 2018, Walker et al. 2015).

Dies ist teilweise auf physiologische Mechanismen zurückzuführen, teilweise auch auf psychosoziale Vorgänge, wie beispielsweise substanzielle Einschränkungen in Alltags- und Berufsleben aufgrund chronischer Erkrankungen, sozialen Abstieg, Isolation oder Ausgrenzung und den maladaptiven Umgang mit erkrankungsbedingten Schmerzen, Hoffnungslosigkeit und Frustration (Walker et al. 2015). Folglich können Präventionsmaßnahmen, wie beispielsweise eine Steigerung des körperlichen Aktivitätsniveaus, eine Möglichkeit bieten, die Wahrscheinlichkeit von körperlichen Beeinträchtigungen und indirekt dadurch auch damit gegebenenfalls verbundenen psychischen Folgeerscheinungen zu verringern (➤ Abb. 3.3).

Körperliche Aktivität zur Risikominderung

Körperliche Aktivität kann also im Sinne der **allgemeinen Gesundheitsförderung** bei Menschen mit psychischen Erkrankungen von **großer Relevanz** sein. Einerseits, um das Risiko parallel bestehender oder sich zukünftig möglicherweise entwickelnder körperlicher Beeinträchtigungen und Erkrankungen abzumildern und andererseits, um dadurch wiederum die Wahrscheinlichkeit für eine Verschlimmerung bestehender psychischer Belastungen zu reduzieren sowie das Neuauftreten weiterer komorbider psychischer Erkrankungen zu reduzieren. Die Anwendung körperlicher Aktivität für die allgemeine Gesundheitsförderung kann im Kontext anderer Behandlungsmaßnahmen (z. B. einer Psychotherapie) effektiv unterstützt werden, ist aber nicht als konkreter, mit einem übergeordneten Behandlungsplan vernetzter, Behandlungsbaustein zu verstehen, sondern verfolgt Ziele eher parallel zu den inhaltlichen Zielen der primären Behandlung (Petzold et al. 2023).

Da körperliche Aktivität im Sinne der allgemeinen Gesundheitsförderung bei Menschen mit subklinischen oder manifesten psychischen Erkrankungen nicht eng verschränkt mit anderen Behandlungsmaßnahmen stattfindet, ist diese Form der Anwendung oftmals besonders flexibel und zugänglich. Diese **breit gefasste Herangehensweise** lässt den Individuen maximalen Entscheidungsspielraum (z. B. bezüglich Art, Intensität, Dauer, Frequenz und Ort der körperlichen Aktivität) und vereinfacht so teilweise die längerfristige Integration von körperlicher Aktivität in den Alltag (Ströhle 2023).

TAKE-HOME MESSAGE

Körperliche Aktivität ist ein Schlüsselelement zur Förderung der allgemeinen Gesundheit und zur Risikoverringerung zahlreicher körperlicher sowie psychischer Beeinträchtigungen und Erkrankungen. Die allgemein gesundheitsförderliche Wirkung körperlicher Aktivität kann bei der Behandlung psychischer Erkrankungen gezielt genutzt werden, insbesondere angesichts des bei Betroffenen oft erhöhten Risikos komorbider körperlicher Beschwerden.

3.3.3 Nebenwirkungsmanagement

Ein Teil der Assoziationen zwischen dem Vorliegen psychischer Erkrankungen und einem schlechteren körperlichen Gesundheitsstatus lässt sich durch – ungünstigerweise relativ häufig auftretende – unerwünschte Nebenwirkungen pharmakotherapeutischer Behandlungsverfahren erklären (Plana-Ripoll et al. 2020, Weye et al. 2020, Walker et al. 2015, Pillinger et al. 2023). Körperliche Aktivität kann diesbezüglich eine relevante Rolle einnehmen, da sie verschiedene psychopharmakologische Nebenwirkungen potenziell lindern kann.

Ungewollte Gewichtszunahme und metabolisches Syndrom

Insbesondere bei der Behandlung von Menschen mit Psychosen sowie bei anderen psychischen Symptomkomplexen, die **Antipsychotika** erfordern, stellt die zum Teil ausgeprägte ungewollte Gewichtszunahme eine oft vorkommende Nebenwirkung dar (Alonso-Pedrero et al. 2019, Pillinger et al. 2023). Auch bei der Behandlung mit **Antidepressiva** sowie anderen Psychopharmaka kann eine unerwünschte Gewichtszunahme als aversiv erlebte Nebenwirkung vorkommen. Häufig tritt Gewichtszunahme gekoppelt mit anderen Symptomen, wie beispielsweise Bluthochdruck, einem erhöhten Blutzuckerspiegel bzw. Glukosetoleranzstörungen und Anomalien im Lipidstoffwechsel auf, die sich unter dem sogenannten metabolischen Syndrom subsumieren lassen (Poulin et al. 2007, Amin et al. 2023).

Ein erhöhtes Körpergewicht sowie die anderen Symptome des **metabolischen Syndroms** stellen wiederum die substanziellen **Risikofaktoren** für die **körperlichen Folgebeschwerden** dar und verstärken oftmals vorbestehende physische sowie psychische Gesundheitsprobleme (z. B. depressive Symptome) (Amin et al. 2023). Zudem stellen objektiv sichtbare Veränderungen des Körpers – gerade im Zuge von einer Gewichtszunahme – einen sehr häufigen Grund für das frühzeitige Absetzen von Psychopharmaka dar (Bak et al. 2014). In diesem Kontext kann körperliche Aktivität ein wichtiges Instrument darstellen, um die pharmakologisch induzierte Gewichtszunahme und weitere metabolische Nebenwirkungen abzumildern. Dies wurde bereits durch empirische Studien belegt, welche die Effektivität von maßgeschneiderten Trainingsprogrammen in dieser Hinsicht aufzeigen (Poulin et al. 2007).

Verdauungsprobleme

Psychopharmaka sind teilweise mit **gastrointestinalen Beschwerden** assoziiert, wobei der zugrundeliegende Pathomechanismus nicht eindeutig bekannt ist (Pillinger et al. 2023). Antipsychotika werden beispielsweise tendenziell mit **Obstipationen** in Verbindung gebracht, während Carbamazepin, Lithium und Selektive Serotonin-Wiederaufnahmehemmer eher **Diarrhö** begünstigen. Körperliche Aktivität kann symptomlindernd wirken, da sie potenziell Darmbewegungen anregen, den Stoffwechsel ankurbeln, Stress reduzieren und die Darmflora fördern kann.

Gelenk- und Muskelschmerzen

Einige Medikamente können Schmerzen und Steifheit in Muskeln und Gelenken verursachen (Pillinger et al. 2023). Körperliche Aktivität (beispielsweise Stretching und leichte Übungen) können Flexibilität und Beweglichkeit fördern und Schmerzen lindern.

Müdigkeit und Energielosigkeit

Psychopharmakologische Behandlungen können zu übermäßiger und anhaltender Müdigkeit sowie einem Mangel an Energie führen (Pillinger et al. 2023). Körperliche Aktivität kann hier eingesetzt werden, um das Energielevel kurz- sowie auch längerfristig zu steigern und das Gefühl von Müdigkeit zu verringern. Gerade angeleitete morgendliche Aktivitäten werden beispielsweise von Patientinnen und Patienten im stationären Setting oftmals als besonders hilfreich erlebt, um aktiver und subjektiv wacher in den Tag zu starten und medikamentenbedingte Müdigkeit und Energielosigkeit abzumildern.

Schlafstörungen

Schlafprobleme sind eine häufige Nebenwirkung bei der Einnahme von Psychopharmaka und werden von den Betroffenen oftmals sehr belastend erlebt (Pillinger et al. 2023). Körperliche Aktivität kann durch physische und psychische Prozesse die Schlafqualität verbessern und dadurch diese Nebenwirkungen abpuffern (Brupbacher et al. 2022).

Nervosität und Unruhe

Nervosität, Zittern oder motorische Unruhe (Akathisie) können als unerwünschte Nebenwirkungen auftreten und durch körperliche Aktivität abgemildert werden (Pillinger et al. 2023, Ashdown-Franks et al. 2019).

Sexuelle Dysfunktionen

Einige Psychopharmaka können sexuelle Probleme wie beispielsweise eine verminderte Libido oder Erektionsstörungen verursachen (Pillinger et al. 2023). Diese Nebenwirkungen werden oftmals als einschränkend empfunden und resultieren teilweise in einer verringerten Therapieadhärenz. Regelmäßige körperliche Aktivität kann die Durchblutung und die Hormonbalance fördern und so medikamenteninduzierten sexuellen Dysfunktionen entgegenwirken (Wilson et al. 2023).

Weitere Nebenwirkungen

Auch weitere Psychopharmaka-Nebenwirkungen, wie beispielsweise kognitive Beeinträchtigungen und negativer Affekt können zumindest zu einem gewissen Grad durch körperliche Aktivität abgepuffert werden (Ströhle 2023).

Nebenwirkungen von Psychotherapie

Während man klassischerweise bei unerwünschten Nebenwirkungen im Kontext der Behandlung psychischer Erkrankungen an die Wirkungen von Psychopharmaka denkt, kann auch Psychotherapie mit gewissen Nebeneffekten verbunden sein (Brüggen 2021). So löst die psychotherapeutische Arbeit an eigenen Konflikten, Erfahrungen und Herausforderungen teilweise Schlafstörungen, körperliche Anspannungszustände, innere Unruhe und andere Effekte aus. In diesen Fällen kann körperliche Aktivität eine ergänzende Rolle spielen, indem sie dem emotionalen und physischen Gleichgewicht zuträglich ist und das psychische Wohlbefinden fördert. Gerade Ausdaueraktivitäten im Freien, wie beispielsweise Spazierengehen oder Radfahren, werden von Patienten und Patientinnen oftmals als besonders hilfreich berichtet, um Nebeneffekte von Psychotherapie zu lindern.

INFO

Die Anwendung von körperlicher Aktivität im Sinne des Nebenwirkungsmanagements findet in der Regel eher parallel zur gezielten Psycho- und/oder Pharmakotherapie statt, ergänzt und unterstützt den therapeutischen Prozess dennoch erheblich durch die Milderung von Nebenwirkungen und die damit einhergehende Verbesserung der Therapieadhärenz.

TAKE-HOME MESSAGE

Körperliche Aktivität stellt ein Schlüsselelement zur Milderung zahlreicher Nebenwirkungen bei der Behandlung psychischer Erkrankungen dar; so kann sie beispielsweise einer Gewichtszunahme, Verdauungsbeschwerden, Unruhe oder Müdigkeit entgegenwirken und dadurch die Therapieadhärenz verbessern.

3.3.4 Augmentationsverfahren

Neben der eher unspezifischen Nutzung von körperlicher Aktivität zur Linderung von Nebenwirkungen primärer Behandlungsverfahren, kann **körperliche Aktivität** auch als sog. Augmentationsverfahren gezielt mit **Primärbehandlungsmaßnahmen kombiniert** werden (Petzold et al. 2023, Bourbeau et al. 2020, Ströhle 2023).

MERKE

Die Integration körperlicher Aktivität als Augmentationsverfahren in die Behandlung psychischer Erkrankungen stellt eine innovative Erweiterung des therapeutischen Spektrums dar.

Diese Methode, die körperliche Aktivität gezielt mit anderen therapeutischen Ansätzen wie Psychotherapie oder Psychopharmakotherapie kombiniert, zielt darauf ab, die Gesamteffektivität der Behandlung zu steigern, indem die Wirkung der Hauptbehandlung verstärkt, die Symptomreduktion insgesamt verbessert oder die Geschwindigkeit der therapeutischen Wirkung beschleunigt wird.

Kennzeichnend für Augmentationsverfahren ist, dass diese nicht als eigenständige Behandlung fungieren, sondern in Ergänzung zu einer anderen, primären Therapieform angewendet werden. Hierbei können bewegungsbezogene Interventionen sowohl parallel zu den primären Behandlungsmethoden als auch in direkter inhaltlicher Verknüpfung mit diesen eingesetzt werden.

Parallele Augmentation

Die parallele – also nicht direkt miteinander verschränkte – Kombination von körperlichen Aktivitätsinterventionen mit etablierten Psychotherapieverfahren oder psychopharmakologischer Behandlung hat sich in mehreren Untersuchungen **wirkungsvoller** erwiesen als der singuläre therapeutische Effekt der verschiedenen Behandlungsansätze (Ströhle 2023, Petzold et al. 2023).

- Als primäres psychotherapeutisches Verfahren wurde in Kombination mit körperlicher Aktivität bisher v. a. die **kognitive Verhaltenstherapie** untersucht, es gibt jedoch zunehmend Bestrebungen, auch andere Psychotherapieverfahren – wie beispielsweise tiefenpsychologische Verfahren – diesbezüglich einzubeziehen.
- Bezüglicher primärer Pharmakobehandlung wurde bisher insbesondere die Augmentation von **Antidepressiva,** wie beispielsweise Selektiven Serotonin-Wiederaufnahmehemmern, betrachtet.
- Die bisher bezüglich paralleler Augmentation untersuchten Aktivitätsinterventionen bestanden mehrheitlich aus mehrwöchigen strukturierten und **angeleiteten aeroben Trainingseinheiten,** auch zu Krafttraining und anderen Aktivitätsformen gibt es jedoch zunehmend Untersuchungen.
- Im Fokus der bisher untersuchten psychischen Erkrankungen standen bisher hinsichtlich der Augmentation **unipolare depressive Erkrankungen** und **Angststörungen**, auch für andere psychische Erkrankungsbilder findet sich jedoch zunehmend empirische Evidenz (Bourbeau et al. 2020, Stubbs und Rosenbaum 2018).

INFO

Insgesamt scheint sich körperliche Aktivität prinzipiell in paralleler Kombination mit sowohl psychotherapeutischen als auch pharmakologischen Behandlungsverfahren bei einer Vielzahl psychischer Erkrankungen zur Steigerung der Gesamtwirksamkeit zu eignen, auch wenn sich in vereinzelten Studien keine signifikanten augmentativen Effekte zeigten.

Die aktuellen S3-Behandlungsleitlinien für unipolare depressive Erkrankungen (Bundesärztekammer et al. 2022) sowie Angststörungen (Bandelow et al. 2021) empfehlen die körperliche Aktivität inzwischen bereits explizit als eine ergänzende Maßnahmen zu anderen etablierten psychotherapeutischen sowie psychopharmakologischen Primärbehandlungsverfahren. Auch dies scheint die zunehmende Berücksichtigung des augmentativen Potenzials körperlicher Aktivität bei der Behandlung psychischer Erkrankungen zu reflektieren.

Zusammenfassend gibt es vielversprechende Hinweise auf eine augmentative Wirkung von körperlicher Aktivität als parallel angewendetes Behandlungsverfahren bei der Behandlung psychischer Erkrankungen. Dies ist insbesondere auch im Hinblick auf die stationäre Versorgung von Menschen mit psychischen Erkrankungen eine relevante Information. So lassen sich in diesem Kontext recht unproblematisch neben den primären pharmakologischen und psychotherapeutischen Maßnahmen auch regelmäßige Angebote körperlicher Aktivität gestalten, die dann parallel besucht werden können.

Die Wirksamkeit der parallelen Kombination von primären Therapieverfahren mit körperlicher Aktivität könnte durch verschiedene zugrundeliegende Wirkmechanismen erklärt werden (Ströhle 2023, Stubbs und Rosenbaum 2018). Es ist möglich, dass die unterschiedlichen Interventionen jeweils spezifische Teilaspekte der Erkrankung adressieren, die in ihrer Gesamtheit zu einem verbesserten Therapieerfolg führen. Während beispielsweise Psychotherapie primär auf kognitive und emotionale Prozesse abzielt und Pharmakotherapie primär auf physiologische Mechanismen, kann körperliche Aktivität sowohl physiologische als auch psychologische Effekte erzeugen. Die parallele Kombination dieser Ansätze könnte daher mehrere Dimensionen der Erkrankung gleichzeitig ansprechen, was möglicherweise effektiver ist als die Anwendung jedes Verfahrens für sich allein. Weitere potenzielle Mechanismen für die augmentative Wirksamkeit körperlicher Aktivität bei psychotherapeutischen Verfahren könnten in der Verbesserung der Aufmerksamkeits- und Konzentrationsfähigkeit sowie der allgemeinen Ausgeglichenheit bestehen. Dies können sich positiv auf die therapeutische Effektivität auswirken, da die Patientinnen und Patienten dadurch möglicherweise besser in der Lage sind, Therapieinhalte aufzunehmen und auch aktiv anzuwenden. Darüber hinaus kann körperliche Aktivität auch zu einer allgemeinen Verbesserung des Wohlbefindens beitragen, was wiederum die subjektive und objektive Fähigkeit zur Bewältigung psychischer Belastungen stärken kann und dadurch die Betroffenen möglicherweise gewissermaßen empfänglicher für erwünschte therapeutische Veränderungen macht. In ➤ Kap. 4 werden weitere physiologische und psychologische Wirkmechanismen ausführlich erläutert. Da nicht alle Untersuchungen adäquate Kontrollbedingungen einbezogen haben, ist es jedoch auch nicht auszuschließen, dass konfundierende Variablen den beobachteten Effekten zugrundeliegend. So könnte beispielsweise auch die verstärkte soziale Interaktion bzw. erlebte soziale Unterstützung und Fürsorge im Zuge der Aktivitätsinterventionen gerade in Ergänzung zu der sonstigen pharmakologischen oder auch psychotherapeutischen Behandlung positive Veränderungen anstoßen.

Gezielte Augmentation psychotherapeutischer Lernerfahrungen

Neben der parallelen Kombination gewinnt auch die Rolle körperlicher Aktivität als gezieltes augmentatives Instrument zur Steigerung der Effektivität psychotherapeutischer Lernprozesse zunehmend an wissenschaftlichem Interesse (Petzold et al. 2023, Ströhle 2023). Basierend auf Forschungsergebnisse aus Tierstudien und ersten Untersuchungen mit Menschen mit psychischen Erkrankungen ergaben sich Hinweise darauf, dass körperliche Aktivitätseinheiten, wenn sie unmittelbar vor oder nach Lernerfahrungen ausgeübt werden, möglicherweise gezielt den Lerneffekt verstärken.

Expositionstherapie

Hinsichtlich der Augmentation psychotherapeutischer Lernerfahrungen stehen bisher v. a. expositions- bzw. konfrontationsbasierte Therapiemaßnahmen im Fokus (Bandelow et al. 2021). Diese Therapieformen erfordern, dass Betroffene zur langfristigen Symptombewältigung intensive emotional aktivierende Lernerfahrungen machen, indem sie sich **kontrolliert** den **Objekten** oder **Situationen aussetzen,** die bei ihnen Angst (oder andere aversiv empfundene Emotionen, wie beispielsweise Ekel, die im Kern der Symptomatik stehen) auslösen. Entsprechend scheint es prinzipiell plausibel, dass sich deren Effekt möglicherweise steigern lässt, wenn die Lernerfahrungen durch körperliche Aktivität verstärkt werden. Erste Untersuchungen testeten die Wirksamkeit körperlicher Aktivitätseinheiten in zeitlicher Nähe zu einzelnen expositionsbasierten Psychotherapiesitzungen bei verschiedenen angstassoziierten psychischen Erkrankungen und verzeichneten sehr gemischte Ergebnisse.

- Bei Menschen mit **Panikstörungen** und **Agoraphobie** ergab sich beispielsweise

3

insgesamt keine signifikante Steigerung der Symptomreduktion durch die gezielte Kombination von kognitiv-verhaltenstherapeutischen Expositionssitzungen mit 30-minütigen moderat-intensiven Laufbandeinheiten, dafür jedoch Hinweise auf eine Verkürzung der Wirklatenz der Psychotherapie (Bischoff et al. 2018).
- Hinsichtlich **sozialer Angststörungen** waren in bisherigen Untersuchungen keine signifikanten augmentativen Effekte auf die kurz- und langfristige Angstreduktion ersichtlich (Jacquart et al. 2017).
- Bei Menschen mit **Posttraumatischer Belastungsstörungen** zeigten sich bisher unterschiedliche Effekte: Während sich in einer Studie von Bryant et al. (2023) die Symptomreduktion durch expositionsbasierte traumafokussierte Psychotherapiesitzungen mittels kurzer aerober Trainingseinheiten steigern ließ, fanden Voorendonk et al. (2023) keine signifikanten augmentativen Effekte. Eine systematische Vertiefung der Forschung in diesem Bereich scheint wünschenswert.

Neben der Expositionstherapie könnten des Weiteren möglicherweise auch andere Formen der Psychotherapie von der Einbindung körperlicher Aktivität profitieren, insbesondere solche, die auf der Verarbeitung und Integration komplexer emotionaler Erfahrungen beruhen.

Bisher wurden zur gezielten Augmentation v. a. körperliche Aktivitätseinheiten unmittelbar vor oder nach Expositionssitzungen untersucht (Ströhle 2023, Bischoff et al. 2018, Jacquart et al. 2017, Bryant et al. 2023). Es gibt aber auch erste empirische Hinweise darauf, dass auch mehrwöchige Aktivitätsinterventionen (beispielsweise Ausdauerprogramme) die Effektivität expositionsbasierter Therapieelemente sowie des gesamten Therapieerfolgs bei Menschen mit angstassoziierten Erkrankungen steigern könnten. Auch eine Kombination längerfristiger Aktivitätsprogramme mit zusätzlich akuten Trainingseinheiten unmittelbar vor bzw. nach Expositionssitzungen wäre grundsätzlich denkbar.

Wirkmechanismen

In Bezug auf mögliche Wirkmechanismen der augmentativen Effekte von körperlicher Aktivität auf psychotherapeutische Lernerfahrungen wird insbesondere der **Brain-derived Neurotrophic Factor** (BDNF ➤ 4.2.7) diskutiert (Ströhle 2023). BDNF trägt zur Bildung und Stärkung von Synapsen bei, die für Lernprozesse und Gedächtnisbildung essenziell sind, und ist enorm relevant für die Neuroplastizität, also die Fähigkeit des Gehirns, sich anzupassen und neu zu organisieren. Angesichts der Bedeutung der Gedächtniskonsolidierung für die Wirksamkeit expositionsbasierter Lernerfahrungen erscheint es folglich naheliegend, BNDF in diesem Zusammenhang einzubeziehen – insbesondere auch in Anbetracht dessen, dass körperliche Aktivität die Freisetzung von BDNF zu stimulieren scheint.

Im Kontext der Neuroplastizität spielen zudem **Glutamatrezeptoren** eine wichtige Rolle – insbesondere der N-Methyl-D-Aspartat-Rezeptor (NMDA-Rezeptor). In der pharmakologischen Augmentation von expositionsbasierten Lernerfahrungen ließ sich der Wirkeintritt durch den zuvor verabreichten NMDA-Rezeptor-Partialagonisten D-Cycloserin beschleunigen. Möglicherweise liegt ein ähnlicher Mechanismus der Verringerung der Wirklatenz durch aerobe Aktivität bei Panikstörung und Agoraphobie zugrunde (Bischoff et al. 2018).

TAKE-HOME MESSAGE

Körperliche Aktivität kann augmentativ, also in Ergänzung zu primär bestehenden psychotherapeutischen oder pharmakologischen Behandlungsverfahren, genutzt werden. Hierbei ist sowohl die parallele Kombination dieser Ansätze möglich als auch die integrative gezielte Augmentation psychotherapeutischer Lernerfahrungen mittels körperlicher Aktivität.

3.3.5 Integrierte psychotherapeutische Anwendung

Während bei Augmentationsverfahren körperliche Aktivität ergänzend zu bereits etablierten Haupttherapien angewendet wird, ohne jedoch inhaltlich damit verschränkt zu sein, kann körperliche Aktivität auch zur **spezifischen Symptombearbeitung** im Rahmen der Gesamtbehandlung genutzt werden (Ströhle 2023, Petzold et al. 2023, Bendau et al. 2023). Körperliche Aktivität wird in diesem Fall als Teil der Gesamtbehandlung systematisch und gezielt in den therapeutischen Prozess eingebunden; es handelt sich also um einen **strategisch integrierten Ansatz,** der sich durch eine enge Verzahnung mit den Therapiezielen auszeichnet. Körperliche Aktivität stellt dann gewissermaßen einen Therapiebaustein dar, der direkt auf die Behandlung einzelner Symptome bzw. therapeutischer Zielparameter ausgerichtet wird. Das Anwendungsfeld ist hierbei sehr vielfältig und umfasst zahlreiche verschiedene psychotherapeutische Zielstellungen, die sich primär aus den verschiedenen physiologischen und psychologischen Effekten und Wirkmechanismen körperlicher Aktivität begründen (➤ 6.1 bis 6.12, ➤ 4.2 bis 4.3).

Die im Rahmen einer übergeordneten Gesamtbehandlung nutzbaren Effekte körperlicher Aktivität sind mehrheitlich auch hinsichtlich der Anwendung als eigenständiges Behandlungsverfahren ohne eine Verschränkung mit anderen Interventionen relevant. In enger Verzahnung mit einer Psychotherapie werden jedoch einige Aspekte noch deutlicher hervorgehoben, intensiver therapeutisch eingebunden und vor- und nachbereitet.

Im Folgenden werden exemplarisch einige psychotherapeutische Zielstellungen im Rahmen eines übergeordneten Behandlungsplans vorgestellt (Petzold et al. 2023, Ströhle 2023). Diese werden anhand verschiedener Symptombereiche gegliedert (➤ Abb. 3.4). Hierbei wird jedoch kein Anspruch der Vollständigkeit verfolgt und es gilt zu beachten, dass diese optimalerweise auch an den individuellen Bedürfnissen der einzelnen Zielperson ausgerichtet werden sollten.

Aversiv erlebter oder inadäquater Affekt und Emotionsregulationsdefizite

Menschen mit psychischen Erkrankungen erleben oftmals heftige als unangenehm und belastend empfundene Emotionen wie beispielsweise Trauer und Ärger (Ströhle 2023, Petzold et al. 2023, Stubbs und Rosenbaum 2018, Ashdown-Franks et al. 2019). Teilweise sind die **emotionalen Reaktionen** des Weiteren nicht **situationsadäquat,** wie beispielsweise übermäßige Angstreaktionen in objektiv harmlosen Situationen oder impulsive Wutausbrüche. Auch eine Affektverflachung, also eine deutlich verringerte emotionale Reaktion kann als Symptom psychischer Erkrankungen, z. B. schweren Depressionen, auftreten. Oftmals fällt es Menschen mit psychischen Erkrankungen, wie beispielsweise emotional-instabiler Persönlichkeitsstörung, schwerer, emotionale Reaktionen zu kontrollieren, angemessen auf emotionale Erlebnisse zu reagieren und Gefühle in einer adaptiven Weise zu verarbeiten.

Im Rahmen einer psychotherapeutischen Behandlung kann körperliche Aktivität effektiv als **kurzfristige Bewältigungsstrategie** für aversive empfundene Emotionen eingesetzt werden. Beispielsweise bietet eine intensive Trainingseinheit eine konstruktive Möglichkeit, um Gefühle wie Wut zu kanalisieren und auf adaptive Weise abzubauen. So können unmittelbare emotionale Spannungen reduziert und ein stimmungsaufhellender Ausgleich für aufkommende negative Emotionen geschaffen werden, was als unterstützende Komponente in der

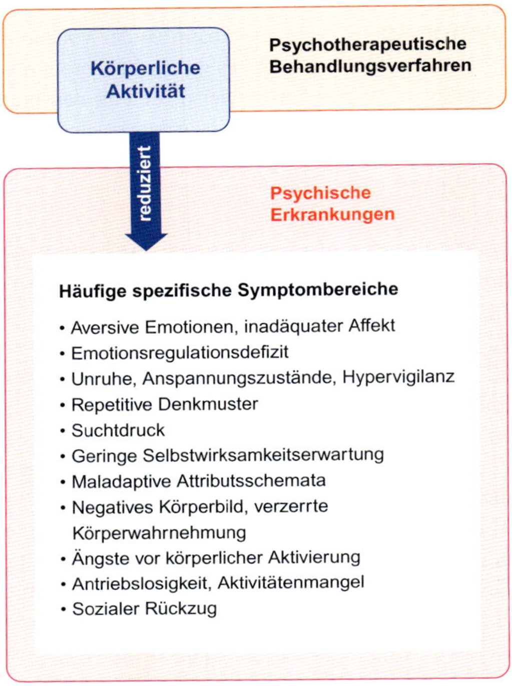

Abb. 3.4 Schematische Darstellung der Anwendung von körperlicher Aktivität als integrierter Baustein einer Psychotherapie, um spezifische Symptome im Rahmen der übergeordneten Therapieziele zu bearbeiten [P1462, P1464, L157]

Gesamttherapie dient. Insbesondere durch **achtsamkeitsbasierte Bewegungsformen** wie Yoga oder Tai-Chi können Betroffene des Weiteren lernen, im Moment zu bleiben und ihre Gedanken und Gefühle bewusst wahrzunehmen. Dies hilft, die Fähigkeit zur Emotionsregulation zu stärken, indem gelernt wird, aufkommende Emotionen zu erkennen und angemessen darauf zu reagieren, anstatt impulsiv zu handeln.

Innere Unruhe, Anspannungszustände und Hypervigilanz

Psychische Erkrankungen, wie beispielsweise Angststörungen, Posttraumatische Belastungsstörung und Zwangsstörung, gehen oftmals mit Zuständen massiver innerer Unruhe und Anspannung sowie einer pathologisch gesteigerten Übererregbarkeit und Wachsamkeit einher (Ströhle 2023, Bendau et al. 2023). Insbesondere achtsamkeits- und **entspannungsfokussierte körperliche Aktivität** kann diese potenziell reduzieren und dementsprechend einen wirksamen Behandlungsbaustein darstellen.

Repetitive Denkmuster

Grübeln sowie andere repetitive Denkmuster sind oftmals bei Depressionen sowie auch anderen psychische Erkrankungen zu beobachten (Petzold et al. 2023, Ashdown-Franks et al. 2019, Bundesärztekammer et al. 2022). Körperliche Aktivität kann im Rahmen einer Psychotherapie effektiv genutzt werden, um **Grübelschleifen** und andere unkonstruktive **Gedankenrepetitionen** zu **durchbrechen,** indem sie die Aufmerksamkeit von den wiederkehrenden Gedanken weg und auf den Körper und die Bewegung hin fokussiert und die Präsenz im Moment fördert.

Suchtdruck

Im Kontext von Abhängigkeitserkrankungen kann körperliche Aktivität dazu beitragen, das Verlangen nach Suchtmitteln zu reduzieren und somit ein relevanter Bestandteil der Therapie sein (Ashdown-Franks et al. 2019, Wang et al. 2014). **Aktivitätseinheiten** können beispielsweise kurzfristig von **Craving** ablenken und auch langfristig kann regelmäßige Bewegung dabei helfen, Routinen zu etablieren, die das Craving nach Substanzen verringern.

Geringe Selbstwirksamkeitserwartung und maladaptive Attributionsschemata

Menschen mit depressiven sowie anderen psychischen Erkrankungen weisen oftmals reduzierte Selbstwirksamkeitserwartungen und mangelnde internale Kontrollüberzeugungen auf (Ströhle 2023, Petzold et al. 2023, Ashdown-Franks et al. 2019). Damit in Zusammenhang stehen häufig maladaptive Attributionsschemata, welche sich auf die Tendenz beziehen, **negative Ereignisse** und **Misserfolge** vorwiegend sich selbst und persönlichen Unzulänglichkeiten zuzuschreiben, während positive Ereignisse oder Erfolge auf äußere Faktoren, wie Zufall oder Glück, attribuiert werden, statt sie als Ergebnis eigener Fähigkeiten oder Anstrengungen zu erkennen.

Körperliche Aktivität liefert in diesem Kontext eine Möglichkeit, Erfolge zu erzielen, die mit hoher Wahrscheinlichkeit der eigenen Person zugeschrieben werden können. Hat eine Person eine definierte Aktivität erfolgreich umgesetzt – beispielsweise das Laufen, Schwimmen oder Fahrradfahren einer bestimmten Strecke – ist es nur schwer möglich, dies externen Faktoren statt der eigenen Person bzw. der eigenen Anstrengung und Leistung zuzuschreiben. Solche Erfahrungen fördern die Entwicklung **adaptiver Denkmuster,** indem sie das Gefühl verstärken, das eigene Schicksal aktiv beeinflussen und Pläne umsetzen bzw. Ziele erreichen zu können. Diese positiven Erfahrungen können sich auf andere Lebensbereiche ausweiten und somit das allgemeine Gefühl der Selbstwirksamkeit und die wahrgenommene Kontrolle stärken. Körperliche Aktivität eignet sich in diesem Kontext besonders gut als Startpunkt, da sich damit deutlich zuverlässiger Erfolgserlebnisse herstellen lassen als in anderen Lebensbereichen. Diesbezüglich gilt es unbedingt zu beachten, dass die Zielsetzung realistisch und überprüfbar ist (beispielsweise das Laufen einer bestimmten Anzahl an Schritten pro Tag). So kann gewährleistet werden, dass Erfolge als direktes Ergebnis eigener Bemühungen generiert werden und es nicht zu Enttäuschungen und dem Gefühl persönlichen Versagens kommt.

CAVE

Damit mittels körperlicher Aktivität positive Attributionsschemata generiert und die Selbstwirksamkeitserwartung und internale Kontrollüberzeugungen gestärkt werden können, ist es unabdingbar darauf zu achten, dass die gesetzten aktivitätsbezogenen Ziele (z. B. eine bestimmte Laufdistanz) realisierbar sind und keine Misserfolgserlebnisse repliziert werden.

Negatives Körperbild und verzerrte Körperwahrnehmung

Mehrere psychische Erkrankungen wie insbesondere **Essstörungen** und **körperdysmorphe Störungen** zeichnen sich durch ein verzerrtes, negatives und selbstabwertendes

Körperbild aus (Ströhle 2023, Petzold et al. 2023, Hausteiner-Wiehle et al. 2013). Des Weiteren ist beispielsweise bei Menschen mit diesen Störungsbildern sowie **depressiven Erkrankungen,** somatoformen Erkrankungen, Angststörungen, Posttraumatischer Belastungsstörung und anderen psychischen Erkrankungen oftmals das eigene Körpergefühl gestört und die körperliche Interozeption beeinträchtigt.

Im Rahmen einer psychotherapeutischen Behandlung kann körperliche Aktivität, wie beispielsweise Yoga, als gezielte Intervention zur Verbesserung des Körperbildes und der Körperwahrnehmung eingesetzt werden. Indem die Betroffenen lernen, durch **achtsame Körperübungen** ihren Körper bewusst zu erleben und zu akzeptieren, können sie ein positives wertschätzendes Gefühl der körperlichen Selbstwahrnehmung entwickeln und negative Gedanken abbauen. Körperliche Aktivität kann dazu beitragen eine gesunde Beziehung zum eigenen Körper aufzubauen und diesen als wertvollen und zuverlässigen Verbündeten zu schätzen, der erstaunliche Leistungen (z. B. das Heben eines bestimmten Gewichtes, das Tanzen einer Choreographie oder das Schwimmen einer gewünschten Distanz) vollbringen kann, anstatt ihn als Feind oder Fremden zu betrachten.

Ängste vor Symptomen körperlicher Aktivierung

Bei Menschen mit Angststörungen treten oft **verstärkt Ängste** bezüglich Anzeichen **körperlicher Aktivierung** auf (Bendau et al. 2023, Petzold et al. 2023, Ströhle 2023). Dies umfasst beispielsweise die Sorge um eine beschleunigte Herzrate, verstärktes Schwitzen oder einen erhöhten Muskeltonus und geht meist auf die Überschneidung dieser Symptome mit Angst- bzw. Furchtreaktionen zurück. So werten die Betroffenen diese körperlichen Veränderungen oft als Beginn bzw. Warnsymptome einer Angstattacke bzw. befürchteten diese durch körperliche Aktivität auslösen oder verschlimmern zu können. Dies führt oftmals dazu, dass Betroffene körperliche Aktivität mehr und mehr vermeiden und gleichzeitig zunehmend sensitiver gegenüber kleinsten Anzeichen körperlicher Aktivierung werden.

Körperliche Aktivität bietet in diesem Zusammenhang eine sehr effiziente und gut kontrollierbare Möglichkeit, die Betroffenen gezielt interozeptiv mit diesen gefürchteten Körperempfindungen zu konfrontieren und kann so ein wichtiges expositionsbasiertes Element im Rahmen einer psychotherapeutischen Behandlung darstellen. Insbesondere bei Panikstörungen ohne phobische Auslösereize kann dies besonders wertvoll sein, da keine situations- bzw. objektbezogenen angstauslösenden Stimuli herangezogen werden können. Auch ergänzend zur Konfrontation mit angstinduzierenden Stimuli kann körperliche Aktivität jedoch erfolgreich eingesetzt werden. Durch die Exposition mit Symptomen körperlicher Aktivität können korrigierende Lernerfahrungen sowie eine Habituation an diese Symptome und eine langfristige Reduktion der Angstsensibilität erzielt werden. Neben Angststörungen können diese Prozesse teilweise auch bei der Behandlung von Posttraumatischer Belastungsstörung genutzt werden. Des Weiteren zeigen auch Menschen mit somatischen Erkrankungen oftmals Ängste vor körperlicher Aktivierung, da sie befürchten, dadurch beispielsweise Schmerzen zu verschlimmern oder körperliche Beschwerden auszulösen, oder die Symptome angstbesetzt als Anzeichen einer größeren gesundheitlichen Problematik werten. Auch hier kann körperliche Aktivität gezielt genutzt werden, um diese Befürchtungen schrittweise abzubauen und den Betroffenen mehr Handlungsspielraum zu verschaffen.

Antriebslosigkeit und Aktivitätenmangel

Zahlreiche psychische Erkrankungen sind mit Antriebslosigkeit und einem Mangel an Aktivitäten sowie fehlender Tagestruktur assoziiert (Bendau et al. 2023). Daher ist der gezielte Aufbau von Aktivitäten ein zentrales Element spezifischer therapeutischer Ansätze, wie beispielsweise der Behavioral Activation, die insbesondere bei der Behandlung unipolarer Depressionen zum Einsatz kommt. Körperliche Aktivität kann in diesem Kontext ein wichtiges Element darstellen, da sie sich regelmäßig ausüben und gut planen sowie an die konkreten Erfordernisse anpassen lässt. Auch hier gilt es wieder zu beachten, das Aktivitätslevel schrittweise zu steigern und realistische sowie überprüfbare Ziele zu setzen.

Sozialer Rückzug

Menschen mit psychischen Erkrankungen sind sozial oft ungenügend eingebunden und neigen erkrankungsbedingt zu sozialem Rückzug (Bendau et al. 2023). Körperliche Aktivität kann im Rahmen des übergeordneten Behandlungsplanes dafür genutzt werden, **niedrigschwellige Möglichkeiten** für die **soziale Interaktion** mit anderen – beispielsweise beim gemeinsamen Joggen oder Ballspielen – zu schaffen.

TAKE-HOME MESSAGE

Körperliche Aktivität kann als integrativer Therapiebaustein einer psychotherapeutischen Gesamtbehandlung strategisch eingesetzt werden, um spezifische Symptome im Rahmen der übergeordneten Therapieziele zu bearbeiten. Dieser Ansatz nutzt physiologische und psychologische Effekte körperlicher Aktivität, um beispielsweise die Emotionsregulationsfähigkeit zu verbessern, Grübelschleifen zu durchbrechen und die Selbstwirksamkeitserwartung zu erhöhen.

Um körperliche Aktivität wirkungsvoll im Rahmen einer übergeordneten psychotherapeutischen Behandlung anwenden zu können, ist in der Regel sorgfältige Abstimmung und Integration der Aktivitäten mit anderen psychotherapeutischen Interventionen wichtig (Ströhle 2023, Stubbs und Rosenbaum 2018).

- Im **stationären Kontext** kann es diesbezüglich sehr hilfreich sein, wenn sich verschiedene Berufsgruppen, wie beispielsweise psychotherapeutisches und sporttherapeutisches Personal, engmaschig miteinander austauschen und abstimmen.
- Im Kontext einer **ambulanten Psychotherapie** kommt des Weiteren der guten Planung – und gegebenenfalls Begleitung – von Aktivitätseinheiten oftmals eine noch relevantere Rolle zu.

Es gibt inzwischen bereits erste ausgearbeitete Programme, die Psychotherapie ganz gezielt mit bestimmten körperlichen Aktivitäten kombinieren. So werden beispielsweise bei der **Boulderpsychotherapie** handlungsorientierte Elemente des Boulderns eng verflochten in einer kognitiv-verhaltenstherapeutisch orientierten Intervention angewendet. Ähnliche Bestrebungen existieren z. B. im Hinblick auf Surfen (Surftherapie für Menschen mit Depressionen sowie Posttraumatischer Belastungsstörung) und Skateboarden (Therapeutisches Skaten für Kinder und Jugendliche mit ADHS).

3.3.6 Eigenständiges Behandlungsverfahren

Körperliche Aktivität findet im Kontext der Behandlung psychischer Erkrankungen häufig als eigenständige Behandlungsmaßnahme unabhängig von anderen therapeutischen Verfahren zur Reduktion der störungsspezifischen Symptomatik Anwendung (Bendau et al. 2023, Ströhle 2023, Stubbs und Rosenbaum 2018, Ashdown-Franks et al. 2019). Die vielzähligen physiologischen und psychologischen Effekte körperlicher Aktivität, die auch im Rahmen der Anwendung als Begleittherapie oder einzelnem integriertem Therapiebaustein genutzt werden, scheinen auch als primäre Behandlungsform effektiv eingesetzt werden zu können.

In den letzten Jahrzehnten ist die **Wirksamkeit** von **eigenständigen körperlichen Aktivitätsinterventionen** in einer Vielzahl von randomisierten kontrollierten Studien bei verschiedenen psychischen Erkrankungen untersucht (Ströhle 2023, Stubbs und Rosenbaum 2018, Ashdown-Franks et al. 2019) worden. Die Quantität sowie auch die Qualität der Evidenz für die Wirksamkeit variiert hierbei stark zwischen verschiedenen psychischen Erkrankungen (in ➤ 6.1 bis 6.12 werden die Anwendungsmöglichkeiten und empirischen Befunde detailliert für die einzelnen psychischen Erkrankungen erläutert).

- Die insgesamt mit Abstand am besten gesicherte Evidenzbasis mit zahlreichen qualitativ hochwertigen und umfangreichen Untersuchungen findet sich für **unipolare depressive Erkrankungen** (Ströhle 2023, Stubbs und Rosenbaum 2018, Ashdown-Franks et al. 2019). Diesbezüglich wurde die höchste **Evidenzstufe 1a** erzielt, die auf Ergebnissen aus Metaanalysen mehrerer randomisierter kontrollierter Interventionsstudien basiert. In der Praxis bedeutet dies, dass die betreffende Intervention als wirksam und sicher angesehen wird, basierend auf den derzeit verfügbaren wissenschaftlichen Erkenntnissen.
- Auch für **Angststörungen** wurde inzwischen eine gute Evidenz aus randomisiert-kontrollierten Interventionsstudien erreicht, wobei für einzelne Angsterkrankungen bisher noch interventionsübergreifende Metaanalysen ausstehen. Auch in den offiziellen Behandlungsleitlinien wird körperliche Aktivität inzwischen bei Angststörungen (Bandelow et al. 2021) sowie unipolaren Depressionen (Bundesärztekammer et al. 2022) konkret empfohlen.
- Bei **somatoformen Störungen** wird körperliche Aktivität als Behandlungsmaßnahme in der aktuellen Leitlinie ebenfalls empfohlen, auch wenn diesbezüglich noch keine durch Interventionsstudien gesicherte Evidenzgrundlage besteht (Hausteiner-Wiehle et al. 2013).

Zunehmend rücken immer mehr psychische Erkrankungen in den Fokus der **Indikationen körperlicher Aktivität.**

- Für **Substanzabhängigkeitserkrankungen** (Nikotin, Alkohol und verschiedene illegale Substanzen) wurde inzwischen ebenfalls der höchste Evidenzgrad 1a erreicht (Ströhle 2023, Ashdown-Franks et al. 2019, Wang et al. 2014).
- Ebenso für **Alzheimer-Demenz** und **leichte kognitive Störungen** (Ströhle et al. 2015).
- Auch hinsichtlich der **Posttraumatischen Belastungsstörung** existieren zunehmend mehr randomisierte kontrollierte Interventionsstudien und aufgrund erster metaanalytischer Übersichtsarbeiten, in denen sich insgesamt eine signifikante Symptomreduktion erzielen ließ, wird der Evidenzgrad 1a erfüllt (Rosenbaum et al. 2015).
- Für **Anorexia nervosa, Bulimia nervosa** und die **Binge-Eating-Störung** liegen einige randomisierte kontrollierte Studien, aber noch keine metaanalytischen Evidenzsynthesen vor (Evidenzgrad 1b) (Vancampfort et al. 2014, Vancampfort et al. 2013).
- Die Anwendung körperlicher Aktivität bei der Behandlung **bipolarer Erkrankungen** und **Zwangsstörungen** stützt sich bisher nur auf Fallbeschreibungen, Erfahrungsberichte und Meinungen von Experten und Expertinnen (Evidenzgrad 4).

- Für **Persönlichkeitsstörungen** sowie **andere psychische Erkrankungen** fehlen gezielte Untersuchungen zur Anwendung von körperlicher Aktivität bisher gänzlich (Ströhle 2023).

Die **Effektstärken der Interventionen** erstrecken sich von sehr großen Effekten über mittlere und kleine Effekte bis hin zu nichtsignifikanten Symptomveränderungen (Ströhle 2023, Ashdown-Franks et al. 2019, Bendau et al. 2023). Die gemittelten Effektstärken liegen mehrheitlich im kleinen bis mittleren Bereich. Die große Heterogenität der Befunde ist unbedingt zu berücksichtigen und kann u. a. auf die sehr unterschiedlichen Studiendesigns mit ausgeprägt heterogenen Interventionen, Stichproben, Erhebungsinstrumenten und Studienzeiträumen zurückgeführt werden. So ist die Vergleichbarkeit und die Synthese ganz verschiedener Formen und Anwendungsbedingungen körperlicher Aktivität zur Ableitung distinkter Effektstärken nur bedingt möglich. Dennoch lässt sich festhalten, dass körperliche Aktivität – in all ihren Variationen – als eigenständiges Behandlungsverfahren insgesamt ein substanzielles Potenzial bei der Behandlung der Primärsymptome psychischer Erkrankungen aufweist.

Einige Studien bezifferten die Effektivität körperlicher Aktivität als eigenständiges Behandlungsverfahren sogar als vergleichbar hoch wie die Wirksamkeit etablierter pharmakotherapeutischer Behandlungsverfahren (z. B. Selektive Serotonin-Wiederaufnahmehemmer bei unipolaren depressiven Erkrankungen und Angststörungen) sowie psychotherapeutischer Verfahren (z. B. kognitive Verhaltenstherapie), wobei auch hier wieder die große Heterogenität und begrenzte Vergleichbarkeit der körperlichen Aktivitätsinterventionen sowie auch der etablierten Referenzverfahren zu berücksichtigen ist (Stonerock et al. 2015, Blumenthal et al. 2007). In der Zusammenschau unterstreicht der bisherige Forschungsstand insgesamt die Bedeutsamkeit von körperlicher Aktivität als autonomes Behandlungsverfahren bei der Behandlung psychischer Erkrankungen. Dessen Relevanz wird auch dadurch nochmals verstärkt, dass die Wirksamkeit etablierter Verfahren limitiert ist und deshalb ergänzende und alternative Behandlungsverfahren sehr wichtig sind.

Mehrheitlich bezieht sich die bisher bestehende Evidenz auf **mehrwöchiges Ausdauertraining,** wie beispielsweise Ergometer- oder Laufbandtraining (Ströhle 2023). Auch Krafttraining, Kampfsport, Mind-Body-Interventionen und viele verschiedene andere Aktivitätsformen zeigten allerdings inzwischen bereits vielversprechende Befunde. Es gilt diesbezüglich zu beachten, dass – in der Bestrebung, einen möglich umfänglichen Überblick zu schaffen, – in diesem Buch körperliche Aktivität in der Regel als übergreifendes Konstrukt betrachtet wird. Dadurch sollte jedoch keinesfalls der Eindruck entstehen, dass Unterschiede zwischen verschiedenen Formen und Kontexten körperlicher Aktivität negiert werden. So ist beispielsweise davon auszugehen, dass sich nicht nur verschiedene körperliche Aktivitäten (wie z. B. Spazierengehen vs. Klettern vs. Gruppenballsportarten) in ihren Effekten unterscheiden, sondern auch z. B. sporttherapeutische Angebote von anderen Trainingsprogrammen, bloße Ausdauertrainings von Achtsamkeitsbasierten Bewegungsformen, etc., da diese in unterschiedlicher Weise auch auf mentale Parameter eingehen und diese bewusst in den Aktivitätsinterventionen einbeziehen.

Bei der Behandlung psychischer Erkrankungen kann körperliche Aktivität entweder als solitäre Therapie genutzt oder parallel zu psychotherapeutischen oder pharmakologischen Therapieverfahren angewendet werden (Petzold et al. 2023). In der Regel bietet sich – insbesondere in der stationären Versorgung, aber auch in ambulanten Kontexten – ein **multimodaler Behandlungs-**

ansatz an, bei dem diese verschiedenen Verfahren parallel Anwendung finden, um dadurch eine umfassende Behandlung zu ermöglichen, die an verschiedenen Stellschrauben ansetzt und auf die vielfältigen Bedürfnisse der Patientinnen und Patienten abgestimmt ist. Auch eine Überbrückung von Wartezeiten bis zum Beginn einer Psychotherapie mittels körperlicher Aktivitätsprogramme ist beispielsweise denkbar.

TAKE-HOME MESSAGE

Die Anwendung körperlicher Aktivität bei der Behandlung psychischer Erkrankungen bietet ein breites Spektrum an Möglichkeiten und kann verschiedenen Zielstellungen dienen. Sie reicht von der allgemeinen Gesundheitsförderung über die Behandlung somatischer Komplikationen oder Begleiterkrankungen bis hin zur gezielten Behandlung spezifischer Symptome der psychischen Erkrankung selbst. Körperliche Aktivität kann sowohl als eigenständiges Behandlungsverfahren genutzt als auch effektiv mit anderen Therapieverfahren kombiniert werden. So kann sie beispielsweise speziell zur Unterstützung psychotherapeutischer Ziele im Rahmen eines übergeordneten Gesamtbehandlungsplans, zur Reduktion von Nebenwirkungen oder als ergänzende Maßnahme (Augmentation), um die Wirksamkeit der Haupttherapie zu verstärken, eingesetzt werden.

LITERATUR

Alonso-Pedrero L, Bes-Rastrollo M, Marti A (2019) Effects of antidepressant and antipsychotic use on weight gain: A systematic review. Obesity reviews: an official journal of the International Association for the Study of Obesity 20: 1680–1690. DOI: 10.1111/obr.12934.

Amin M, Kerr D, Atiase Y, Aldwikat RK et al. Effect of Physical Activity on Metabolic Syndrome Markers in Adults with Type 2 Diabetes: A Systematic Review and Meta-Analysis. Sports 2023; 11: 101.

Ashdown-Franks G, Firth J, Carney R et al. Exercise as Medicine for Mental and Substance Use Disorders: A Meta-review of the Benefits for Neuropsychiatric and Cognitive Outcomes. Sports medicine (Auckland, N.Z.) 2019. DOI: 10.1007/s40279-019-01187-6.

Bak M, Fransen A, Janssen J et al. Almost all antipsychotics result in weight gain: a meta-analysis. PLoS ONE 2014; 9: e94112. DOI: 10.1371/journal.pone.0094112.

Bandelow B, Aden I, Alpers G.W et al. Deutsche S3-Leitlinie Behandlung von Angststörungen, Version 2. AWMF-Online; 2021. Aus: https://register.awmf.org/assets/guidelines/051-028l_S3_Behandlung-von-Angststoerungen_2021-06.pdf.

Bendau A, Petzold MB, Kaminski J et al. Exercise as Treatment for „Stress-Related" Mental Disorders. Curr Neuropharmacol. 2024; 22 (3): 420-436. DOI: 10.2174/1570159X226662309 27103308.

Bischoff S, Wieder G, Einsle F et al. Running for extinction? Aerobic exercise as an augmentation of exposure therapy in panic disorder with agoraphobia. Journal of psychiatric research 2018; 101: 34–41.

Blumenthal JA, Babyak MA, Doraiswamy PM et al. Exercise and pharmacotherapy in the treatment of major depressive disorder. Psychosomatic Medicine 2007; 69: 587–596. DOI: 10.1097/PSY.0b013e318148c19a.

Bourbeau K, Moriarty T, Ayanniyi A et al. The Combined Effect of Exercise and Behavioral Therapy for Depression and Anxiety: Systematic Review and Meta-Analysis. Behav Sci (Basel). 2020; 10 (7): 116. DOI: 10.3390/bs10070116.

Brüggen K. Negative Effekte der Psychotherapie- größtenteils noch unerforscht. InFo Neurologie+ Psychiatrie 2021; 23: 57–58.

Brupbacher G, Schneiders A, Schmidt-Trucksäss A et al. Wirkmechanismen körperlicher Aktivität auf den Schlaf bei Patienten mit Depression: Ein narratives Review. Somnologie 2022; 26: 226–231. DOI: 10.1007/s11818-022-00389-x.

Bryant RA, Dawson KS, Azevedo S et al. Augmenting trauma-focused psychotherapy for post-traumatic stress disorder with brief aerobic exercise in Australia: a randomised clinical trial. The Lancet Psychiatry 2023; 10: 21–29.

Bundesärztekammer (BÄK), Kassenärztliche Bundesvereinigung (KBV), Arbeitsgemeinschaft der Wissenschaftlichen Medizinischen Fachgesellschaften (AWMF). Nationale Versorgungs-Leitlinie Unipolare Depression – Langfassung, Version 3.2. 2022 www.awmf.org/leitlinien/detail/ll/nvl-005.html.

Dragioti E, Radua J, Solmi M et al. Impact of mental disorders on clinical outcomes of physical diseases: an umbrella review assessing population attributable fraction and generalized impact fraction. World psychiatry: official journal of the World Psychiatric Association (WPA) 2023; 22: 86–104.

Hausteiner-Wiehle C, Schäfert R, Sattel H et al. Neue Leitlinien zu funktionellen und somatoformen Störungen. Psychotherapie, Psychosomatik, medizinische Psychologie 2013; 63:26–31. DOI: 10.1055/s-0032-1323743.

Jacquart J, Roquet RF, Papini S et al. Effects of acute exercise on fear extinction in rats and exposure therapy in humans: Null findings from five experiments. Journal of Anxiety Disorders 2017; 50: 76–86. DOI: 10.1016/j.janxdis.2017.05.010.

Lobelo F, Quevedo IG de. The Evidence in Support of Physicians and Health Care Providers as Physical Activity Role Models. American Journal of Lifestyle Medicine 2016; 10: 36–52. DOI: 10.1177/1559827613520120.

McTiernan A, Friedenreich CM, Katzmarzyk PT et al. Physical activity in cancer prevention and survival: a systematic review. Medicine and science in sports and exercise 2019; 51: 1252.

Peters R, Ee N, Peters J et al. Common risk factors for major noncommunicable disease, a systematic overview of reviews and commentary: the implied potential for targeted risk reduction. Therapeutic advances in chronic disease 2019; 10.

Petzold MB, Bendau A, Plag J et al. Bewegung, Training und Sport und psychotherapeutische Behandlungsverfahren. In: Claussen MC, Seifritz E (Hrsg.). Sport und Bewegung in Therapie und Prävention bei psychischen Erkrankungen. Bern: Hogrefe, 2020.

Pillinger T, Howes OD, Correll CU et al. Antidepressant and antipsychotic side-effects and personalised prescribing: a systematic review and digital tool development. Lancet Psychiatry 2023; 10: 860-876.

Plana-Ripoll O, Musliner KL, Dalsgaard S et al. Nature and prevalence of combinations of mental disorders and their association with excess mortality in a population-based cohort study. World psychiatry : official journal of the World Psychiatric Association (WPA) 2020; 19: 339–349. DOI: 10.1002/wps.20802.

Poulin M-J, Chaput J-P, Simard V et al. Management of antipsychotic-induced weight gain: prospective naturalistic study of the effectiveness of a supervised exercise programme. Aust N Z J Psychiatry 2007; 41: 980–989. DOI: 10.1080/00048670701689428.

Rosenbaum S, Vancampfort D, Steel Z et al. Physical activity in the treatment of Posttraumatic stress disorder: A systematic review and meta-analysis. Psychiatry Research 2015; 230: 130–136. DOI: 10.1016/j.psychres.2015.10.017.

Stonerock GL, Hoffman BM, Smith PJ et al. Exercise as Treatment for Anxiety: Systematic Review and Analysis. Annals of behavioral medicine: a publication of the Society of Behavioral Medicine 2015; 49: 542–556. DOI: 10.1007/s12160-014-9685-9.

Ströhle A (Hrsg.). Sportpsychiatrie und -psychotherapie. Berlin, Heidelberg: Springer, 2023.

Ströhle A, Schmidt DK, Schultz F et al. Drug and Exercise Treatment of Alzheimer Disease and Mild Cognitive Impairment: A Systematic Review and Meta-Analysis of Effects on Cognition in Randomized Controlled Trials. The American Journal of Geriatric Psychiatry 2015; 23:1234–1249. DOI: 10.1016/j.jagp.2015.07.007.

Stubbs B, Rosenbaum S (Hrsg.). Exercise-Based Interventions for Mental Illness. Cambridge (USA): Academic Press, 2018.

Tiemann M, Mohokum M (Hrsg) Prävention und Gesundheitsförderung. Berlin, Heidelberg; Springer, 2021.

Vancampfort D, Vanderlinden J, Hert M de et al. A systematic review on physical therapy interventions for patients with binge eating disorder. Disability and Rehabilitation 2013; 35: 2191–2196. DOI: 10.3109/09638288.2013.771707.

Vancampfort D, Vanderlinden J, Hert M de et al. A systematic review of physical therapy interventions for patients with anorexia and bulemia nervosa. Disability and Rehabilitation 2014; 36: 628–634. DOI: 10.3109/09638288.2013.808271.

Voorendonk EM, Sanches SA, Tollenaar MS et al. Adding physical activity to intensive trauma-focused treatment for post-traumatic stress disorder: results of a randomized controlled trial. Frontiers in Psychology 2023; 14. DOI: 10.3389/fpsyg.2023.1215250.

Walker ER, McGee RE, Druss BG Mortality in mental disorders and global disease burden implications: a systematic review and meta-analysis. JAMA psychiatry 2015; 72:334–341. DOI: 10.1001/jamapsychiatry.2014.2502.

Wang D, Wang Y, Wang Y, Li R et al. Impact of physical exercise on substance use disorders: a meta-analysis. PLoS ONE 2014; 9: e110728. DOI: 10.1371/journal.pone.0110728.

Warburton DE, Charlesworth S, Ivey A et al. A systematic review of the evidence for Canada's Physical Activity Guidelines for Adults. The international journal of behavioral nutrition and physical activity 2010; 7:39. DOI: 10.1186/1479-5868-7-39.

Weye N, Momen NC, Christensen MK et al. Association of Specific Mental Disorders With

Premature Mortality in the Danish Population Using Alternative Measurement Methods. JAMA network open 2020; 3:e206646. DOI: 10.1001/jamanetworkopen.2020.6646.
Wilson JJ, Trott M, Ilie CP et al.The potential role of physical activity in the management of male sexual dysfunction. Trends in Urology & Men's Health 2023; 14: 10–14.
World Health Organization (WHO). Global status report on physical activity 2022. World Health Organization.

3

KAPITEL

4

Antonia Bendau

Wirkmechanismen

Überblick

Dieses Kapitel stellt die unterschiedlichen Mechanismen dar, die möglicherweise eine Rolle bei der Vermittlung der Effekte körperlicher Aktivität bei der Prävention und Behandlung von psychopathologischen Symptomen und manifesten psychischen Erkrankungen spielen. Hier lassen sich physiologische/neurobiologische Mechanismen wie auch zahlreiche psychologische und psychosoziale Prozesse unterscheiden. Es ist davon auszugehen, dass nicht ein alleiniger Wirkfaktor zentral für die positive Wirkung körperlicher Aktivität ist, sondern gleichzeitig mehrere verschiedene miteinander vernetzte Mechanismen relevant sind.

4.1 Konzeptionelle Grundlagen

Warum körperliche Aktivität präventiv das Risiko für die Entstehung zukünftiger psychischer Erkrankungen reduzieren kann und gleichzeitig auch in der Therapie bereits existierender psychischer Erkrankungen wirksam sein kann, ist eine wichtige Frage. Diese lässt sich allerdings auf Basis der bisher dazu vorhandenen empirischen Befunde gar nicht eindeutig klären (Ströhle 2023). So gibt es zwar zahlreiche Hypothesen bezüglich der Wirkmechanismen, welche die adaptiven Effekte körperlicher Aktivität vermitteln, nur wenige davon konnten jedoch zweifelsfrei empirisch nachgewiesen werden. Dies liegt zum einen daran, dass anzunehmen ist, dass in der Regel verschiedene Wirkmechanismen miteinander interagierend stattfinden. Die isolierte Überprüfung einzelner Wirkmechanismen ist also häufig empirisch gar nicht möglich oder würde durch das künstliche Herausgreifen eines einzelnen Mechanismus' die Realität nicht getreu abbilden. Zum anderen können insbesondere physiologische Wirkmechanismen teilweise nicht bei lebenden Menschen untersucht werden. Stattdessen wird in diesen Fällen auf post-mortem Befunde zurückgegriffen oder von Befunden aus tierexperimentellen Studien auf Mechanismen bei Menschen geschlussfolgert, was jedoch mit zahlreichen methodischen und inhaltlichen Unschärfen einhergeht und folglich keine zweifelsfreien Nachweise ermöglicht. Des Weiteren ist davon auszugehen, dass Wirkmechanismen von Individuum zu Individuum sehr unterschiedlich ausfallen können. So ist für die eine Person möglicherweise die soziale Interaktion durch eine Gruppensportaktivität das zentrale Element, das für eine substanzielle Steigerung des Wohlbefindens und der psychischen Gesundheit sorgt, während für eine andere Person die Reduktion inflammatorischer Prozesse im Körper im Vordergrund steht und soziale Prozesse keine Rolle spielen.

Die empirischen Befunde bezüglich der Wirkmechanismen körperlicher Aktivität sind also nur als eine **Sammlung möglicher relevanter Prozesse** zu verstehen, die nicht bei jeder Person gleichermaßen zutreffen müssen. Neben interindividuellen Unterschieden gilt es hierbei zudem störungsspezifische Unterschiede zu berücksichtigen. So besteht zwar die Annahme, dass ein substanzieller Anteil der Wirkmechanismen störungsübergreifend unspezifisch für sämtliche psychische Erkrankungsbilder relevant ist, ein Teil der Mechanismen gilt möglicherweise aber auch nur für einzelne Erkrankungen bzw. Symptomkomplexe.

Die mit Abstand umfassendsten empirischen Befunde liegen zu den Wirkmechanismen bei **depressiven Symptomen** vor, gefolgt von Untersuchungen bezüglich

Angstsymptomen (Bendau et al. 2023, Ströhle 2023, Stubbs und Rosenbaum 2018). Zu anderen Symptombereichen bzw. Erkrankungsbildern bestehen dagegen bisher häufig nur sehr wenige oder teilweise auch noch gar keine Forschungsbefunde.

Insgesamt beziehen sich die folgenden Ausführungen größtenteils auf subklinische und klinische Symptomkomplexe sowie manifeste psychische Erkrankungen. Es lässt sich bei den meisten Wirkmechanismen aber annehmen, dass diese ebenso bei der Steigerung des psychischen Wohlbefindens bei Menschen ohne substanzielle psychische Belastungen eine Rolle spielen.

Des Weiteren gilt es auch zu berücksichtigen, für welche **Modalität körperlicher Aktivität** bestimmte Wirkmechanismen zutreffen. So scheinen zwar viele Mechanismen global für sämtliche Aktivitätsformen zu gelten, es gibt jedoch auch Prozesse, bei denen z. B. das Setting (z. B. alleine vs. in der Gruppe) oder auch die Aktivität an sich (z. B. Ausdauer- vs. Krafttraining) entscheidende Unterschiede verursacht. Der Großteil der empirischen Evidenz bezieht sich hierbei auf Ausdauertraining (alleine oder in der Gruppe ausgeführt), während die Untersuchung der Wirkmechanismen bei anderen Aktivitätsformen stark unterrepräsentiert ist und generell kaum systematische Vergleiche zwischen Aktivitätsmodalitäten ausgeführt wurden.

MERKE

Die Wirkmechanismen von körperlicher Aktivität bei psychischen Erkrankungen sind mehrheitlich bisher nicht eindeutig empirisch belegt – u. a. aufgrund der Interaktion und Überlappung verschiedener Prozesse und der Schwierigkeit, einzelne Mechanismen isoliert bei Menschen zu untersuchen. Hinzu kommen Unterschiede in den Wirkmechanismen je nach Individuum, Erkrankung und Art sowie Anwendungskontext der körperlichen Aktivität. Daher sind die derzeitigen Erkenntnisse größtenteils nur als Annäherungen zu betrachten, die nicht unbedingt universell zutreffen.

Unter Berücksichtigung der eben genannten Einschränkungen sowie ohne den Anspruch der Vollständigkeit ist im Folgenden ein Überblick über potenzielle Wirkmechanismen, die an den positiven Effekten körperlicher Aktivität bei psychischen Erkrankungen beteiligt sein könnten, zu finden. Diese überblickshafte Darstellung gliedert die verschiedenen Wirkmechanismen grob in physiologische/neurobiologische sowie psychologische bzw. psychosoziale Prozesse (➤ Abb. 4.1).

4.2 Physiologische/neurobiologische Mechanismen

4.2.1 Neurotransmitter

Eine Vielzahl an Hypothesen bezüglich physiologischer/neurobiologischer Wirkmechanismen bezieht sich auf Neurotransmitter, wie beispielsweise Serotonin, Noradrenalin und Dopamin (Bendau et al. 2023, Stubbs und Rosenbaum 2018). Insbesondere bezüglich der Neurotransmittersysteme, aber auch hinsichtlich anderer physiologischer Wirkmechanismen gilt es zu beachten, dass sich die kurzfristig **akuten Veränderungen** direkt während oder nach einer körperlichen Aktivitätseinheit oftmals deutlich von den sich **langfristig einstellenden Veränderungen** durch regelmäßige Aktivität unterscheiden können.

Serotonin

Der Neurotransmitter Serotonin (5-Hydroxytryptamin, 5-HT) ist an zahlreichen Vorgängen im menschlichen Organismus beteiligt und übt u. a. einen relevanten Einfluss auf die Stimmung und das Verhalten aus (Ledochowski et al. 2017). Unregelmäßigkeiten bzw. Dysbalancen im Serotoninsystem (sowohl zu

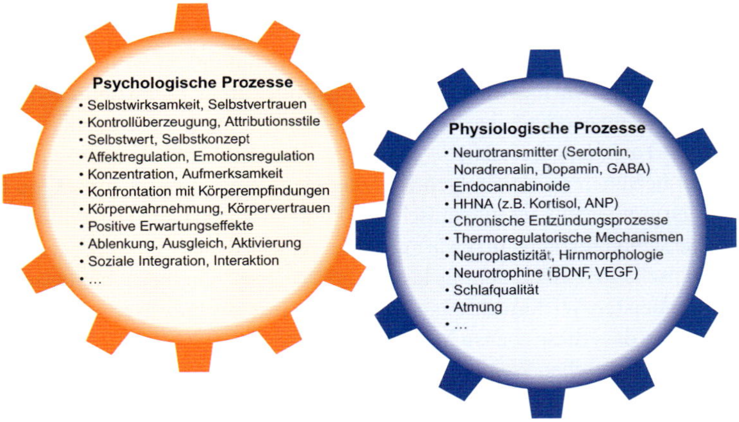

Abb. 4.1 Übersicht über potenzielle psychologische und physiologische Mechanismen der positiven Wirkung körperlicher Aktivität auf die psychische Gesundheit [P1462, L157]

hohe als auch zu niedrige Serotoninlevel in bestimmten Regionen des Gehirns) sind mit einer großen Anzahl an psychischen – wie beispielsweise depressiven und angstbezogenen Symptomkomplexen – sowie auch körperlichen Auffälligkeiten assoziiert. Da des Weiteren körperliche Aktivität Auswirkungen auf den Serotoninspiegel zu haben scheint, wird das Serotoninsystem seit vielen Jahren als ein möglicher relevanter Wirkmechanismus für die positiven Effekte körperlicher Aktivität bei psychischen Erkrankungen in Betracht gezogen.

- **Unmittelbar** nach **körperlichen Trainingseinheiten** zeigten sich in mehreren tierexperimentellen Studien mit Nagetieren akute Anstiege der Serotoninkonzentration in verschiedenen Hirnregionen, wie beispielsweise dem Hippocampus und dem frontalen Kortex (Stubbs und Rosenbaum 2018).
- **Längerfristig** führte wiederholte körperliche Aktivität dagegen in experimentellen Untersuchungen u. a. zu einer Verringerung des Serotoninspiegels in der zentralen Amygdala und anderen Hirnregionen, die mit der Hemmung der Serotonin-Ausschüttung assoziiert sind.

Zusammenfassend wird angenommen, dass die wiederholte Stimulation der Serotoninaktivität durch regelmäßige körperliche Betätigung auf längere Sicht zu einer **adaptiven Regulation** der **Serotoninrezeptoren** führt. Derartige langfristige regulatorische Veränderungen im Serotoninsystem wurden wiederum in Untersuchungen an Nagetieren mit geringeren depressiven Symptomen und weniger angstassoziierten Verhaltensweisen sowie ausgeprägterem sozialen Explorationsverhalten in Verbindung gebracht (Greenwood et al. 2012).

Auch erste Studien mit Menschen ohne manifeste psychische Erkrankungen weisen auf adaptive Auswirkungen regelmäßiger körperlicher Aktivität auf das Serotoninsystem hin (Deboer et al. 2012, Stubbs und Rosenbaum 2018). In einer Übersichtsarbeit von Schuch et al. (2016) über 20 Studien mit insgesamt 1353 Personen mit einer Major Depression zeigten sich dagegen insgesamt weder akute noch langfristige signifikante Effekte von körperlicher Aktivität auf Serotonin-assoziierte Marker (z. B. Vorläufersubstanzen wie Tryptophan, Metaboliten, andere Index-Biomarker). Weitere methodisch hochwertige Studien sind hier für klarere Aussagen erforderlich.

Während körperliche Aktivität allgemeinhin als günstig für das serotonerge Funktionsniveau angenommen wird, gilt es gleichzeitig zu beachten, dass ein **Übermaß an Sport** sich gegenteilig **maladaptiv** auf das **Serotoninsystem** auswirkt (z. B. die Serotoninrezeptordichte verringert) und dies wiederum in Symptomen von negativer Verstimmung, Antriebslosigkeit und Erschöpfung münden kann (Ströhle 2023).

Noradrenalin

Ein weiterer körpereigener Botenstoff, der mutmaßlich eine Rolle in der Wirkungsvermittlung körperlicher Aktivität spielt, ist Noradrenalin (Ströhle 2023, Stubbs und Rosenbaum 2018). Noradrenalin ist an zahlreichen körperlichen Prozessen (u. a. Blutdruck und Herzfrequenz) mitbeteiligt und weist zudem auch ein vielschichtiges komplexes Zusammenspiel mit **depressiven Symptomen** und **Angstsymptomen** auf. Unter anderem scheint Noradrenalin an der Entstehung von Panikstörungen involviert zu sein und Angstsymptome sowohl verstärken als auch abschwächen zu können (Deboer et al. 2012).

In Untersuchungen mit Nagetieren führte regelmäßige körperliche Betätigung zu einer Verringerung angstassoziierter Verhaltensweisen, die durch eine Hemmung der Noradrenalinaktivität sowie eine Verstärkung der Galanin-Ausschüttung (ein hemmendes Neuropeptid, das häufig gemeinsam mit Noradrenalin ausgeschüttet wird) vermittelt wurde (Sciolino und Holmes 2012); ein ähnlicher Mechanismus könnte möglicherweise an den positiven Auswirkungen körperlicher Betätigung bei Menschen mit psychischen Erkrankungen beteiligt sein.

INFO

Die in tierexperimentellen Studien sichtbaren günstigen Veränderungen im serotonergen sowie noradrenergen System fallen ähnlich aus wie die als zentral angenommenen Prozesse in der Wirkungsvermittlung von Psychopharmaka in der Behandlung von unipolaren depressiven Erkrankungen und Angsterkrankungen (z. B. Selektive Serotonin-Wiederaufnahmehemmer, Serotonin-Noradrenalin-Wiederaufnahmehemmer) (Deboer et al. 2012).

Dopamin

Neben Noradrenalin stellt Dopamin einen weiteren Neurotransmitter aus der Gruppe der Katecholamine dar, dem einen Rolle in der **Wirkungsvermittlung körperlicher Aktivität** zugesprochen wird (Bendau et al. 2023, Stubbs und Rosenbaum 2018). So sind dopaminerge Mechanismen beispielsweise sowohl in der Emotionsregulation als auch in Bewegungsprozessen involviert und interagieren mit verschiedenen Mechanismen der Stressregulation. Bisher konnte die Hypothese des dopaminergen Systems als Wirkungsvermittler der positiven Effekte körperlicher Aktivität bei psychischen Erkrankungen aber noch nicht empirisch untermauert werden.

Gamma-Aminobuttersäure

Gamma-Aminobuttersäure (GABA) ist eine Aminosäure, die als inhibitorischer Neurotransmitter im zentralen Nervensystem wirkt und ebenfalls im Kontext der Wirkungsvermittlung körperlicher Aktivität diskutiert wird (Ströhle 2023, Stubbs und Rosenbaum 2018). Die entsprechenden Hypothesen beziehen sich insbesondere auf Angsterkrankungen und ergaben sich u. a. aus der angstlösenden Wirkung von Benzodiazepinen, die die Wirkung von GABA verstärken. Folglich wurde angenommen, dass durch körperliche Aktivität bei Personen mit psychischen Erkrankungen GABA-bezogene Veränderungen induziert werden können, die ihrerseits wiederum zu einer Reduktion angst- und unruheassoziierter Symptome führen könnten. Tatsächlich weisen auch erste Studien mit Nagetieren darauf hin, dass sich durch regelmäßige körperliche Aktivität langfristig eine adaptive Herabregulierung der $GABA_A$-Rezeptoren erzielen lässt, woraus sich eine Steigerung der Wirksamkeit von GABA im zentralen Nervensystem ergibt, was wiederum mit verringerten Angstsymptomen assoziiert ist (Dishman et al. 1996). Dies ließ sich in dieser Form aber noch nicht eindeutig in Untersuchungen mit Menschen mit psychischen Erkrankungen bestätigen. Immerhin konnte aber im Rahmen einer zwölfwöchigen Yoga-Intervention ein **akuter Anstieg** der **GABA-Konzentration** sowie ein damit assoziierter **angstmindernder Effekt** bei Menschen ohne aktuell bestehende psychische Erkrankungen beobachtet werden (Streeter et al. 2010).

4

Adenosin

Im Hinblick auf die Funktion von Neurotransmittern wird Adenosin, ein **hemmender Neuromodulator,** der die synaptische Dopamin- und Glutamatübertragung beeinflusst, ebenfalls als relevant für die Vermittlung von Effekten körperlicher Aktivität in Betracht gezogen (Deboer et al. 2012). In einzelnen Studien mit Nagetieren waren **adaptive Effekte** von **körperlicher Aktivität** auf die Adenosinrezeptoren sowie damit verbundene Reduktionen in angstassoziierten Symptomen ersichtlich; es bleibt jedoch noch zu untersuchen, inwiefern dies auch bei Menschen einen Wirkmechanismus darstellen könnte.

Endocannabinoide

Die körpereigenen Botenstoffe Endocannabinoide sind ebenfalls an der Aktivierung verschiedener Neurotransmitter wie GABA, Glutamat und Dopamin beteiligt und spielen für viele Körperfunktionen (u. a. Immunsystem-assoziierte Vorgänge) sowie für Prozesse des Lern- und Belohnungssystems eine Rolle (Bendau et al. 2023, Brellenthin et al. 2019). In empirischen Untersuchungen zeigten sich erste Hinweise dafür, dass das Endocannabinoid-System an der **Wirkungsvermittlung körperlicher Aktivität** bei psychischen Erkrankungen beteiligt sein könnte. So führte ein sechswöchiges Ausdauertraining (dreimal pro Woche ein dreißigminütiges angeleitetes Training auf dem Laufband) als Ergänzung zur Standardbehandlung bei Menschen mit Substanzgebrauchsstörungen zu einer zusätzlichen adaptiven Erhöhung der Konzentration des zirkulierenden Endocannabinoids Anandamid (Brellenthin et al. 2019). Die Verringerung des wahrgenommenen Stresslevels und des Substanzcravings fiel dagegen in der Trainingsbedingung nicht substanziell stärker aus als in der alleinigen Standardbehandlungsbedingung.

In weiteren Studien gilt es Endocannabinoid-bezogene Prozesse in Bezug auf die Wirksamkeit körperlicher Aktivität noch ausführlicher zu untersuchen.

4.2.2 Endorphine

Die Annahme, dass körperliche Aktivität durch die Ausschüttung der „Glückshormone" Endorphine positive Effekte auf das psychische Wohlbefinden erzeugt, ist sehr weit verbreitet (Deboer et al. 2012, Asmundson et al. 2013). Tatsächlich fällt die **Evidenzlage** in Bezug auf die Beteiligung dieser körpereigenen Opioidpeptide an der Wirkungsvermittlung **körperlicher Aktivität** aber noch sehr **unzureichend** und widersprüchlich aus. In ersten Untersuchungen konnte zwar durch körperliche Betätigung ein Anstieg der peripheren β-Endorphinkonzentration erreicht werden, der wiederum mit einer Reduktion von Angstsymptomen assoziiert war, dies gilt es aber in zukünftigen Untersuchungen noch ausführlicher zu testen.

4.2.3 Hypothalamus-Hypophysen-Nebennierenrinden-Achse

Die Hypothalamus-Hypophysen-Nebennieren-Achse (HHNA; auch bezeichnet als „Stressachse" oder „Stresshormonsystem") und das sympathische Nervensystem sind wesentlich in komplexen und vielschichtigen stressassoziierten Prozessen involviert und gelten als die beiden zentralen **Stressreaktions-Achsen** im menschlichen Organismus (Asmundson et al. 2013, Bendau et al. 2023, Stubbs und Rosenbaum 2018). Die Wirkung der HHNA wird in der Regel langsamer entfaltet als die der Prozesse des sympathischen Nervensystems, hält meist jedoch länger an. Beide stressassoziierte Systeme weisen häufig anhaltende Regulationsstörungen auf, insbesondere im Sinne einer Überaktivität, wenn Individuen chronisch oder hochfrequent mit psychischem und/oder physischem Stress konfrontiert werden – etwa im Rahmen stressbedingter Erkrankungen. Langfristig übermäßig ausgeprägte Stressreaktionen führen hierbei zu verschiedenen nachteiligen Auswirkungen; so resultierte beispielsweise eine anhaltende Kortisolexposition in vielfältigen neurotoxischen Effekten (einschließlich der Desensibilisierung von Rezeptorzellen, verminderter Neurogenese und verstärktem Zellsterben) in präfrontalen und hypothalamischen Hirnregionen (Kandola et al. 2019).

Regelmäßige körperliche Aktivität besitzt dagegen das Potenzial, die Aktivität dieser beiden stressassoziierten Systeme adaptiv herab zu regulieren und darüber eine **Normalisierung** der **Kortisol-** und **Katecholaminausschüttung** zu erzeugen (Asmundson et al. 2013, Ströhle 2023). Da dies wiederum oftmals mit einer Verringerung des allgemeinen Anspannungsniveaus sowie des subjektiv psychisch und körperlich wahrgenommenen Stresslevels in Verbindung steht, scheint die Annahme einer Beteiligung dieser stressassoziierten Systeme an der Wirkungsvermittlung körperlicher Aktivität bei psychischen Erkrankungen durchaus plausibel. Insbesondere bei Berücksichtigung dessen, dass gerade stressassoziierte Symptomkomplexe (wie beispielsweise bei Angststörungen und Posttraumatischer Belastungsstörung) oftmals mit besonders starken Regulationsstörungen in diesen Systemen assoziiert sind.

Bei Menschen mit **Major Depression** konnte, den Befunden einer Metaanalyse über fünf Studien zufolge, körperliche Aktivität auch tatsächlich eine **substanzielle Reduktion des Kortisolspiegels** (geschätzte gemittelte Effektgröße: SMD = -0,65) erzielen (Beserra et al. 2018). Die Stärke der Kortisolverringerung wurde hierbei durch die Bewegungsform (besonders effektiv: Ausdauertraining) und Trainingsfrequenz (am wirksamsten: fünfmal pro Woche) sowie die Modalität der Kortisolmessung beeinflusst.

In einer systematischen Übersichtsarbeit über 20 Studien zeigten sich dagegen insgesamt in Folge körperlicher Aktivität weder akute noch längerfristige Veränderungen des Kortisolspiegels bei Menschen mit einer Major Depression (Schuch et al. 2016). Stattdessen wurden aber substanzielle Veränderungen in Bezug auf das glykosylierte Peptid **Copeptin** festgestellt. Copeptin stellt einen anderen Biomarker für die Aktivität der HHNA sowie das allgemeine Stresslevel dar. Durch eine einzelne Trainingseinheit konnte experimentell kurzfristig ein moderater Anstieg des Copeptin-Levels erzeugt werden, während ein zwölfwöchiges Ausdauerprogramm langfristig in einer anhaltenden moderat ausgeprägten Reduktion (SMD = –0,54) der Copeptin-Konzentration im Blutserum resultierte (Schuch et al. 2016).

Neben dem klassisch als „Stresshormon“ bezeichneten Kortisol (auch Hydrokortison genannt) und Copeptin verdient im Hinblick auf die HHNA auch das **Atriale Natriuretische Peptid (ANP)** Aufmerksamkeit (Deboer et al. 2012, Ströhle et al. 2006). ANP ist ein Peptidhormon, das die Aktivität der HHNA hemmt, und möglicherweise **angstreduzierende** und **stressverringernde Eigenschaften** aufweist. Entsprechend könnte es bei der Wirkungsvermittlung körperlicher Aktivität relevant sein.

Tatsächlich zeigte sich auch in einer empirischen Untersuchung bei Menschen mit diagnostizierter Panikstörung eine signifikante Erhöhung des ANP-Plasmaspiegels sowie in direktem Zusammenhang damit simultan eine Verringerung der Angstsymptomatik durch ein dreißigminütiges Ausdauertraining auf dem Laufband (Ströhle et al. 2006). Möglicherweise können ähnliche Mechanismen auch zur Verbesserung anderer Psychopathologien beitragen; dies gilt es in weiteren Studien zu untersuchen. Höhere ANP-Konzentrationen gelten des Weiteren als protektive Marker in Bezug auf Herz-Kreislauf-Erkrankungen und können entsprechend möglicherweise zu einem Teil auch die bidirektional mit der Reduktion psychiatrischer Symptome assoziierte Verbesserung des kardiovaskulären Gesundheitsstatus’ erklären (Schuch et al. 2016).

4.2.4 Chronische Entzündungsprozesse

Depressive Erkrankungen, Angsterkrankungen, Substanzgebrauchsstörungen und andere psychische Erkrankungen sind häufig mit unterschwelligen Entzündungsprozessen bzw. erhöhten chronischen Entzündungsmarkern (z. B. proinflammatorischen Markern wie Interleukin-1, Interleukin-6, Tumornekrosefaktor-α und C-reaktives Protein) verbunden (Asmundson et al. 2013, Bendau et al. 2023, Deboer et al. 2012, Stubbs und Rosenbaum 2018).

INFO

Unmittelbar nach einer körperlichen Betätigung sind solche Entzündungsprozesse im Körper in der Regel verstärkt, während regelmäßige körperliche Aktivität langfristig mit einem adaptiven Rückgang chronischer Entzündungsprozesse bei Personen mit und ohne psychische Erkrankungen assoziiert ist. Möglicherweise kann dies wiederum in einer Reduktion psychopathologischer Symptome münden.

Einen Anhaltspunkt für diesen potenziellen Mechanismus liefert beispielsweise eine systematische Übersichtsarbeit über 14 randomisiert-kontrollierte Studien, in der eine signifikante **Verringerung depressiver Symptome** durch **entzündungshemmende Medikamente** ersichtlich war (Kandola et al. 2019). Des Weiteren wurde in einer Studie mit Menschen mit unipolarer Depression eine **adaptive Veränderung von Interleukin-1β,** die durch regelmäßige körperliche Aktivität erzielt wurde, mit einem Rückgang der depressiven Symptome in Verbindung gebracht (Kandola et al. 2019, Schuch et al. 2016). Neben der potenziellen Wirkungsübermittlung spielen chronische Entzündungsprozesse möglicherweise auch als Moderator eine Rolle für die Wirksamkeit körperlicher Aktivitätsinterventionen: So scheinen die Baseline-Level zytokiner Biomarker zu einem gewissen Grad die Wirksamkeit körperlicher Aktivität beeinflussen bzw. vorhersagen zu können (Schuch et al. 2016).

Im Zusammenhang mit chronischen Entzündungen ist auch der **oxidative Stress** zu berücksichtigen, der in Zusammenhang mit pathophysiologischen Prozessen verschiedener psychischer Erkrankungen steht (Kandola et al. 2019). Oxidativer Stress bezieht sich auf das durch freie Radikale verursachte Ungleichgewicht zwischen oxidativen und antioxidativen Prozessen. Längerfristig führt er zu einer Verringerung der antioxidativen Abwehrfähigkeit und einer gesteigerten Produktion entzündungsfördernder Botenstoffe (z. B. Zytokine), was auf Dauer in einer beeinträchtigen Neuroplastizität und strukturellen Anomalien (wie denjenigen, die beispielsweise teilweise bei Menschen mit unipolaren depressiven Erkrankungen beobachtet werden) münden kann. Körperliche Aktivität verursacht zwar kurzfristig einen Anstieg des oxidativen Stresslevels, ist aber durch die wiederholte Aktivierung langfristig einer Verringerung der oxidativen Stressindikatoren sowie einer Erhöhung antioxidativer Prozesse zuträglich und begünstigt folglich eine Wiederherstellung des Gleichgewichts. Möglicherweise sind derartige Prozesse an der Wirkungsvermittlung körperlicher Aktivität bei psychischen Erkrankungen beteiligt.

Zudem interferieren chronische Entzündungsprozesse auch mit weiteren Prozessen, die ebenfalls in der Physiopathologie depressiver, angstassoziierter sowie weiterer psychischer Erkrankungen beteiligt sind (Kandola et al. 2019).

- Die sogenannte **Entzündungs-Serotonin-Hypothese** geht beispielsweise davon aus, dass bei psychischen Erkrankungen, wie z. B. Depressionen, chronische Entzündungsprozesse bzw. Dysbalancen in den Immunreaktionen vorliegen und dies sich wiederum auf das Serotoninsystem und weitere monoamine Neurotransmitter auswirkt (Schulz et al. 2012).
- Auch Dysregulationen des Hirnwachstumsfaktors **Brain-derived Neurotrophic Factor** (BDNF ➤ 4.2.7) können durch chronische Entzündungsprozesse verstärkt oder ausgelöst werden (Kandola et al. 2019).

Diese Vernetzungen verschiedener Mechanismen weisen also auch darauf hin, dass bei der Wirkungsvermittlung körperlicher Aktivität **nicht von einzelnen isolierten Wirkprozessen** auszugehen ist, sondern in der Regel vermutlich zahlreiche miteinander verschränkte Prozesse die positive Wirkung vermitteln.

4.2.5 Thermoregulatorische Mechanismen

Thermoregulatorische Prozesse sind für die **Selbstregulierungsfähigkeit des menschlichen Körpers** von Bedeutung und sind möglicherweise auch in der Wirkungsvermittlung der positiven Effekte **körperlicher Aktivität** beteiligt (Asmundson et al. 2013, Ströhle 2023). Kurzfristiges physiologisches Arousal – beispielsweise induziert durch körperliche Aktivität oder z. B. im Rahmen einer Angstattacke – steigert kurzfristig die metabolische Wärmeproduktion und erzeugt dadurch ein vorübergehendes Ungleichgewicht, das durch anschließende thermoregulatorische Automatismen wieder ausgeglichen werden muss. Regelmäßige körperliche Aktivität führt möglicherweise durch die wiederholte Exposition an solche Veränderungsprozesse langfristig zu einer Habituation und damit einer verbesserten Robustheit gegenüber physiologischer sowie auch psychologisch ausgelöster Erregung. Dies kann also möglicherweise zu einer Verbesserung der psychopathologischen Symptomatik bei Menschen mit Angsterkrankungen oder anderen psychischen Erkrankungen beitragen, muss jedoch vor eindeutigeren Aussagen zunächst in empirischen Untersuchungen detaillierter analysiert werden.

Auch vernetzt mit anderen Prozessen scheinen thermoregulatorische Mechanismen eine Rolle zu spielen (Brupbacher et al. 2022). So sind sie beispielsweise mutmaßlich an der Verbesserung von Schlafstörungen bei Menschen mit depressiven Erkrankungen beteiligt, was wiederum einer Verringerung der Gesamtsymptomatik zuträglich sein kann (➤ 4.2.8).

4.2.6 Neuroplastizität und Hirnmorphologie

Psychische Erkrankungen (insbesondere stressassoziierte Erkrankungen, wie z. B. Angsterkrankungen, Posttraumatische Belastungsstörung und unipolare depressive Erkrankungen) weisen teilweise hirnmorphologische Anomalien, wie beispielsweise ein verringertes Hippocampusvolumen, auf (Ledochowski et al. 2017, Kandola et al. 2019). Derartige Anomalien scheinen wiederum multidimensional einen Risikofaktor für stärkere psychopathologische Symptome darzustellen. Körperliche Aktivität kann dies im Sinne der Neuroplastizitätstheorie (also der strukturellen und funktionellen Veränderbarkeit des Gehirns) möglicherweise günstig beeinflussen.

- So führte in tierexperimentellen Studien körperliche Aktivität zu einem **Anstieg** des regionalen zerebralen Blutflusses und der Konzentration **neurotropher Wachstumsfaktoren** (➤ 4.2.7), woraus wiederum eine Anregung der neuronalen Vernetzung und Neubildung von Nervenzellen (Neurogenese) in hippocampalen Arealen resultierte (Ledochowski et al. 2017).
- In einigen quer- und längsschnittlichen korrelativ-beobachtenden Untersuchungen mit Teilnehmenden ohne psychische Erkrankungen waren des Weiteren Assoziationen von häufigerer körperlicher Aktivität mit einer besseren kardiorespiratorischen Fitness sowie **größeren Hippocampus-Volumina** ersichtlich (Kandola et al. 2019).
- Auch in randomisiert-kontrollierten Untersuchungen bestätigten sich diese Befunde und zusätzlich waren Vergrößerungen der **Volumina im präfrontalen** sowie **anterioren cingulären Kortex** durch regelmäßige körperliche Aktivität ersichtlich.
- Zudem signalisieren erste Befunde eine potenzielle Verbesserung der Struktur und Funktion der **weißen Gehirnmasse.**

INFO

Die durch körperliche Aktivität hervorgerufenen vorteilhaften hirnmorphologischen Veränderungen könnten eine Basis für die Reduktion psychopathologischer Symptome durch körperliche Aktivität darstellen.

Hierbei gilt es jedoch zu beachten, dass für eindeutigere Aussagen systematische Untersuchungen bei Menschen mit psychischen Erkrankungen fehlen und zudem auch in einigen Studien keinerlei substanzielle Einflüsse von körperlicher Aktivität auf die Hirnmorphologie ersichtlich waren. Möglicherweise spielt hierbei auch das Alter der Teilnehmenden eine Rolle, da die Neuroplastizität über die Lebensspanne hinweg tendenziell abnimmt und dadurch das Potenzial für neuroplastizitäre Veränderungen bei jüngeren Individuen möglicherweise größer ist.

4.2.7 Neurotrophine

Neurotrophine (neurotrophe Faktoren) stellen eine Gruppe von **Wachstumsfaktoren** (Proteinen) dar, die maßgeblich an der Förderung und Aufrechterhaltung der **Bildung** und **Funktion von Nervenzellen** beteiligt sind (Deboer et al. 2012, Schulz et al. 2012).

Brain-derived Neurotrophic Factor (BNDF)

Ein besonders relevantes Neurotrophin ist hierbei der Brain-derived Neurotrophic Factor (BDNF), der sich im menschlichen Organismus u. a. im zentralen Nervensystem sowie verschiedenen Geweben (z. B. Niere und Skelettmuskeln), Blut und Speichel finden lässt. Er ist für verschiedene zentrale Prozesse relevant, wie beispielsweise die synaptische Plastizität, die Konsolidierung neuer Gedächtnisinhalte und das assoziative Lernen. Des Weiteren wird auf Basis empirischer Befunde angenommen, dass **Dysbalancen** des **BDNF-Spiegels** eine Rolle für die Entstehung sowie Aufrechterhaltung **psychischer Erkrankungen** (z. B. depressiver Erkrankungen, Angsterkrankungen, Zwangserkrankungen, Schizophrenie, Essstörungen) spielen.

- So wiesen Menschen mit **unipolaren depressiven Erkrankungen** beispielsweise in post-mortem Untersuchungen eine reduzierte BDNF-Konzentration im Hippocampus auf (Schulz et al. 2012).
- In einer in-vivo Studie von Ströhle et al. (2010) waren auch bei Menschen mit **Panikstörung** im Durchschnitt geringere BDNF-Level im Blutserum als bei der Vergleichsgruppe ohne psychische Erkrankungen ersichtlich. Durch eine dreißigminütige Trainingseinheit auf dem Laufband konnte diese Unterschiede durch einen akuten Anstieg des BDNF-Levels ausgeglichen werden.

Gemäß der sogenannten **Neurotrophinhypothese** wird angenommen, dass ebensolche adaptive Steigerungen der BDNF-Konzentrationen an der kurz- und auch langfristigen Wirkungsvermittlung körperlicher Aktivität bei psychischen Erkrankungen beteiligt sind.

Zudem scheint das BDNF-Level auch mit weiteren wichtigen Prozessen bei Angst- und anderen psychischen Erkrankungen zu interagieren und dadurch auch die Wirksamkeit **therapeutischer Behandlungsverfahren** zu beeinflussen (Asmundson et al. 2013).

- So führten expositionsbasierte psychotherapeutische Intervention beispielsweise bei Menschen mit Panikstörungen zu stärkeren Effekten, wenn diese höhere BDNF-Spiegel im Blutserum aufwiesen (Asmundson et al. 2013, Kobayashi et al. 2005).
- Entsprechend besteht die Annahme, dass eine gezielte Erhöhung der BDNF-Konzentration durch körperliche Aktivität augmentativ die Wirksamkeit anderer Behandlungsverfahren erhöhen könnte (➤ 3.3.4).

BDNF und Mechanismen des Angstlernens

Da BDNF insbesondere für Mechanismen des Angstlernens sowie des Furchtgedächtnisses zentral zu sein scheint, bezieht sich diese Annahme häufig insbesondere auf angstassoziierte Symptomkomplexe bei Angsterkrankungen und Posttraumatischen Belastungsstörungen, könnte möglicherweise aber auch bei anderen psychischen Erkrankungen zutreffen. In tierexperimentelle Untersuchungen zeigte sich tatsächlich auch eine durch körperliche Aktivität angestoßene und akut über noradrenerge und glukokortikoide Systeme vermittelte Beeinflussung des **Erwerbs**, der **Festigung und** der **Löschung von Furchtgedächtnis-Strukturen** (Keyan und Bryant 2019). Erste Studien konnten die adaptiven Effekte körperlicher Aktivität auf das Furchtgedächtnis bzw. emotionale Erinnerungen und die Extinktionskonsolidierung mehrheitlich untermauern (Keyan und Bryant 2019).

Es gilt bei Interpretation der Befunde allerdings zu berücksichtigen, dass im Gegensatz zu tierexperimentellen Studien (in denen sich konsistent studienübergreifend Anstiege der BDNF-Konzentration durch körperliche Aktivität feststellen ließen) bei Menschen heterogene Ergebnisse zeigten (Schuch et al. 2016). So waren bei Studien mit Menschen mit unipolaren depressiven Erkrankungen teilweise auch keine substanziellen Veränderungen in BDNF-bezogenen Variablen ersichtlich; als Begründung hierfür wird u. a. die teils parallel erfolgte antidepressive psychopharmakologische Behandlung in Betracht gezogen (Schuch et al. 2016).

BDNF und verschiedene Aktivitätsmodalitäten

Des Weiteren scheint die Effektivität der Beeinflussung des BDNF-Levels durch körperliche Aktivität auch von der Aktivität an sich abzuhängen. So scheint der Anstieg des BDNF-Levels beispielsweise mit dem Trainingsausmaß (Intensität, Dauer, Frequenz) zu korrelieren und zudem bei bereits körperlich aktiveren Menschen zu stärkeren Effekten zu führen als bei eher inaktiven Individuen (Di Liegro et al. 2019). Auch die Bewegungsform scheint eine Rolle zu spielen. „Open-skill"-Bewegungsformen, die Reaktionen auf sich dynamisch ändernde und unvorhersehbare Anforderungen erfordern (z. B. Ballsportarten) scheinen beispielsweise mit einem stärkeren BDNF-Anstieg assoziiert als „closed-skill"-Aktivitäten (z. B. Joggen) (Di Liegro et al. 2019). Möglicherweise ist dies durch die höhere kognitive Aktivierung bei „open-skill"-Aktivitäten und/oder andere Charakteristika derartiger Aktivitäten (z. B. erheiternde Aktivität, mehr soziale Interaktion erklärbar.

Vascular Endothelial Growth Factor (VEGF)

Neben BDNF ist der Vascular Endothelial Growth Factor (VEGF) ein weiterer Wachstumsfaktor, dessen Zirkulation bzw. Konzentration durch körperliche Aktivität adaptiv verstärkt werden kann (Kandola et al. 2019). Dies scheint wiederum die Anregung von Prozessen der Neurogenese im Gehirn sowie anderen weiterführenden Prozessen günstig zu beeinflussen. Bisher gibt es allerdings zu VEGF nur wenige Untersuchungen im Zusammenhang mit körperlicher Aktivität.

INFO

Neurotrophinen kommt anscheinend eine vielversprechende Rolle in der Wirkungsvermittlung körperlicher Aktivität bei psychischen Erkrankungen zu. Für weiterführende und besser abgesicherte Aussagen sind zukünftige systematische randomisiert-kontrollierte Untersuchungen – bestenfalls auch mit größeren Stichproben sowie adäquat gewählten Kontrollbedingungen – unabdingbar.

4.2.8 Schlafqualität

Bei depressiven Erkrankungen stellen Schlafstörungen ein typisches Kernsymptom dar und auch andere psychische Erkrankungen sind oftmals mit Einschlafstörungen, Durchschlafstörungen, Früherwachen, Albträumen sowie vielfältigen weiteren Beeinträchtigungen der Schlafqualität assoziiert (Bendau et al. 2023, Ströhle 2023, Stubbs und Rosenbaum 2018). In zahlreichen empirischen Untersuchungen ließ sich eine substanzielle **Verbesserung** der **Schlafqualität** durch regelmäßige **körperliche Aktivität** erzielen (Asmundson et al. 2013). Dies lässt sich zu einem Teil darüber erklären, dass körperliche Aktivität physiologische Veränderungen (z. B. thermoregulatorische Mechanismen ➤ 4.2.5) anstößt, welche die Schlafqualität begünstigen. Des Weiteren kann körperliche Aktivität direkt sowie indirekt vermittelt über andere psychische oder physiologische Prozesse der Reduktion negativer kognitiver und affektiver Vorgänge zuträglich sein sowie adaptive Kognitionen und positiven Affekt steigern Dies wiederum ist ebenfalls sehr relevant für die Schlafqualität, da insbesondere negative Emotionen, Grübelschleifen, Ängste und Befürchtungen zu physiologischem Arousal führen und dadurch z. B. dem Einschlafen entgegenstehen.

Körperliche Aktivität bei Militärveteranen mit Posttraumatischer Belastungsstörung führte beispielsweise besonders dann zu einer substanziellen Reduktion des Hyperarousals, wenn die Veteranen zuvor unter deutlichen Schlafstörungen (z. B. Insomnie, Albträume) litten (Babson et al. 2015). Möglicherweise bietet körperliche Aktivität folglich einen Ansatzpunkt, um bei Posttraumatischer Belastungsstörung den häufig beobachtbaren, sich selbst verstärkenden Teufelskreis aus Schlafbeeinträchtigungen sowie Symptomverschlimmerungen zu durchbrechen.

4.2.9 Atmung

Insbesondere bei Angststörungen könnte eine **bewusstere Wahrnehmung** und **Steuerung** der **eigenen Atmung** positive Effekte durch körperliche Aktivität (v. a. bei Bewegungsformen, die die Atmung explizit berücksichtigen) vermitteln. So sind unbewusste Veränderungen in der Atmung (z. B. flaches hektisches Amen, Hyperventilieren) oftmals an Angstreaktionen (z. B. Panikattacken) beteiligt und können durch körperliche Aktivität möglicherweise adaptiv beeinflusst werden, wodurch wiederum Angstsymptome in ihrem Schweregrad reduziert werden können. Auch bei anderen Symptomkomplexen könnte ein gezielter Einsatz der Atmung gegebenenfalls ebenfalls positive Effekte erzeugen bzw. vermitteln.

4.3 Psychologische/psychosoziale Mechanismen

4.3.1 Selbstwirksamkeitserwartung und Selbstvertrauen

Das Konstrukt der Selbstwirksamkeitserwartung (auch Kompetenzerwartung genannt) beschreibt das subjektive Selbstvertrauen bzw. die subjektive Überzeugung, bestimmte angestrebte Zielstellungen und Aufgaben erfolgreich meistern zu können (Bendau et al. 2023, Kandola et al. 2019, Ströhle et al. 2022). Differenziert wird hierbei in die globale Selbstwirksamkeitserwartung (inwiefern eine Person annimmt, dass sie insgesamt die Ziele in ihrem Leben eigenverantwortlich aufgrund ihrer eigenen Fähigkeiten erreichen kann) vs. die bereichsspezifische Selbstwirksamkeitserwartung (z. B. isoliert auf schulische/berufliche Zielstellungen oder auch verschiedene Freizeitbereiche bezogen). Eine **höhere Selbstwirksamkeit** serwartung gilt als wichtiger transdiagnostischer (also für sämtliche psychische Erkrankungen geltender) **protektiver Faktor** und ist oftmals mit einem höheren psychischen Wohlbefinden sowie einer besseren Resilienz gegenüber verschiedenen Belastungen und Herausforderungen assoziiert.

Bei Menschen mit psychischen Erkrankungen ist die Wahrnehmung der globalen sowie bereichspezifischen Selbstwirksamkeitserwartung meist sehr eingeschränkt (Deboer et al. 2012, Kandola et al. 2019, Ströhle 2023). Sie fühlen sich oftmals ihrer Erkrankung sowie ihren Lebensumständen ausgeliefert und sehen sich selbst nicht in der Lage, ihre Ziele und Aufgaben erfolgreich zu bewältigen. Nicht selten entwickelt sich daraus dann ein negativer Kreislauf, durch den die Selbstwirksamkeitserwartung zunehmend weiter reduziert wird (➤ Abb. 4.2).

Menschen mit **geringer Selbstwirksamkeitserwartung** neigen oftmals dazu, für sie eigentlich gut meisterbare Ziele gar nicht erst anzugehen, wodurch Erfolgserlebnisse (sozusagen im Sinne selbsterfüllender Prophezeiungen) verhindert und dadurch wiederum Versagensgefühle, geringes Kontrollerleben und weitere negative Empfindungen verstärkt und die Selbstwirksamkeitserwartung kontinuierlich verringert wird. An diesen Prozessen kann körperliche

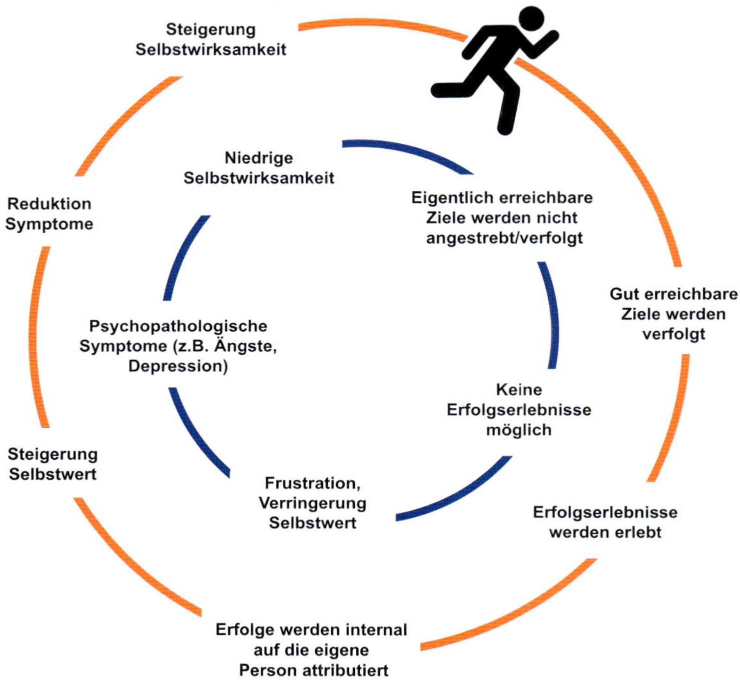

Abb. 4.2 Schematische Darstellung des Kreislaufs geringer Selbstwirksamkeitserwartung. Körperliche Aktivität kann alle Komponenten günstig beeinflussen [P1462, L157]

Aktivität ansetzen und die Abwärtsspirale unterbrechen.

So kann durch das erfolgreiche Ausführen körperlicher Aktivität (beispielsweise Joggen im Park oder die regelmäßige Teilnahme an einer Sportgruppe im klinischen Setting) vermutlich die sportbezogene Selbstwirksamkeitserwartung gesteigert werden (Asmundson et al. 2013, Kandola et al. 2019, Ströhle 2023). Diese positive Veränderung der bereichsspezifischen Selbstwirksamkeit kann dann bestenfalls schrittweise auf weitere Lebensbereiche generalisieren und somit schlussendlich auch die globale Selbstwirksamkeitserwartung erhöhen. Befunde erster randomisiert-kontrollierter Studien zu dieser Thematik bekräftigen empirisch, dass eine Steigerung der Selbstwirksamkeitserwartung tatsächlich partiell die positiven Effekte körperlicher Aktivität auf depressive Symptome vermittelt (Kandola et al. 2019).

Gleichzeitig kann sich eine höhere (sportbezogene) Selbstwirksamkeit umgekehrt auch begünstigend auf die Etablierung und Aufrechterhaltung regelmäßiger körperlicher Aktivität auswirken (Deboer et al. 2012, Ströhle 2023). Angesichts der relevanten Rolle der Selbstwirksamkeitserwartung für die Wirksamkeit körperlicher Aktivität gilt es, die gezielte Förderung dieses Aspektes in der Gestaltung körperlicher Aktivitätsinterventionen besonders zu berücksichtigen. So ist beispielsweise die Formulierung schrittweiser, gut erreichbarer Ziele essenziell, um Erfolgserlebnisse als Quelle für Selbstwirksamkeit sicherzustellen.

4.3.2 Kontrollüberzeugung und Attributionsstile

Das Konzept der Kontrollüberzeugung ist sehr eng mit der Selbstwirksamkeitserwartung verbunden. Es bezieht sich darauf, inwiefern eine Person Kontrolle über ihr eigenes Leben erlebt und **aktive Gestaltungs-/Einflussmöglichkeiten** wahrnimmt (Bendau et al. 2023, Ströhle 2023). Menschen mit psychischen Erkrankungen (z. B. Depression oder Angsterkrankungen) tendieren oftmals dazu, wenig eigene (internale) Kontrolle in ihrem eigenen Handeln und Leben wahrzunehmen und sie stattdessen extern zu verorten – sich also äußeren Umständen ausgeliefert zu fühlen. Dies wiederum geht mit geringer Selbstwirksamkeitserwartung sowie dem Erleben von Hilflosigkeit und negativen Emotionen einher. Genau wie im Kontext der Selbstwirksamkeitserwartung (➤ 4.3.1) geschildert, kann hier körperliche Aktivität ungünstige Prozesse unterbrechen und die Kontrollüberzeugung erhöhen.

Im Zusammenhang mit Kontrollüberzeugungen sowie mit der Selbstwirksamkeitserwartung und dem Selbstwert (➤ 4.3.3) spielen **Attributionsstile** eine entscheidende Rolle (Ströhle 2023). Verschiedene psychische Erkrankungen (z. B. unipolare depressive Erkrankungen) gehen häufig mit der Tendenz einher, Misserfolge internal zu attribuieren (also der eigenen Person zuzuschreiben), während Erfolge stattdessen eher external (also auf äußere Umstände) attribuiert werden. Dadurch werden häufig negative Empfindungen wie Schuld- und Versagensgefühle bei (subjektiven) Misserfolgen verstärkt, während das Erleben positiver Empfindungen bei erzielten Erfolgen durch die externale Attribution verhindert wird. Dies wiederum ist in Summe mit geringen Kontrollüberzeugungen sowie niedriger Selbstwirksamkeitserwartung und einem schlechten Selbstwertgefühl assoziiert. Hierbei kann körperliche Aktivität eine relevante Rolle einnehmen, da sie beispielsweise fördern kann, dass Erfolge (wie beispielsweise das Meistern einer festgelegten Distanz beim Joggen) auf die eigene Person attribuiert werden, da die externale Attribution (z. B. auf den Zufall, andere Personen, etc.) hier wenig naheliegend erscheint. Die Förderung adaptiver Attributionsstile durch körperliche Aktivität stellt nicht nur einen möglichen Wirkmechanismus dar, sondern kann auch ganz gezielt im Rahmen der Therapie psychischer Erkrankungen zum Bearbeiten dieses Merkmals eingesetzt werden (➤ 3.3.5).

4.3.3 Selbstwert und Selbstkonzept

Der **Selbstwert** definiert sich als der subjektiv wahrgenommene Wert, den sich ein Mensch selbst beimisst (Herring et al. 2014, Schulz et al. 2012, Ströhle 2023). Als Quellen bzw. Bestimmungsstücke des Selbstwerts können ganz verschiedene Aspekte/Bereiche des menschlichen Lebens dienen und in der Bewertung kognitive, affektive und auch behaviorale Prozesse eingehen. Bereichsspezifische Selbstwerteinschätzungen in unterschiedlichen Lebensbereichen sowie auch das globale Selbstwertgefühl können sehr variabel ausfallen (so kann eine Person z. B. einen hohen berufsbezogenen Selbstwert aufweisen und sich gleichzeitig in sozialen Kontexten sowie auf globaler Ebene „minderwertig" fühlen). Eng vernetzt mit dem Selbstwert ist das eigene **Selbstkonzept.** So geht ein niedriger Selbstwert in der Regel auch mit einem eher negativen Selbstkonzept einher.

Psychische Erkrankungen (z. B. unipolare depressive Erkrankungen und Angsterkrankungen) sind häufig mit einem herabgesetzten Selbstwert bzw. negativeren Selbstkonzepten assoziiert – sowohl auf globaler Ebene als auch für einzelne Lebensbereiche (Ströhle 2023, Schulz et al. 2012). So tendieren Menschen mit psychischen Erkrankungen beispielsweise teilweise dazu, ihr körperliches Selbstkonzept (z. B.

den eigenen Gewichtsstatus) negativer zu bewerten als Menschen ohne psychische Erkrankungen (Schulz et al. 2012). Umgekehrt scheint ein negativeres körperliches Selbstkonzept das Risiko für die Entstehung und Aufrechterhaltung psychischer Erkrankungen, wie z. B. Depressionen, zu erhöhen (Kandola et al. 2019).

MERKE

Körperliche Aktivität kann bei psychischen Erkrankungen eine Möglichkeit bieten, den Selbstwert zu steigern bzw. positive Selbstkonzepte zu fördern (Herring et al. 2014, Schulz et al. 2012).

In randomisiert-kontrollierten Untersuchungen zeigte sich beispielsweise, dass vermehrte körperliche Aktivität mit höheren Selbstwertausprägungen assoziiert war; die Stärke des Effektes von körperlicher Aktivität auf die Erhöhung des globalen Selbstwertgefühls lag in einer Metaanalyse von Schulz et al. (2012) über 113 Studien im kleinen, aber signifikanten Bereich (gemittelte Effektstärke: $d = 0{,}23$). Hierbei schien insbesondere die Subdimension des körperlichen Selbstwertes/Selbstkonzeptes durch körperliche Aktivität erhöht zu werden. In einer korrelativ-observationalen Untersuchung mit über Tausend jungen US-amerikanischen Frauen wurde des Weiteren festgestellt, dass durch eine Steigerung des **körperlichen Selbstkonzepts** sowie des **allgemeinen Selbstwertgefühls** indirekt die negativen Korrelationen zwischen vermehrter körperlicher Aktivität und geringeren Symptomausprägungen von Zwangsstörung, sozialer Angststörung und generalisierter Angststörung vermittelt wurden (Herring et al. 2014). Zusammenfassend unterstützen diese Forschungsbefunde die Annahme, dass eine Erhöhung des Selbstwertes bzw. positiven Selbstkonzepts – sowohl bereichsspezifisch als auch auf globaler Ebene – einen Mechanismus der Wirksamkeit körperlicher Aktivität darstellen könnte. Hierfür scheint es auch gar nicht unbedingt objektiver Veränderungen (z. B. Gewichtsabnahme, Muskelzuwachs oder Steigerung des objektiv messbaren Fitness-Levels) zu bedürfen, da subjektive Prozesse im Vordergrund stehen (Ströhle 2023).

4.3.4 Affektregulation

INFO

In zahlreichen Studien war eine unmittelbare Reduktion des negativen Affektes sowie eine Steigerung positiver Emotionen durch aerobe und anaerobe Trainingseinheiten ersichtlich, die teils auch noch einige Stunden anhielt (Asmundson et al. 2013, Ströhle 2023).

Angesichts ihrer kurzen Wirklatenz können diese affektregulierenden Effekte insbesondere akute positive Effekte körperlicher Aktivität vermitteln. Auch auf längere Sicht scheint sich körperliche Aktivität aber begünstigend auf die Affekt- und Emotionsregulation auszuwirken.

Insbesondere vor dem Hintergrund, dass sich viele psychische Erkrankungen durch Schwierigkeiten in der Affekt- und Emotionsregulation auszeichnen, scheint es plausibel, das affektregulierende Potenzial körperlicher Aktivität als Wirkmechanismus in Betracht zu ziehen (Ströhle 2023). So kann körperliche Aktivität beispielsweise als adaptive Coping-Strategie genutzt werden, um mit aversiven Empfindungen umzugehen. Durch eine akute Trainingseinheit kann beispielsweise kurzfristig die Stimmung gesteigert sowie negative Emotionen und Spannungszustände reduziert werden. Dies kann z. B. gerade bei Depressionen, Angststörungen, Posttraumatischer Belastungsstörung sowie emotional-instabiler Persönlichkeitsstörung aber auch bei allen anderen psychischen Erkrankungen eine relevante Ressource darstellen.

Bei der Betrachtung der Affektregulation als Wirkmechanismus gilt es allerdings zu beachten, dass viele Studien eine Verbesserung des Affektes und der Emotionsregulation nicht gezielt als Mediator (also Wirkmechanismus) analysiert haben, sondern sie stattdessen als Outcome-Variable zur Evaluation des Erfolges von körperlicher Aktivität herangezogen haben. Folglich sind hier vor eindeutigeren Aussagen zukünftige Studien erforderlich, die dies systematischer und differenzierter untersuchen.

4.3.5 Konzentration und Aufmerksamkeitssteuerung

Psychische Erkrankungen gehen häufig mit vielfältigen **Beeinträchtigungen** in der **Konzentration** und **Aufmerksamkeitssteuerung** einher (Stubbs und Rosenbaum 2018). Körperliche Aktivität kann unter Umständen eine Möglichkeit darstellen, die Konzentrationsleistung sowie die Aufmerksamkeitssteuerung durch psychische (aber auch physiologische) Prozesse kurz- und langfristig zu verbessern. Dies wiederum kann sich dann bestenfalls auch günstig auf die Gesamtsymptomatik auswirken. Es gilt hierbei jedoch die gleiche Einschränkung zu beachten wie im Kontext des Affektes und der Emotionsregulation: Veränderungen in Konzentration und Aufmerksamkeit wurden bisher häufig nur als Outcome-Variable zur Erfolgsmessung körperlicher Aktivitätsinterventionen herangezogen und nicht im Sinne eines Wirkmechanismus' untersucht. Dies gilt es entsprechend in zukünftigen Studien systematisch zu untersuchen.

4.3.6 Konfrontation mit Körperempfindungen

Das Prinzip der Konfrontation bzw. Exposition wird insbesondere bei angstassoziierten psychischen Erkrankungen als relevanter Wirkmechanismus angenommen (Ströhle 2023, Petzold et al. 2020). So stellt die **Exposition** mit **angstauslösenden Stimuli** sowie **angstassoziierten (körperlichen) Reaktionen** ein zentrales Element der psychotherapeutischen (kognitiv-verhaltenstherapeutischen) Behandlung von angstassoziierten Erkrankungen dar. Da sich auf Symptomebene physiologische Angstreaktionen stark mit den körperlichen Veränderungen bei körperlicher Aktivität überschneiden (z. B. Beschleunigung des Herzschlags und der Atmung, Schwitzen) kann **körperliche Aktivität gezielt genutzt werden,** um Betroffene in einem kontrollierten und sicheren Setting mit den gefürchteten und subjektiv angstassoziierten körperlichen Empfindungen zu konfrontieren (➤ 3.3.5). Dies wiederum kann optimalerweise zu einer Habituation (also Gewöhnung) an diese körperlichen Empfindungen führen, wodurch sich die Toleranz für Körpersymptome erhöht und dadurch die Angstsensitivität sowie Vermeidungsverhalten verringert wird.

4.3.7 Körperwahrnehmung und -vertrauen

Körperliche Aktivität kann eine wichtige Ressource darstellen, um die Wahrnehmung des eigenen Körpers zu verbessern und dem eigenen Körper und seinen Fähigkeiten zunehmend mehr Vertrauen zu schenken (Ströhle 2023). Dies kann gerade bei psychischen Erkrankungen, für die Störungen in der Körperwahrnehmung charakteristisch sind, besonders relevant sein – so beispielsweise für Essstörungen oder körperdysmorphe Erkrankungen.

4.3.8 Erwartungs- bzw. Placeboeffekte

Auch wenn **Placeboeffekte** klassischerweise eher mit einer Pharmakobehandlung in Verbindung gebracht werden, dürfen sie auch

4

im Kontext der Wirkung von körperlicher Aktivität nicht außer Acht gelassen werden. So kam eine Metaanalyse über neun randomisierte Studien zu dem Ergebnis, dass im Durchschnitt etwa die Hälfte der positiven Effekte von körperlicher Aktivität auf die Psyche durch Placebo- bzw. positive Erwartungseffekte erklärbar ist (Lindheimer et al. 2015). Entsprechend scheint also alleine die **Erwartung,** dass durch die körperliche Aktivität eine Verbesserung eintreten wird, zu positiven Effekten in der Anwendung körperlicher Aktivität bei psychischen Erkrankungen zu führen. Diese positiven Erwartungseffekte können neben direkten positiven Auswirkungen auf die psychische Befindlichkeit zudem auch insofern eine Rolle spielen, als dass sie die Adhärenz zu Trainingsinterventionen steigern. Eine Person, die positive Auswirkungen einer Intervention erwartet, wird in der Regel deutlich motivierter und adhärenter an einer körperlichen Aktivitätsintervention teilnehmen, als jemand, der an ihrem Nutzen zweifelt. Neben der Relevanz von Erwartungseffekten als Mediator (also Wirkmechanismus) können sie folglich auch als Moderator (z. B. bezüglich der Motivation und der adhärenten Teilnahme an einem Trainingsprogramm) maßgeblich die Wirkung körperlicher Aktivität beeinflussen.

Randomisiert-kontrollierte Studien versuchen in der Regel durch entsprechend gestaltete Kontrollbedingungen Placeboeffekte messbar und herausfilterbar zu machen, dies gelingt häufig jedoch nicht vollumfänglich. So ist es meist sehr schwer, bei körperlicher Aktivität die Teilnehmenden gegenüber der Bedingung (Trainings- vs. Kontrollbedingung) zu „verblinden", sie also nicht merken zu lassen, in welcher Bedingung sie sich befinden. Zudem steht das „Eliminieren" von positiven Erwartungseffekten gewissermaßen auch in Kontrast zur Alltagsrealität, in der das Ausüben körperlicher Aktivität in der Regel begleitet wird von positiven Erwartungen bezüglich ihrer gewünschten Auswirkungen. Entsprechend ist anzunehmen, dass in einem Großteil der Studien (auch wenn sie randomisiert-kontrolliert sind) Placebo- bzw. Erwartungseffekte die Ergebnisse beeinflussen.

4.3.9 Ablenkung und Ausgleich

Körperliche Aktivität kann eine leicht verfügbare Möglichkeit darstellen, Ablenkung sowie Abstand und Ausgleich zu verschiedensten erkrankungsspezifischen sowie auch allgemeinen inneren und äußeren Belastungen und Herausforderungen zu generieren (Asmundson et al. 2013). So kann sie beispielsweise helfen, aus negativen Gedankenkarussellen (wie sie z. B. häufig im Rahmen von depressiven sowie andere psychischen Erkrankungen auftreten) auszubrechen. Während dies in der Regel einen adaptiven Wirkmechanismus darstellt, kann Ablenkung in bestimmten Kontexten auch kontraproduktiv wirken. So ist es beispielsweise bei einer expositionsbasierten Angstbehandlung wichtig für das Erzielen korrigierender Lernerfahrungen und damit für den Therapieerfolg, dass die betroffene Person ihre Aufmerksamkeit und Konzentration auf die Konfrontation mit der angstassoziierten Situation richtet und sich hierbei nicht ablenkt.

4.3.10 Aktivierung und Struktur

Auch die aktivierende Funktion von körperlicher Aktivität kann einen Wirkmechanismus körperlicher Aktivität darstellen (Stubbs und Rosenbaum 2018). So können beispielsweise die regelmäßige Teilnahme an der Bewegungsgruppe im stationären Setting, eine kleine Runde Joggen morgens sowie sämtliche andere Aktivitätsformen dazu beitragen, dass sich Menschen energiegeladener fühlen und dadurch insgesamt ihren Alltag besser bewältigen können. Auch die Strukturierung des Tages durch regelmäßige körperliche Aktivität kann dies begünstigen. Gerade angesichts dessen, dass Menschen mit psychischen Erkrankungen oft von mangelnder Tagesstruktur sowie großer Passivität beeinträchtigt werden, kann dies relevant sein.

4.3.11 Soziale Integration und Interaktion

Bei sämtlichen Bewegungsformen, in deren Kontext **Interaktion mit anderen Menschen** stattfindet, kann auch dies einen möglichen Wirkmechanismus darstellen. So ließ sich beispielsweise in einer großskalierten Studie mit fast Zwölftausend Kindern die Verringerung depressiver Symptome im Zuge sozial-interaktiver körperlicher Aktivitäten (z. B. Basketball, Volleyball) zu einem Teil durch verbesserte soziale Interaktionen erklären (Conley et al. 2020). Ähnliche Befunde zeigten sich auch in einer großen Studie mit über Vierzigtausend erwachsenen Teilnehmenden (Kandola et al. 2019).

Körperliche Aktivität kann also möglicherweise positive Effekte bei psychischen Erkrankungen auch dadurch entfalten, dass die Teilnehmenden sich selbst in sozialen Kontexten erleben können, sich hierdurch gegebenenfalls sozial kompetenter erleben und möglicherweise auch neue soziale Beziehungen knüpfen sowie soziale Unterstützung erfahren können.

INFO

Die Förderung der sozialen Interaktion und Einbindung spielt sowohl in der Prävention als auch der Behandlung verschiedener psychischer Erkrankungen eine relevante Rolle.

Dies ist darauf zurückzuführen, dass die soziale Integration einerseits als protektiver Faktor das Risiko für die Entstehung und Aufrechterhaltung psychischer Erkrankungen reduzieren kann und gleichzeitig aber häufig als sekundäre Folge bestehender subklinischer oder manifester psychischer Erkrankungen deutlich verringert ist (Kandola et al. 2019).

Damit soziale Interaktion bzw. Integration als adaptiver Wirkfaktoren fungieren können, kann es wichtig sein, diese auch bei der Gestaltung passender Bewegungsinterventionen (z. B. im stationären oder ambulanten klinischen Setting) gezielt zu berücksichtigen (Kandola et al. 2019). So ist hierbei beispielsweise ein wertschätzendes, motivierendes Miteinander möglicherweise essenziell, um gute Effekte zu erzielen.

TAKE-HOME MESSAGE

- Die positive Wirkung körperlicher Aktivität auf die psychische Gesundheit wird vermutlich durch zahlreiche miteinander interagierende physiologische, psychologische und soziale Prozesse vermittelt.
- Ein Großteil der Mechanismen scheint global für verschiedene psychische Symptome bzw. psychische Erkrankungen zuzutreffen, während einige Mechanismen auch eher störungsspezifisch zu sein scheinen.
- Einige Mechanismen scheinen bei verschiedenen körperlichen Aktivitätsmodalitäten unterschiedlich relevant zu sein (z. B. bezüglich Intensität, Frequenz, Dauer; Aktivitätsform: z. B. Ausdauer- vs. Krafttraining; Setting: z. B. Gruppen vs. Einzelsportarten; etc.).
- Nicht für alle Personen(-Gruppen) scheinen die Mechanismen gleichermaßen zuzutreffen.
- Kurzfristige Wirkprozesse (gerade auf physiologischer Ebene) können teilweise sehr unterschiedlich zu langfristigen Wirkmechanismen ausfallen.
- Viele der angenommen Wirkmechanismen sind noch eher theoretisch basiert und empirisch noch nicht ausreichend untersucht worden.
- Die empirische Untersuchung der Wirkmechanismen wird dadurch erschwert, dass Mechanismen teilweise nicht losgelöst voneinander analysierbar sind und zudem einige physiologische Prozesse gar nicht bei lebenden Menschen untersucht werden können.

LITERATUR

Asmundson GJG, Fetzner MG, Deboer LB et al. Let's get physical: a contemporary review of the anxiolytic effects of exercise for anxiety and its disorders. Depress Anxiety 2013; 30: 362–373.

Babson KA, Heinz AJ, Ramirez G et al. The interactive role of exercise and sleep on veteran recovery from symptoms of PTSD. Ment Health Phys Act 2015; 8: 15–20.

Bendau A, Petzold MB, Kaminski J et al. Exercise as Treatment for "Stress-Related" Mental Disorders. Curr Neuropharmacol 2023ergänzen: , 22(3), 420.

Beserra AHN, Kameda P, Deslandes AC et al. Can physical exercise modulate cortisol level in subjects with depression? A systematic review and meta-analysis. Trends Psychiatry Psychother 2018; 40: 360–368.

Brellenthin AG, Crombie KM, Hillard CJ et al. Psychological and endocannabinoid responses to aerobic exercise in substance use disorder patients. Subst Abuse 2019: 1–12.

Brupbacher G, Schneiders A, Schmidt-Trucksäss A et al. Wirkmechanismen körperlicher Aktivität auf den Schlaf bei Patienten mit Depression: Ein Narratives Review. Somnologie 2022; 26: 226–231.

Conley MI, Hindley I, Baskin-Sommers A et al. The importance of social factors in the association between physical activity and depression in children. Child Adolesc Psychiatry Ment Health 2020; 14: 28.

Deboer LB, Powers MB, Utschig AC et al. Exploring exercise as an avenue for the treatment of anxiety disorders. Expert Rev Neurother 2012; 12: 1011–1022.

Di Liegro CM, Schiera G, Proia P et al. Physical Activity and Brain Health. Genes 2019; 10.

Dishman RK, Dunn AL, Youngstedt SD et al. Increased open field locomotion and decreased striatal GABAA binding after activity wheel running. Physiol Behav 1996; 60: 699–705.

Greenwood BN, Strong PV, Loughridge AB et al. 5-HT2C receptors in the basolateral amygdala and dorsal striatum are a novel target for the anxiolytic and antidepressant effects of exercise. PLoS ONE 2012; 7.

Herring MP, O'Connor PJ, Dishman RK. Self-esteem mediates associations of physical activity with anxiety in college women. Med Sci Sports Exerc 2014; 46: 1990–1998.

Kandola A, Ashdown-Franks G, Hendrikse J et al. Physical activity and depression: Towards understanding the antidepressant mechanisms of physical activity. Neurosci Biobehav Rev 2019; 107: 525–539.

Keyan D, Bryant RA. The Capacity for Acute Exercise to Modulate Emotional Memories: A Review of Findings and Mechanisms. Neurosci Biobehav Rev 2019.

Kobayashi K, Shimizu E, Hashimoto K et al. Serum brain-derived neurotrophic factor (BDNF) levels in patients with panic disorder: As a biological predictor of response to group cognitive behavioral therapy. Prog Neuropsychopharmacol Biol Psychiatry 2005; 29: 658–663.

Ledochowski L, Stark R, Ruedl G, Kopp M. Körperliche Aktivität als therapeutische Intervention bei Depression. Nervenarzt 2017; 88: 765–778.

Lindheimer JB, O'Connor PJ, Dishman RK. Quantifying the placebo effect in psychological outcomes of exercise training: a meta-analysis of randomized trials. Sports Med 2015; 45: 693–711.

Petzold MB, Bendau A, Ströhle A. Körperliche Aktivität in der Prävention und Behandlung von Angsterkrankungen. Psychotherapeut 2020; 65: 135–142.

Schuch FB, Deslandes AC, Stubbs B et al. Neurobiological effects of exercise on major depressive disorder: A systematic review. Neurosci Biobehav Rev 2016; 61: 1–11.

Schulz K-H, Meyer A, Langguth N. Körperliche Aktivität und psychische Gesundheit. Bundesgesundheitsblatt Gesundheitsforschung Gesundheitsschutz 2012; 55: 55–65.

Sciolino NR, Holmes PV. Exercise offers anxiolytic potential: a role for stress and brain noradrenergic-galaninergic mechanisms. Neurosci Biobehav Rev 2012; 36: 1965–1984

Streeter CC, Whitfield TH, Owen L et al. Effects of yoga versus walking on mood, anxiety, and brain GABA levels: a randomized controlled MRS study. J Altern Complement Med 2010; 16: 1145–1152.

Ströhle A (Hrsg.). Sportpsychiatrie und -psychotherapie. Berlin: Springer, 2023.

Ströhle A, Feller C, Strasburger CJ et al. Anxiety modulation by the heart? Aerobic exercise and atrial natriuretic peptide. Psychoneuroendocrinology 2006: 1127–1130.

Ströhle A, Stoy M, Graetz B et al. Acute exercise ameliorates reduced brain-derived neurotrophic factor in patients with panic disorder. Psychoneuroendocrinology 2010; 35: 364–368.

Ströhle A, Bendau A, Augustin N et al. Sportpsychiatrie und -psychotherapie. Nervenarzt 2022; 93: 742–753.

Stubbs B, Rosenbaum S (Hrsg.). Exercise-based interventions for mental illness. Academic Press; 2018.

4

KAPITEL

5

Julia Große, Jan Kaminski, Martina Schütte

Psychologische Modelle zur Förderung körperlicher Aktivität

Überblick

Im ersten Abschnitt dieses Kapitels werden zunächst die einzelnen, wichtigsten Komponenten der Motivationsmodelle ihrer geschichtlichen Entwicklung folgend erklärt und den einzelnen Modellen zugeordnet. Anschließend werden zwei Modelle näher erläutert, das Motivations-Volitions-Modell sowie die Affection-Reflection-Theory. Dabei wird auf Nutzbarkeit und anwendungsrelevante Punkte in der Arbeit mit Patientinnen und Patienten mit psychischen Erkrankungen eingegangen. Der letzte Abschnitt befasst sich mit noch bestehenden Schwierigkeiten oder Erklärungslücken der bisher bekannten Modelle sowie mit einem Ausblick in die zukünftige Weiterentwicklung dieser.

5.1 Einleitung

In der Welt der Wissenschaft entwickelten sich in den letzten 50 Jahren verschiedene psychologische Modelle zur Erklärung und Vorhersage von Gesundheitsverhalten, die sich empirisch bewährt haben. Unter Gesundheitsverhalten werden Handlungen gefasst, welche die Wahrscheinlichkeit erhöhen, gesund zu bleiben (oder zu werden). Als häufigstes Beispiel für Gesundheitsverhalten werden oft ausreichend Bewegung und Sport genannt und auch untersucht. Prinzipiell könnten sich die Modelle aber auch auf Gesundheitsverhalten in Form von ausgewogener Ernährung, ausreichendem Schlaf, Safer Sex oder der Wahrnehmung von Vorsorgeuntersuchungen beziehen (Knoll et al. 2020). Für körperliche Aktivität wurde die Gültigkeit der verschiedenen psychologischen Modelle bereits häufig untersucht (Fuchs et al. 2012, Lippke et al. 2005, Plotnikoff et al. 2003). Zudem fanden bereits einige empirische Studien für Stichproben mit Menschen mit psychischen Erkrankungen statt (Gohner et al. 2015).

5.2 Psychologische Modelle und ihre Komponenten

Insgesamt lässt sich der Prozess der Entwicklung der psychologischen Modelle beschreiben als eine Differenzierung der Komponenten **Motivation, Volition, Zeit** und **Emotion.**

- Während zu Beginn Modelle das statische Konstrukt der Motivation fokussierten und differenzierten,
- erweiterten spätere Modelle die Theorie um eine zweite Phase, den Aspekt der Volition. Damit sind die Planung, Aufrechterhaltung sowie die Umsetzung motivationaler Ziele gemeint.
- In einem dritten Schritt der Entwicklung der Modelle wurde der Zeitaspekt integriert, indem ein gesamtheitlicher Prozess mit verschiedenen Stadien und Feedbackschleifen abgebildet wurde.
- Viertens legen neuere Modelle zusätzlich einen Schwerpunkt auf emotionale Verarbeitungsprozesse, um das Zustandekommen oder das Aufrechterhalten körperlicher Aktivität zu erklären.

➤ Abb. 5.1 stellt eine kurze **Übersicht** über die **einflussreichsten Modelle** im geschichtlichen Verlauf der wissenschaftlichen Forschung zu diesem Thema dar. Zudem ordnet sie wesentliche Komponenten den einzelnen

Komponenten	Modell								
	Health Belief Model (HBM)	Protection Motivation Theory (PMT)	Cognitive Model (CM)	Theory of Planned Behaviour (TPB)	Social Cognitive Theory	Erweitertes Kognitives Modell	Health Action Process Model (HAPA)	Motivations-Volitions-Modell (MoVo)	Affective-Refelctive-Theory (ART)
	Autorinnen und Autoren								
	Rosenstock (1974)	Rogers (1975)	Heckhausen (1977)	Ajzen (1985)	Bandura (1986)	Rheinberg (1996)	Schwarzer (2002)	Fuchs (2007)	Brand & Ekkekakis (2007)
Bedrohung	●	●					●		
Kosten-Nutzen-Abwägung	●	●							
Selbstwirksamkeit		●			●		●	●	
Intention		●		●			●	●	
Erwartung x Wert			●			●			
Person			●	●		●		●	
Situation			●	●		●		●	
Wahrgenommene Verhaltenskontrolle				●			●	●	●
Einstellungen				●					
Subjektive Norm				●					
Handlungsergebnis-erwartung					●			●	
Soziostrukturelle behindernde und unterstützende Faktoren					●		●	●	
Ergebnis						●		●	
Folgen/Konsequenz-erfahrungen						●		●	
Handlungsplanung							●	●	
Handlungskontrolle							●	●	
Selbstkonkordanz								●	
Barrieren-management							●	●	
Situative Cues								●	
Automatische Assoziation									●
Automatische affektive Valuation									●
Reflektive Evaluation									●

Abb. 5.1 Übersicht Modellkomponenten psychologischer Modelle für die Entstehung und Aufrechterhaltung körperlicher Aktivität [P1465, P1466, P1467, L157]

Modellen zu. Eine einzelne Komponente kann prinzipiell in mehreren Modellen eine Rolle spielen. In der Tabelle wird sie jeweils dem Modell zugeordnet, welches die jeweilige Komponente am stärksten betont oder als erstes theoretisch fokussiert hat. Somit ermöglicht die Tabelle eine schnelle Zuordnung einzelner Komponenten zu den jeweiligen Modellen, welche diese Komponente in einen Kontext setzen und für ein erstes Verständnis am besten zugänglich machen.

5.2.1 Motivationsmodelle

Motivationsmodelle erklären, wie Motivation, meist als Intention bezeichnet, zu körperlicher Aktivität entsteht, welche Faktoren daran beteiligt sind und wie unterschiedlich Intentionen geprägt sein können.

MERKE

Motivation ist die aktivierende Ausrichtung des momentanen Lebensvollzugs auf einen positiv bewerteten Zielzustand (Rheinberg 2006).

Aus dieser Definition geht die Annahme hervor, dass das Ziel einer Handlung oder eines Verhaltens vorgestellt und sowohl positiv als auch negativ bewertet werden kann.

- Personen, die sich einen gesünderen Körper durch Sport als **positiven Zielzustand** vorstellen (können), haben die aktivierende Ausrichtung, mehr Sport zu treiben.
- Gleichermaßen führen **Zielzustände, die negativ bewertet** werden, zu vermeidenden Verhaltenstendenzen.

So kann beispielsweise der zeitliche Aufwand von Sporttreiben als negativ bewertet werden und dazu führen, dass weniger Sport getrieben oder nicht mit Sporttreiben angefangen wird. Die Definition von Rheinberg legt ebenso eine enge Verbundenheit der Konzepte Motivation und Emotion nahe.

- Ein positiver Zielzustand ist mit großer Wahrscheinlichkeit ein Zustand, der **positive Emotionen** wie Freude und Glück hervorruft,
- während negativ bewertete Zielzustände eher mit **negativen Emotionen** wie Angst oder Trauer assoziiert sind.

Eine Patientin mit sozialer Phobie könnte den Besuch eines Sportprogramms mit der negativen Emotion von Angst antizipieren und somit die Verhaltenstendenz haben, den Besuch des Sportprogramms zu meiden.

Motivation im Grundmodell der Motivationspsychologie

Motivation kann demnach als Spannung zwischen einem Soll- und einem Ist-Zustand verstanden werden, die zu aufsuchenden oder vermeidenden Verhaltenstendenzen führt. Dabei kann Motivation eine proaktive Rolle einnehmen, wenn auf einen positiv bewerteten Zielzustand hingearbeitet wird (z. B. Muskulatur aufbauen), als auch eine reaktive Rolle, wenn negativ bewertete Ist-Zustände (z. B. Hunger) vermieden oder beseitigt werden sollen.

Im klassischen Grundmodell der Motivationspsychologie (➤ Abb. 5.2) ist die aktuelle Motivation einer Person abhängig von den zwei Faktoren **„Person"** und **„Situation"** und deren **Interaktion.**

- Mit Person sind individuelle, zeitlich stabile Dispositionen (Motive) beschrieben.
- Als Situation ist die subjektive Wahrnehmung der aktuellen (Reiz-)Umgebung gemeint.
- Die Wechselwirkung dieser beiden Faktoren führt dann zur aktuellen Motivation und zum Verhalten.

Wie unterschiedlich die gleiche Situation von Personen wahrgenommen und bewertet wird, und zu welchen unterschiedlichen Motivationen sie führen kann, zeigt das folgende Beispiel: In einigen Gesundheitsstudios wird ein Herz-Kreislauf-Training in Gruppen angeboten, bei dem die Herzfrequenzen aller Teilnehmenden auf einen Bildschirm übertragen werden. Das kann bei stark leistungsorientierten Personen zu erhöhter Motivation führen, da sie für sich die Chance erkennen, sich gegen andere zu beweisen. Bei anderen Personen kann dies wiederum zu Furcht vor Misserfolg oder

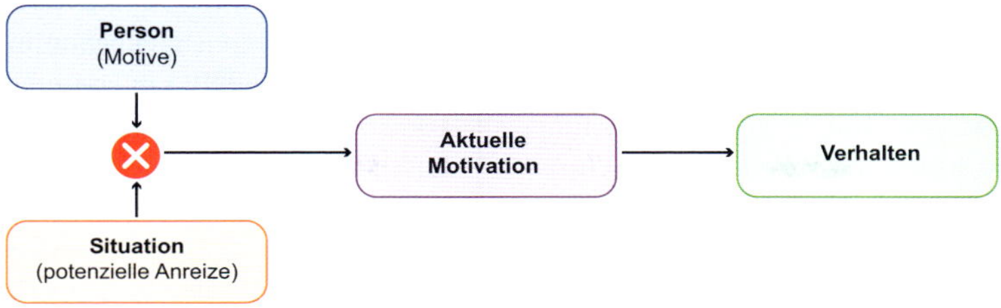

Abb. 5.2 Grundmodell der klassischen Motivationspsychologie (modifiziert nach Rheinberg 2006) [L157]

Scham und zu der Verhaltenstendenz führen, diesen Kurs in Zukunft zu vermeiden.

Aus diesem Beispiel wird zudem die Wechselwirkung der beiden Faktoren „Person" und „Situation" deutlich. Da sich die Motive einer Person wie ein Filter auf die Wahrnehmung legen, wird aus der oben beschriebenen Situation im ersten Beispiel die Gelegenheit erkannt, sich mit anderen messen zu können. Eine Person mit hohem Anschlussmotiv, als drittes Beispiel, erkennt aus der gleichen Situation möglicherweise die Gelegenheit, neue Freunde kennenzulernen.

Motivation und Selbstwirksamkeit in der sozial-kognitiven Theorie

Ein weiteres Modell zur Entstehung von Motivation und dem daraus resultierenden Verhalten ist die **Sozial-kognitive Theorie** (Bandura 1986) (➤ Abb. 5.3). Der vielleicht wichtigste Faktor für dieses und spätere Motivationsmodelle ist das hier eingeführte Konstrukt der **Selbstwirksamkeit**.

MERKE

Selbstwirksamkeit ist die innere Überzeugung, ein bestimmtes Verhalten auch unter erschwerenden Bedingungen selbst ausführen zu können.

Motivation infolge positiver Bewertung durch andere

Ähnlich der Definition von Rheinberg entsteht laut Bandura Motivation, wenn die antizipierten Ergebnisse und Konsequenzen vom fraglichen Verhalten von einer Person als positiv bewertet werden. Beispielsweise kann eine Person mit Angststörung

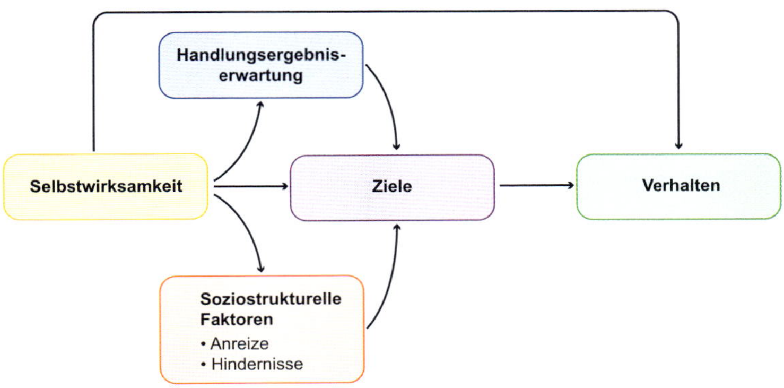

Abb. 5.3 Sozial-kognitive Theorie (nach Bandura 1986) [L157, W1465, W1466, W1467]

in der Psychoedukation lernen, dass bei regelmäßigem Sporttreiben der Ruhepuls gesenkt wird, was die Wahrscheinlichkeit für Angstsymptome verringert. Dies führt zu einer **positiven Handlungsergebniserwartung,** die helfen kann, die bestehende Motivation zum Sport in die Tat umzusetzen. Zusätzlich erleichtern oder erschweren äußere Faktoren die Ausbildung des Ziels, körperlich aktiv zu werden. So können eine schlechte Verkehrsanbindung, Schichtarbeit oder wenige finanzielle Mittel verhindern, dass dieses Ziel wirklich gefasst wird. Andererseits können z. B. gute Verfügbarkeit, soziale Einbindung oder die Aussicht auf Belohnungen die Zielsetzung fördern. In der ➤ Abb. 5.1 ist dies unter den soziostrukturellen Faktoren zu finden.

Quellen der Selbstwirksamkeit

Als neue Komponente schließlich postuliert dieses Modell den Einflussfaktor „Selbstwirksamkeit". Diese beschreibt die innere Überzeugung, ein bestimmtes Verhalten auch unter erschwerenden Bedingungen ausführen zu können. Nach Bandura kann die Selbstwirksamkeitserwartung einer Person durch folgende vier Quellen entstehen.

1. **Erfahrung von vorherigen erfolgreichen Handlungsausführungen:** So kann eine Person davon überzeugt sein, einen 12-wöchigen Präventionskurs bis zum Ende mitmachen zu können, wenn diese Person in der Vergangenheit schon einmal an einem solchen Präventionskurs erfolgreich teilgenommen hat.
2. **Lernen am Modell:** Ein Freund, der davon erzählt, kürzlich einen Präventionskurs abgeschlossen zu haben, kann als Beispiel und Überzeugung dienen, es selbst auch schaffen zu können.
3. **Positives Feedback:** („Das lief für die erste Einheit doch schon wirklich gut. Super!"), welches im Präventionskurs beispielsweise von einem Trainer oder anderen Teilnehmern der Gruppe kommen kann.
4. Dies kann auch einen Einfluss auf die vierte Quelle (emotionale Aktivierung) haben, die wiederum die Wichtigkeit von Emotionen unterstreicht. So kann eine Person aus der Vorfreude auf den Präventionskurs ableiten, dass sie auch die erforderlichen Kompetenzen mitbringt, um den Anforderungen des Kurses standzuhalten. Bei Nervosität, die beispielsweise von schlechten Erfahrungen aus dem vorherigen Kurs stammt, könnte abgeleitet werden, dass die eigenen Kompetenzen für das fragliche Verhalten nicht ausreichen.

5.2.2 Verhaltensintention (geplantes Verhalten)

Ein drittes klassisches Modell von Motivation ist die Theorie des geplanten Verhaltens (Ajzen 1991) (➤ Abb. 5.4).

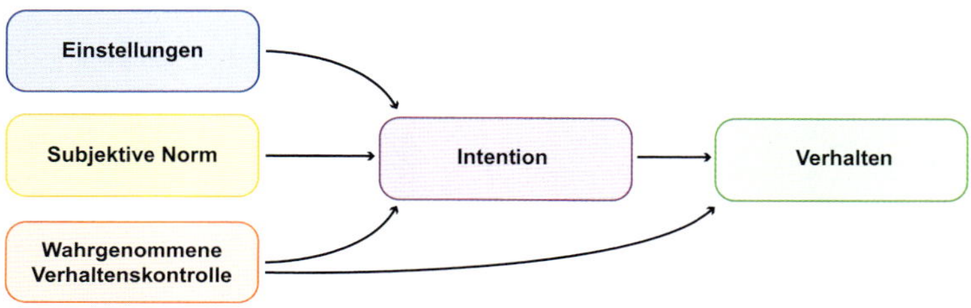

Abb. 5.4 Theorie des geplanten Verhaltens (nach Aizen 1991) [H452-001, L157]

Diese Theorie bietet noch einmal eine größere Auffächerung des Zustandekommens von Motivation, die von Ajzen als Verhaltensintention benannt wird. Sie entsteht abhängig von den drei Faktoren **„Einstellungen"**, **„subjektive Norm"** und **„wahrgenommene Verhaltenskontrolle"**.

MERKE

Intention ist die Absicht einer Person zu einem bestimmten Verhalten oder zu einer bestimmten Zielerreichung. Die Intention kann unterschiedlich stark ausgeprägt sein und wird selbst beeinflusst durch Einstellungen, subjektive Normen und wahrgenommene Verhaltenskontrolle.

Am Beispiel von Joggen als Zielverhalten können diese drei Faktoren gut beschrieben werden.

- Die **Einstellungen** beschreiben die Erwartungen einer Person an das geplante Verhalten und lassen sich mit dem positiv bewerteten Zielzustand aus der Motivations-Definition von Rheinberg vergleichen. Oft sind die Erwartungen geprägt von früheren Erfahrungen mit dem fraglichen Verhalten. So kann eine Person Joggen als Aktivität beschreiben, bei der sie gut „den Kopf frei kriegen" kann, während eine andere Person die Erfahrung gemacht hat, dass sie meist beim Loslaufen schon hofft, dass die Runde schnell vorbei ist.
- Die **subjektive Norm** bezeichnet den Umgang des Umfeldes einer Person mit dem fraglichen Verhalten. Wenn eine Person das Gefühl hat, dass Joggen oder sportliche Aktivität generell vom sozialen Umfeld positiv bewertet und vorgelebt wird, steigt die Motivation, selbst körperlich aktiv zu sein.
- Schließlich ist die **wahrgenommene Verhaltenskontrolle** noch ein entscheidender Faktor in der Intentionsbildung. Eine Person, die dem Joggen gegenüber positiv eingestellt ist und sich in einem sozialen Umfeld aufhält, das sportliche Aktivität anerkennt, wird wahrscheinlich trotzdem nicht regelmäßig joggen gehen, wenn sie nicht über die nötige wahrgenommene Verhaltenskontrolle verfügt. Die wahrgenommene Verhaltenskontrolle ist dem Konzept der Selbstwirksamkeitserwartung sehr nahe und beschreibt die persönliche Überzeugung, das entsprechende Verhalten auch dann ausüben zu können, wenn Widrigkeiten (z. B. kältere Monate) entstehen. Auch die wahrgenommene Verhaltenskontrolle stützt sich auf Erfahrungen aus der Vergangenheit. Neben den Einstellungen ist sie der wichtigste Faktor für die Intentionsbildung (Sheeran 2005).

Viele Korrelationsstudien belegen, dass Intentionen Verhalten vorhersagen können. Dies wurde z. B. auch durch eine Metaanalyse (Sheeran 2005) bestätigt, die aus vorherigen Metaanalysen mit insgesamt 422 Studien bestand. Allerdings bleibt selbst dann, wenn beispielsweise Bewegungsverhalten durch Intentionen vorausgesagt wird, ein großer Teil der Varianz ungeklärt (Webb und Sheeran 2006). Zudem zeigen Metaanalysen von Experimenten, in denen der Faktor der Intention moderat bis stark verändert wurde, dass es nur geringe bis moderate Veränderungen im Verhalten gab. Dass nicht jede Intention umgesetzt wird und nicht jedes Ziel bis zum Ende verfolgt wird, kennen wir alle aus eigener Erfahrung. Das prominenteste Beispiel hierfür sind wahrscheinlich Neujahrsvorsätze. In der wissenschaftlichen Literatur hat dieses Phänomen den Namen „Intentions-Verhaltens-Lücke".

INFO

Intentions-Verhaltens-Lücke: Nicht jede Intention wird umgesetzt, nicht jedes Ziel bis zum Ende verfolgt. Neben der Motivation/Intention bleibt ein großer Teil der Varianz in der Erklärung von Verhalten ungeklärt.

5.3 Motivations-Volitions-Modell und Anwendungsimplikationen

Das Motivations-Volitions-Modell (MoVo-Modell) (Fuchs 2007) wurde aufbauend auf das Health Action Process Model (Schwarzer 2008) entwickelt. Es gehört zu den dynamischen gesundheitspsychologischen Modellen, welche mehrere Faktoren in verschiedenen miteinander verknüpften Prozessen abbilden, um Gesundheitsverhalten zu erklären. Da es speziell für die Erklärung körperlicher Aktivität entwickelt wurde und es zahlreiche Anwendungsmöglichkeiten in der Praxis bietet, soll auf dieses Modell besonders eingegangen werden.

Im MoVo-Modell (➤ Abb. 5.5) werden zwei Phasen betrachtet, die erste, sozial-kognitive Phase der Motivation, sowie die sich daran anschließende selbstregulative zweite Phase der Volition.

5.3.1 Erste Phase – motivationale Phase

Die erste motivationale Phase der Absichtsbildung basiert auf zwei Prädiktoren: der Selbstwirksamkeitserwartung und der Handlungsergebniserwartung. Beide fließen in das Konstrukt der Zielintention ein.

- Das Konzept der **Selbstwirksamkeitserwartung** (➤ 5.2.1) bezeichnet die subjektive Einschätzung, über die persönlichen Kompetenzen zu verfügen, eine Verhaltensweise ausführen zu können (Bandura, 1986).
- Die **Handlungsergebniserwartung** beinhaltet eine Abwägung positiver und negativer Erwartungen an das Ergebnis einer Handlung.

Selbstwirksamkeitserwartung und Handlungsergebniserwartung sind eng miteinander verknüpft. Zum Beispiel beeinflussen positive Handlungsergebniserwartungen wie „Wenn ich regelmäßig Sport treibe, dann dient das meiner Gesundheit" die Ausbildung einer Intention, regelmäßig aktiv zu sein, nur, wenn auch die Überzeugung der eigenen Kompetenz dazu ausreichend ausgeprägt ist. Wenn für eine Person die Vorteile von körperlicher Aktivität überwiegen und sie davon überzeugt ist, das gewünschte Verhalten auch eigenständig durchführen zu können, ist sie zunächst motiviert. Diese beiden Komponenten entsprechen in Vielem der Person- und der Situationsvariable aus dem Grundmodell der Motivationspsychologie (➤ Abb. 5.2).

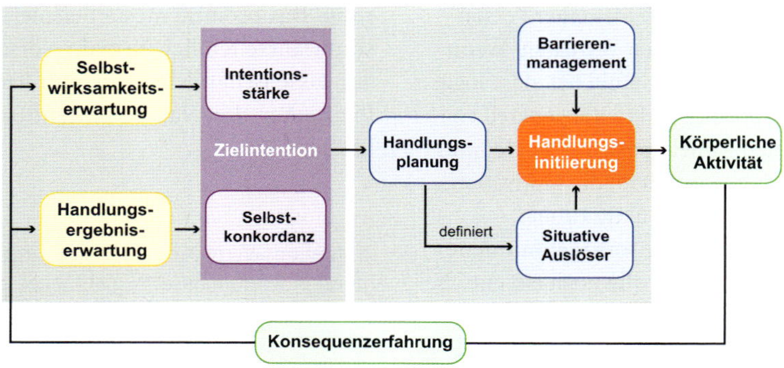

Abb. 5.5 Das Motivations-Volitions-Modell (nach Fuchs 2007) [L157, W1465, W1466, W1467].

Selbstwirksamkeitserwartung

Aktivitätsziele formulieren

Kleine Aktivitätsziele formulieren, die als erreichbar eingeschätzt werden. Dafür müssen das bisherige Ausgangsniveau, Intensität, Frequenz und Dauer berücksichtigt und an die einzelne Person angepasst werden. Ein niedrigeres Ziel ist hier oft günstiger, da die Selbstwirksamkeit steigt, je leichter eine Handlung als ausführbar eingeschätzt wird.

TIPP

- Slogan: „Weniger ist mehr!"
- Interventionsbeispiele:
  - Bei Depression: Bei vorhergehender völliger Inaktivität 1-mal pro Woche 10 Minuten leichte Aktivität wie Spazieren (dann bei Erfolg langsam erhöhen).
  - Bei Agoraphobie: Bei vorheriger völliger Vermeidung körperlicher Anstrengung 1-mal pro Woche eine Strecke mit einer leichten Steigung zu Fuß absolvieren.

Frühere Bewegungserfahrung bewusst machen

Eigene körperliche Aktivität aus der Vergangenheit als **Belege für die eigene Fähigkeit** zur Bewegung erarbeiten.

TIPP

- Slogan: „Ich kann das!"
- Interventionsbeispiele:
  - Bei Depression: Frühere positive Erfahrungen mit Bewegung besprechen und nicht das damalige Niveau („Ich konnte mal eine Stunde laufen!"), sondern die Selbstwirksamkeit dabei fokussieren („Ich habe mir damals ein Ziel vorgenommen und erreicht, das kann ich jetzt auch, wenn ich das Ziel geringer ansetze!").
  - Bei Agoraphobie: Frühere Erfahrungen mit körperlicher Anstrengung und die zugehörige damalige Bewertung (z. B. „Ich schwitze, weil ich mich ordentlich ausgepowert habe!") der heutigen Bewertung als Alternative entgegensetzen. Betonen, dass Körpersymptome bei Bewegung früher schon einmal als positiv erlebt werden konnten, was in kleinen Schritten wieder erreicht werden kann.

Fortschritte dokumentieren

Monitoring einsetzen, um jeden kleinen Fortschritt zu vergegenwärtigen und die Selbstwirksamkeit zu unterstützen. Bewegungsausmaß systematisch schriftlich oder digital erfassen und am besten mit einer anderen Person besprechen. Dabei **Fokussierung auf Erfolge,** nicht auf die Misserfolge.

TIPP

- Slogan: „Jeder Schritt zählt!"
- Interventionsbeispiele:
  - Bei Depression: Aktivitätstagebuch führen. Ausschließliche Betonung der Erfolge und Analyse, wie diese erreicht werden konnten
  - Bei Agoraphobie: Aktivitätstagebuch mit Symptomprotokoll und Angsttagebuch verbinden. Eigenen Mut zur Bewegung in den Fokus setzen und für einzelne Bewegungsereignisse einschätzen lassen.

Handlungsergebniserwartung

Vorbilder nutzen

Modelle aus dem eigenen Umfeld erarbeiten oder suchen. Eine Vorstellung eines realen (!) Vorbildes entwickeln und sich die positiven Effekte für dieses Modell konkret vergegenwärtigen.

TIPP

- Slogan: „Was sie schafft, schaff' ich auch!"
- Interventionsbeispiele:
  - Bei Depression: Erarbeiten, welche (gemochte) Person als Rollenmodell dienen kann, welche verkörpert, dass Bewegung positive Konsequenzen nach sich zieht. Bei Möglichkeit fragen, wie sie das geschafft hat und welche positiven

Ergebnisse sie erlebt.
- Bei Agoraphobie: „Mutiges" Rollenmodell für Bewegung erarbeiten. Wo hat sich jemand schon einmal etwas getraut, was vorher Angst gemacht hat? (z. B. Klettern, aus Höhe ins Wasser springen, einen Berg besteigen) Welche positiven Konsequenzen entstehen dann?

Vorher und Nachher

Vorher-nachher-Bilanzen anhand eigener bisheriger Erfahrungen erstellen (mit Unterscheidung nach kurzfristigen und langfristigen Konsequenzen).

TIPP
- Slogan: „Ich kann nur gewinnen!"
- Interventionsbeispiele:
  - Bei Depression: Wie ist die Stimmung vor und nach körperlicher Aktivität? Welche Gedanken habe ich vor und nach körperlicher Aktivität? Welches Körpergefühl habe ich vorher und nachher? Gibt es auch langfristige Veränderungen?
  - Bei Agoraphobie: Welche Anspannung habe ich vor und nach körperlicher Aktivität? Als wie bedrohlich schätze ich die Aktivität vorher und nachher ein? Gibt es auch langfristige Veränderungen?

Psychoedukation

Im Rahmen der Psychoedukation über positive Konsequenzen körperlicher Aktivität aufklären.

TIPP
- Slogan: „Ich weiß es besser!"
- Interventionsbeispiele:

Bei Depression und Agoraphobie: Durchführung von Psychoedukation zur Wirksamkeit körperlicher Aktivität als Behandlungs- und Präventionsmaßnahme für die psychische Erkrankung aber auch über weitere positive Auswirkungen von Bewegung auf die Gesundheit

Intentionsstärke und Selbstkonkordanz

Das Konstrukt der Zielintention wird im MoVo-Modell in zwei Faktoren differenziert – die Intentionsstärke und die Selbstkonkordanz.
- Die **Intentionsstärke** wird definiert als Ausmaß der Absicht, körperlich aktiv zu sein.
- Das **Konzept der Selbstkonkordanz** (➤ Abb. 5.6) geht auf Sheldon und Elliot (1999) zurück und integriert den Aspekt, inwieweit diese Absicht eigenen persönlichen Werten und Einstellungen entspringt.

Basierend auf der Selbstdeterminationstheorie (Deci und Ryan 1995) kann eine Motivation zu körperlicher Aktivität intrinsisch, extrinsisch, identifiziert oder introjiziert sein (➤ Abb. 5.6). Die Selbstkonkordanz ist umso höher, je stärker eine Intention intrinsisch motiviert oder identifiziert und je weniger sie extrinsisch motiviert oder introjiziert ist. Eine selbstkonkordante Intention

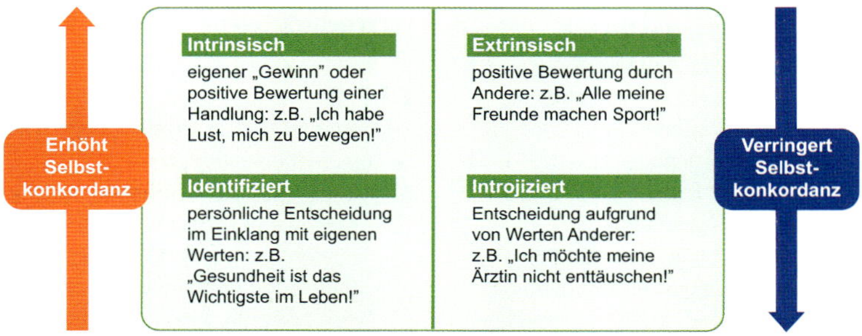

Abb. 5.6 Vier Modi der Selbstkonkordanz [P1465, P1466, P1467, L157]

wird mit mehr Anstrengung verfolgt und die Konsequenzen werden positiver bewertet, was später auch die Aufrechterhaltung des Verhaltens begünstigt.

Fördern intrinsischer und identifizierter Motive: Körperliche Aktivität bevorzugen, die positives Erleben ermöglicht, Überlastung oder Überforderung unbedingt vermeiden und den „Spaßfaktor" als relevanter für die Fähigkeit des Aufrechterhaltens erklären. Bewegung nur mit Leistungszielen verbinden, wenn diese intrinsisch sind. Verbindung von Bewegung mit eigenen Werten und Lebenszielen.

TIPP

- Slogan: „Ich tu' es für mich!"
- Interventionsbeispiele:
  - Bei Depression: Psychoedukation über das Konzept der Selbstkonkordanz; Analyse eigener Motivation. Intrinsche/identifizierte Motive fördern, extrinsische/introjizierte Motive kritisch hinterfragen. Starke Kopplung an das eigene Stimmungserleben und eigene Werte. Verhaltensexperiment „Sport unter Druck" vs. „Sport aus Spaß".
  - Bei Agoraphobie: Psychoedukation über das Konzept der Selbstkonkordanz; Analyse eigener Motivation unter Einbezug von Annäherungs- vs. Vermeidungszielen, Förderung der ersteren. Herausarbeiten, dass intrinsische/identifizierte Ziele häufiger Annäherungsziele sind.

5.3.2 Zweite Phase – volitionale Faktoren

In der zweiten Phase des MoVo-Modells kommen die volitionalen Faktoren ins Spiel, v. a. die beiden Konstrukte Handlungsplanung und Barrierenmanagement.

- Die **Handlungsplanung** spezifiziert das beabsichtigte Verhalten mit Plänen, wann, wo und wie dieses umgesetzt werden soll. Sie geht der Handlungsinitiierung voraus und fördert diese. Außerdem können mit ihr bestimmte Situationsvariablen geschaffen werden, die eine Signalwirkung für das Ausführen der Handlung bekommen. So bewirkt z. B. die Planung, jeden Montag laufen zu gehen, dass der Montag selbst einen Aufforderungscharakter bekommt und zu einer Situationsvariablen wird.
- Das **Barrierenmanagement** umfasst die Planung und Kompetenz, auftretende Hindernisse und Schwierigkeiten zu überwinden. Dies beinhaltet das Antizipieren von Barrieren, die Entwicklung von Alternativstrategien bei Hindernissen und die Planung, wie diese überwunden werden können. Somit ist diese Komponente sowohl für die Initiierung einer Handlung („Wenn es regnet, gehe ich jetzt nicht laufen, sondern mache Yoga zu Hause.") als auch für die Aufrechterhaltung der beabsichtigten Handlung („Auch, wenn meine Freundin mal nicht mitkommt, gehe ich zum Sport.") von Bedeutung.

Handlungsplanung

Genaue und konkrete Planung: Genau überlegen und konkret festhalten, welche Bewegung geplant wird, wann, wo und wie sie umgesetzt wird.

TIPP

- Slogan: „Alles nach Plan!"
- Interventionsbeispiele:
  - Bei Depression: Gemeinsame Planerstellung. Mentales Durchgehen des Planes – Imaginationsübung „Ich spule vor und erlebe mich bei der Durchführung des Planes." Genaue Ausarbeitung, wie der Plan erinnert werden kann.
  - Bei Agoraphobie: Gemeinsame Planerstellung. Gegebenenfalls vor der Durchführung Übungen zur Symptomprovokation, um Bereitschaft zu körperlicher Aktivität zu erhöhen. Erhöhung des Kontrollerlebens durch genaue Vorbereitung und Planung. Bewusstes Aufheben der Vermeidung, indem der Vermeidungstendenz ein konkreter Plan zur Umsetzung entgegengestellt wird.

5

Barrierenmanagement

Barrieren vorwegnehmen: Alle möglichen und denkbaren Barrieren sammeln und dafür Alternativstrategien entwickeln. Misserfolge selbst als wertvollen Teil des Prozesses beurteilen, um daraus wichtige Barrierenmanagement-Strategien abzuleiten. Bei Auftreten von Barrieren auch Zielanpassung als Alternativstrategie miteinbeziehen („Wenn ich mich schlapp fühle, gehe ich nur die Hälfte der Zeit laufen.")

TIPP

- Slogan: „Hindernisse sind da, um sie zu überwinden!"
- Interventionsbeispiele:
  - Bei Depression: Erstellen der Barrierenmanagement-Strategien. Dysfunktionale Kognitionen bei Auftreten von Barrieren oder Misserfolgen therapeutisch bearbeiten. Höherbewertung des Umgangs mit Barrieren als des Erfolges („Es ist mehr wert, an einem schlechten Tag 50 % zu schaffen, als an einem guten Tag 100 %!).
  - Bei Agoraphobie: Erstellen der Barrierenmanagement-Strategien. Herausarbeiten, dass bei Auftreten von Barrieren die Tendenz zur Vermeidung sich stark erhöht („Dann eben nicht!"). „Drei-Versuche-Regel" einführen: „Bei Schwierigkeiten nehme ich drei Anläufe!" (Metaphern aus dem Sport nutzen wie Hochsprung, Weitwurf, etc., wo auch mehrere Versuche stattfinden).

Anwendung in der Praxis – Situationsvariablen

Feste Rituale entwickeln und Signale aufbauen: Langsamer Aufbau neuer Gewohnheiten, dafür bestehende Gewohnheiten als „Einstiegssignale" nutzen („immer vor dem Einkaufen", „jeden Dienstagabend"). Soziale Verstärker miteinbeziehen (sich Sportpartner suchen). Nutzung von Apps, die an Bewegung erinnern.

TIPP

- Slogan: „Zeichen setzen!"
- Interventionsbeispiele:
  - Bei Depression: Nutzung eines Wochenplans als Erinnerung an Bewegung. Gepackte Sporttasche neben der Eingangstür lagern. Regel anwenden (wenn möglich): „Erst Bewegung, dann Ausruhen".
  - Bei Agoraphobie: Bestehende Gewohnheiten und Kontrollen als Signale nutzen. Stärkung der Selbstkontrolle durch Entwicklung fester Bewegungs-Rituale „komme, was wolle!". Sicherheitsgebende Wirkung von Ritualen nutzen („Ich mach das immer so!").

5.3.3 Konsequenzerfahrungen

Wenn körperliche Aktivität durchgeführt wurde, stellen die damit einhergehenden Erfahrungen und Bewertungen, die sogenannten Konsequenzerfahrungen, einen Einflussfaktor sowohl für die Selbstwirksamkeit als auch für die Handlungsergebniserwartung dar und ermöglichen so eine Feedbackschleife. Dadurch können neu gemachte Erfahrungen wiederum weiteres Verhalten beeinflussen.

Bewusstmachen positiver Konsequenzen und Nutzung von **Belohnung** und **Belohnungssystemen**. Bilanzierung und Rückmeldung positiver Konsequenzen der körperlichen Aktivität (regelmäßige Einschätzungen im Verlauf). Lob als Verstärker einführen und eigene Belohnungen etablieren. Belohnungssysteme von Apps oder Sportprogrammen nutzen.

TIPP

- Slogan: „Eigenlob stinkt nicht!"
- Interventionsbeispiele:
  - Bei Depression: Routinemäßig nach Bewegung einschätzen lassen: „Hat es sich gelohnt?" „Wenn ja, warum?" (dabei Betrachtung verschiedener Lebensbereiche und Ziele). Arbeit mit operanter Verstärkung bei Durchführung der

geplanten körperlichen Aktivität (eigene kleinere Belohnungen, Begeisterung des Therapeuten, Sammeln von Punkten für größere Belohnung). Fortschrittsskala mit Meilensteinen, die gefeiert werden.
- Bei Agoraphobie: Erleben von Angst als Fortschritt im Sinne von Bewältigen-Lernen neu definieren (im Gegensatz zu Erleben von Angst als „schrecklich", „sinnlos" und „zu vermeiden"), wenn befürchtete negative Konsequenzen ausbleiben: z. B. „Ich hatte Angst vor meinem hohen Puls. Ich habe dennoch weitergemacht. Es ist mir nichts Negatives passiert. Ich habe im Gegenteil positive Konsequenzen erlebt!"; Sammeln von „Mut-Punkten" z. B. mit Stickern, Perlen, etc.

5.4 Affective Reflective Theory und Anwendungsimplikationen

Laut Brand und Ekkekakis (2018) unterscheidet sich die Affective Reflective Theory (ART) von bisherigen Theorien, die die Aufnahme und Aufrechterhaltung von regelmäßiger **körperlicher Aktivität** zu **erklären** versuchen, in mindestens drei Aspekten.

- Erstens liegt der Fokus auf affektiven und automatischen Vorgängen.
- Zweitens liegt sie nicht in der allgemeinen Motivations- oder Verhaltenspsychologie, sondern in der Sport- und Bewegungspsychologie begründet und stellt explizit positive und negative Erfahrungen in Verbindungen mit körperlicher Aktivität in den Mittelpunkt.
- Drittens findet die Theorie eine Erklärung für das Phänomen, dass Personen über lange Zeit inaktiv bleiben, indem sie das Element einer begrenzten Ressource an Selbstkontrolle mitberücksichtigt.

5.4.1 Verhaltenssteuerung durch zwei Systeme

Die ART (➤ Abb. 5.7) reiht sich in das noch relativ junge Konzept ein, das auf der Grundidee der Modularisierung des Gehirns beruht. Multi-System-Modelle, im Falle der ART eine **Zwei-Prozess-Theorie,** gehen davon aus, dass mehrere eigenständige Systeme das Denken, die Emotionen und die Steuerung des Verhaltens verantworten. Laut Annahme von Zwei-Prozess-Theorien wird das menschliche Verhalten größtenteils durch zwei voneinander unabhängige Systeme gesteuert.

- Dabei werden dem System 1, in der ART „Typ-1-Prozess" genannt, **vorbewusste** und **affektive Prozesse** zugeschrieben, die schnell und überwiegend automatisch ablaufen.
- Das System 2, der „Typ-2-Prozess", hingegen ist für langsamere und **ressourcenabhängige Reflexionen** und Aufgaben der längerfristigen Zielverfolgung verantwortlich.

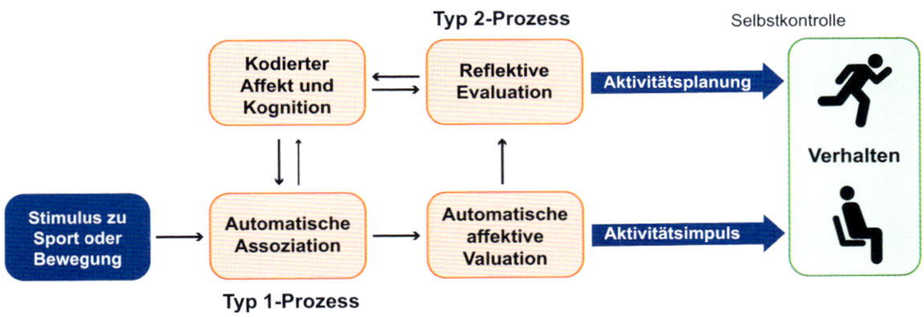

Abb. 5.7 Die Affective-Reflective-Theory (nach Brand und Ekkekakis 2018) [H451-001, L157]

5

Neurowissenschaftler konnten darüber hinaus den beiden Funktionen der Handlungssteuerung jeweils Gehirnareale zuordnen (Hofmann, Schmeichel und Baddeley 2012). Für die Entstehung der affektiven Reaktionen sind die Amygdala und das mesolimbische Belohnungssystem verantwortlich, reflexive Prozesse werden im präfrontalen Kortex erbracht, dem auch die Funktionen des Arbeitsgedächtnisses zugeschrieben werden.

Affekt als grundlegendes System

Der grundlegende Affekt ist ein umfassenderes Konzept als Stimmung und Emotion und kann als der Kern allen Fühlens und aller Gefühle bezeichnet werden. Affekt benötigt keinen Anlass zur Entstehung, sondern ist durchgehend vorhanden, erfordert allerdings die Lenkung unserer Aufmerksamkeit, um bewusst wahrgenommen zu werden (Brand und Schweizer 2019).

Sport und Bewegung stehen in engem Zusammenhang mit körperlichen Empfindungen und lösen erhebliche affektive Bewertungen aus (Ekkekakis, Parfitt und Petruzzello 2011). Affektive Prozesse basieren auf bereits im Gedächtnis bestehenden mentalen Assoziationen bzgl. körperlicher Aktivität, die auf individuelle Vorerfahrungen zurückzuführen sind. Hat beispielsweise eine Person bereits im Kindesalter eine Sportart entdeckt, die aus verschiedenen Gründen affektiv positiv bewertet wurde, z. B. durch Erfolgserlebnisse oder Spaß im Team, so steigt auch im Erwachsenenalter die Wahrscheinlichkeit, Bewegung mit positiven Affekten zu assoziieren. Die Auslösung der mentalen Assoziationen erfolgt dabei automatisch, sie verlaufen unterbewusst und können in einem Verhalten resultieren, das ebenfalls nicht bewusst reflektiert wird (Rebar et al. 2016).

Typ-2-Prozess

Der reflexive Typ-2-Prozess ist dafür verantwortlich, **Beurteilungen und Entscheidungen zu generieren,** um beispielsweise in neuen Situationen Handlungspläne aufzustellen oder auch Angewohnheiten entgegenzuwirken. Im Gegensatz zum Typ-1-Prozess übernimmt er höhergradige kognitive Aufgaben, die Selbstkontrolle erfordern und der Erreichung längerfristiger Ziele dienen, wie beispielsweise Planungen, Überlegungen und mentale Handlungen. Das reflexive System erfordert eine bewusste Lenkung der Aufmerksamkeit und ist daher erheblich langsamer als das affektive System (Strack und Deutsch 2004). Der Typ-2-Prozess ist entscheidend, um trotz einer möglichen negativen affektiven Bewertung von Bewegung (beispielsweise „Laufen ist zu anstrengend"), eine Verhaltensänderung aufgrund übergeordneter Ziele (beispielsweise „Regelmäßiger Sport ist gesund") zu erreichen.

Typ-1-Prozess

Die ART geht davon aus, dass dem Typ-1-Prozess häufiger die **Verantwortung** bzgl. der Handlungssteuerung zugeschrieben werden kann. Eine entscheidende Rolle zwischen den beiden Prozessen spielt dabei das Konzept der Selbstkontrolle.

Stellenwert der Selbstkontrolle

In Zwei-Prozess-Theorien bezieht sich Selbstkontrolle insbesondere auf die mit Anstrengung verbundene **Hemmung** von **Impulsen.** Sie wird in diesem Sinne als ein Mechanismus definiert, durch den es gelingt, die automatischen Impulse des Typ-1-Prozesses zu hemmen oder zu überschreiben, sodass der Typ-2-Prozess die führende Rolle übernehmen kann. Dabei handelt es sich um eine individuell unterschiedliche Ressource von limitierter Kapazität, die durch Nutzung über die Zeit aufgebraucht wird.

Es wird angenommen, dass Personen dazu neigen, vermehrt vorbewussten Impulsen zu folgen, je weniger Selbstkontrollressourcen zur Verfügung stehen und entgegenwirken bzw. in die erwünschte Richtung lenken. Aus der Sicht von Zwei-Prozess-Theorien bedeutet dies, dass insbesondere in Situationen, in denen Personen sich müde, unmotiviert und erschöpft fühlen oder durch andere Einflüsse, z. B. Alkohol, abgelenkt werden, der Typ-1-Prozess mehr Kontrolle über das Verhalten erlangt, da der Typ-2-Prozess mehr Ressourcen und Aufwand benötigt. Insbesondere bei Menschen mit psychischen Erkrankungen, die vermehrt unter z. B. Schlafstörungen und Antriebslosigkeit leiden, kann davon ausgegangen werden, dass die **Kapazität** der **Selbstkontrolle deutlich reduziert** ist und es somit eine besondere Herausforderung darstellt, entgegen des vermeintlich negativen Typ-1-Prozesses („Sport ist anstrengend") zu handeln.

5.4.2 Situative Entscheidung zwischen Verhaltensalternativen

Ein weiterer, grundlegender Aspekt, dem die ART große Bedeutung zuschreibt, ist die **situative Entscheidung zwischen Verhaltensalternativen.** Situative Entscheidungen können eine wesentliche, funktionelle Verbindung zwischen einerseits den reflexiven und impulsiven Prozessen und andererseits dem daraus folgenden Verhalten (z. B. körperliche Aktivität) darstellen. Eine Entscheidung für ein bestimmtes Verhalten (z. B. nach der Arbeit Laufen gehen) ist zugleich immer eine Entscheidung gegen eine oder mehrere konkurrierende Verhaltensalternativen (z. B. mit Kollegen Essen gehen). In der Theorie wird die Entscheidung in solchen Situationen für nicht nur regelmäßig aktive, sondern auch weniger aktive Personen durch sowohl **reflexive** als auch **affektive Prozesse beeinflusst.** Es wird davon ausgegangen, dass regelmäßig Aktive aufgrund von positiven, automatischen Evaluationen und auch aus Gewohnheit häufiger die Bewegung wählen, sich in einigen Fällen allerdings auch für die Alternative entscheiden können.

Die meisten Entscheidungen bezüglich körperlicher Aktivität werden nicht durch explizite Erwartungen, Werte und Ziele beeinflusst. Dies betrifft insbesondere Situationen, die nicht als intentional geplante Bewegung betrachtet werden können, wie z. B. Sporteinheiten. In häufig auftretenden Situationen, beispielsweise der Wahl zwischen dem Fahrstuhl oder der Treppe, werden in kürzester Zeit die Selbstregulationsressourcen aufgebraucht, weshalb davon ausgegangen wird, dass die meisten Entscheidungen bezüglich körperlicher Aktivität aus Gewohnheit getroffen werden. Menschen, die an Depressionen leiden, neigen aufgrund der einhergehenden Antriebslosigkeit und Motivationslosigkeit zu Inaktivität, was langfristig zu einer Gewohnheit werden kann.

Wie kommt es nun zu der **Entscheidung** für oder gegen Bewegung bzw. **für** oder **gegen Inaktivität?** Besonderen Fokus legt die ART auf den exakten Moment, in dem eine Wahrnehmung bezüglich körperlicher Aktivität auftritt.

- Ein sportbezogener Stimulus (intern, z. B. eine Erinnerung oder extern, z. B. eine Verabredung) löst den **Typ-1-Prozess** aus – eine spontane, mentale Assoziation bezüglich des Objekts (körperliche Aktivität). Aus dieser folgt eine unterbewusste automatische, affektive Valuation (positiv/angenehm oder negativ/unangenehm), welche auf bisherigen Erfahrungen mit Sport und Bewegung basiert und in einem Aktivitätsimpuls resultiert. Aus diesem Impuls entstehen entweder antreibende Kräfte zur Verhaltensänderung oder hemmende Kräfte, die dafür sorgen, dass die Person in ihrem momentanen Zustand verweilt bzw. Inaktivität wählt. Auf dieser automatischen, affektiven Valuation basierend folgt der Typ-2-Prozess und somit eine bewusste, reflexive Bewertung, welche wiederum in einem Handlungsplan resultiert (aktiv werden oder in Inaktivität verbleiben). Der Handlungsplan kann mit dem Aktivitätsimpuls des Typ-1-Prozesses übereinstimmen (beide lösen jeweils Annäherungs- oder Vermeidungstendenzen aus), oder zu einem konträren Ergebnis kommen. Das steuernde, ausschlaggebende Element ist an dieser Stelle die Selbstkontrolle.

- Der **Typ-2 Prozess,** also der reflexive Handlungsplan, kann nur umgesetzt werden, insofern ausreichend Kapazität des Arbeitsgedächtnisses zur Verteilung von Aufmerksamkeitsressourcen und somit zur Selbstkontrolle vorhanden ist.
- Stimmen **Typ-1-** (z. B. „Sitzenbleiben", da Sport automatisch negativ bewertet wird) und **Typ-2-Prozess** (z. B. „Bewegung ist gesund") nicht überein, entsteht ein intrapsychischer Konflikt. In diesem Fall wird ein gewisses Maß an Selbstkontrollressourcen benötigt, um dennoch entgegen des ersten (In-)Aktivitätsimpulses aktiv zu werden. Dieser intrapsychische Konflikt zwischen affektiven und reflexiven Prozessen könnte in Kombination mit der Ressourcenabhängigkeit von Selbstkontrolle einen Beitrag zur Erklärung des Phänomens leisten, dass vielen Menschen die gesundheitsförderliche Bedeutung von Sport und Bewegung bewusst ist, sie aber dennoch in Inaktivität verweilen.

Anwendung – automatische affektive Valuation

Verknüpfung von Bewegung mit positivem Affekt: Während und nach dem Sport evaluieren, ob und warum Sport oder Bewegung Freude bereitet hat und insgesamt positiv bewertet wird. Ist dies nicht der Fall, Anpassungen vornehmen. Nicht nach einem Mal Ausprobieren aufhören. Etwas Bekanntes zu tun, wird als angenehmer empfunden. Die Wiederholung von Erlebnissen, die positiv bewertet werden, resultiert in der automatischen Valuation, die einen Aktivitätsimpuls hervorruft.

TIPP

- Slogan: „Bewegung fühlt sich gut an!"
- Interventionsbeispiele:
  - Für alle Störungen: Gemeinsam nach Sport- und Bewegungsarten suchen, die positiv/angenehm assoziiert werden und welche Gründe dahinter liegen (Endorphinausschüttung aufgrund von „Auspowern", gutes Körpergefühl, Sozialkontakte, etc.). Negative Valuation durch Überforderung vermeiden. Ausprobieren und Wiederholen. Positive Affekte bewusst machen.
  - Bei Depression: Mögliche dysfunktionale Kognitionen klären und therapeutisch bearbeiten. Stärkung des Zugangs zur eigenen Innenwahrnehmung von Emotionen und Affekten.
  - Bei Agoraphobie: Erarbeiten, dass Angst als Affekt einen Einfluss beim Ausüben körperlicher Aktivität hat. Körperliche Empfindungen sind meist mit negativem automatischem Affekt verbunden. Diesem bewusst entgegensteuern mit der Förderung positiven Körpererlebens bei körperlicher Aktivität. Gegenbeispiele finden, in denen Angst einen positiven Affekt bei Überwindung ermöglicht („den Kick gibt"), wenn man sich etwas getraut hat (z. B. über etwas drüber- oder von etwas runterspringen, klettern, etc.)

Anwendung in der Praxis – Selbstkontrolle

Ressourcen berücksichtigen: Die Kapazität der Ressource „Selbstkontrolle" variiert über die Zeit und aus unterschiedlichsten

Gründen stark. Zeiten und Umgebungen identifizieren, in denen viel Kapazität an Selbstkontrolle vorhanden ist. Andere Faktoren identifizieren, die auch Kapazität benötigen, und wenn möglich, diese Faktoren reduzieren (z. B. die Anzahl an zu treffenden Entscheidungen).

TIPP

- Slogan: „Weniger ist mehr!" oder „In der Einfachheit liegt die Kraft!"
- Interventionsbeispiele:
  - Bei Depression: Anhand von Tages- und Wochenstruktur erarbeiten, zu welchen Zeiten und aus welchen Gründen wie viel Kapazität an Selbstkontrolle vorhanden ist. Günstige Fenster nutzen, um neue Bewegungs- oder Sportroutinen zu etablieren. Strategien erstellen, die möglichst wenig Selbstkontrollressourcen benötigen. Andere Einflüsse reduzieren, die die Kapazität von Selbstkontrolle benötigen.
  - Bei Agoraphobie: Bestärken, dass Selbstkontrolle (meistens) etwas ist, was Patientinnen und Patienten mit Angst sehr gut können, dafür Beispiele erarbeiten. Diese soll nun für ein anderes Ziel genutzt werden (nicht Angst vermeiden, sondern körperliche Aktivität erhöhen). Darstellen, wie Angsterleben die Ressource zur Selbstkontrolle verringert.

LITERATUR

Ajzen I. The theory of planned behavior. Organizational Behavior and Human Decision Processes, 1991; 50: 179–211. DOI: 10.1016/0749-5978(91)90020-T

Bandura A. Social foundations of thought and action: A social cognitive theory. Cambridge (USA): Prentice-Hall, 1986.

Brand R, Ekkekakis P. Affective-Reflective Theory of physical inactivity and exercise. German Journal of Exercise and Sport Research 2018; 48(1), 48–58. DOI: 10.1007/s12662-017-0477-9.

Brand R, Schweizer G. Sportpsychologie. Verständnisgrundlagen für mehr Durchblick im Fach. Heidelberg: Springer, 2019.

Deci E, Ryan R. Human autonomy: The basis for true self-esteem. Efficacy, agency and self-esteem. In Kernis MH (ed.). Efficacy, agency, and self-esteem. Boston (MA): Plenum Press, 1995.

Ekkekakis P, Parfitt G, Petruzzello SJ. The Pleasure and Displeasure People Feel When they Exercise at Different Intensities. Sports Medicine 2011; 41 (8): 641–671.

Fuchs R. Das MoVo-Modell als theoretische Grundlage für Programme der Gesundheitsverhaltensänderung. Hildesheim: Hogrefe, 2007.

Fuchs R. Seelig H, Gohner W, et al. Cognitive mediation of intervention effects on physical exercise: causal models for the adoption and maintenance stage. Psychol Health 2012; 27 (12): 1480–1499. DOI: 10.1080/08870446.2012.695020.

Gohner W, Dietsche C, Fuchs R. Increasing physical activity in patients with mental illness – A randomized controlled trial. Patient Educ Couns 2015; 98 (11): 1385–1392. DOI: 10.1016/j.pec.2015.06.006.

Hofmann W, Schmeichel BJ, Baddeley AD. Executive functions and self-regulation. Trends in Cognitive Sciences 2012; 16: 174–180.

Knoll N, Scholz U, Rieckmann N. Theorien der Gesundheitspsychologie. 4. A. In: Knoll N, Scholz U, Rieckmann N. Einführung Gesundheitspsychologie. München: Ernst Reinhardt, 2017.

Lippke S, Ziegelmann JP, Schwarzer R. Stage-specific adoption and maintenance of physical activity: testing a three-stage model. Psychology of Sport and Exercise 2005; 6 (5): 585–603. DOI: 10.1016/j.psychsport.2004.11.002.

Plotnikoff RC, Hotz SBF, Courneya KS. Exercise and the transtheoretical model: a longitudinal test of a population sample. Preventive Medicine 2001; 33: 441–452.

Rebar AL, Dimmock JA, Jackson B, et al. A systematic review of the effects of non-conscious regulatory processes in physical activity. Health Psychol Rev. 2016; 10 (4): 395–407.

Rheinberg F. Motivation. 6. A. Stuttgart: Kohlhammer, 2006.

Rivis A, Sheeran P. Social Influences and the Theory of Planned Behaviour: Evidence for a Direct Relationship Between Prototypes and Young People's Exercise Behaviour. Psychology & Health 2003; 18(5): 567–583.

Schwarzer R. Modeling Health Behavior Change: How to Predict and Modify the Adoption and Maintenance of Health Behaviors. Applied Psychology 2008; 57(1): 1–29. DOI: 10.1111/j.1464-0597.2007.00325.x

Sheeran P. Intention–Behavior Relations: A Conceptual and Empirical Review. European Review of Social Psychology 2005; 12 (1): 1–36.
Strack F, Deutsch R. Reflective and impulsive determinants of social behavior. Personality and Social Psychology Review 2004; 8 (3): 220–247.
Webb TL, Sheeran P. Does changing behavioral intentions engender behavior change? A meta-analysis of the experimental evidence. Psychological Bulletin 2006, 132 (2): 249–268.

KAPITEL

6

Antonia Bendau, Selina Heuer, Sophie Meska,
Aleksandra Terziska, Jens Plag

Körperliche Aktivität bei der Behandlung psychischer Erkrankungen

Überblick

Dieses Kapitel bietet einen umfassenden Überblick über den Einsatz körperlicher Aktivität bei der Behandlung spezifischer psychischer Erkrankungen. Auf die Darstellung der wichtigsten klinischen Grundlagen der jeweiligen Erkrankung (u. a. Kernsymptomatik und diagnostische Kriterien) folgen Ausführungen zum aktuellen Forschungsstand zur Wirksamkeit körperlicher Aktivität. Ein gesondertes Augenmerk wird auf Mind-Body-Interventionen gelegt. Abschließend werden für die einzelnen Erkrankungsbilder spezifische Besonderheiten erörtert und konkrete Handlungsempfehlungen gegeben.

6.1 Affektive Störungen

Antonia Bendau, Jens Plag

6.1.1 Störungsbild

Affektive Störungen stellen eine breite Kategorie psychischer Erkrankungen dar, die sich primär in **unipolare depressive Erkrankungen** und **bipolare Erkrankungen** gruppieren (BÄK et al. 2022; BfArM 2020, 2023). Die Klassifikation dieser Erkrankungen basiert auf verschiedenen Typen affektiver Episoden und deren chronologischer Abfolge.

- **Affektive Episoden** sind charakteristische Phasen, in denen die Betroffenen signifikante Veränderungen in ihrer Stimmung und ihrem Affekt sowie oftmals auch ihrem Antrieb erleben. Die zentralen Typen affektiver Episoden sind depressive, manische, hypomanische und gemischte Episoden.
- **Depressive Episoden** sind durch anhaltende Traurigkeit, Interessen- und Freudverlust sowie Antriebslosigkeit gekennzeichnet.
- **Manische Episoden** hingegen zeichnen sich durch eine abnorm erhöhte oder reizbare Stimmung und gesteigert Aktivität aus.
- **Hypomanische Episoden** sind ähnlich wie manische Episoden, jedoch weniger intensiv.
- **Gemischte Episoden** beinhalten zeitgleich Symptome einer manischen und einer depressiven Episode.

In der klinischen Praxis dienen die spezifischen Charakteristika dieser affektiven Episoden dazu, den Verlauf und die Art der affektiven Erkrankung zu definieren (BÄK et al. 2022; BfArM 2020, 2023). Zum Beispiel wird eine bipolare Erkrankung in der Regel durch das Wechselspiel zwischen (hypo-)manischen und depressiven Episoden charakterisiert, während eine unipolare depressive Erkrankung sich durch depressive Episoden ohne (hypo-)manische Phasen auszeichnet.

MERKE

Affektive Erkrankungen sind vielschichtig, wobei die einzelnen affektiven Episoden als Schlüsselkomponenten für die Diagnose und Behandlung dienen. Es handelt sich bei affektiven Erkrankungen mehrheitlich um chronisch verlaufende Erkrankungen mit wiederkehrenden Episoden psychopathologischer affektiver Syndrome; gleichzeitig lässt sich der zeitliche Beginn der einzelnen abgrenzbaren affektiven Episoden oftmals in Verbindung mit belastenden Situationen oder Ereignissen bringen.

Unipolare Depression

Unipolare depressive Erkrankungen werden durch einen Zustand **anhaltend gedrückter Stimmung, Interessen- und Freudverlust** sowie **verringerten Antrieb** charakterisiert (BÄK et al. 2022; BfArM 2020, 2023).

Begleitend treten oftmals auch kognitive Symptome, wie eine Grübelneigung und Konzentrations- sowie Aufmerksamkeitsstörungen auf. Betroffene weisen häufig ein stark vermindertes Selbstwertgefühl, starke Selbstzweifel und Schuldgefühle auf. Auch verschiedene somatische Symptome, wie Schlafbeschwerden, Appetitveränderungen, Libidoverlust und psychomotorische Unruhe oder Hemmung, sind häufig im Kontext depressiver Episoden vorhanden. Über körperliche Symptome hinaus sind manifeste körperliche Erkrankungen bei Menschen mit unipolaren depressiven Erkrankungen gehäuft vorhanden – stellen also eine relevante Komorbidität dar (BÄK et al. 2022). Depressive Erkrankungen sind mit ausgeprägten Schwierigkeiten in allen Lebensbereichen assoziiert und in der Regel sehr belastend für die Betroffenen. Auch das soziale Umfeld leidet teilweise unter den Auswirkungen der depressiven Erkrankungen und auch die Gesellschaft als Ganzes wird dadurch belastet – u. a. aufgrund der hohen Kosten für Gesundheits- und Rentensysteme.

Unipolare depressive Erkrankungen gehören zu den häufigsten psychischen Erkrankungen; laut nationalen sowie internationalen Schätzungen erkranken etwa 16 bis 20 % der Allgemeinbevölkerung irgendwann im Laufe ihres Lebens mindestens einmal an einer Depression **(Lebenszeitprävalenz)** (BÄK et al. 2022). Die **12-Monatsprävalenz,** also der Prozentsatz von Personen, die innerhalb eines einjährigen Zeitfensters irgendwann an einer unipolaren Depression leiden, wird in Deutschland auf etwa 8,2 % geschätzt; was etwa 5,3 Millionen Menschen pro Jahr entspricht. Frauen erkranken im Schnitt etwa doppelt so häufig wie Männer und tendenziell früher im Lebensverlauf. Während die Gesamtprävalenz in den letzten Jahren weitestgehend stabil blieb, zeigten sich – eine Zunahme bei jüngeren Frauen, eine allgemeine Verschärfung der Symptomschwere und gesteigerte Beeinträchtigungen bei betroffenen Männern. Zudem erhöhte sich die Diagnoseprävalenz behandelter depressiver Störungen laut Krankenkassendaten, was die wachsende Relevanz von Depressionen in der psychiatrisch-psychotherapeutischen Versorgung unterstreicht.

Weltweit zählen depressive Erkrankungen zu den relevantesten und am stärksten beeinträchtigenden Erkrankungen (BÄK et al. 2022). Unter anderem aufgrund des mit Depressionen einhergehenden erhöhten Risikos für körperliche und substanzassoziierte Erkrankungen, krankheitsfördernder Lebensstilfaktoren sowie der erhöhten Suizidrate weisen Menschen mit Depressionen verglichen mit der Allgemeinbevölkerung eine etwa zweifach erhöhte Sterblichkeit auf und ihre Lebenserwartung ist durchschnittlich um 7 bis 14 Jahre reduziert.

Manie

Charakteristisch für manische Episoden ist eine **situationsinadäquat gehobene Stimmung,** die von ausgelassener Heiterkeit bis hin zu nahezu unkontrollierbarer Erregung reichen kann (DGPPN 2020). Die euphorische, expansive oder gereizte Stimmung geht in der Regel mit **gesteigertem Antrieb, Überaktivität, Rededrang, Ideenflucht** und einem verringerten Schlafbedürfnis einher. Häufig treten ein gesteigertes Selbstwertgefühl, überhöhte Selbsteinschätzungen, Größenideen und der Verlust sozialer Hemmungen auf. Die Stimmungszustände schwanken oftmals schnell und die Betroffenen neigen zu impulsivem, unangemessenem und rücksichtslosem Verhalten. Bei **hypomanischen Episoden** ist diese Symptomatik **schwächer ausgeprägt.**

Im Allgemeinen treten (hypo-)manische Episoden nicht alleine auf, sondern v. a. **im Wechsel** mit **depressiven Episoden** – meist im Kontext **bipolarer Erkrankungen** (BfArM 2020, 2023; DGPPN 2020). Die

Lebenszeitprävalenz bipolaren Erkrankungen wird anhand nationaler und internationaler Studien auf ungefähr 3 % geschätzt (DGPPN 2020). Bipolare Erkrankungen beginnen typischerweise im frühen Erwachsenenalter und weisen bei den verschiedenen Geschlechtern ähnliche Prävalenzraten auf. Sie sind mit erheblichen psychosozialen Beeinträchtigungen und massiver Belastung für die Betroffenen selbst sowie auch ihr Umfeld verbunden. Während manische Episoden beispielsweise teilweise in finanziellen (Schulden o. ä.), rechtlichen oder sozialen Schwierigkeiten aufgrund unangemessenen Verhaltens resultieren, sind bipolare depressive Episoden v. a. aufgrund der starken Niedergeschlagenheit, der wahrgenommenen Hoffnungs- und Perspektivlosigkeit sowie der Antriebsminderung belastend. Insgesamt ist die Morbidität und Mortalität bei Menschen mit bipolaren Erkrankungen gesteigert: Sie weisen ein erhöhtes Risiko für psychiatrische und körperliche Komorbiditäten, ein sehr hohes Suizidrisiko und eine im Schnitt um zehn Jahre verkürzte Lebenserwartung auf (Ströhle 2023, Stubbs and Rosenbaum 2018). Die Belastung für die Gesellschaft ist beträchtlich, einschließlich direkter Gesundheitskosten und indirekter Kosten durch Arbeitsausfälle und verringerte Produktivität (DGPPN 2020).

6.1.2 Diagnosekriterien

In Deutschland werden affektive Erkrankungen üblicherweise kategorial nach der *Internationalen Klassifikation der Krankheiten* (ICD) der Weltgesundheitsorganisation klassifiziert (BfArM 2020, 2023). Aktuell wird in der Regel die 10. Revision (ICD-10) in der klinischen Versorgung verwendet; seit 2022 ist die 11. Revision (ICD-11) in Kraft getreten. Die deutsche Fassung (ICD-11 GM) befindet sich aktuell (Dezember 2023) noch in der Erarbeitungsphase. International sowie in der Forschung wird des Weiteren in der Regel das *Diagnostische und Statistische Handbuch Psychischer Störungen* (DSM) der American Psychiatric Association (APA) verwendet; aktuell in der 5. Revision (DSM-5) (APA 2013). Frühere Versionen dieser Klassifikationssysteme unterschieden sich in einigen Aspekten, was zu Problemen bei der Vergleichbarkeit von Forschungsergebnissen führte. Mit den neueren Versionen DSM-5 und ICD-11 haben sich die Klassifikationen affektiver Erkrankungen jedoch weitestgehend angeglichen (APA 2013; BfArM 2020, 2023).

Im Folgenden werden die relevantesten Diagnosen aus der Gruppe der affektiven Erkrankungen dargestellt. Für die Diagnose all dieser Erkrankungen ist erforderlich, dass die Symptomatik einen **ausgeprägten Leidensdruck** oder **erhebliche Beeinträchtigungen** in wesentlichen Funktionsbereichen verursacht und nicht besser durch eine andere psychische oder eine organische Erkrankung oder Substanzwirkung zu erklären ist.

Unipolare depressive Erkrankungen

- **Einzelne depressive Episode**: Eine einzelne depressive Episode (im DSM-5 bezeichnet als: Major Depression, einzelne Episode) wird dadurch charakterisiert, dass eine Person erstmalig bzw. einmalig eine Phase ausgeprägter Niedergeschlagenheit, Interessenverlust, Freudlosigkeit und Antriebsverminderung erlebt, die mindestens zwei Wochen anhält und von zusätzlichen Symptomen wie Energieverlust, Schlafbeschwerden, Appetitänderungen, psychomotorischen Störungen oder Suizidgedanken, begleitet wird (APA 2013; BfArM 2020, 2023). Der Schweregrad wird in Abhängigkeit von Schwere und Anzahl der Symptome definiert; bei schweren depressiven Symptomen können zusätzlich auch psychotische Symptome auftreten.

- **Rezidivierende depressive Störung**: Für die ICD-Diagnose einer rezidivierenden depressiven Störung (im DSM-5 bezeichnet als: Major Depression, rezidivierend) liegen anamnestisch mindestens zwei voneinander abgrenzbare depressive Episoden vor, die durch mehrmonatige Perioden ohne wesentliche affektive Beeinträchtigungen voneinander getrennt sind (BfArM 2020, 2023). Der Schweregrad der gegenwärtig vorliegenden Symptomatik wird anhand der aktuell vorliegenden Symptomausprägungen definiert. Frühere (hypo-)manische Episoden stellen ein Ausschlusskriterium dar. Treten die depressiven Episoden in Zusammenhang mit der Jahreszeit („Herbst-Winter-Depression") auf, kann zusätzlich codiert werden „mit saisonalem Muster".
- **Dysthyme Störung**: Die dysthyme Störung zeichnet sich durch eine über mindestens zwei Jahre anhaltende gedrückte Stimmung aus (BfArM 2020, 2023). Bei Heranwachsenden kann sich dies auch als persistierende Reizbarkeit manifestieren. Begleitend treten zusätzliche Symptome, wie Interessen- und Freudverlust, subjektive Hoffnungslosigkeit, eingeschränkte Aufmerksamkeit und Konzentrationsfähigkeit, Entscheidungsschwierigkeiten, reduziertes Selbstwertgefühl, Schuldgefühle, Schlafbeschwerden, Appetitveränderungen oder eine allgemeine Lethargie oder Ermüdung, auf. Die Symptomausprägungen erfüllen in der initialen Zweijahresperiode jedoch nicht die diagnostischen Kriterien einer depressiven Episode. Tritt im weiteren Verlauf zusätzlich eine manifeste depressive Episode auf, wird dies auch als *Double Depression* bezeichnet.
- **Gemischte depressive Störung und Angststörung**: Bei dieser Erkrankung treten Angst- und Depressionssymptomen über einen Zeitraum von mindestens zwei Wochen simultan auf, jedoch nicht intensiv genug, um als separate Angst- oder depressive Störung diagnostiziert zu werden (BfArM 2020, 2023). Die charakteristischen Symptome umfassen niedergeschlagene Stimmung, vermindertes Interesse an Aktivitäten, Nervosität, unkontrollierbar erscheinende Sorgen und physische Anzeichen von Angst wie Muskelspannung.
- **Prämenstruelle dysphorische Störung**: Nachdem im ICD-10 nur prämenstruelle Beschwerden codiert werden konnten, wurde im ICD-11 die prämenstruelle dysphorische Störung als eigenständige Diagnose aufgenommen (BfArM 2020, 2023). Bei diesem Erkrankungsbild zeigen sich wiederkehrende Symptome in der Mehrzahl der Menstruationszyklen über ein Jahr. Dazu gehören dysphorische Symptome und physische Beschwerden wie Energiemangel und Schmerzen sowie kognitive Beeinträchtigungen wie Aufmerksamkeits-, Merk- und Konzentrationsschwierigkeiten. Diese Symptome beginnen typischerweise einige Tage vor der Menstruation, bessern sich mit deren Beginn und klingen etwa eine Woche danach ab. Die prämenstruelle dysphorische Störung stellt gewissermaßen die schwerste Form des Prämenstruellen Syndroms (PMS) dar.

Auch in Verdingung mit der Menopause (perimenopausale Depression) sowie während (Schwangerschaftsdepression) und nach (postpartale Depression) einer Schwangerschaft kann es zu affektiven Erkrankungen kommen (APA 2013; BfArM 2020, 2023). Des Weiteren können Depressionen auch aufgrund einer körperlichen Erkrankung oder substanz-/medikamenteninduziert

6

(also durch den Gebrauch oder Entzug von Substanzen) auftreten.

Bipolare Erkrankungen

Während das ICD-10 zwischen **manischer Episode** und **bipolarer affektiver Störung** differenzierte, fand mit den Diagnosen Bipolar Typ I und Bipolar Typ II im ICD-11 eine Annäherung an das DSM-5 statt (APA 2013; BfArM 2020, 2023).

- **Bipolare Störung Typ I**: Bipolar I wird charakterisiert durch mindestens eine vollständig ausgebildete (also die Funktionsfähigkeit deutlich beeinträchtigende) manische oder gemischte Episode (APA 2014, BfArM 2023). Üblicherweise treten intermittierend auch depressive Episoden auf. Die affektive Qualität und der Schweregrad der gegenwärtigen Episode wird codiert; sowohl während manischer als auch starker depressiver Episoden kann es zu psychotischen Symptomen kommen. Ergänzend kann *Rapid Cycling* codiert werden; in dieser schwerwiegenden Subform wechseln sich manische und depressive Episoden besonders schnell ab.
- **Bipolare Störung Typ II**: Bipolar II wird definiert durch das Auftreten mindestens einer hypomanischen sowie mindestens einer depressiven Episode (APA 2014, BfArM 2023). Eine hypomanische Episode hält mindestens mehrere Tage an und ist typischerweise durch eine gehobene oder reizbare Stimmung, gesteigerte Aktivität und Energie, vermehrte Gesprächigkeit, beschleunigte Gedanken sowie reduzierten Schlaf gekennzeichnet. Trotz der deutlichen Abweichungen vom normalen Zustand ist die Symptomatik nicht schwerwiegend genug, um die Funktionsfähigkeit deutlich zu beeinträchtigen. Auch bei bipolaren Erkrankungen kann ein „saisonales Muster" auftreten, üblicherweise mit (hypo-)manischen Episoden in Frühling/Sommer und depressiver Symptomatik im Herbst/Winter.
- **Zyklothyme Störung**: Die zyklothyme Störung stellt das bipolare Pendant zur dysthymen Störung dar (APA 2014, BfArM 2023). Über mindestens zwei Jahre hinweg tretend anhaltend depressive und hypomanische Symptome auf, die jedoch zu keiner Zeit die Kriterien für eine Depression oder Hypomanie erfüllen.

6.1.3 Klassische Behandlungsansätze

Unipolare depressive Erkrankungen

Die Auswahl einer adäquaten Therapie bei unipolaren depressiven Erkrankungen orientiert sich an den **Symptomausprägungen** und dem **Belastungsgrad** (BÄK et al. 2022). Bei einer initialen leichten depressiven Episode wird der Einsatz niedrigschwelliger Interventionen, wie beratenden Gesprächen, empfohlen. In Fällen von mittelschweren Depressionen oder wiederholten leichten Episoden sind psychotherapeutische Maßnahmen oder pharmakologische Behandlungen angezeigt. Bei schweren depressiven Zuständen wird eine Kombination pharmakologischer und psychotherapeutischer Interventionen empfohlen.

Pharmakotherapie

Für die pharmakotherapeutische Behandlung unipolarer depressiver Erkrankungen werden in der Regel **Antidepressiva** eingesetzt, die anhand ihrer chemischen Struktur und Wirkmechanismen eingeteilt werden (BÄK et al. 2022). Die meisten Antidepressiva zielen darauf ab, die intrasynaptische Serotonin- und/oder Noradrenalinkonzentration zu erhöhen.

Am häufigsten verschrieben werden

- **selektive Serotonin-Wiederaufnahmehemmer** (SSRI); Wirkstoffe: z. B. Citalopram, Escitalopram, Paroxetin, Sertralin),
- gefolgt von **Selektiven Serotonin- und Noradrenalin-Wiederaufnahmehemmern** (SSNRI; z. B. Venlafaxin, Duloxetin).

Andere Klassen umfassen

- **Alpha-2-Rezeptor-Antagonisten** (Mirtazapin, Mianserin),
- **nichtselektive Monoamin-Wiederaufnahmehemmer** (NSMRI) bzw. **Tri- und tetrazyklische Antidepressiva** (TZA; z. B. Amitriptylin, Clomipramin, Doxepin),
- **Monoaminooxidase-Inhibitoren** (MAO-Hemmer; Moclobemid, Tranylcypromin)
- und andere (z. B. Trazodon, Tianeptin, Bupropion, Agomelatin).

Neben Antidepressiva stellen **Lithiumsalze, Esketamin** und **Johanniskraut** Beispiele für weitere pharmakologische Behandlungsoptionen dar. Auch **Benzodiazepine** und **Antipsychotika** werden teilweise bei der Behandlung unipolarer Depressionen eingesetzt, auch wenn sie keine spezifische antidepressive Wirkung aufweisen.

Bei der Pharmakotherapie depressiver Erkrankungen gilt es Nebenwirkungen und Absetzphänomene zu berücksichtigen sowie die begrenzte Response- bzw. Remissionsrate (also, dass ca. bei einem Drittel der Betroffenen keine substanzielle Symptomreduktion durch pharmakologische Behandlung erzielt werden kann) (BÄK et al. 2022).

Psychotherapie

Es gibt vielfältige psychotherapeutische Methoden, die jedoch strengen Anerkennungskriterien unterliegen (BÄK et al. 2022). Obwohl einige weitere Methoden für affektive Störungen wissenschaftlich anerkannt sind, werden im ambulanten Sektor in Deutschland nur vier Verfahren von der gesetzlichen Krankenversicherung als **„Richtlinienverfahren“** übernommen: analytische, tiefenpsychologische, kognitiv-verhaltenstherapeutische und systemische Therapie.

- **Psychoanalytisch begründete** bzw. **psychodynamische Verfahren** betrachten Depressionen als Folge verdrängter Verlust- oder Kränkungserlebnisse, die oft aus unsicherem Bindungserleben infolge kindlicher Bedürfnisverletzungen und Belastungen resultieren. In der **analytischen Psychotherapie** reflektieren die Betroffenen ihre Gefühle durch freies Sprechen. Die **tiefenpsychologisch fundierte Therapie** fokussiert auf die Bewusstmachung und Bewältigung innerer Konflikte und depressiver Erlebnisweisen.
- Die Verhaltenstherapie bzw. **kognitive Verhaltenstherapie** (KVT) umfasst verschiedene kognitive und behaviorale Ansätze zur Behandlung von Depressionen. Verhaltenstherapeutische Ansätze fokussieren die korrigierende Veränderung von Problemverhalten durch individuelle Problemanalysen und gezielte Interventionen; kognitive Ansätze konzentrieren sich auf die Veränderung dysfunktionaler Denk- und Verhaltensmuster. Zunehmend etablieren sich auch neuere KVT-assoziierte „Dritte-Welle-Verfahren“: Die Akzeptanz- und Commitment-Therapie (ACT) verbindet z. B. verhaltenstherapeutische Techniken mit Achtsamkeit und Werteorientierung und die Mindfulness Based Cognitive Therapy (MBCT) kombiniert kognitiv-verhaltenstherapeutische Elemente mit Achtsamkeitsübungen. Das speziell auf chronische Depressionen zugeschnittene Cognitive Behavioral Analysis System for Psychotherapy (CBASP) integriert kognitive, behaviorale, interpersonelle und psychodynamische Strategien.
- Die **systemische Therapie** bezieht das soziale Umfeld der Patientinnen und

Patienten direkt oder indirekt in die Behandlung ein, um ungünstige Verhaltensweisen und Interaktionsmuster zu verändern, Ressourcen zu stärken und effektive Lösungsansätze zu entwickeln.

Die verschiedenen Therapieformen können sowohl in Einzel- als auch Mehrpersonen- oder Gruppensettings umgesetzt werden. Die umfassendste Evidenz zur psychotherapeutischen Behandlung unipolarer depressiver Erkrankungen liegt für kognitiv-verhaltenstherapeutische Ansätze vor, auch die anderen Richtlinienverfahren erwiesen sich insgesamt aber als wirksam (BÄK et al. 2022). Die Auswahl ist nach persönlichen Präferenzen und thematischen Schwerpunkten, Verfügbarkeit und Setting-Möglichkeiten auszurichten.

Weitere Verfahren

Neben pharmakologischen Behandlungsmethoden, finden auch andere **physiologische Verfahren** Anwendung in der Therapie unipolarer Depressionen, wie z. B. **Hirnstimulationsverfahren**, die konvulsiven Verfahren (EKT, MKT), nichtinvasive transkranielle Verfahren (rTMS, tDCS) und invasive Verfahren (DBS, VNS) umfassen (BÄK 2022).

Bipolare Erkrankungen

Pharmakotherapie

Die Pharmakotherapie nimmt bei bipolaren Erkrankungen einen wichtigen Stellenwert ein: Eine **akute bzw. phasenprophylaktische Pharmakotherapie** wird klar empfohlen (DGPPN 2020). Die Behandlung variiert je nach Krankheitsphase.

- Akute **manische** Phasen werden typischerweise mit Neuroleptika (z. B. Haloperidol) oder atypischen Neuroleptika (z. B. Amisulprid, Aripiprazol, Olanzapin, Quetiapin, Risperidon) behandelt.
- Während **bipolarer** depressiver Phasen werden häufig, hauptsächlich für unipolare Depressionen zugelassene, Antidepressiva (SSNRI, SSRI) eingesetzt; oft in Kombination mit atypischen Neuroleptika oder „Stimmungsstabilisierern".

Unter „Stimmungsstabilisierern" werden in der Regel heterogene Substanzen wie Lithium und einige Antikonvulsiva (z. B. Carbamazepin, Valproinsäure, Lamotrigin) zusammengefasst. Bei gemischten Episoden werden mehrere Medikamente, darunter atypische Neuroleptika, kombiniert. Zur Rückfallprävention werden ebenfalls Stimmungsstabilisierer eingesetzt, wobei Lithium als besonders wirksam gilt, aber ein hohes Nebenwirkungsrisiko birgt. Lamotrigin wirkt insbesondere präventiv gegen depressive, Valproinsäure und Carbamazepin gegen manische Phasen.

MERKE

Insgesamt ist die Wirksamkeit akuter sowie phasenprophylaktischer Medikation leider oft unzureichend, was die Relevanz zusätzlicher Therapieverfahren hervorhebt (DGPPN 2020).

Psychotherapie

Psychotherapie bei bipolaren Erkrankungen findet Anwendung in der Behandlung (hypo-)manischer oder depressiver Phasen, zur Erhaltung und Stabilisierung eines euthymen Zustands und insbesondere zur **Risikoreduktion weiterer Krankheitsepisoden** (DGPPN 2020). Sie wird meist in Ergänzung zur Pharmakotherapie eingesetzt und oftmals stellt das Verständnis und die Adhärenz bezüglich der pharmakologischen Behandlung einen relevanten Therapieinhalt dar. Weitere Schwerpunkte der Psychotherapie können des Weiteren beispielsweise die persönliche Biographie, psychosoziale Faktoren und die individuellen Krankheitserfahrungen bilden. Am häufigsten werden **kognitiv-verhaltenstherapeutischer** Elemente in der psychotherapeutischen Behandlung bipolarer Erkrankungen eingesetzt, für **psychodynamische Verfahren** fehlen bisher randomisiert-kontrollierte Wirksamkeitsnachweise, sie finden jedoch ebenfalls Anwendung. Andere – nicht erstattungsfähige – Verfahren, wie beispielsweise die **Interpersonelle Psychotherapie** und die **Gesprächspsychotherapie** zeigten bereits gute Effekte.

Neben einzelnen psychotherapeutischen Verfahren nimmt insbesondere die **Psychoedukation** bei der Behandlung bipolarer Erkrankungen einen sehr wichtigen Stellenwert ein. Sie fokussiert darauf, Patientinnen und Patienten sowie oft auch ihre Angehörigen über die Erkrankung aufzuklären und im Umgang mit dieser zu schulen, um das Verständnis und die Bewältigung der Erkrankung zu verbessern.

6.1.4 Stellenwert körperlicher Aktivität

Unipolare depressive Erkrankungen

Im Kontext des Einsatzes körperlicher Aktivität bei der Behandlung psychischer Erkrankungen findet sich für unipolare depressive Erkrankungen die mit Abstand umfangreichste Evidenzbasis (Bendau et al. 202, Bendau et al. 2023, Singh et al. 2023, Ströhle et al. 2022, Ströhle 2023, Stubbs and Rosenbaum 2018). Bereits seit den 1970er-Jahren wurde das Potenzial von körperlicher Aktivität bezüglich der Symptomreduktion unipolarer depressiver Erkrankungen in zahlreichen randomisiert-kontrollierten Untersuchungen betrachtet. Darauf basierend existieren inzwischen vielzählige Metaanalysen und systematische Reviews, die diese Studienbefunde zusammenfassend analysieren.

In einem systematischen Review über 72 Metaanalysen (über 875 randomisiert-kontrollierte Einzelstudien und über 62000 Teilnehmende) wurde die **symptomreduzierende Wirksamkeit körperlicher Aktivität** bei der Behandlung manifester depressiver Erkrankungen sowie depressiver Symptome insgesamt auf einen mittelgroßen Effekt (Median Standardized Mean Difference [SMD]: -0,43, Interquartilbereich der SMD: -0,66 bis -0,27) beziffert (Singh et al. 2023).

> **INFO**
> Die Standardized Mean Difference (SMD) ist ein statistisches Maß, das die Größe des Unterschieds zweier Gruppen (z. B. Experimental- vs. Kontrollgruppe) in Bezug auf ein bestimmtes Merkmal (z. B. Symptomreduktion von vor zu nach der Intervention), standardisiert anhand der Standardabweichung, angibt. Die SMD wird häufig in Metaanalysen verwendet, um die Effektgrößen über die zugrundeliegenden Studien mit unterschiedlichen Messinstrumenten hinweg vergleichend zusammenzufassen.

Die Effektgrößen der einzelnen Metaanalysen erstreckten sich von nicht signifikanten (SMD: 0,02) bis hin zu sehr großen Effekten (SMD: -1,39), wobei die Mehrheit signifikante mittelgroße Effekte körperlicher Aktivität auf depressive Symptome und Erkrankungen aufwies (Singh et al. 2023).

Charakteristika der Studien

Die Varianz der zugrundeliegenden Einzelstudien fiel noch deutlich größer aus. Dies ist größtenteils auf wesentliche Unterschiede in mehreren zentralen Charakteristika der zugrundeliegenden Einzelstudien zurückzuführen (Bendau et al. 2022, Bendau et al. 2023, Singh et al. 2023, Ströhle 2023, Stubbs et al. 2016):

- **Depressive Erkrankungen vs. depressive Symptome**: Oft werden in den Untersuchungen auch depressive Symptome ohne die entsprechende Diagnose einer unipolaren depressiven Erkrankung betrachtet. So fokussierten beispielsweise nur elf der in dem Review von Singh et al. (2023) eingeschlossenen Metaanalysen ausschließlich auf diagnostizierte unipolare

6

depressive Erkrankungen, während die anderen Metaanalysen auch depressive Symptome bei Individuen ohne manifeste psychische Erkrankungen sowie Menschen mit körperlichen Erkrankungen einschlossen. In einer Metaanalyse von Schuch et al. (2016) fiel der Effekt körperlicher Aktivität bei Menschen mit einer psychiatrisch diagnostizierten Major Depression (1,13 Standardabweichungen) deutlich größer aus als bei Menschen mit ausgeprägten depressiven Symptomen ohne eine professionell diagnostizierte depressive Erkrankung (0,8 Standardabweichungen).

- **Verschiedene unipolare depressive Erkrankungen**: Der Großteil der vorhandenen Untersuchungen bezieht sich auf depressive Episoden bzw. rezidivierende depressive Erkrankungen, es gibt jedoch auch Studien, die sich anderen unipolaren depressiven Erkrankungen wie beispielsweise der postpartalen Depression widmeten (Singh et al. 2023). Des Weiteren fallen selbst depressive Erkrankungen der gleichen Diagnose in ihrem Erscheinungsbild sowie den zugrundeliegenden ätiologischen und aufrechterhaltenden physiologischen und psychologischen Faktoren sehr heterogen aus; auch dies wird vermutlich zur Heterogenität der Studienbefunde beitragen (BÄK et al. 2022).
- **Soziodemografische Merkmale**: In einzelnen Studien standen soziodemographische Faktoren, wie beispielsweise Alter und Geschlecht, in moderierendem Zusammenhang mit der Effektivität körperlicher Aktivitätsinterventionen (Bourbeau et al. 2020). Insgesamt erwies sich körperliche Aktivität jedoch bei allen Geschlechtergruppen sowie über die gesamte Lebensspanne hinweg als wirksame und vergleichsweise risikoarme Methode zur Reduktion depressiver Symptome (Catalan-Matamoros et al. 2016).
- **Messinstrumente**: Es zeigten sich in Metaanalysen unterschiedlich starke Symptomveränderungen in Abhängigkeit davon, welche Instrumente zur Quantifizierung der Veränderung in der depressiven Symptomatik verwendet wurden (z. B. Selbstberichtinstrumente vs. Fremdbeurteilungen) (Schuch et al. 2016, Singh et al. 2023).
- **Betrachtete Interventionen**: Die große Heterogenität der betrachteten körperlichen Aktivität, beispielsweise hinsichtlich Art, Intensität, Dauer und Anwendungskontext, spiegelt sich ebenfalls in der großen Varianz der Studienergebnisse (Ströhle 2023, Stubbs and Rosenbaum 2018).
- **Kontrollgruppe**: Die Einzelstudien weisen sehr unterschiedliche Kontrollbedingungen auf; diese reichen von passiven Wartelistenkontrollgruppen, über „Treatment as usual" („Standardbehandlung" mittels Psychopharmako-/Psychotherapie; häufig in klinischen Behandlungssettings) bis hin zu aktiven „Kontrollinterventionen"; einige Studien weisen auch gar keine Kontrollgruppen auf (Ledochowski et al. 2017, Singh et al. 2023, Ströhle 2023, Stubbs et al. 2016). Die Kontrollintervention, die für die Evaluation der Wirksamkeit einer Aktivitätsintervention als Vergleichsbasis herangezogen wird, beeinflusst die Effektgrößen maßgeblich. Wenn bereits die Kontrollbedingung eine substanzielle Symptomreduktion erzielt, wirken die Trainingsinterventionen in Relation deutlich weniger effektiv als wenn sie mit weniger effektiven Kontrollinterventionen verglichen werden.

MERKE

Die Designs und Befunde der Studien zur Untersuchung der Wirksamkeit von körperlicher Aktivität bei der Behandlung unipolarer depressiver Erkrankungen fallen sehr heterogen aus. Dies gilt es bei Interpretation der Befunde zu berücksichtigen.

Positive Effekte der körperlichen Aktivität

Trotz der Heterogenität der vielen verfügbaren Einzelstudien lässt sich festhalten, dass körperliche Aktivität mehrheitlich signifikant positive Effekte bei der Behandlung unipolarer depressiver Erkrankungen erbringen konnte und insgesamt keinerlei Hinweise auf potenziell schädliche Auswirkungen ersichtlich wurden (Recchia et al. 2022, Singh et al. 2023, Ströhle 2023, Stubbs and Rosenbaum 2018). Insgesamt wird die Evidenzbasis als stark und größtenteils konsistent angesehen; darauf basierend weist die Empfehlung von körperlicher Aktivität bei der Behandlung depressiver Symptome den höchsten Evidenzgrad auf (Singh et al. 2023). Auch in der aktuellen S3 Behandlungsleitlinie für unipolare Depression wird körperliche Aktivität eindeutig empfohlen – sowohl als **alleinige Behandlungsoption** im Falle leichterer depressiver Symptome als auch als **ergänzende Maßnahme** neben Pharmako- oder Psychotherapie (BÄK et al. 2022).

Größtenteils beziehen sich die bisherigen Untersuchungen – und auch die offiziellen Empfehlungen – auf **Ausdaueraktivitäten;** auch **Krafttraining** (Augustin et al. 2023) sowie andere Aktivitätsformen werden allerdings zunehmend berücksichtigt. Singh et al. (2012) verglichen die Wirksamkeit verschiedener Aktivitätsformen systematisch miteinander. Insgesamt zeigten sich alle betrachten Formen als effektiv und erzielten im Schnitt ähnliche Effektgrößen (Aerobe Interventionen: SMD: -0,45; Kraftbasierte Interventionen: -0,64; gemischte Interventionen: -0,47; Stretching, Yoga und andere Mind-Body-Interventionen: -0,46). Auch hinsichtlich der Dauer der einzelnen Trainingseinheiten sowie der Gesamtdauer der Intervention zeigten sich größtenteils eher geringe Unterschiede. Die Intensität schien diesbezüglich eine größere Rolle zu spielen: Eine höhere Aktivitätsintensität erzeugte im Mittel stärkere Effekte als weniger intensive körperliche Aktivität.

Zielsymptome

Die empirischen Untersuchungen fokussieren in der Regel auf klassische **depressive Symptome** (Niedergeschlagenheit, Interessen- und Freudlosigkeit, Antriebsminderung); es ist jedoch erwähnenswert, dass auch andere Symptome im Rahmen einer unipolaren depressiven Erkrankung günstig durch sportliche Aktivität beeinflusst werden können, wie beispielsweise angstbezogene Symptome oder allgemeinere „Stresssymptome" (Singh et al. 2023, Ströhle 2023). Die untersuchten Aktivitätsinterventionen fokussierten zudem mehrheitlich mehrwöchige Interventionen und auch in offiziellen Empfehlungen wird insbesondere der gesundheitsförderliche Effekt regelmäßig ausgeübter Aktivität hervorgehoben. Es gibt jedoch auch empirische Hinweise darauf, dass bereits eine einzelne Aktivitätseinheit (beispielsweise ein kurzes Home-Workout oder eine Runde Joggen) die Stimmung bei Menschen mit Depressionen unmittelbar verbessern kann (Bendau et al. 2022, Bendau et al. 2023, Ströhle 2023, Stubbs and Rosenbaum 2018). Körperliche Aktivität weist folglich auch als kurzfristig wirksame Sofortmaßnahme Potenzial bei der Behandlung depressiver Erkrankungen auf.

TAKE-HOME MESSAGE

Zahlreiche randomisiert-kontrollierte Untersuchungen und Übersichtsarbeiten untersuchten die Wirksamkeit körperlicher Aktivität bei unipolaren depressiven Erkrankungen. Insgesamt konnte körperliche Aktivität einen mittelgroßen Effekt in der Reduktion depressiver Symptome erzielen und zeichnete sich des Weiteren durch die Abwesenheit negativer Nebeneffekte aus. Die Evidenzbasis gilt insgesamt als ausgezeichnet abgesichert und körperliche Aktivität wird auch in offiziellen Behandlungsleitlinien klar empfohlen.

Bipolare Erkrankungen

Bisher wurde die Wirksamkeit von körperlicher Aktivität bei der Behandlung bipolarer Erkrankungen nicht methodisch hochwertig mittels randomisiert-kontrollierter Studien untersucht – weder bezüglich bipolar depressiver noch (hypo-)manischer oder gemischter Episoden (DGPPN 2020, Ströhle 2023). Stattdessen wurden bisher in der empirischen Argumentation – insbesondere bezüglich bipolarer depressiver Episoden – die zahlreichen Befunde aus Studien mit Menschen mit unipolaren Depressionen extrapoliert (Ashdown-Franks et al. 2021, Sá Filho et al. 2020). Basierend darauf wird angenommen, dass die **antidepressiven Effekte körperlicher Aktivität** auch für depressive Episoden im Rahmen bipolarer Erkrankungen gelten. In Einklang mit dieser Annahme stehen korrelative Befunde: In einem systematischen Review über 31 korrelative Beobachtungsstudien (drei davon prospektiv-längsschnittlich; die übrigen querschnittlich) zeigte sich, dass bei Menschen mit bipolaren Erkrankungen ein höheres Aktivitätsniveau im Mittel mit geringerer depressiver Symptomatik, einer höheren Lebensqualität und einem besseren allgemeinen Funktionsniveau in Verbindung statt (Melo et al. 2016). Auch in ersten Interventionsstudien zeigten sich diesbezüglich unterstützende Befunde: So konnten beispielsweise mittels einer einzelnen moderat-intensiven 20-minütigen Ausdauertrainingseinheit bei Adoleszenten mit bipolarer Erkrankung gleichermaßen positive emotionale Veränderungen induziert werden wie bei Gleichaltrigen ohne manifeste psychische Erkrankungen (Subramaniapillai et al. 2016). Zudem konnten durch ein derartiges Trainings-Setup vorübergehend mit manischer Symptomatik assoziierte Defizite in neuronalen Antwortmustern exekutiver Funktionen reduziert werden (Metcalfe et al. 2016).

Während hinsichtlich der Behandlung störungsspezifischer Symptome die empirische Evidenzlage bisher unzureichend ist, besteht weitestgehend **Konsens** auf Basis mehrerer Übersichtsarbeiten, dass regelmäßige **körperliche Aktivität** bei Menschen mit bipolaren Erkrankungen aufgrund des Abpufferns der häufigen körperlichen Komorbiditäten und Medikamentennebenwirkungen sowie im Sinne der allgemeinen Gesundheitsförderung **hilfreich** ist (DGPPN 2020, Ströhle 2023).

TAKE-HOME MESSAGE

Eine systematische Überprüfung der Wirksamkeit von körperlicher Aktivität bei der Behandlung bipolarer Erkrankungen steht bisher noch aus, es ist jedoch davon auszugehen, dass sich die Befunde bezüglich unipolarer depressiver Erkrankungen größtenteils auch auf bipolare depressive Episoden übertragen lassen.

6.1.5 Mind-Body-Ansätze

Unipolare depressive Erkrankungen

Aus dem Bereich der Mind-Body-Ansätze wurden bereits viele verschiedene Interventionen hinsichtlich ihrer Wirksamkeit bei unipolaren depressiven Erkrankungen untersucht (Singh et al. 2023, Zhang et al. 2023). So gibt es beispielsweise Untersuchungen zu Yoga, Qigong, Tai-Chi, Tanz, Autogenem Training, Progressiver Muskelentspannung, Meditation und Achtsamkeitsbasierten Interventionen. Welche Interventionen alle unter Mind-Body-Interventionen subsumiert werden, variiert zwischen Studien. Auch in Aktivitätsformen, die nicht klassischerweise den Mind-Body-Ansätzen zugeordnet werden, spielt die Verknüpfung von Körper und Geist eine relevante Rolle; die Abgrenzung wird üblicherweise in Abhängigkeit dessen vorgenommen, inwiefern neben der körperlichen Aktivität auch gezielt die geistige

Stärke (bezüglich Konzentration und Bewusstsein) gefördert und einbezogen wird (➤ 2.5). Insgesamt fiel in Metaanalysen die **Wirksamkeit** von **Mind-Body-Ansätzen** vergleichbar mit anderen Formen körperlicher Aktivität auf (Schuch et al. 2016, Singh et al. 2023, Zhang et al. 2023).

Die umfangreichste Studienbasis findet sich in diesem Kontext zu **Yoga** (Wu et al. 2023), **Entspannungsverfahren** und **achtsamkeitsbasierten Interventionen** (Reangsing et al. 2022, Sverre et al. 2023). Der Effekt von Yoga bei der Behandlung depressiver Erkrankungen wurde in einem systematischen Review sogar als vergleichbar mit den Effekten antidepressiver Medikation einschätzt (Cramer et al. 2017). Die Wirksamkeit von achtsamkeitsbasierter Therapie (Mindfulness based therapy) fiel in einer Metaanalyse über 30 Studien ähnlich gut aus wie die von kognitiv-verhaltenstherapeutischen Therapieverfahren (Sverre et al. 2023).

Bipolare Erkrankungen

Ebenso wie für körperliche Aktivität im Allgemeinen fehlen auch für Mind-Body-Ansätze im Spezifischen bisher umfangreichere randomisiert-kontrollierte Untersuchungen für Menschen mit bipolaren Erkrankungen (DGPPN 2020 Ströhle 2023). Für einzelne Verfahren – z. B. Yoga – werden jedoch zunehmend Studien durchgeführt, meist allerdings noch mit sehr kleinen Stichproben und teils ungenügenden Kontrollbedingungen (Jean et al. 2022). Die Befunde weisen bisher insgesamt auf eine symptomreduzierende Wirksamkeit hin – insbesondere in Bezug auf depressive Symptome. In der aktuellen S3-Behandlungsleitlinie werden zudem Entspannungsverfahren (z. B. Progressive Muskelentspannung) konkret empfohlen (DGPPN 2020).

6.1.6 Störungsspezifische Besonderheiten

Unipolare depressive Erkrankungen

Bei der Anwendung von körperlicher Aktivität bei der Behandlung von Menschen mit unipolaren depressiven Erkrankungen sind neben allgemeinen Handlungsempfehlungen (➤ 7.2, ➤ 7.3) einige störungsspezifische Besonderheiten bzw. Herausforderungen zu beachten (BÄK et al. 2022, Ströhle 2023).

Aktivität und Motivation

Menschen, die an unipolaren depressiven Erkrankungen leiden, weisen oft sehr **niedrige Aktivitätslevel** und eine **geringe Adhärenz** zu Aktivitätsinterventionen auf; dies wird u. a. durch störungsspezifische depressive Symptome wie Antriebslosigkeit, Energiemangel und Interessen- sowie Freudverlust bedingt (BÄK et al. 2022, Ledochowski et al. 2017, Ströhle 2023). Der gezielten Förderung der zunächst oftmals **unzureichenden Motivation** für körperliche Aktivität sollte also eine besondere Aufmerksamkeit zukommen (➤ 5.2 bis 5.4, ➤ 7.2, ➤ 7.3). Hierbei kann u. a. eine Ausrichtung der körperlichen Aktivität nach individuellen Präferenzen – insofern möglich – eine relevante Strategie darstellen. Des Weiteren sollte das Ausgangsniveau der körperlichen Aktivität unbedingt Berücksichtigung finden, um die Betroffenen weder körperlich noch psychisch zu überfordern und realisierbare Zielsetzungen und Vorgehensweisen sicherzustellen. Dies ist insbesondere auch wichtig hinsichtlich der meistens **verminderten Selbstwirksamkeitserwartung** und der **reduzierten Kontrollüberzeugungen,** weshalb sich die Betroffenen häufig zunächst regelmäßige körperliche Aktivität nicht zutrauen und dies erst durch kleinschrittige Aktivitätssteigerungen mit deutlichem positivem Feedback aufbauen müssen.

Soziale Komponente und Selbstwert

Die S3-Leitlinie für die Behandlung unipolarer Depressionen empfiehlt den Einsatz von körperlicher Aktivität neben dem Aspekt der Gesundheitsförderung und der Symptomreduktion v. a. auch im Hinblick auf die **soziale Komponente** (BÄK et al. 2022). Depressionen sind oftmals mit sozialem Rückzug und unzureichenden sozialen Kontakten assoziiert, entsprechend können insbesondere körperliche Aktivitäten, die die soziale Einbindung und Interaktion fördern, von Vorteil sein. Diesbezüglich gilt es jedoch gleichzeitig zu berücksichtigen, dass depressive Erkrankungen oft mit einem **geringen Selbstwert** verbunden sind und dies Befürchtungen im Gruppenkontext – insbesondere in Zusammenhang mit Leistungssituationen – verstärken kann; die Betroffenen also beispielsweise fürchten, von anderen abgewertet zu werden oder die Gruppenleistung zu vermindern. Entsprechend sollte besonders auf ein unterstützendes und wertschätzendes Miteinander ohne Leistungsdruck geachtet werden.

Kontraindikationen, Neben- und Wechselwirkungen

Da depressive Erkrankungen ein erhöhtes Risiko für psychische und insbesondere auch **körperliche Beschwerden** und Erkrankungen aufweisen, gilt es dies bei der Gestaltung von passender körperlicher Aktivität zu berücksichtigen; absolute Kontraindikationen sind jedoch selten (BÄK et al. 2022, Ströhle 2023). Auch Nebeneffekte und Wechselwirkungen **pharmakologischer Behandlungsmaßnahmen** gilt es zu bedenken, wobei sie in der Regel kein Ausschlusskriterium darstellen.

MERKE

Bei der Anwendung von körperlicher Aktivität bei der Behandlung unipolarer depressiver Erkrankungen gilt es einige störungsspezifische Herausforderungen zu beachten:
- Geringes Ausgangsniveau körperlicher Aktivität
- Geringe Motivation
- Geringe Selbstwirksamkeitserwartung
- Geringer Selbstwert; Befürchtungen im sozialen Miteinander
- Körperliche Komorbiditäten

Bipolare Erkrankungen

Während bipolar depressive Phasen sowie die Erkrankung über die Lebensspanne hinweg durchschnittlich mit verminderter körperlicher Aktivität assoziiert sind, lässt sich während (hypo-)manischer Phasen oftmals ein – teils drastisch – erhöhtes Aktivitätsniveau feststellen (Ashdown-Franks et al. 2021, Melo et al. 2016).

Körperliche Aktivität in verschiedenen Phasen

Es ist folglich davon auszugehen, dass auch körperlicher Aktivität im Kontext verschiedener **Episoden und Erkrankungsphasen** unterschiedliche Rollen zukommen. Während in remittierten Intervallen sowie bei depressiven Episoden eine Steigerung regelmäßiger Aktivität zur Reduktion vorwiegend depressiver Symptomatik im Vordergrund steht, könnten die Zielstellungen während manischer Phase sich beispielsweise eher darauf beziehen, durch Sport ein Ventil für den ausgeprägten Antrieb und das gesteigerte Energielevel zu schaffen.

Es gilt in diesem Kontext jedoch auch zu berücksichtigen, dass (hypo-)manische Phasen oftmals mit enormer **Selbstüberschätzung** (DGPPN 2020) und einer verzerrten Wahrnehmung von Gefahren und damit einhergehend einem **gesteigerten Verletzungsrisiko** verbunden sind (Melo et al. 2016). Dies sollte bei Bedarf durch entsprechende Sicherheitsvorkehrungen möglichst abgepuffert werden; beispielsweise durch ein angeleitetes Training statt eigenverantwortlicher sportlicher Aktivitäten alleine sowie das gezielte Integrieren von Erholungspausen. Gegebenenfalls können auch etwas reizärmere Aktivitäten hilfreich sein angesichts Empfindungen von Überstimulation sowie eventuell auch psychotischen Elementen in manischen Episoden.

Fehlende Motivation

In der Behandlung von Menschen mit bipolarer Erkrankung ist des Weiteren oft die schwankende oder teilweise ganz fehlende Motivation für die Inanspruchnahme therapeutischer Angebote zu beachten (DGPPN 2020). Hypomanische Phasen werden häufig subjektiv nicht als belastend, sondern eher als positiv empfunden und die ernsten Folgen manischer Episoden werden oft erst dann realisiert, wenn dramatische Konsequenzen (z. B. hohe Schulden, Arbeitsplatzverlust, polizeiliche Einweisungen, rechtliche Betreuung) eingetreten sind. Entsprechend werden auch Aktivitätsinterventionen oftmals abgelehnt oder nicht ernst genommen.

Soziale Interaktion

Gerade in Gruppenkontexten gilt es des Weiteren zu berücksichtigen, dass sich Menschen in (hypo-)manischen Phasen teilweise in sozialen Interaktionen unangemessen verhalten und dies beispielsweise bei Gruppensportangeboten im stationären Setting Herausforderungen verursachen kann. Gleichzeitig kann aber insbesondere auch die Förderung sozialer Kompetenzen und der sozialen Einbindung bei bipolaren Erkrankungen eine wichtige Zielstellung körperlicher Aktivitätsinterventionen darstellen.

Alltagsstrukturierung

Menschen mit bipolaren Erkrankungen weisen teilweise Schwierigkeiten darin auf, ihren Alltag zu strukturieren – sowohl in depressiven als auch manischen Phasen. Entsprechend kann es hilfreich sein, die körperliche Aktivität in nachvollziehbar und klar strukturierten Rahmen anzubieten.

MERKE

Bei der Anwendung von körperlicher Aktivität bei der Behandlung bipolarer Erkrankungen gilt es einige störungsspezifische Herausforderungen zu beachten:
- Unterschiedliche Gestaltung der körperlichen Aktivität bei (hypo-)manischen vs. euthymen (stabilen) vs. depressiven Erkrankungsphasen
- Selbstüberschätzung und gesteigertes Verletzungsrisiko
- Geringe Motivation
- Unangemessenes Verhalten in sozialen Interaktionen
- Wichtigkeit von Struktur
- Komorbiditäten und pharmakologische Behandlung

Fallbeispiel

Der 35-jährige Grafikdesigner Herr B. wurde aufgrund stark ausgeprägter depressiver Symptome mit intermittierend auftretenden Suizidgedanken, stationär aufgenommen. Eine bipolare Erkrankung war fünf Jahre zuvor festgestellt worden, und die letzte manische Episode hatte massive soziale Konflikte und Schulden zur Folge. Neben akut antidepressiver sowie phasenprophylaktischer psychopharmakologischer Behandlung, Psychotherapie und sozialdienstlicher Unterstützung wurde im multiprofessionellen Behandlungsteam auch eine Förderung der körperlichen Aktivität angestrebt – insbesondere angesichts ausgeprägter Inaktivität und medikationsassoziierter Gewichtszunahme.

Zu Beginn war Herr B. stark antriebslos, resigniert und wenig interessiert an kör-

perlicher Aktivität. Kurze Spaziergänge im Klinikgarten, begleitet von einem Pfleger, halfen ihm, erste Erfolgserlebnisse zu erzielen. Einzelaktivitäten und die schrittweise Einführung in kleine Gruppensettings halfen, seine Inaktivität und soziale Isolation zu überwinden und schrittweise eine regelmäßige Bewegungsroutine zu entwickeln.
Aufgrund der finanziell schwierigen Lage kamen viele Optionen für die Weiterführung körperlicher Aktivität nicht infrage. Gemeinsam mit Herrn B. wurden regelmäßige Spaziergänge mit durchschnittlich 4000 Schritten pro Tag als realisierbares Ziel vereinbart. Im Verlauf der Behandlung ergab sich zudem die Idee, seine Smartwatch nicht nur zur Aufrechterhaltung ausreichender körperlicher Aktivität zu nutzen, sondern diese auch für die Erkennung von übermäßiger Aktivität und stark reduziertem Schlaf – wie Herr B. sie bei vorherigen manischen Phasen erlebt hatte – als Frühwarnzeichen einer möglichen manischen Symptomatik einzusetzen. ▮

6.1.7 Fazit für die Praxis

In Bezug auf die Wirksamkeit körperlicher Aktivität bei der Behandlung unipolarer depressiver Erkrankungen liegt eine gut gesicherte Evidenz sowie klare **Empfehlungshaltung** vor. Entsprechend empfiehlt es sich, körperliche Aktivität als ergänzendes Verfahren oder – gerade bei leicht ausgeprägten depressiven Symptomen – auch als eigenständige Methode anzuwenden. Körperliche Aktivität scheint v. a. mittel- und langfristig positive Effekte zu haben, es wurden jedoch auch akute stimmungsaufhellende Effekte beobachtet.

Es ist davon auszugehen, dass die antidepressiven Effekte körperlicher Aktivität mehrheitlich auch auf depressive Episoden im Rahmen bipolarer Erkrankungen zu übertragen sind. Auf empirischer Ebene sind für eine bessere Evaluation der Wirksamkeit jedoch zukünftig hochwertige randomisiert-kontrollierte Untersuchungen erforderlich.

Während hypomanischer oder manischer Phasen ist das Aktivitätslevel – im deutlichen Kontrast zu depressiven und auch euthymen Phasen – teilweise übermäßig gesteigert. Körperlicher Aktivität kommt bei der Behandlung während (hypo-)manischer Episoden endsprechend dann teils auch eine andere Funktion zu; anstatt Aktivierung, Aktivitätenaufbau und Stimmungsaufhellung steht dann beispielsweise eher Energie- und Spannungsabbau, Ausgleich und Strukturierung im Vordergrund.

Zuletzt verbleibt noch zu ergänzen, dass nicht alle positiven Effekte zwangsläufig auch in empirischen Untersuchungen abgebildet bzw. quantifiziert werden. So kann es durchaus sein, dass körperliche Aktivität für ein bestimmtes Individuum mit affektiver Erkrankung enorm hilfreich ist, auch wenn dies nicht durch eine entsprechende Evidenzbasis untermauert wird. Folglich ist es im Kontext der Anwendung körperlicher Aktivität bei der Behandlung affektiver Erkrankungen sehr wichtig, das Individuum nicht aus den Augen zu verlieren und die Behandlungsmaßnahmen optimal auf die individuellen Bedürfnisse und Gegebenheiten anzupassen.

LITERATUR

American Psychiatric Association (APA). Diagnostic and statistical manual of mental disorders: DSM-5. 5th ed. Washington D.C.: American Psychiatric Association; 2013.

Bendau A, Petzold MB, Ströhle A. Bewegung, körperliche Aktivität und Sport bei depressiven Erkrankungen. Neurotransmitter. 2022; 33 (1–2): 52–51.

Bendau A, Petzold MB, Kaminski J, Plag J, Ströhle A. Exercise as Treatment for "Stress-Related" Mental Disorders. Current Neuropharmacology 2023; 22(3): 420–436.

Bourbeau K, Moriarty T, Ayanniyi A, Zuhl M. The Combined Effect of Exercise and Behavioral Therapy for Depression and Anxiety: Systematic Review and Meta-Analysis. Behav Sci; 10 (7): 116.

Bundesärztekammer (BÄK), Kassenärztliche Bundesvereinigung (KBV), Arbeitsgemeinschaft der Wissenschaftlichen Medizinischen Fachgesellschaften (AWMF). Nationale Versorgungsleitlinie Unipolare Depression – Langfassung, Version 3.0, 2022. Unter: www.leitlinien.de, register.awmf.org/de/leitlinien/detail/nvl-005.

Bundesinstitut für Arzneimittel und Medizinprodukte (BfArM). ICD-10-GM Version 2021, Systematisches Verzeichnis, Internationale statistische Klassifikation der Krankheiten und verwandter Gesundheitsprobleme, 10. Revision, Stand: 18. September 2020, Köln; 2020.

Bundesinstitut für Arzneimittel und Medizinprodukte (BfArM). ICD-11 in Deutsch – Entwurfsfassung. Version 2023–01. https://www.bfarm.de/DE/Kodiersysteme/Klassifikationen/ICD/ICD-11/uebersetzung/_node.html. Accessed 22 December 2023.

Catalan-Matamoros D, Gomez-Conesa A, Stubbs B, Vancampfort D. Exercise improves depressive symptoms in older adults: An umbrella review of systematic reviews and meta-analyses. Psychiatry Research. 2016; 244: 202–209. DOI: 1016/j.psychres.2016.07.028

Cramer H, Anheyer D, Lauche R, Dobos G. A systematic review of yoga for major depressive disorder. Journal of Affective Disorders 2017; 213: 70–77. DOI: 10.1016/j.jad.2017.02.006

Deutsche Gesellschaft für Psychiatrie und Psychotherapie, Psychosomatik und Nervenheilkunde (DGPPN). S3-Leitlinie zur Diagnostik und Therapie bipolarer Störungen. 2020.

Jean M, Umair M, Muddaloor P et al. The effects of yoga on bipolar disorder: a systematic review. Cureus 2022; 14 (8): e27688.

Ledochowski L, Stark R, Ruedl G et al.Körperliche Aktivität als therapeutische Intervention bei Depression (Physical activity as therapeutic intervention for depression). Nervenarzt. 2017; 88: 765–778. DOI: 10.1007/s00115-016-0222-x

Melo MCA, Daher EDF, Albuquerque SGC et al. Exercise in bipolar patients: A systematic review. Journal of Affective Disorders 2016; 198: 32–38. DOI: 10.1016/j.jad.2016.03.004

Reangsing C, Lauderman C, Schneider JK. Effects of mindfulness meditation intervention on depressive symptoms in emerging adults: a systematic review and meta-analysis. Journal of Integrative and Complementary Medicine 2022; 28: 6–24.

Recchia F, Leung CK, Chin EC et al. Comparative effectiveness of exercise, antidepressants and their combination in treating non-severe depression: a systematic review and network meta-analysis of randomised controlled trials. Br J Sports Med 2022; 56: 1375–1380.

Schuch FB, Vancampfort D, Richards J, Rosenbaum S, Ward PB, Stubbs B. Exercise as a treatment for depression: A meta-analysis adjusting for publication bias. J Psychiatr Res 2016; 77: 42–51. DOI: 10.1016/j.jpsychires.2016.02.023.

Singh B, Olds T, Curtis R et al. Effectiveness of physical activity interventions for improving depression, anxiety and distress: an overview of systematic reviews. Br J Sports Med 2023;57 (18): 1203-1209.

Ströhle A (ed.). Sportpsychiatrie und -psychotherapie. Berlin, Heidelberg: Springer, 2023.

Ströhle A, Bendau A, Augustin N. et al. Sportpsychiatrie und -psychotherapie (Sports psychiatry and psychotherapy). Nervenarzt. 2022; 93: 742–753. DOI: 10.1007/s00115-022-01342-x.

Stubbs B, Rosenbaum S (eds.). Exercise-Based Interventions for Mental Illness. Cambridge (USA): Academic Press; 2018.

Stubbs B, Vancampfort D, Rosenbaum S et al. Challenges Establishing the Efficacy of Exercise as an Antidepressant Treatment: A Systematic Review and Meta-Analysis of Control Group Responses in Exercise Randomised Controlled Trials. Sports Med. 2016; 46: 699–713. DOI: 10.1007/s40279-015-0441-5

Subramaniapillai M, Goldstein BI, MacIntosh BJ et al. Characterizing exercise-induced feelings after one bout of exercise among adolescents with and without bipolar disorder. Journal of Affective Disorders. 2016; 190:467–473. DOI: 10.1016/j.jad.2015.10.018

Sverre KT, Nissen ER, Farver-Vestergaard I et al. Comparing the efficacy of mindfulness-based therapy and cognitive-behavioral therapy for depression in head-to-head randomized controlled trials: A systematic review and meta-analysis of equivalence. Clinical Psychology Review 2023; 100: 102234.

Wu Y, Yan D, Yang J. Effectiveness of yoga for major depressive disorder: A systematic review and meta-analysis. Frontiers in Psychiatry 2023; 14: 1138205.

Zhang Y, Li G, Liu C, Guan J, Zhang Y, Shi Z. Comparing the efficacy of different types of exercise for the treatment and prevention of depression in youths: a systematic review and network meta-analysis. Frontiers in Psychiatry 2023;14: 1199510.

6.2 Angststörungen

Jens Plag

6.2.1 Störungsbild und Diagnosekriterien

Angststörungen stellen eine Gruppe von phänomenologisch mehr oder weniger unterschiedlichen Erkrankungsbildern dar. Gemeinsames Merkmal ist das spontane Auftreten einer **Angstreaktion** oder deren **Auslösung durch Trigger,** die nicht gefährlich sind bzw. deren Bedrohlichkeit objektiv in keiner Relation zu der ausgelösten Symptomatik steht. Definitionsgemäß muss die ausgelöste Angst darüber hinaus dergestalt ausgeprägt sein, dass sie die Betroffenen deutlich psychisch belastet und/oder in ihrer Lebensführung beeinträchtigt.

Formen der Angststörungen

Die störungsspezifischen Kernmerkmale der nach ICD-10 definierten Angststörungen sind:

- **Panikstörung**: Wiederholt und ohne erkennbaren Auslöser („aus heiterem Himmel") auftretende Angstreaktion („Panikattacke") sowie – im Erkrankungsverlauf – die Entwicklung einer „Erwartungsangst" vor der Entstehung weiterer Panikattacken.
- **Generalisierte Angststörung (GAS)**: Exzessive und kaum/nicht kontrollierbare Sorgen und Befürchtungen in Bezug auf unterschiedliche Lebensbereiche (z. B. gesundheitliche, private, berufliche oder sicherheitsbezogene Situationen). Diese können die eigene Person oder Verwandte und Freundinnen und Freunde betreffen und es existiert kein adäquates Korrelat für die Symptomatik.
- **Agoraphobie**: Angst vor oder in Situationen, die räumlich oder situativ nicht unmittelbar verlassen werden können bzw. die keiner sofortigen Hilfe zugänglich sind. Typische Auslösesituationen sind beispielsweise das Benutzen öffentlicher Verkehrsmittel oder Fahrstühle, der Aufenthalt in Menschenmengen, das Fahren auf der Autobahn oder der Aufenthalt in Verkehrsstaus, Kassenschlangen oder beruflichen Meetings.
- **Soziale Angststörung** (soziale Phobie in der ICD-10): Angst vor negativer sozialer Bewertung durch dritte Personen, z. B. im Rahmen des Knüpfens neuer sozialer Kontakte, Vortragssituationen oder der Nahrungsaufnahme in der Öffentlichkeit.
- **Spezifische Phobien**: Angst vor bzw. in einem räumlich bzw. situativ „scharf" umschriebenen Kontext (z. B. Konfrontation mit Tieren, Unwetter, Höhe, Enge, Injektionen oder Körpersekreten wie Erbrochenem oder Blut).

Durch die ICD-11 wurden zwei weitere Erkrankungen als Angststörungen definiert:

- **Trennungsangststörung**: Angst vor bzw. während der räumlichen Trennung von Bezugspersonen. Im Kindesalter sind dies meist die Eltern, im Erwachsenenalter die eigenen Kinder oder Partner bzw. Partnerinnen.
- **Selektiver Mutismus**: Vollständiges Verstummen in bestimmten sozialen Kontexten (z. B. der Schule oder am Ausbildungs- bzw. Arbeitsplatz) aufgrund von Bewertungsängsten. Im häuslichen bzw. familiären Umfeld ist hingegen eine meist unauffällige Kommunikation möglich.

Symptomatik

Körperliche und psychische Symptomatik

Allen Angststörungen gemeinsam ist eine **stressinduzierte körperliche** (z. B. beschleunigter Herzschlag, Blutdruckanstieg, Schwindel, Harn- und Stuhldrang, vermehrte Aktivität des Magen-Darm-Traktes, Muskelanspannung bzw. Zittern oder Schwitzen) sowie **psychische Symptomatik** (z. B. Fremdheitserleben oder „Tunnelblick") die hauptsächlich auf die Aktivierung des vegetativen Nervensystems bzw. angstassoziierte Prozesse im Hirnstamm zurückzuführen ist. Dies kann bei den phobischen Störungen, der sozialen Angststörung, der Trennungsangststörung, dem selektiven Mutismus oder der Panikstörung situativ getriggert oder spontan und dann jeweils relativ intensiv auftreten oder, wie bei der generalisierten Angststörung, eher dauerhaft, jedoch dafür in vergleichsweise geringer Intensität vorhanden sein. Die Diagnosekriterien der einzelnen Angststörung nach ICD-10 und ICD-11 sind in ➤ Tab. 6.1 dargestellt.

Sicherheits- und Vermeidungsverhalten

Die meist ausgeprägte psychosoziale Belastung und Beeinträchtigung resultiert bei Angststörungen nicht nur unmittelbar aus der psychischen Symptomatik, sondern auch aus dem störungsspezifischen Sicherheits- und Vermeidungsverhalten.

- Betroffene mit **situativ getriggerten Ängsten** vermeiden die gefürchteten Situationen gänzlich oder können diese nur noch in Begleitung Dritter bzw. unter dem Einsatz von bestimmten „Hilfsstrategien" (z. B. Einnahme von Beruhigungsmittel, ständiges Mitführen des Mobiltelefons oder Ablenkung durch Trinken von Wasser oder Hören von Musik) bewältigen.
- Im Kontext der **Panikstörung** besteht das Vermeidungsverhallten meist darin, dass Situationen (z. B. körperliche Aktivität oder Aufenthalt in einer warmen Umgebung) nicht mehr aufgesucht werden, um angstassoziierte Körpersymptome wie Herzrasen, Schwitzen oder Zittern und damit das potenzielle Entstehen einer Panikattacke zu vermeiden.
- Die **generalisierte Angststörung** schließlich ist durch ein Rückversicherungsverhalten gekennzeichnet. Hierbei vergewissern sich die Betroffenen hochfrequent bei Dritten dahingehend, dass befürchtete Katastrophen (z. B. zu erkranken, einen Unfall zu erleiden oder beruflich zu scheitern) nicht eintreten werden bzw. dass es keine Anzeichen dafür gibt.

Diese Verhaltensweisen schränken den räumlichen bzw. gedanklichen „Aktionsradius" schließlich mehr und mehr ein und haben deshalb regelmäßig einen signifikanten Anteil am meist hohen Leidensdruck der Patientinnen und Patienten. Gleichzeitig **verhindert** das Sicherheits- und Vermeidungsverhalten die sog. **„korrigierende Erfahrung"**, dass ein „sich-Einlassen" auf die Angst in der Regel nicht die befürchtete Konsequenz (z. B. Ohnmacht, Verrückt werden, Blamage, Kontrollverlust) zur Folge hat und dass nach einiger Zeit die Angstreaktion spontan nachlässt bzw. sistiert. Diese korrigierende Erfahrung zu vermitteln und hierfür das erkrankungsaufrechterhaltende Sicherheits- und Vermeidungsverhalten auszuschalten, ist ein zentraler Wirkfaktor der Psychotherapie bei Angststörungen (➤ 6.2.2).

Prävalenz

Insgesamt sind Angststörungen in den meisten anderen Ländern die am häufigsten auftretenden psychischen Erkrankungen. Ihre Prävalenzraten betragen in Deutschland zwischen 0,2 % (Trennungsangststörung) und rund 10 % (Spezifische Phobien). Die meisten Angststörungen betreffen mehr Frauen als Männer und können – in Abhängigkeit des Subtyps – über die gesamte Lebensspanne verteilt auftreten (Plag, Ströhle und Hoyer 2024).

Risikofaktoren und ätiologische Aspekte

Bisher konnten verschiedene **biologische, psychologische, umfeldbezogene, biographische und demographische Risikofaktoren** identifiziert werden, welche die Erkrankungswahrscheinlichkeit erhöhen. Neben dem weiblichen Geschlecht gehören hierzu beispielsweise Veränderungen in der serotonergen Neurotransmission, ein überaktives „Angst-“ bzw. „Furchtnetzwerk“ des Gehirns, Aktivitätsveränderungen des Hypothalamus-Hypophysen-Nebennierenrinden-Systems, eine ausgeprägte „Angstsensitivität“ oder „Verhaltenshemmung“, ein unsicherer Bindungsstil, eine schwierige sozioökonomische Situation sowie psychische oder körperliche Erkrankungen (z. B. Schumacher und Schumacher 2024). Auf Basis einer dadurch erhöhten Störungsvulnerabilität wirken akuter oder chronischer psychosozialer Stress symptomauslösend und Konditionierungsvorgänge bzw. störungsspezifische kognitive Vorgänge schließlich symptomaufrechterhaltend.

6

6.2.2 Klassische Behandlungsansätze

MERKE

Entsprechend der aktuellen S3-Behandlungsleitlinie für Angststörungen stellt eine störungsspezifische Psychotherapie bei Angststörungen das Behandlungsverfahren der ersten Wahl dar. Bei einigen Angststörungen kann gleichrangig eine Pharmakotherapie mit Antidepressiva der 2. Generation durchgeführt werden (Bandelow et al. 2021).

Beide Optionen können einzeln oder in Kombination angeboten werden und bei der Entscheidung, ob das eine und/oder das andere Behandlungsprozedere angewendet wird, sollten Faktoren wie beispielsweise die Erkrankungsschwere, psychische oder somatische Begleiterkrankungen, die Präferenz der Betroffenen sowie die regionale therapeutische Infrastruktur berücksichtigt werden. Die gute Wirksamkeit der erstrangigen pharmako- und psychotherapeutischen Optionen (siehe unten) kann als abgesichert gelten: Durch aktuelle Metaanalysen konnten jeweils statistisch mittlere Effekte (SMD: -0,56; 95%-KI: -0,62 bis -0,51; Hedges' g = 0,56) dargestellt werden (Gosmann et al. 2021, Carpenter et al. 2018).

Pharmakotherapie

In der medikamentösen Behandlung der Panikstörung, der generalisierten Angststörung, der Agoraphobie sowie der sozialen Angststörung stellen **Selektive Serotonin-Wiederaufnahmehemmer (SSRI)** und **Selektive Serotonin- und Noradrenalin-Wiederaufnahmehemmer (SSNRI)** leitliniengerecht Substanzen der ersten Wahl dar. Innerhalb dieser Wirkstoffgruppen bestehen umfangreiche störungsspezifische Zulassungen durch das Bundesinstitut für Arzneimittel und Medizinprodukte (BfArM). Zur Behandlung der generalisierten Angststörung steht zusätzlich noch der Kalzium-Kanal-Modulator Pregabalin zur Verfügung. Nach gegenwärtigem Wissen führen die Substanzen über eine Verbesserung der serotonergen bzw. eine Reduktion der glutamatergen Neurotransmission zu einer verringerten Aktivierbarkeit von Strukturen des zerebralen „Furcht-“ oder „Angstnetzwerks“ (z. B. der Amygdala oder des Hippocampus) und so zu einer Symptomverbesserung (Plag und Ströhle, 2024).

Psychotherapie

Die **kognitive Verhaltenstherapie (KVT)** ist das Psychotherapieverfahren, für welches die meisten wissenschaftlich abgesicherten Wirksamkeitsnachweise bei Angst-

Tab. 6.1 Diagnosekriterien der Angststörungen nach ICD-10 und ICD-11

ICD-10	ICD-11 (deutsche Entwurfsfassung)
Panikstörung	
Charakteristika: wiederkehrende, schwere Angstattacken (Panik), die sich nicht auf eine spezifische Situation oder besondere Umstände beschränken und deshalb auch nicht vorhersehbar sind **Symptome**: Wie bei anderen Angsterkrankungen zählen zu den wesentlichen Symptomen plötzlich auftretendes Herzklopfen, Brustschmerz, Erstickungsgefühle, Schwindel und Entfremdungsgefühle (Depersonalisation oder Derealisation). Oft entsteht sekundär auch die Furcht zu sterben, vor Kontrollverlust oder die Angst, wahnsinnig zu werden **Zusätzliche Kriterien**: Die Panikstörung soll nicht als Hauptdiagnose verwendet werden, wenn der Betroffene bei Beginn der Panikattacken an einer depressiven Störung leidet	**Charakteristika**: wiederkehrende unerwartete Panikattacken, die nicht auf bestimmte Reize oder Situationen beschränkt sind **Symptome**: Panikattacken sind zeitlich abgegrenzte Episoden intensiver Angst oder Befürchtungen, die mit dem raschen und gleichzeitigen Auftreten mehrerer charakteristischer Symptome einhergehen (z. B. Herzklopfen oder erhöhte Herzfrequenz, Schweißausbrüche, Zittern, Kurzatmigkeit, Schmerzen in der Brust, Schwindel oder Benommenheit, Schüttelfrost, Hitzewallungen, Todesangst) **Weitere Symptome**: anhaltende Besorgnis über das Wiederauftreten oder die Bedeutung von Panikattacken oder Verhaltensweisen, die darauf abzielen, ihr Wiederauftreten zu vermeiden, und die zu einer erheblichen Beeinträchtigung in persönlichen, familiären, sozialen, schulischen, beruflichen oder anderen wichtigen Funktionsbereichen führen **Zusätzliche Kriterien**: Symptome sind nicht Ausdruck einer anderen Erkrankung und sind nicht auf die Wirkung einer Substanz oder einer Medikation auf das zentrale Nervensystem zurückzuführen
Generalisierte Angststörung	
Charakteristika: generalisierte und anhaltende Angst, die nicht auf bestimmte Umgebungsbedingungen beschränkt oder auch nur besonders betont in solchen Situationen ist, sie ist vielmehr „frei flottierend" **Symptome**: Die wesentlichen Symptome sind variabel, Beschwerden wie ständige Nervosität, Zittern, Muskelspannung, Schwitzen, Benommenheit, Herzklopfen, Schwindelgefühle oder Oberbauchbeschwerden gehören zu diesem Bild. Häufig wird die Befürchtung geäußert, man selbst oder Angehörige könnten demnächst erkranken oder einen Unfall haben	**Charakteristika**: ausgeprägte Angstsymptome, die mindestens mehrere Monate lang anhalten und sich entweder in allgemeiner Besorgnis (d. h. „freischwebender Angst") oder in übermäßiger Besorgnis äußern, die sich auf mehrere alltägliche Ereignisse konzentriert, die meist die Familie, die Gesundheit, die Finanzen und die Schule oder den Beruf betreffen **Symptome**: Angst sowie zusätzliche Symptome wie Muskelverspannungen oder motorische Unruhe, sympathische autonome Überaktivität, Nervosität, Schwierigkeiten bei der Aufrechterhaltung der Konzentration, Reizbarkeit oder Schlafstörung **Zusätzliche Kriterien**: Die Symptome führen zu erheblichem Leidensdruck oder erheblicher Beeinträchtigung in persönlichen, familiären, sozialen, schulischen, beruflichen oder anderen wichtigen Funktionsbereichen. Die Symptome sind nicht Ausdruck eines anderen Gesundheitszustands und sind nicht auf die Wirkung einer Substanz oder einer Medikation auf das zentrale Nervensystem zurückzuführen

6

Tab. 6.1 Diagnosekriterien der Angststörungen nach ICD-10 und ICD-11 *(Forts.)*

ICD-10	ICD-11 (deutsche Entwurfsfassung)
Agoraphobie	
Charakteristika und Symptome: relativ gut definierte Gruppe von Phobien, mit Befürchtungen, das Haus zu verlassen, Geschäfte zu betreten, in Menschenmengen und auf öffentlichen Plätzen zu sein, alleine mit Bahn, Bus oder Flugzeug zu reisen **Zusätzliche Kriterien**: Eine Panikstörung kommt als häufiges Merkmal bei gegenwärtigen oder zurückliegenden Episoden vor. Depressive und zwanghafte Symptome sowie soziale Phobien sind als zusätzliche Merkmale gleichfalls häufig vorhanden. Die Vermeidung der phobischen Situation steht oft im Vordergrund, und Menschen mit Agoraphobie erleben oftmals nur wenig Angst, wenn sie die phobischen Situationen meiden können	**Charakteristika**: ausgeprägte und übermäßige Angst oder Beklemmung, die als Reaktion auf zahlreiche Situationen auftritt, in denen die Flucht schwierig sein könnte oder keine Hilfe verfügbar ist, wie z. B. bei der Benutzung öffentlicher Verkehrsmittel, in Menschenmengen, wenn man sich allein außerhalb des Hauses aufhält (z. B. in Geschäften, Theatern, beim Anstehen **Symptome**: ständige Angst vor diesen Situationen, weil bestimmte negative Folgen befürchtet (z. B. Panikattacken, andere untaugliche oder peinliche körperliche Symptome) werden. Die Situationen werden aktiv vermieden, nur unter bestimmten Umständen, z. B. in Anwesenheit einer vertrauten Person, aufgesucht oder mit intensiver Furcht oder Angst ertragen **Zusätzliche Kriterien**: Symptome halten mindestens mehrere Monate lang an und sind so schwerwiegend, dass sie zu erheblichem Leidensdruck oder erheblichen Beeinträchtigungen in persönlichen, familiären, sozialen, schulischen, beruflichen oder anderen wichtigen Funktionsbereichen führen
Soziale Angststörung (soziale Phobie)	
Charakteristika: Furcht vor prüfender Betrachtung durch andere Menschen, die zu Vermeidung sozialer Situationen führt **Symptome**: Umfassendere soziale Phobien sind in der Regel mit niedrigem Selbstwertgefühl und Furcht vor Kritik verbunden. Sie können sich in Beschwerden wie Erröten, Händezittern, Übelkeit oder Drang zum Wasserlassen äußern. Dabei meint die betreffende Person manchmal, dass eine dieser sekundären Manifestationen der Angst das primäre Problem darstellt. Die Symptome können sich bis zu Panikattacken steigern	**Charakteristika**: Ausgeprägte und übermäßige Furcht oder Angst, die immer wieder in einer oder mehreren sozialen Situationen auftritt wie bei sozialen Interaktionen (z. B. bei einer Unterhaltung), bei Handlungen, bei denen man sich beobachtet fühlt (z. B. beim Essen oder Trinken in Gegenwart anderer), oder bei Auftritten vor anderen (z. B. beim Halten einer Rede) **Symptome**: Die Person ist besorgt, dass sie sich so verhält oder Angstsymptome zeigt, dass sie von anderen negativ bewertet wird. Entsprechende soziale Situationen werden konsequent vermieden oder mit intensiver Angst oder Furcht ertragen. **Zusätzliche Kriterien**: Die Symptome halten mindestens mehrere Monate lang an und sind so schwerwiegend, dass sie zu erheblichem Stress oder erheblichen Beeinträchtigungen in persönlichen, familiären, sozialen, schulischen, beruflichen oder anderen wichtigen Funktionsbereichen führen

Tab. 6.1 Diagnosekriterien der Angststörungen nach ICD-10 und ICD-11 *(Forts.)*

ICD-10	ICD-11 (deutsche Entwurfsfassung)
Spezifische Phobien	
Charakteristika und Symptome: Phobien, die auf eng umschriebene Situationen wie Nähe von bestimmten Tieren, Höhen, Donner, Dunkelheit, Fliegen, geschlossene Räume, Urinieren oder Defäkieren auf öffentlichen Toiletten, Genuss bestimmter Speisen, Zahnarztbesuch oder auf den Anblick von Blut oder Verletzungen beschränkt sind **Zusätzliche Kriterien**: Obwohl die auslösende Situation streng begrenzt ist, kann sie Panikzustände wie bei Agoraphobie oder sozialer Phobie hervorrufen	**Charakteristika und Symptome**: ausgeprägte und übermäßige Furcht oder Angst, die immer dann auftritt, wenn man einem oder mehreren bestimmten Objekten oder Situationen ausgesetzt ist oder diese erwartet (z. B. Nähe zu bestimmten Tieren, Fliegen, Höhe, geschlossene Räume, Anblick von Blut oder Verletzungen), und die in keinem Verhältnis zur tatsächlichen Gefahr steht. Die phobischen Objekte oder Situationen werden gemieden oder aber mit intensiver Angst oder Furcht ertragen **Zusätzliche Kriterien**: Die Symptome halten mindestens mehrere Monate lang an und sind so schwerwiegend, dass sie zu erheblichem Leidensdruck oder erheblichen Beeinträchtigungen in persönlichen, familiären, sozialen, schulischen, beruflichen oder anderen wichtigen Funktionsbereichen führen
Trennungsangststörung	
Nicht in der Gruppe der Angststörungen aufgeführt.	**Charakteristika**: ausgeprägte und übermäßige Furcht oder Angst vor der Trennung von bestimmten Bezugspersonen • Kinder und Jugendliche: Trennungsangst konzentriert sich auf Bezugspersonen, Eltern oder andere Familienmitglieder, und die Angst geht über das hinaus, was entwicklungsmäßig als normal angesehen werden würde • Erwachsene: Trennungsangst fokussiert sich in der Regel auf Partner, Partnerinnen oder Kinder. **Symptome**: Zu den Erscheinungsformen der Trennungsangst gehören Gedanken an einen Schaden oder unangenehme Ereignisse, die der Bezugsperson zustoßen, die Abneigung, zur Schule oder zur Arbeit zu gehen, wiederkehrender übermäßiger Kummer bei der Trennung, Abneigung oder Weigerung, getrennt von der Bezugsperson zu schlafen, und wiederkehrende Albträume bezüglich der Trennung **Zusätzliche Kriterien**: Die Symptome halten mindestens mehrere Monate lang an und sind so schwerwiegend, dass sie zu erheblichem Leid oder erheblichen Beeinträchtigungen in persönlichen, familiären, sozialen, schulischen, beruflichen oder anderen wichtigen Funktionsbereichen führen

6

Tab. 6.1 Diagnosekriterien der Angststörungen nach ICD-10 und ICD-11 *(Forts.)*

ICD-10	ICD-11 (deutsche Entwurfsfassung)
Selektiver Mutismus	
Nicht in der Gruppe der Angststörungen aufgeführt.	**Charakteristika und Symptome**: Anhaltende Selektivität beim Sprechen, bei der ein Kind in bestimmten sozialen Situationen, typischerweise zu Hause, eine angemessene Sprachkompetenz zeigt, in anderen Situationen, typischerweise in der Schule, aber konsequent nicht spricht.Die Störung hält mindestens einen Monat lang an, ist nicht auf den ersten Schulmonat beschränkt und ist so schwerwiegend, dass sie die schulischen Leistungen oder die soziale Kommunikation beeinträchtigt **Zusätzliche Kriterien**: Die Sprachstörung ist nicht darauf zurückzuführen, dass das Kind die in der sozialen Situation erforderliche Sprache nicht kennt oder nicht beherrscht (z. B. weil in der Schule eine andere Sprache gesprochen wird als zu Hause)

störungen bestehen und das entsprechend mit dem höchsten Empfehlungsgrad durch die S3-Behandlungsleitlinie versehen ist.

- Die störungsspezifische KVT beinhaltet verschiedene Abschnitte (Heinig und Hoyer, 2024): Zunächst erhalten die Betroffenen durch die **Psychoedukation** wichtige Informationen über die Entstehung und Aufrechterhaltung von Angststörungen und im Rahmen der **kognitiven Arbeit** werden Bewertungs- und Handlungsmuster, die insbesondere zum Fortbestehen der Symptomatik beitragen, identifiziert und verändert.
- Einen zentralen Baustein stellt schließlich die **Expositionstherapie** dar. Hierbei erfolgt unter therapeutisch begleiteter Ausschaltung der Sicherheits- und Vermeidungsstrategien eine Exposition gegenüber angstinduzierenden Situationen, Körpersymptomen und Gedanken. Ziel hierbei ist, das spontane Nachlassen der Angstreaktion zu erleben bzw. die „korrigierende Erfahrung“ zu machen, dass befürchtete Konsequenzen der sich verschlimmernden Angst (z. B. „verrückt“ zu werden, umzufallen, einen körperlichen Schaden zu erleiden, sich zu blamieren) nicht eintreten. Diese emotionale Lernerfahrung bildet sich neurobiologisch ebenfalls in Form von Aktivitätsveränderungen v. a. im Bereich der Amygdala ab und ist nach gegenwärtigem Wissen ein zentraler Wirkfaktor der therapeutischen Wirksamkeit der KVT bei Angststörungen.

Andere **evidenzbasierte Formen** der **Psychotherapie** (z. B. metakognitive Therapie oder akzeptanz- bzw. achtsamkeitsbasierte Behandlungsansätze) können dann zum Einsatz kommen, wenn die Symptomatik auf eine KVT nicht angesprochen hat oder diesbezüglich ein expliziter Wunsch der informierten Patienten und Patientinnen besteht. Für die psychodynamische Therapie wird in diesem Zusammenhang eine Empfehlung durch die Behandlungsleitlinie ausgesprochen.

INFO

Ungeachtet der guten Wirksamkeit der leitlinienbasierten Behandlungsoptionen kann bei jeweils bis zu rund einem Drittel der Betroffenen die Symptomatik durch eine leitliniengerechte Pharmako- oder Psychotherapie nicht (zufriedenstellend) gebessert werden. Darüber hinaus beenden ca. genauso viele Patientinnen und Patienten eine Pharmakotherapie vorzeitig, möglicherweise auch aufgrund von Nebenwirkungen (Taylor et al. 2012).

6.2.3 Stellenwert körperlicher Aktivität

Innerhalb der letzten Jahrzehnte konnte im Rahmen epidemiologischer Untersuchungen wiederholt gezeigt werden, dass durch körperliche Aktivität sowohl die Prävalenz (Häufigkeit) als auch die Inzidenz (Entwicklung) von Angststörungen reduziert werden kann.

Vor rund 30 Jahren wurden vor diesem Hintergrund die ersten randomisiert-kontrollierten Studien (engl.: „randomized controlled trials", RCT) durchgeführt, die die störungsspezifischen Effekte von körperlicher Aktivität bei unterschiedlichen Angststörungen zum Gegenstand hatten. Mittlerweile gibt es eine vergleichsweise große Datenlage, welche die Wirksamkeit unterschiedlicher Formen (**Ausdauer- und Krafttraining,** unterschiedliche Formen aus der Gruppe der **„Mind-Body-Exercise"**-Methoden) sowie **verschiedener Trainingsparameter** (Durchführungsdauer und -frequenz sowie Trainingsintensität) reflektiert und bereits eine Grundlage für die Behandlungsplanung in der klinischen Praxis liefern kann.

Ausdauertraining

Die überwiegende Anzahl der bisherigen RCT hatte die störungsspezifischen Effekte eines meist mehrwöchigen, regelmäßig durchgeführten und moderat-intensiven Ausdauertrainings, sei es bei der Panikstörung mit/ohne Agoraphobie, bei der GAS oder der sozialen Angststörung zum Gegenstand. Dieses wurde meist auf einem Laufband oder auf einem Fahrradergometer durchgeführt und als „Monotherapie" angeboten. Die zentralen **Kenngrößen** waren hierbei:

- **Trainingsintensität**: ca. 50–70 % der maximalen Herzfrequenz (HF_{max}) oder Sauerstoffaufnahmekapazität (VO_{2max})
- **Trainingszeitraum**: bis zu 12 Wochen
- **Trainingsfrequenz**: bis 7-mal wöchentlich
- **Dauer der einzelnen Trainingseinheiten**: bis zu 60 Minuten

Unter ausschließlicher Berücksichtigung derjenigen Arbeiten, die eine aktive Kontrollgruppe einsetzten (10 RCT), konnten durch eine aktuelle Metaanalyse statistisch kleine bis mittlere Therapieeffekte (SMD: -0,43; 95 %-KI: -0,67 bis -0,17) für diese Art der körperlichen Aktivität objektiviert werden (Ramos-Sanchez et al. 2021).

> **INFO**
> Im Kontext des Ausdauertrainings liegen gegenwärtig die meisten Wirksamkeitsnachweise für die Panikstörung vor. Entsprechend wird bei dieser durch die aktuelle S3-Behandlunbgsleitlinie bereits *„ein Ausdauertraining als ergänzende Maßnahme zu anderen Standardtherapien"* explizit empfohlen (Bandelow et al. 2021).

Einzelne RCT führten ein entsprechendes Training jedoch auch parallel zu einer störungsspezifischen KVT bzw. in zeitlichem Zusammenhang mit einer **Expositionstherapie** durch. Insbesondere bei der **Panikstörung mit/ohne Agoraphobie** konnte so gezeigt werden, dass durch ein entsprechendes Vorgehen – jeweils im Vergleich zu Kontrollgruppen mit niedrigerer Trainingsintensität – der Psychotherapieeffekt beschleunigt bzw. insbesondere auf lange Sicht verbessert werden kann (z. B. Gaudlitz et al. 2015). Besonders interessant erscheinen darüber hinaus auch die Befunde von RCT, die ausschließlich singuläre **moderat-intensive Trainingseinheiten** von ca. 30-minütiger Dauer hinsichtlich ihrer akuten anxiolytischen Wirksamkeit untersuchten: Bei Patientinnen und Patienten mit einer Panikstörung konnte hierdurch die Intensität von experimentell ausgelösten Panikattacken und bei Menschen mit einer „Zahnarztbehandlungsangst" („Dentophobie") die Angst vor, während und nach einer zahnärztlichen Intervention jeweils signifikant abgeschwächt werden (Ströhle et al. 2009, Lindenberger et al. 2017).

Krafttraining

Obwohl die **anxiolytische Wirksamkeit** des Krafttrainings bei Menschen ohne Angststörungen oder mit körperlichen Erkrankungen evident ist, adressierte bei Angststörungen bisher ausschließlich ein RCT den Effekt körperlicher Aktivität, welche unmittelbar auf den Zuwachs von Kraft bzw. Muskelmasse ausgerichtet ist. Innerhalb von sechs Wochen absolvierten insgesamt 30 Patientinnen mit einer GAS insgesamt 12 Trainingseinheiten von jeweils 45 Minuten Dauer. Hierbei wurden innerhalb kurzer, alternierender Sequenzen die Beine gegen einen Widerstand gedrückt, gestreckt oder in der Luft kreisend gehalten. In der psychometrischen Beurteilung der pathologischen Sorgen anhand des Penn State Worry Questionnaire (PSWQ) zeigte sich am Ende des Studienzeitraums ein kleiner bis mittlerer Behandlungseffekt (Hedges' d: 0,45, 95%-KI: 0,45 bis 1,33), der sich in einer Wartekontrollgruppe nicht darstellen ließ (Herring et al. 2012).

6.2.4 Mind-Body-Ansätze

Vor allem in der jüngeren Zeit wurden im Kontext von Angststörungen relativ viele RCT durchgeführt, welche die angstreduzierenden Effekte von Mind-Body-Interventionen untersuchten (➤ 2.5). Die Heterogenität in Bezug auf die Befunde, das Studiendesign sowie die Anzahl der eingeschlossenen Patientinnen und Patienten ist hier jedoch (noch) vergleichsweise groß, wodurch die Interpretierbarkeit bzw. die Aussagekraft der Datenlage gegenwärtig eingeschränkt wird.

Entspannung

Die überwiegende Anzahl der bisher durchgeführten Studien fokussierte auf die GAS und hier wiederum war die sog. **angewandte Entspannung** (engl. *„applied relaxation"*) die am häufigsten untersuchte Technik. Als „stand-alone"-Therapie, jedoch auch in Ergänzung zu einer störungsspezifischen Psychotherapie, konnte wiederholt demonstriert werden, dass angewandte Entspannung zu einer signifikant stärkeren **Reduktion der erkrankungsimmanenten Sorgen und Befürchtungen** führte als eine aktive oder nichtaktive Kontrollgruppe. Darüber hinaus zeigte die angewandte Entspannung auch bei der sozialen Angststörung und der Panikstörung symptomspezifische Effekte und transdiagnostisch konnte insgesamt eine mittlere Effektstärke (Hedges' g: 0,62, 95 %-KI: 0,42 bis 0,81) ermittelt werden (Kim und Kim 2018).

Yoga-Techniken

Auch unterschiedliche Yoga-Techniken (z. B. Kundalini-, Hatha-, Iyengar-Yoga) führten bei Patientinnen und Patienten mit einer GAS im Rahmen von RCT jeweils zu einer Symptomverbesserung. Die Größe des **Therapieeffekts** war jedoch sehr **unterschiedlich** und im Rahmen einer metaanalytischen Auswertung, die Yoga als „homogene" Intervention betrachtete, statistisch insgesamt klein (SMD: -0,43, 95 %-KI: -0,74 bis -0,11). Als methodisch vergleichsweise hochwertig und daher relativ aussagekräftig kann in diesem Zusammenhang die Arbeit von Simon et al. gelten, die im Jahr 2021 publiziert wurde: Über einen Zeitraum von 12 Wochen absolvierten über 200 Patientinnen und Patienten mit einer GAS jeweils einmal wöchentlich entweder ein Yoga-Programm (Kundalini Yoga), eine KVT oder eine standardisierte Psychoedukation als aktive Kontrollbedingung. Es

6

zeigte sich, dass unmittelbar nach Abschluss des aktiven Studienzeitraums die KVT hinsichtlich der Reduktion der störungsspezifischen Symptomatik der Yoga-Intervention überlegen war – letztere zeigte sich jedoch wiederum signifikant besser wirksam als die aktive Kontrollgruppe. Besonders interessant erscheint der Befund, dass zu einem Nachuntersuchungszeitpunkt (sechs Monate nach Interventionsende) der Unterschied zwischen Yoga und Psychoedukation auf nichtsignifikantem Niveau weiterhin vorhanden war (Simon et al. 2021).

Meditation

Schließlich existieren zum gegenwärtigen Zeitpunkt drei RCT, die verschiedene Meditationstechniken in der Akuttherapie der GAS untersuchten und jeweils statistisch **kleine Behandlungseffekte** erzielen konnten.

6.2.5 Störungsspezifische Besonderheiten

Wirkmechanismen

Die Befundlage in Bezug auf potenielle Wirkfaktoren, die den therapeutischen Effekt von körperlicher Aktivität bei Angststörungen vermitteln, ist gegenwärtig noch vergleichsweise dürftig (➤ 4.2, ➤ 4.3). Zahlreiche Hypothesen leiten sich aus tierexperimentellen Daten oder von dem Wissen ab, das bisher hinsichtlich des allgemein angstreduzierenden Effekts bei Menschen ohne Angststörung gewonnen werden konnte.

Auf dieser Basis bestehen Hinweise darauf, dass die therapeutische Wirksamkeit von körperlicher Aktivität auf „bewegungsinduzierte" Veränderungen unterschiedlicher neurobiologischer und psychologischer Parameter zurückzuführen sein könnten (z. B. Bendau und Ströhle 2024). Zur detaillierten Darstellung der Wirkmechanismen ➤ 4.1 bis 4.3

Neurobiologische Parameter

Zu nennen sind hier die

- Verbesserung der serotonergen, noradrenergen oder dopaminergen Neurotransmission,
- Veränderungen im Endocannabinoid-System,
- antiinflammatorische und thermoregulatorische Prozesse,
- eine Erhöhung der Neuroplastizität bzw. der zerebralen Konnektivität, (v. a. durch die Synthese von Nervenwachstumsfaktoren wie dem Brain-derived Neurotrophic Factor (BDNF))
- sowie strukturelle Hirnveränderungen wie beispielsweise eine Vergrößerung des Hippocampusvolumens.

Darüber hinaus ist bereits langfristig bekannt, dass mittel- bis langfristig kontinuierlich durchgeführte körperliche Aktivität zu einer Deaktivierung des Hypothalamus-Hypophysen-Nebennierenrinden-Systems mit konsekutiver Absenkung des Stresshormons Kortisol führt – ein Befund, der bereits in korrelative Beziehung zu den therapeutischen Effekten eines Ausdauertrainings bei Patientinnen und Patienten mit einer Panikstörung gesetzt werden konnte (Plag et al. 2014).

Psychologische Parameter

Mögliche psychologische Veränderungen, die durch eine Bewegungsintervention hervorgerufen und anxiolytisch wirksam werden können, umfassen z. B. eine Verbesserung des Selbstwirksamkeit, des Selbstwertes sowie eine Reduktion der „Angstsensitivität" – also die Bereitschaft, auf angstassoziierte somatische Trigger angstbesetzt zu reagieren. Der letztgenannte Effekt wiederum könnte darauf beruhen, dass körperliche Aktivität in Teilen eine „interozeptive Exposition" darstellt: Durch die Ähnlichkeit von bewegungs- und angstassoziierten Körperveränderungen (z. B. Muskelzittern, Schwitzen oder Luftnot) wird – nahezu im wörtlichen Sinne – Schritt für Schritt eine Gewöhnung an die zuvor als bedrohlich erlebte, v. a. vegetative Symptomatik erreicht. Hierdurch verliert sie zunehmend ihre Funktion als Trigger der Angstsymptomatik. Insbesondere im Kontext von Gruppensport oder personell begleiteten Trainingsprogrammen (z. B. durch einen Personal Trainer) können schließlich auch Faktoren wie eine Verbesserung der interaktionellen Kompetenz und der sozialen Integration therapeutisch relevant werden.

MERKE

Es ist sehr wahrscheinlich, dass die genannten Aspekte gegebenenfalls individuell eine sehr unterschiedliche Relevanz besitzen. Entsprechend ist es – zumindest gegenwärtig – nicht möglich, diesbezüglich eine Hierarchisierung vorzunehmen und es muss von einem multifaktoriellen Wirkmechanismus ausgegangen werden, der dem therapeutischen Effekt von körperlicher Aktivität bei Angststörungen zugrunde liegt.

Optimierung des therapeutischen Effekts

Die Identifizierung von Variablen, die den therapeutischen Effekt verbessern, ist wichtig, um Behandlungsprozesse zu optimieren. Entsprechend war es auch Gegenstand mehrerer Metaanalysen, Faktoren zu finden, welche die Wirksamkeit von körperlicher Aktivität bei Angststörungen beeinflussen (z. B. Ramos-Sanchez et al. 2021). Hierdurch konnten unterschiedliche Faktoren identifiziert werden, die hauptsächlich die Art des Trainings, jedoch auch bestimmte Parameter der Trainingsbedingungen betreffen:

- Ein Training war in den bisher durchgeführten Studien insbesondere dann gut störungsspezifisch wirksam, wenn es **ambulant** durchgeführt wurde sowie jeweils an der **gleichen Örtlichkeit** stattfand.
- Darüber hinaus waren die Behandlungseffekte dann besonders hoch, wenn die Intervention durch Dritte **angeleitet** wurde (z. B. durch entsprechend ausgebildete Teammitglieder oder einen „Personal Trainer").
- Als sehr bedeutende Einflussfaktoren konnten darüber hinaus die **Trainingsdauer** und **-intensität** identifiziert werden – beides korrelierte deutlich positiv und transdiagnostisch mit der Verbesserung der Angstsymptomatik.

Die letzten beiden Befunde lassen sich gut mit Daten in Verbindung bringen, die demonstrieren, dass der Anstieg der „kardiorespiratorischen Fitness", welche ein Maß für den körperlichen Trainingseffekt ist, ein wichtiger Faktor für die Wirksamkeit von körperlicher Aktivität bei psychischen Erkrankungen ist.

Um insbesondere das „Potenzial" der Intensität zu beurteilen, hat unsere Arbeitsgruppe bei Patientinnen und Patienten mit verschiedenen Angststörungen ein **Hochintensives Intervalltraining (HIIT)** eingesetzt. Diese Trainingsform wurde initial im Bereich des Leistungssports entwickelt und hat sich – insbesondere in den letzten Jahren – zunehmend auch im Amateurbereich etabliert.

INFO

Es gibt unterschiedliche Formen des HIIT. Gemeinsam ist allen, dass sie aus Sequenzen relativ kurzer Trainingseinheiten (z. B. eine Minute) bestehen, die abwechselnd im niedrig- und hochintensiven Bereich (z. B. < 50 % HF_{max} und 77–99 % HF_{max}) absolviert werden. In Wissenschaft und klinischer Praxis hat sich in u. a. ein HIIT-Protokoll etabliert, welches sechs 20-minütige HIIT-Einheiten innerhalb von 12 Tagen beinhaltet. Dieses wurde auch in unseren beiden Studien eingesetzt.

Zunächst konnten wir in einer Pilotstudie demonstrieren, dass ein entsprechendes HIIT-Programm bei Patientinnen und Patienten mit einer Panikstörung zu einer jeweils **signifikanten Reduktion** des **agoraphobischen Vermeidungsverhaltens,** der **Schwere** der **Panikattacken** sowie einer komorbiden depressiven Symptomatik führte. Hierbei zeigten sich jeweils überwiegend statistisch große Effekte auf die jeweilige Zielsymptomatik (bis $r = 0{,}66$). Darüber hinaus ergab sich eine Korrelation zwischen der Zunahme der kardiorespiratorischen Fitness und dem Rückgang des Vermeidungsverhaltens sowie der affektiven Symptomatik. Um etwaige transdiagnostische Effekte eines HIIT innerhalb eines qualitativ hochwertigen Studiendesigns zu beurteilen, führten wir einen RCT durch, der die klinische Wirksamkeit des HIT bei der GAS zum Gegenstand hatte (Plag et al. 2020). Auch hier konnten wir zeigen, dass das HIT jeweils große Effekte auf die pathologischen Sorgen, eine unspezifische Angstsymptomatik und eine zusätzlich bestehende depressive Symptomatik hatte (Cohen's *d*: bis 1,81). Die therapeutische Wirksamkeit war damit in Bezug auf nahezu alle untersuchten Parameter statistisch doppelt so groß wie die der Kontrollgruppe, in der ein niedrigintensives Bewegungsprogramm durchgeführt wurde, und übertraf im Allgemeinen diejenigen Effekte, die in bisherigen Studien durch ein längeres, moderat-intensives Ausdauertraining erzielt werden konnten.

▌▌ Fallbeispiel

Die 26-jährige Studentin Frau S. beginnt aufgrund wiederkehrender Panikattacken eine ambulante psychotherapeutische Behandlung. Ihre Symptome umfassen plötzliches Herzrasen, Schwindel, Schwitzen, Zittern, Atemnot und extreme Angstgefühle, die ohne ersichtlichen Grund auftreten und sie erheblich belasten und einschränken. Im Rahmen einer kognitiven Verhaltenstherapie werden neben Hyperventilationsübungen körperliche Aktivitäten (Treppenrennen, auf der Stelle Springen, im Kreis Drehen) gezielt genutzt, um physiologische Symptome zu induzieren. Durch die Konfrontation mit diesen und das bewusste Erleben physiologischer Zusammenhänge und Verläufe kann Frau S. ihre Angst vor Panikattacken und körperlicher Aktivierung verringern. Zusätzlich zu diesen interozeptiven Übungen integriert Frau S. nach und nach körperliche Aktivitäten wie Yoga in ihren Alltag, um auch allgemeine Spannungen langfristig abzubauen und sich selbst wieder aktiver zu erleben. ▌▌

6.2.6 Fazit für die Praxis

Sowohl die Studienlage als auch unsere Erfahrungen aus der therapeutischen Praxis zeigen, dass die Implementierung von körperlicher Aktivität bei Patientinnen und Patienten regelhaft gut gelingt. Insbesondere in den Arbeiten, die auf ein Ausdauertraining fokussierten, lag die Drop-out-Rate in der Interventionsgruppe jeweils bei rund 20 % oder weniger und damit unter derjenigen, die durchschnittlich in Studien zur Psycho- und Pharmakotherapie beobachtet wird.

Dass dies keineswegs „intuitiv" ist, kann zunächst am Phänomen der **„Exercise Anxiety"** erläutert werden, welche bei Patientinnen mit Angststörungen besonders ausgeprägt sein kann. Die Exercise Anxiety beschreibt das Faktum, dass aufgrund der gemeinsamen physiologischen Charakteristika von körperlicher Aktivität und Angst (siehe oben) häufig eine Angst davor besteht, v. a. über die bewegungsinduzierte vegetative Symptomatik in eine Angstreaktion „einzusteigen" (Bendau und Ströhle, 2024). Durch den lerntheoretischen Prozess der negativen Verstärkung kann ein Vermeidungsverhalten in Bezug auf physische Aktivierung im Einzelfall so immer mehr Raum greifen und so die Initiierung von Bewegung als therapeutisches Element erschweren. Insbesondere bei Menschen, die unter einer sozialen Angststörung leiden, können darüber hinaus **Bewertungsängste** relevant werden. Insbesondere im Gruppenkontext, jedoch auch im Rahmen eines Einzeltrainings, können dysfunktionale Gedanken (z. B. „ich verhalte mich peinlich, weil ich untrainiert bin", „ich kann meinen eigenen Erwartungen und denen der anderen nicht gerecht werden") die Initiierung und Aufrechterhaltung von körperlicher Aktivität deutlich verkomplizieren. Nicht zuletzt können auch weitere unmittelbare Folgen bzw. Risken von körperlicher Aktivität problematisch werden: Schweißbildung oder das Risiko, sich zu verletzen und dadurch zu bluten, kann beispielsweise für Betroffene, die unter einer **„Blut-Injektions-Verletzungs-Phobie"** oder **Kontaminationsängsten** leiden, stark aversiv wirken und ebenfalls eine Grundlage für Vermeidungsverhalten darstellen.

6

TIPP

Die oben genannten und gegebenenfalls weitere „Hürden" sollten durch eine genaue Anamnese erfasst und so ihre Bedeutung für den Einzelfall abgeschätzt werden. Anschließend können sie im Rahmen der Psychoedukation bzw. einer „Bewegungsedukation" bedarfsgerecht inhaltlich adressiert werden. Bei (persistierender) Ambivalenz können gegebenenfalls Techniken des *Motivational Interviewing,* welche speziell auf den Bereich der körperlichen Aktivität adaptiert wurden, hilfreich sein. Schließlich ist es sinnvoll, problematische Aspekte unmittelbar vor dem Beginn der körperlichen Aktivität noch einmal proaktiv anzusprechen, um persistierende Erwartungsängste nicht zu übersehen.

Zwischen Angststörungen und verschiedenen körperlichen Erkrankungen (z. B. koronare Herzerkrankung, Lungenerkrankungen, Epilepsie) bestehen erhöhte Komorbiditätsraten. Entsprechend ist es aus Gründen der Therapiesicherheit essenziell, vor Beginn einer Bewegungsintervention mindestens durch eine detaillierte **Anamnese** und gegebenenfalls durch eine **weiterführende somatische Diagnostik** (z. B. im Rahmen einer Spiroergometrie) Kontraindikationen in Bezug auf körperliche Aktivität zu beurteilen bzw. auszuschließen.

MERKE

Bestehen Zweifel, ob eine ausreichende körperliche Belastungsfähigkeit besteht oder nicht, sollte immer eine fachärztliche Stellungnahme eingeholt werden.

TAKE-HOME MESSAGE

- Die therapeutische Wirksamkeit von körperlicher Aktivität bei Angststörungen kann mittlerweile als gesichert gelten, wobei die belastbarste Datenlage für ein moderat-intensives Ausdauertraining vorliegt.
- Es gibt Hinweise darauf, dass eine höhere Trainingsintensität und -dauer sowie eine ambulante und personell begleitete Durchführung der Intervention transdiagnostisch den Effekt begünstigen.
- Insgesamt zeichnet sich körperliche Aktivität durch eine hohe Akzeptanz bei Patientinnen und Patienten mit Angststörungen aus.
- Gleichzeitig können verschiedene erkrankungsassoziierte Faktoren (z. B. „Exercise Anxiety", phobische Trigger, soziale Ängste) den Beginn und das „Dranbleiben" erschweren.
- Diese Aspekte sollten durch eine individualisierte Psycho- und Sportedukation adressiert werden und die Grundlage dafür bilden, insbesondere zu Beginn einen möglichst individualisierten Behandlungsplan zu entwerfen, der den Interessen, den Möglichkeiten, aber auch den Grenzen der Betroffenen Rechnung trägt.

LITERATUR

Bandelow B, Aden I, Alpers GW et al. Deutsche S3-Leitlinie zur Behandlung von Angststörungen, Version 2 (2021). Aus: www.awmf.org/leitlinien/detail/II/05-028.html (letzter Zugriff: 05.01.2024).

Bendau A, Ströhle A. Sport- und Bewegungstherapie. In: Plag J, Ströhle A, Hoyer J (Hrsg.).

Praxishandbuch Angststörungen. München: Elsevier, 2024.
Carpenter JK, Andrews LA, Witcraft SM, Powers MB, Smits JAJ, Hofmann SG. Cognitive behavioral therapy for anxiety and related disorders: A meta-analysis of randomized placebo-controlled trials. Depress Anxiety 2018; 35 (6): 502–514.
Gaudlitz K, Plag J, Dimeo F, Ströhle A. Aerobic exercise training facilitates the effectiveness of cognitive behavioral therapy in panic disorder. Depress Anxiety 2015; 32 (3):221–228.
Goodman WK, Storch EA, Sheth SA. Harmonizing the neurobiology and treatment of obsessive-compulsive disorder. Am J Psychiatry, 2021; 178 (1):17–29.
Heinig H, Hoyer J. Kognitive Verhaltenstherapie (KVT). In: Plag J, Ströhle A, Hoyer J, (Hrsg.). Praxishandbuch Angststörungen. München: Elsevier; 2024. S. 183–194.
Herring MP, Jacob ML, Suveg C et al. of exercise training for the short-term treatment of generalized anxiety disorder: a randomized controlled trial. Psychother Psychosom 2012; 81 (1): 21–28.
Kim HS, Kim EJ. Effects of Relaxation Therapy on Anxiety Disorders: A Systematic Review and Meta-analysis. Arch Psychiatr Nurs 2018; 32 (2): 278–284.
Lindenberger BL, Plag J, Schumacher S et al. Clinical and neurobiological effects of aerobic exercise in dental phobia: A randomized controlled trial. Depress Anxiety 2017; 34 (11): 1040–1048.
Plag J, Gaudlitz K, Schumacher S, Dimeo F, Bobbert T, Kirschbaum C, Ströhle A. Effect of combined cognitive-behavioural therapy and endurance training on cortisol and salivary alpha-amylase in panic disorder. J Psychiatr Res 2014; 58: 12–19.
Plag J, Schmidt-Hellinger P, Klippstein T et al. Working out the worries: A randomized controlled trial of high intensity interval training in generalized anxiety disorder. J Anxiety Disord 2020; 76:102311.
Plag J, Ströhle S, Hoyer J. Störungsmodell, Konzeption und Epidemiologie von Angststörungen – eine Einleitung. In: Plag J, Ströhle A, Hoyer J, (Hrsg.). Praxishandbuch Angststörungen. München: Elsevier; 2024.
Plag J, Ströhle S. Allgemeine Aspekte der Pharmakotherapie. In: Plag J, Ströhle A, Hoyer J, (Hrsg.). Praxishandbuch Angststörungen. München: Elsevier; 2024.
Ramos-Sanchez CP, Schuch FB, Seedat S et al. The anxiolytic effects of exercise for people with anxiety and related disorders: An update of the available meta-analytic evidence. Psychiatry Res 2021; 302:114046.
Schumacher T, Schumacher S. Psychologische und verhaltensbezogene Risikofaktoren. In: Plag J, Ströhle A, Hoyer J, (Hrsg.). Praxishandbuch Angststörungen. München: Elsevier; 2024. S. 101–106.
Simon NM, Hofmann SG, Rosenfield D et al. Efficacy of Yoga vs Cognitive Behavioral Therapy vs Stress Education for the Treatment of Generalized Anxiety Disorder: A Randomized Clinical Trial. JAMA Psychiatry 2021; 78 (1): 13–20.
Ströhle A, Graetz B, Scheel M et al. The acute antipanic and anxiolytic activity of aerobic exercise in patients with panic disorder and healthy control subjects. J Psychiatr Res 2009; 43 (12):1013–1017.
Taylor S, Abramowitz JS, McKay D. Non-adherence and non-response in the treatment of anxiety disorders. J Anxiety Disord 2012; 26 (5): 583–589.

6.3 Zwangsstörungen

Jens Plag

6.3.1 Störungsbild und Diagnosekriterien

Symptomatik

Kernmerkmal der Zwangsstörungen sind **rezidivierend auftretende Handlungen und/oder Gedanken,** die durch die Betroffenen als unsinnig oder stark übertrieben sowie „ich-dyston" wahrgenommen werden. Sie drängen sich gegen den Willen der Betroffenen auf und es wird – zumindest zu Beginn der Symptomatik – durch die Patientinnen und Patienten Widerstand gegen sie geleistet. Mit der Entwicklung der Zwangsgedanken und -handlungen bzw. dem Versuch, diese zu unterdrücken, geht eine (meist ansteigende) Anspannung einher, die durch das Ausführen der Handlung oder des Zwangsgedanken reduziert wird. Dieser Prozess der „Entlastung" wird durch die Patientinnen und Patienten jedoch regelhaft keineswegs als angenehm, sondern als stark aversiv erlebt.

- **Zwangsgedanken** haben häufig (fremd) aggressive, sexualisierte oder ethisch-moralische Inhalte oder beziehen sich auf das Risiko einer Kontamination sowie auf das Eintreten bestimmter „Katastrophenszenarien".
- **Zwangshandlungen** wiederum bestehen meist in Form von Symmetrie-, Ordnungs- und Kontrollzwängen. Phänomenologisch äußert sich dies beispielsweise in der symmetrischen Ausrichtung von Alltagsgegenständen, in Form eines Ordnens von Gebrauchsutensilien nach Farbe, Größe oder Funktion oder durch das repetitive Kontrollieren des Funktionszustandes von potenziellen Gefahren (Herd, Bügeleisen oder Steckerleiste aus? Tür verschlossen?). Häufig dienen Zwangshandlungen auch dazu, Zwangsgedanken zu neutralisieren – ein Beispiel dafür sind Wasch- und Reinigungszwänge, die sich aus Kontaminationsängsten ergeben.

Ähnlich wie bei Angststörungen sind die Betroffenen nicht durch das Vorhandensein der Zwangssymptomatik an sich stark belastet und beeinträchtigt, sondern insbesondere durch das dysfunktionale Verhalten, welches aus ihr resultiert: Die „Neutralisierungszeit", d. h. diejenige Zeit, die benötigt wird, um die Anspannung durch repetitive Zwangshandlungen oder -gedanken durch konsekutive Zwangshandlungen zu „entschärfen" (z. B. „nur wenn ich wiederholt auf den Tisch klopfe, wird meinem Partner am Arbeitsplatz nichts zustoßen") dauert nicht selten bis zu mehreren Stunden. Die Diagnosekriterien der Zwangsstörungen nach ICD-10 und ICD-11 sind in ➤ Tab. 6.2 dargestellt.

Vor diesem Hintergrund ist es leicht vorstellbar, dass eine Zwangsstörung den Alltag der Betroffenen regelmäßig stark einschränkt und – insbesondere bei ausgeprägter Symptomschwere – mit der Aufrechterhaltung einer **normalen Lebensführung unvereinbar** sein kann. Obwohl die psychosoziale Belastung und Beeinträchtigung vergleichsweise hoch ist, befinden sich Menschen mit einer Zwangsstörung relativ selten in psychiatrischer oder psychotherapeutischer Behandlung (Voderholzer und Rufer 2021). Insbesondere die klinische Erfahrung deutet darauf hin, dass dies zu einem großen Teil auf eine ausgeprägte „Selbststigmatisierung" zurückzuführen ist: Die Patientinnen und Patienten befürchten häufig, aufgrund der Symptomschilderung für „verrückt" oder – insbesondere bei blasphemischen und gewaltassoziierten Zwangsgedanken – für „moralisch verwerflich" gehalten zu werden und suchen deshalb nicht, seltener oder erst in fortgeschrittenen Krankheitsstadien therapeutische Hilfe. Dies führt jedoch meist in einen „Teufelskreis", in dem eine progrediente Symptomentwicklung und ein zunehmender sozialer Rückzug sich gegenseitig verstärken und dadurch einer Chronifizierung der Symptomatik Vorschub geleistet wird.

Prävalenz

Entsprechend der aktuellen Datenlage beträgt die **12-Monats-Prävalenz** der Zwangsstörung in Deutschland ca. 3 % und es gibt Hinweise darauf, dass im Erwachsenenalter Frauen etwas häufiger betroffen sind als Männer (Jacobi et al. 2014). In Bezug auf die Erstmanifestation der Zwangsstörung gibt es zwei Häufigkeitsgipfel: Der erste liegt um das elfte, der zweite um das 21. Lebensjahr.

Verlauf

Unbehandelt zeichnet sich die Zwangsstörung durch einen meist chronischen bzw. durch häufige Rezidive geprägten Krankheitsverlauf aus.

Tab. 6.2 Diagnosekriterien der Zwangsstörungen nach ICD-10 und ICD-11

Art der Störung	Charakteristika, Symptome und Besonderheiten
ICD-10	
Zwangsstörung (F42)	**Charakteristika und Symptome**: wiederkehrende Zwangsgedanken und Zwangshandlungen. • Zwangsgedanken sind Ideen, Vorstellungen oder Impulse, die die betroffene Person immer wieder stereotyp beschäftigen. Sie sind fast immer quälend, die betroffene Person versucht häufig erfolglos, Widerstand zu leisten. Die Gedanken werden als zur eigenen Person gehörig erlebt, selbst wenn sie als unwillkürlich und häufig abstoßend empfunden werden. • Zwangshandlungen oder -rituale sind Stereotypien, die ständig wiederholt werden. Sie werden weder als angenehm empfunden, noch dienen sie dazu, nützliche Aufgaben zu erfüllen. Die betroffene Person erlebt sie oft als Vorbeugung gegen ein objektiv unwahrscheinliches Ereignis, das ihr Schaden bringen oder bei dem sie selbst Unheil anrichten könnte. Im Allgemeinen wird dieses Verhalten als sinnlos und ineffektiv erlebt, es wird immer wieder versucht, dagegen anzugehen. Angst ist meist ständig vorhanden. Werden Zwangshandlungen unterdrückt, verstärkt sich die Angst deutlich.
Vorwiegend Zwangsgedanken oder Grübelzwang (F42.0)	**Charakteristika und Symptome**: zwanghafte Ideen, bildhafte Vorstellungen oder Zwangsimpulse, die fast immer für die betreffende Person quälend sind. Manchmal sind diese Ideen eine endlose Überlegung unwägbarer Alternativen, häufig verbunden mit der Unfähigkeit, einfache, aber notwendige Entscheidungen des täglichen Lebens zu treffen. **Zusätzliche Kriterien**: Die Beziehung zwischen Grübelzwängen und Depression ist besonders eng. Eine Zwangsstörung ist nur dann zu diagnostizieren, wenn der Grübelzwang nicht während einer depressiven Episode auftritt und anhält.
Vorwiegend Zwangshandlungen (F42.1)	**Charakteristika und Symptome**: Die meisten Zwangshandlungen beziehen sich auf Reinlichkeit (besonders Händewaschen), wiederholte Kontrollen, die garantieren, dass sich eine möglicherweise gefährliche Situation nicht entwickeln kann oder übertriebene Ordnung und Sauberkeit. Diesem Verhalten liegt die Furcht vor einer Gefahr zugrunde, welche die betreffende Person bedroht oder von ihr ausgeht; das Ritual ist ein wirkungsloser oder symbolischer Versuch, diese Gefahr abzuwenden.
ICD-11 (deutsche Entwurfsfassung)	
Zwangsstörung* (Code: 6B20)	**Charakteristika und Symptome**: anhaltende Zwangsvorstellungen oder Zwangshandlungen oder in den meisten Fällen beides. • **Zwangsvorstellungen** sind sich wiederholende und anhaltende Gedanken, Bilder oder Impulse, die sich aufdrängen und unerwünscht sind und in der Regel mit Ängsten einhergehen. Der Betroffene versucht, die Zwangsvorstellungen zu ignorieren oder zu unterdrücken oder sie durch die Ausübung von Zwangshandlungen zu neutralisieren. • **Zwangshandlungen** sind sich wiederholende Verhaltensweisen, einschließlich sich wiederholender geistiger Handlungen, zu denen sich der Betroffene als Reaktion auf eine Obsession nach starren Regeln oder zur Erlangung eines Gefühls der „Vollständigkeit" gezwungen fühlt. **Zusätzliche Kriterien**: Damit eine Zwangsstörung diagnostiziert werden kann, müssen die Zwangsvorstellungen und Zwänge zeitaufwendig sein (z. B. mehr als eine Stunde pro Tag in Anspruch nehmen) oder zu erheblichem Leidensdruck oder erheblichen Beeinträchtigungen in persönlichen, familiären, sozialen, schulischen, beruflichen oder anderen wichtigen Funktionsbereichen führen.

* Es können Subtypen mit mittelmäßiger bis guter *(Code: 6B20.0)* oder schlechter bis fehlender *(Code: 6B20.1)* Einsicht in den Krankheitswert der störungsspezifischen Überzeugungen differenziert werden.

Risikofaktoren und ätiologische Aspekte

Dem Diathese-Stress-Modell zufolge, das auch als Erklärungsmodell für andere psychische Erkrankungen gilt, begünstigen unterschiedliche Risikofaktoren die Erkrankungswahrscheinlichkeit bei Zwangsstörungen. (Sub)akuter Stress kann bei entsprechender Disposition schließlich zentral zur Enthebung der Symptomatik beitragen.

Als **biologische Risikofaktoren** konnten ein signifikantes genetisches Risiko (ca. 40 %), postinfektiöse oder -toxische strukturelle Hirnveränderungen sowie eine Störung in fronto-striato-thalamischen Regelschleifen (*CSTC-loops*) identifiziert werden (Goodman, Storch und Sheth 2021). **Psychosoziale, biographische, psychologische** oder **demographische Aspekte,** die für die Entstehung der Zwangsstörung als relevant erachtet werden, umfassen u. a. Geburtskomplikationen, kritische Lebensereignissen, ein hohes Alter der Eltern bei Geburt, einen niedrigen sozioökonomischen Status, Persönlichkeitsstile mit ängstlich-selbstunsicherer, anankastischer oder dependenter Ausrichtung sowie Besonderheiten im Erziehungsstil (z. B. überprotektives Verhalten, Brander et al. 2016).

Für die **Erstmanifestation** und **Aufrechterhaltung** der Zwangsstörung schließlich existieren unterschiedliche Modelle: Einem lerntheoretischen Ansatz folgend stellt hier das Ineinandergreifen von klassischer und operanter Konditionierung entsprechend der Zwei-Faktoren-Theory nach Orval H. Mowrer einen zentralen Mechanismus dar, während ein kognitiv-behaviorales Modell eine systematische Fehl- bzw. Überwertung von normalpsychologisch auftretenden automatischen Gedanken mit konsekutiv auftretendem und erkrankungsaufrechterhaltendem dysfunktionalem Verhalten („Neutralisierung") als führend betrachtet. Das metakognitive Modell schließlich betont in diesem Zusammenhang sowohl die individuelle Bedeutung, die der Kontrolle über eigene Gedanken und Handlungen sowie den Zwangsritualen zugeschrieben wird (z. B. „ohne das Ritual ist mein Leben unsicher") als auch die Relevanz von problematischen metakognitiven Prozessen wie „Gedanken-Handlungs-" und „Gedanken-Ereignis-Fusion" (Voderholzer und Rufer 2021).

6.3.2 Klassische Behandlungsansätze

Gemäß der aktuellen S3-Leitlinie Zwangsstörungen (Vorderholzer et al. 2022) stellt die **kognitive Verhaltenstherapie (KVT)** mit **Expositionselement** bei Zwangsstörungen das Behandlungsverfahren der ersten Wahl dar. Wenn diese aufgrund patientenbezogener (z. B. persönliche Präferenz oder Schwere der Symptomatik) oder infrastruktureller Aspekte nicht möglich bzw. gewünscht ist, kann leitlinienbasiert auch eine **Monotherapie** mit **Selektiven Serotonin-Wiederaufnahmehemmern (SSRI)** durchgeführt werden. Beide Therapieoptionen sind hinsichtlich ihrer Wirksamkeit umfangreich durch randomisiert-kontrollierte Studien (RCT) abgesichert und zeichnen sich metaanalytisch durch statistisch mittlere bzw. grenzwertig große Effekte (SSRI: SMD: -0,63, 95 %-KI: -0,82 bis -0,45; KVT: Hedges' g: 0,74, 95 %-Konfidenzintervall: 0,51 bis 0,97) auf die störungsspezifische Symptomatik aus (Gosman et al. 2021, Reid et al. 2021).

Pharmakotherapie

Mit der Ausnahme von Citalopram sind alle auf dem deutschen Markt erhältlichen SSRI durch das Bundesinstitut für Arzneimittel und Medizinprodukte (BfArM) für die Therapie der Zwangsstörungen zugelassen. Die Datenlage sowie die klinische Erfahrung zeigen, dass zur suffizienten Behandlung die entsprechenden Substanzen häufig bis zur jeweils empfohlenen **maximalen Tagesdosierung** ausdosiert werden müssen bzw. diese gegebenenfalls darüber hinaus in den Off-label-Bereich erhöht werden muss. Ungeachtet ihrer Effekte ist gegenwärtig jedoch noch nicht definitiv klar, wie die SSRI neurobiologisch ihre Wirkung entfalten: Auch nach einigen Jahren der systematischen Forschung liegen bis heute keine (validen) Befunde vor, die auf eine serotonerge Dysfunktion bzw. eine zentrale Rolle von Serotonin innerhalb der bekannten störungsassoziierten Netzwerke hinweisen (Goodman, Storch und Sheth 2021). Eine aktuelle Übersichtsarbeit konnte jedoch erste Hinweise darauf finden, dass eine SSRI-Behandlung – v. a. in den Bereichen des CSTC-loops – zu **Veränderungen** der **strukturellen** und **funktionalen Hirnanatomie** führt (Bracco et al. 2024).

Psychotherapie

Die **KVT** der Zwangsstörungen (s. a. Vorderholzer und Rufer 2021) ähnelt strukturell und inhaltlich in vielen Aspekten derjenigen anderer psychischer Erkrankungen. Nach dem Aufbau einer tragfähigen therapeutischen Beziehung, bei der u. a. die Reduktion von Scham und Selbststigmata eine zentrale Rolle spielt, folgen eine störungsspezifische Psychoedukation, die Erstellung eines Störungsmodells sowie Verhaltens- und Funktionsanalysen mit dem Ziel, dysfunktionale Bewertungs- und Verhaltensweisen aufzudecken und zu verändern. Ähnlich wie bei den Angststörungen stellt ein wichtiges und charakteristisches Therapieelement der KVT die **Expositionsbehandlung** dar: Nach Erstellung einer individuellen „Zwangshierarchie“ erfolgt die Konfrontation mit den (am stärksten) symptomauslösenden Situationen bzw. Stimuli. Die dabei aufkommenden Emotionen (z. B. Angst oder Ekel) müssen unter Unterlassen der Neutralisierungshandlungen („Reaktionsmanagement“) so lange ausgehalten werden, bis diese von alleine nachlassen. Dieser Prozess, der im Verlauf der KVT wiederholt durchgeführt wird, stellt nach gegenwärtigem Wissen – analog zu den Angststörungen – einen zentralen Wirkfaktor der KVT bei Zwangsstörungen dar.

In Bezug auf die neurobiologischen Effekte der KVT ist die Datenlage bereits vergleichsweise umfangreich: Nach einer wirksamen Psychotherapie konnten in verschiedenen Studien mittels entsprechender Untersuchungstechniken **Veränderungen** sowohl der **Hirnaktivität** als auch der serotonergen **Neurotransmission** in unterschiedlichen Bereichen des (prä)frontalen Kortex bzw. im Striatum geteigt werden. Wiederholt korrespondierte die Ausprägung dieser Befunde signifikant mit dem Ausmaß des klinischen Therapieeffekts (Poli et al. 2022).

INFO

Neben den dargestellten erstrangigen Therapieoptionen bestehen auch für weitere Behandlungsverfahren und -techniken RCT-basierte Wirksamkeitsnachweise. Hierzu zählen beispielsweise die metakognitive Therapie (MKT), die Akzeptanz- und Commitment-Therapie (ACT) sowie die repetitive transkranielle Magnetstimulation (rTMS). Diese Ansätze können entsprechend den Leitlinienempfehlungen am ehesten bei unzureichendem Ansprechen auf KVT und/oder SSRI alternativ angewendet werden. Als pharmakologische Augmentationsstrategie bei SSRI sollten evidenz- und leitlinienbasiert die atypischen Antipsychotika Risperidon und Aripiprazol zum Einsatz kommen und bei wiederholter Non-Response auf die genannten therapeutischen Möglichkeiten kann die Tiefenhirnstimulation (THS) als psychochirurgisches Verfahren erwogen werden (Vorderholzer et al. 2022).

6.3.3 Stellenwert körperlicher Aktivität

Bereits seit langem gibt es aus epidemiologischen Studien Hinweise darauf, dass körperliche Aktivität bei Zwangsstörungen therapeutisch bzw. präventiv wirkt.

Gleichzeitig muss jedoch festgestellt werden, dass das unmittelbare therapeutische Potenial von körperlicher Aktivität – insbesondere im Vergleich zur Datenlage bei Angststörungen oder der unipolaren Depression – klar unterforscht ist: Bis zum Jahr 2022 gab es über viele Jahre ausschließlich zwei RCT, die die therapeutischen Effekte eines gerätegestützten **moderat-intensiven Ausdauertrainings** zum Gegenstand hatten (Abrantes et al. 2017, Abrantes et al. 2019). In beiden Studien wurde bei jeweils über 50 Patientinnen und Patienten ein entsprechendes Training mit Einheiten von 150 Minuten/Woche über 12 Wochen durchgeführt und dessen Wirksamkeit mit einer Kontrollgruppe verglichen, die zeitlich abgestimmt eine gesundheitsbezogene Psychoedukation erhielt.

- In einer dieser Studie konnte in der Interventionsgruppe eine signifikant stärkere Reduktion von Zwangshandlungen, nicht jedoch von Zwangsgedanken, erreicht werden als in der Kontrollgruppe.
- In der zweiten Studie konnte kein Gruppenunterschied hinsichtlich der Symptomreduktion dargestellt werden; es zeigte sich jedoch eine numerisch größere Responserate bei den Patientinnen und Patienten, die das Ausdauertraining erhielten.

Diese tendenziell aussichtsreiche Datenlage wurde von mehreren unkontrollierten (Pilot-)Studien flankiert, die jeweils ebenfalls die Effekte eines mehrwöchigen Ausdauertrainings untersuchten, welches in moderater Intensität (50 bis 70 % der maximalen Herzfrequenz), in 20- bis 40-minütgen Einheiten sowie in einer Frequenz von bis zu dreimal wöchentlich durchgeführt wurde, und durchweg **signifikante Symptomverbesserungen** auf störungsspezifischen Schweregradskalen darstellen konnten. Im Hinblick auf die Studienlage bei Angststörungen und unipolaren Depressionen erscheint besonders interessant, dass diejenige Studie, die eine relativ hohe Trainingsintensität einsetzte (85 % der maximalen Herzfrequenz), vergleichsweise ausgeprägte Therapieeffekte beobachtete (Rector et al. 2015).

INFO

Bereits auf der Grundlage dieser vergleichsweise „ausbaufähigen" Datenbasis wird durch die aktuelle S3-Behandlungsleitlinie Zwangsstörung konstatiert, dass *„Sport- und bewegungstherapeutische Interventionen, wie z. B. Ausdauertraining eine sinnvolle Ergänzung von leitliniengerechter Therapie"* sein kann (Vorderholzer et al. 2022).

Eine aktuelle **metaanalytische Auswertung** der beiden RCT sowie der unkontrollierten Arbeiten konnte – unter klarem Hinweis auf die v. a. methodischen Einschränkungen – insgesamt große Effekte (Hedges' g: 1,33**; 95 %**-KI: 1,06 bis 1,61) eines Ausdauertrainings auf die Zielsymptomatik finden (Bottoms et al. 2023) – ein Befund, der auch unter Berücksichtigung der Limitationen auf ein real vorhandenes Behandlungspotenzial hindeutet. Diese Einschätzung wird jedoch nur teilweise durch einen jüngst publizierten RCT untermauert. In diesem wurden mehr als 100 Patientinnen und Patienten in eine Wartelistenkondition sowie in drei aktive Studienbedingungen randomisiert: ine störungsspezifische KVT, ein Ausdauertrainingsprogramm oder eine Kombination aus beiden Interventionstechniken. Innerhalb des 12-wöchigen Studienzeitraums erfolgte eine psychotherapeutische Sitzung pro Woche. Die Teilnehmenden in den „Trainingsgruppen" wurden angeregt, mindestens dreimal wöchentlich für mindestens 40 Minuten, jedoch in Abhängigkeit der Motivationslage auch häufiger bzw. länger, ein moderat-intensives Ausdauertraining in einem Sportstudio durchzuführen. Die Trainingsaktivität wurde mittels eines „Bewegungstagebuchs“ durch die Teilnehmenden selbstständig gemonitort.

Am Ende des aktiven Studienzeitraums konnte in allen aktiven Studienbedingungen ein **Rückgang der Zwangssymptomatik** beobachtet werden. Dieser war am stärksten in der KVT-Gruppe und bei denjenigen Patientinnen und Patienten ausgeprägt, welche die kombinierte Behandlung aus KVT und Bewegungsprogramm erhielten, wobei zwischen beiden Gruppen kein Unterschied hinsichtlich des Behandlungseffektes bestand. Diese beiden Studienbedingungen zeigten sich jedoch signifikant besser wirksam als die Wartelistenkondition und die Gruppe, die ausschließlich das Trainingsprogramm absolvierte, wobei zwischen den beiden letztgenannten Konditionen wiederum kein Wirksamkeitsunterschied bestand. Interessant ist jedoch zusätzlich das Ergebnis, das durch eine Subgruppenanalyse dargestellt werden konnte: Bei denjenigen Teilnehmenden, die das Bewegungsprogramm (allein oder in Kombination mit der KVT) erhielten, korrelierte die Ausprägung des therapeutischen Effektes signifikant positiv mit der Häufigkeit, in der das Training absolviert wurde (Katz et al. 2023).

6.3.4 Mind-Body-Ansätze

Daten in Bezug auf andere Formen körperlicher Aktivität sind gegenwärtig so gut wie nicht vorhanden. Während in Bezug auf Krafttraining bisher keine Studien durchgeführt wurden, widmeten sich bisher zwei RCT den therapeutischen Effekten von **Yoga** als „prominentem“ Vertreter der „Mind-Body-Exercise“-Techniken. In beiden Studien wurde bei bis zu 48 Patientinnen und Patienten, die unter einer Zwangsstörung litten, über Zeiträume von drei bzw. viereinhalb Monaten entweder ein **Kundalini-Yoga** oder ein auf Entspannung ausgerichtetes, **kombiniertes Programm** aus **Meditations- und Achtsamkeitsübungen** angeboten. Beide Interventionen wurden jeweils einmal wöchentlich für die Dauer von zwei Stunden durchgeführt und es wurde die Möglichkeit eingeräumt, diese jeweils zu Hause fortzusetzen. Im Ergebnis konnten durch beide Arbeiten in beiden Gruppen eine Verbesserung der störungsspezifischen Symptomatik gezeigt werden, die jedoch jeweils in der Yoga-Gruppe signifikant stärker ausgeprägt war (Shannahoff-Khalsa et al. 1999, 2019).

6.3.5 Störungsspezifische Besonderheiten und Fazit für die Praxis

Bisher ist unklar, welche **(intrapsychischen) Effekte** einen therapeutischen Effekt von körperlicher Aktivität bei Zwangsstörungen vermitteln und wie sich diese gegebenenfalls neurobiologisch abbilden. Basierend auf Befunden bei Gesunden oder anderen psychischen Erkrankungen sowie präklinischen Daten gibt es in Bezug auf den letztgenannten Aspekt jedoch einige Hypothesen, die u. a. strukturelle Hirnveränderungen in dem Bereich des CSTC-loops, eine Steigerung der Neurogenese, eine Erhöhung der kognitiven Flexibilität oder eine Verbesserung der sozialen Interaktion umfassen (Freedman und Richter 2021). Auch lassen sich auf Basis der vergleichsweise eingeschränkten Datenlage bisher keine evidenzbasierten Aussagen darüber treffen, welche Aspekte eines Bewegungsprogramms dessen therapeutischen Effekt in seiner Ausprägung beeinflussen können. Analog zu Befunden v. a. bei der unipolaren Depression und den Angststörungen lässt sich aus Einzelstudien jedoch auch bei den Zwangsstörungen ein möglicher Einfluss von Trainingsintensität und -frequenz „herauslesen“ – um diesen zu postulieren reicht der aktuelle Wissenstand jedoch sicherlich (noch) nicht aus.

Ausgehend von den bisher durchgeführten wissenschaftlichen Untersuchungen bzw. der klinischen Erfahrung lassen sich jedoch bereits konkretere Aussagen darüber ableiten, wie gut sich ein entsprechendes Angebot konkret „installieren“ lässt und welche Probleme sich potenziell in der praktischen Anwendung ergeben können. Innerhalb der bisher durchgeführten Studien haben durchschnittlich ca. 25 % der ursprünglich Teilnehmenden die Intervention vorzeitig beendet. Diese Beobachtung korrespondiert mit der vergleichsweise **niedrigen Drop-out-Rate**, die auch bei anderen psychischen Störungen für Bewegungsprogramme beobachtet werden konnte, und deutet darauf hin, dass auch bei Zwangsstörungen diese Art der Intervention durch die Patentinnen und Patienten prinzipiell gut angenommen wird. Ungeachtet dieses positiven Befundes zeichnen sich jedoch auch bei den Zwangsstörungen erkrankungsimmanente Aspekte ab, die die Implementierung von körperlicher Aktivität erschweren können (z. B. Plag et al. 2024):

- Zu bedenken wären hier beispielsweise **Ängste vor Kontamination** durch eine trainingsbedingt erhöhte Schweiß- oder Atemaerosolfreisetzung von Dritten. Diese können sicherlich hauptsächlich im Kontext von Gruppensport relevant werden, jedoch auch dann auftreten, wenn es darum geht, die körperliche Aktivität institutionalisiert oder unter der Nutzung von Fremdgeräten (z. B. in einem Fitnessstudio oder im Rahmen eines Vereinsangebotes) zu initiieren oder weiterzuführen. Diese Aspekte sollten zunächst einmal durch eine gezielte Psychoedukation adressiert werden. Eine entsprechende kontextabhängige Symptomprovokation kann jedoch auch unmittelbar für die Exposition mit Reaktionsmanagement genutzt und so ein Training auf mehreren Ebenen therapeutisch wirksam werden.
- Darüber hinaus sollte antizipiert werden, dass sich sowohl die **Symptomatik** selbst (z. B. Kontrollzwänge) als jedoch auch das **störungsimmanente Neutralisierungsverhalten** auf die Trainingskontinuität auswirken kann. Sind die Patientinnen und Patienten über weite Zeiten des Tages dadurch vereinnahmt, wird die regelmäßige Durchführung von körperlicher Aktivität deutlich erschwert bzw. kaum möglich sein. In dieser Situation kann zunächst versucht werden, sich hinsichtlich der Planung des Angebots bestmöglich auf die individuell unterschiedlichen Möglichkeiten der Betroffenen einzustellen. Ist dies nicht möglich, sollten eine erstrangige Pharmako- oder Psychotherapie auch mit dem Ziel zum Einsatz kommen, die Symptomatik mindestens graduell zu reduzieren und so im Verlauf das Potenzial von körperlicher Aktivität zusätzlich nutzbar zu machen.

CAVE

Um die körperliche Aktivität sicher durchzuführen, müssen auch bei Patientinnen und Patienten mit einer Zwangsstörung anamnestisch und gegebenenfalls fachärztlich etwaig bestehende Kontraindikationen ausgeschlossen werden.

TAKE-HOME MESSAGE

- Bei den Zwangsstörungen liegen vergleichsweise noch wenige Studien vor, die den störungsspezifischen Effekt von körperlicher Aktivität untersuchten.
- Aus den verfügbaren Daten lassen sich jedoch Hinweise darauf ableiten, dass insbesondere ein Ausdauertraining aber auch Yoga ein therapeutisches Potenzial besitzen.
- Entsprechend wird ein komplementärer Einsatz sport- und bewegungstherapeutischer Angebote durch die aktuelle S3-Behandlungsleitlinie bereits empfohlen.

- Darüber hinaus erscheint – ähnlich wie anderen psychischen Störungen – auch bei Zwangsstörungen eine Abhängigkeit der therapeutischen Wirksamkeit von körperlicher Aktivität von Trainingsvariablen wie Frequenz und Intensität möglich. Dieser Aspekt ist hier jedoch bisher unzureichend empirisch belegt und bedarf weiterer Forschung.
- In der klinischen Praxis kann die Umsetzung von körperlicher Aktivität durch unterschiedliche symptomassoziierte Faktoren verkompliziert werden, wie z. B. Kontaminationsängste oder die Neutralisierungszeit. Hier bedarf es gegebenenfalls einer besonders fokussierten Psychoedukation bzw. individualisierten Therapieplanung, um den Bedürfnissen der Betroffenen Rechnung zu tragen.

▮▮ Fallbeispiel

Die 68-jährige pensionierte Frau T. begibt sich aufgrund ausgeprägter Zwangsgedanken und Zwangshandlungen (insbesondere Kontrollzwänge), die mit starken Angst- und Spannungszuständen einhergehen, erstmalig in stationäre Behandlung. Neben einer langsam aufdosierten Pharmakotherapie mit SSRI und kognitiv-verhaltenstherapeutischen Psychotherapiesitzungen mit Expositionsfokus stellen die komplementären Therapien – Ergotherapie, Musiktherapie sowie Sport- und Bewegungstherapie – relevante Behandlungsbausteine dar.

Frau T. nimmt – ermutigt durch das Pflegepersonal und ihre Zimmernachbarin – an den Bewegungsangeboten „gesunder Rücken", Morgenaktivität und Yoga teil. Sie bemerkt, dass sich ihr insgesamt sehr hohes Anspannungsniveau durch diese Aktivitäten reduziert und sie die Ablenkung von ihren Zwangsgedanken und Ängsten während dieser Zeit genießt. Gleichzeitig stellen ihre symptombedingte rasche Verunsicherung und der anfänglich hohe Zeitaufwand beim Aufsuchen der Aktivitäten (u. a. durch langwieriges wiederholtes Kontrollieren der verschlossenen Zimmertür) Hürden dar. In multiprofessioneller Absprache der Sport- und Bewegungstherapeutin mit der behandelnden Psychotherapeutin und dem Pflegepersonal lassen sich diese Herausforderungen zunehmend gut meistern und Frau T. kann durch die körperliche Bewegung eine Steigerung ihrer Aktivität, soziale Interaktion und ein Gefühl von Selbstwirksamkeit erfahren. ▮▮

LITERATUR

Abrantes AM, Brown RA, Strong et al. A pilot randomized controlled trial of aerobic exercise as an adjunct to OCD treatment. Gen Hosp Psychiatry 2017; 49: 51–55.

Abrantes AM, Farris SG, Brown RA et al. Acute effects of aerobic exercise on negative affect and obsessions and compulsions in individuals with obsessive-compulsive disorder. J Affect Disord 2019; 245: 991–997.

Bottoms L, Prat Pons M, Fineberg NA et al. Effects of exercise on obsessive-compulsive disorder symptoms: a systematic review and meta-analysis. Int J Psychiatry Clin Pract 2023; 27(3): 232–242.

Bracco L, Dusi N, Moltrasio C et al. Structural and functional brain imaging after treatment with selective-serotonin reuptake-inhibitors in obsessive-compulsive disorder: A mini review. J Affect Disord 2024; 15 (345): 141–148.

Brander G, Pérez-Vigil A, Larsson H et al. Systematic review of environmental risk factors for obsessive-compulsive disorder: A proposed roadmap from association to causation. Neurosci Biobehav Rev 2016; 65: 36–62.

Freedman DE, Richter MA. A narrative review of exercise and obsessive-compulsive disorder. Gen Hosp Psychiatry 2021; 71: 1–10.

Goodman WK, Storch EA, Sheth SA. Harmonizing the neurobiology and treatment of obsessive-compulsive disorder. Am J Psychiatry 2021; 178 (1):17–29.

Gosmann NP, Costa MA, Jaeger MB et al. Selective serotonin reuptake inhibitors, and serotonin and norepinephrine reuptake inhibitors for anxiety, obsessive-compulsive, and stress disorders: A 3-level network meta-analysis. PLoS Med 2021; 18 (6):e1003664.

Jacobi F, Höfler M, Siegert J et al. Twelve-month prevalence, comorbidity and correlates of mental disorders in Germany: the Mental

Health Module of the German Health Interview and Examination Survey for Adults (DEGS1-MH). Int J Methods Psychiatr Res 2014; 23 (3): 304–319.
Katz DE, Rector NA, McCabe RE et al. The effect of aerobic exercise alone and in combination with cognitive behavioural therapy on obsessive compulsive disorder: A randomized control study. J Anxiety Disord 2023; 98: 102746.
Plag J, Bendau A, Petzold MB, Ströhle A. Zwangsstörung. In: Claussen MC, Seyfritz E (Hrsg.). Lehrbuch der Sportpsychiatrie und -psychotherapie: Sport und Bewegung bei psychischen Erkrankungen. Bern: Hogrefe; 2024 (im Druck).
Poli A, Pozza A, Orrù G et al. Neurobiological outcomes of cognitive behavioral therapy for obsessive-compulsive disorder: A systematic review. Front Psychiatry 2022; 13: 1063116.
Rector NA, Richter MA, Lerman B et al. A Pilot Test of the Additive Benefits of Physical Exercise to CBT for OCD. Cogn Behav Ther 2015; 44 (4): 328–340.
Reid JE, Laws KR, Drummond L et al. Cognitive behavioural therapy with exposure and response prevention in the treatment of obsessive-compulsive disorder: A systematic review and meta-analysis of randomised controlled trials. Compr Psychiatry 2021; 106: 152223.
Shannahoff-Khalsa DS, Ray LE, Levine S et al. Randomized controlled trial of yogic meditation techniques for patients with obsessive-compulsive disorder. CNS Spectr, 1999; 4 (12): 34–47.
Shannahoff-Khalsa D, Fernandes RY, Pereira CAB et al. Kundalini yoga meditation versus the relaxation response meditation for treating adults with obsessive-compulsive disorder: A Randomized Clinical Trial. Front Psychiatry 2019; 10: 793.
Vorderholzer U, Rufer M. Zwangsstörungen. In: Bauer M, Meyer-Lindenberg A et al. (Hrsg.). Referenz psychische Störungen. Stuttgart: Thieme; 2021.
Voderholzer U, Rubart A, Favreau, M al. S3-Leitlinie Zwangsstörungen, 1. Revision (2022). Aus: https://register.awmf.org/assets/guidelines/038_017l_S3_Zwangsstörungen_2022-07.pdf (letzter Zugriff: 05.01.2023).

6

6.4 Posttraumatische Belastungsstörungen

Jens Plag, Antonia Bendau

6.4.1 Störungsbild

Die Posttraumatische Belastungsstörung (PTBS) ist neben der akuten Belastungsreaktion (> Infokasten) und der Anpassungsstörung (> 6.5) die einzige psychische Störung, für deren Entstehung gemäß den Klassifikationssystemen ICD-10 bzw. ICD-11 ein **identifizierbarer umschriebener Stressor** oder eine Kumulation von psychosozialen Belastungsfaktoren gefordert wird (BfArM 2020, 2023). Der Anpassungsstörung liegt definitionsgemäß eine Lebensveränderung zugrunde, die zum „normalpsychologischen“ Erleben dazugehört. Hierzu zählen Situationen wie eine Partnerschaftstrennung, ein Arbeitsplatzverlust oder -wechsel, ein Todesfall im Familien- oder Bekanntenkreis sowie „Schwellensituationen“ wie Heirat oder Schulabschluss (> 6.5). Für die Entstehung der PTBS hingegen sind – entsprechend der deutschen (Entwurfs-)Fassung der ICD-10 bzw. ICD-11 – Ereignisse eine Voraussetzung, die qualitativ deutlich darüber hinaus gehen, für die Betroffenen **„außergewöhnlich“ oder „extrem“ bedrohlich** waren und sowohl singulär als auch wiederholt aufgetreten sein können. Beispiele für solche **Traumata** sind schwere Unfälle, Naturkatastrophen, Kampfhandlungen, Folter, Geiselhaft oder physische, sexuelle oder schwere emotionale Gewalterfahrungen.

Symptomatik

In der Folge dieser Ereignisse kann sich ein Syndrom entwickeln, das sich gemäß beider ICD-Versionen durch drei zentrale Symptome auszeichnet:

- ein **Wiedererleben** des Indextraumas, beispielsweise in Form von sich

aufdrängenden oder plötzlich „einschießenden“ Bildern oder Geräuschen (Intrusionen, Flashbacks) sowie Albträumen,
- eine erhöhte psychophysiologische „Übererregbarkeit“ **(Hyperarousal),** welche regelmäßig auch zu Schlafstörungen führt sowie
- ein **Vermeidungsverhalten** in Bezug auf Kontextfaktoren und Personen mit bestimmten Signaturen sowie sensorische Eindrücke (z. B. Gerüche, Geräusche oder haptische Stimuli), die mit dem Indextrauma assoziiert werden.

Die ICD-10 expliziert zusätzlich noch **Veränderungen des emotionalen Erlebens** als störungstypisch. Häufig manifestieren diese sich in Form eines „*emotional blunting*“, welches sich durch eine verminderte Ansprechbarkeit auf negative wie positive Emotionen auszeichnet und durch die Betroffenen häufig als gefühlsbezogene „Abgestumpftheit“ beschrieben wird. Analog zu den Angst- und Zwangsstörungen resultiert die psychosoziale Belastung und Beeinträchtigung auch bei der PTBS nicht nur aus der ganz unmittelbaren Symptomatik, sondern auch – und gegebenenfalls in besonderem Maße – aus dem **triggerbezogenen Vermeidungsverhalten.** Hierdurch reduziert sich der Aktionsradius und damit das Funktionsniveau der Betroffenen erheblich. Dies führt schließlich meist dazu, dass der symptombezogene Stress weiter zunimmt und die Betroffenen in einen „Circulus vitiosus“ aus sich wechselseitig verstärkender emotionaler Belastung und progredienter Symptomentwicklung eintreten.

Prävalenz

Insgesamt entwickelt nur eine Minderheit der (akut) traumatisierten Menschen eine PTBS und die allermeisten Betroffenen remittieren auch ohne spezifische Intervention spontan (Maerker et al. 2018). Die 12-Monatsprävalenz der PTBS beträgt in Deutschland jedoch immerhin ca. 2,3 % (Jacobi et al. 2014). Während Frauen ca. dreimal häufiger betroffen sind als Männer lässt sich ein Lebensabschnitt, in dem es besonders häufig zur Erstmanifestation kommt, nicht herausarbeiten: Eine Assoziation zwischen der Häufigkeit der Symptomentstehung und einem höheren Alter, wie sie insbesondere durch ältere Studien berichtet wurde, kann durch aktuelle Untersuchungen nicht mehr bestätigt werden und wird gegenwärtig v. a. als „Artefakt“ des zweiten Weltkriegs interpretiert (Maerker et al. 2018).

Risikofaktoren

Sowohl für die Wahrscheinlichkeit, dass traumatisierte Menschen eine PTBS entwickeln, als auch für die Schwere der gegebenenfalls vorhandenen Symptomatik sind Aspekte vor, während und nach Erleben einer Traumatisierung relevant (Hecker und Maercker 2021):
- Zu den **prätraumatischen Risikofaktoren** gehören beispielsweise stattgehabte frühere Traumatisierungen, Trennungserfahrungen, psychische oder körperliche Vorerkrankungen sowie geringe kognitive und sozioökonomische Ressourcen.
- **Peritraumatisch** haben sich v. a. bestimmte Signaturen des Traumas (z. B. hoher Schweregrad, lange Dauer, repetitives Auftreten, Traumatisierung durch Dritte bzw. im interpersonellen Kontakt) als besonders risikoreich herausgestellt. Darüber hinaus scheint es von zentraler Bedeutung zu sein, wie das Opfer in der Situation reagiert bzw. wie die subjektive Wahrnehmung der Betroffenen ist. Die vorhandenen Daten zeigen, dass eine PTBS dann besonders wahrscheinlich wird, wenn im Rahmen der Traumatisierung das Erleben von Emotionen wie Angst oder Ekel sowie

eine Dissoziation relativ stark, das Gefühl der Kontrolle über die Situation jedoch vergleichsweise gering ausgeprägt ist.

- Wichtige **posttraumatische Determinanten** für die Störungsvulnerabilität sind die „Stabilität" bzw. Reaktionen des familiären und sozialen Umfeldes, aber auch Persönlichkeits- und Temperamentfaktoren der Betroffenen selbst. Während ein hohes Maß an Akzeptanz und Unterstützung klare primärpräventive Faktoren hinsichtlich der Entstehung einer PTBS sind, erhöht beispielsweise ein vermeidender Bewältigungsstil das Erkrankungsrisiko signifikant.

6.4.2 Diagnosekriterien

In der ICD-11 (➤ Tab. 6.3) wurden belastungsbezogene Störungen als neue Diagnosegruppe (WHO 2023, BfArM 2023) eingeführt. Darin enthalten sind die Posttraumatische Belastungsstörung, die Anpassungsstörung sowie die komplexe PTBS (k-PTBS; Maercker et al. 2023). In der ICD-10 (➤ Tab. 6.3) waren dieser Störungen noch in der Gruppe der *Neurotischen, belastungs- und somatoformen Störungen* gelistet. Die KPTBS stellt ein neues Störungsbild (➤ Kasten) dar, das in ihrer Psychopathologie über die PTBS hinausgeht und eine sog. Störung der Selbstorganisation aufweist.

INFO

Akute Belastungsreaktion

Eine „akute Belastungsreaktion" (F43.0 nach ICD-10; QE84 nach ICD-11) tritt nach einer Traumatisierung bei den meisten Menschen auf. Sie zeichnet sich symptomatisch durch ein der PTBS nahezu identisches Symptomprofil aus, zu dem neben einer vegetativen Übererregbarkeit unterschiedliche emotionale und verhaltensbezogene Symptome wie beispielsweise Verwirrung, Angst, Wut, Verzweiflung, Inaktivität, sozialer Rückzug oder Stupor gehören.

Die akute Belastungsreaktion entwickelt sich in den ersten Tagen nach dem Indexereignis zurück und bedarf keiner spezifischen Therapie. Als zentral wird angesehen, im Rahmen der Akutsituation bedarfsgerecht auf die Betroffenen einzugehen und gegebenenfalls Grundbedürfnisse, z. B. nach Wärme, Nahrung und Schutz, sicherzustellen. Wichtig ist zudem, die etwaige Entwicklung einer PTBS „im Auge zu behalten". Dies ist insbesondere bei Menschen relevant, die diesbezüglich ein besonderes Risikoprofil besitzen (➤ 6.4.1) und sollte durch wiederholte psychologische bzw. ärztliche Folgekontakten in mehrwöchigem bzw. -monatigem Abstand gewährleistet werden.

Da bei der akuten Belastungsreaktion in der Regel von spezifischen Therapiemaßnahmen abgesehen wird, wurde auch die Anwendung von körperlicher Aktivität für dieses Störungsbild bisher nicht systematisch untersucht.

INFO

Komplexe posttraumatische Belastungsstörung

In der ICD-11 ist erstmalig die komplexe posttraumatische Belastungsstörung (k-PTBS) definiert (Code: 6B41). Zusätzlich zu den Kriterien der „normalen" PTBS liegen bei der k-PTBS definitionsgemäß eine ausgeprägte Störung der Emotionsregulation (z. B. starke dissoziative Zustände oder Impulsivität), ein negatives Selbstkonzept (beispielsweise in Form von überwertigen Schuld- oder Schamgefühlen) sowie signifikante interaktionelle Probleme vor, die es den Betroffenen massiv erschweren, stabile zwischenmenschliche Beziehungen herzustellen bzw. aufrechtzuerhalten. Das Erkrankungsbild entwickelt sich typischerweise nach langandauernden oder repetitiv einwirkenden Traumata wie beispielsweise Geiselhaft, Kriegserlebnissen, Folter oder langfristig erlittener emotionaler und sexueller Gewalt, wobei diese Art von Traumata keineswegs eine strikte Voraussetzung für die Diagnosestellung darstellen. Die k-PTBS löst damit das Störungsbild einer „andauernden Persönlichkeitsveränderung nach Extrembelastung" der ICD-10 ab, welches es in der ICD-11 nicht mehr gibt.

6

Tab. 6.3 Diagnosekriterien der PTBS nach ICD-10 und ICD-11

ICD-10 (BfArM 2020)
Definition: Verzögerte oder protrahierte Reaktion auf ein belastendes Ereignis oder eine Situation kürzerer oder längerer Dauer, mit außergewöhnlicher Bedrohung oder katastrophenartigem Ausmaß, die bei fast jedem Menschen eine tiefe Verzweiflung hervorrufen würde. **Risikofaktoren**: z. B. zwanghafte oder asthenische Persönlichkeitszüge oder neurotische Krankheiten in der Vorgeschichte können die Schwelle für die Entwicklung dieses Syndroms senken und seinen Verlauf erschweren, allerdings sind diese weder notwendig noch ausreichend, um das Auftreten der Störung zu erklären. **Charakteristika und Symptome**: • Typische Merkmale sind das **wiederholte Erleben** des Traumas in sich aufdrängenden Erinnerungen (Nachhallerinnerungen, Flashbacks), Träumen oder Albträumen, die vor dem Hintergrund eines andauernden Gefühls von Betäubtsein und emotionaler Stumpfheit auftreten. Ferner finden sich Gleichgültigkeit gegenüber anderen Menschen, Teilnahmslosigkeit der Umgebung gegenüber, Freudlosigkeit sowie **Vermeidung** von Aktivitäten und Situationen, die Erinnerungen an das Trauma wachrufen könnten. • Meist tritt ein Zustand von **vegetativer Übererregtheit** mit Vigilanzsteigerung, einer übermäßigen Schreckhaftigkeit und Schlafstörungen auf. • Angst und Depression sind häufig mit den genannten Symptomen und Merkmalen assoziiert und Suizidgedanken sind nicht selten. **Verlauf**: Der Beginn folgt dem Trauma mit einer *Latenz*, die wenige Wochen bis Monate dauern kann. Der Verlauf ist **wechselhaft,** in der Mehrzahl der Fälle kann jedoch eine Remission erwartet werden. In wenigen Fällen nimmt die Störung über viele Jahre einen chronischen Verlauf und geht dann in eine andauernde Persönlichkeitsänderung (F62.0) über.
ICD-11 (deutsche Entwurfsfassung; BfArM 2023)
Charakteristika und Symptome: Eine PTBS kann sich entwickeln, wenn man einem extrem bedrohlichen oder entsetzlichen Ereignis oder einer Reihe von Ereignissen ausgesetzt war. Folgende Aspekte sind charakteristisch: • **Wiedererleben** des traumatischen Ereignisses oder der traumatischen Ereignisse in der Gegenwart in Form von lebhaften aufdringlichen Erinnerungen, Rückblenden oder Albträumen. Das Wiedererleben kann über eine oder mehrere Sinnesmodalitäten erfolgen und wird typischerweise von starken oder überwältigenden Emotionen, insbesondere Angst oder Entsetzen, und starken körperlichen Empfindungen begleitet • **Vermeidung** von Gedanken und Erinnerungen an das Ereignis bzw. die Ereignisse oder Vermeidung von Aktivitäten, Situationen oder Personen, die an das Ereignis bzw. die Ereignisse erinnern • anhaltende **Wahrnehmung einer erhöhten aktuellen Bedrohung**, die sich z. B. durch Hypervigilanz oder eine verstärkte Schreckreaktion auf Reize, wie unerwartete Geräusche, zeigt. Die Symptome halten mindestens mehrere Wochen lang an und verursachen erhebliche Beeinträchtigungen in persönlichen, familiären, sozialen, schulischen, beruflichen oder anderen wichtigen Funktionsbereichen.

6.4.3 Klassische Behandlungsansätze

Psychotherapie

Entsprechend der aktuellen S3-Leitlinie für PTBS, die in ihrer aktualisierten Version von 2019 von zahlreichen Fachgesellschaften unter der Federführung der deutschsprachigen Gesellschaft für Psychotraumatologie (DeGPT) erstellt wurde, ist eine **„traumafokussierte Psychotherapie"** das Behandlungsverfahren, das den Betroffenen idealerweise angeboten werden soll (Schäfer et al. 2019). Unter diesem Begriff werden unterschiedliche, hinsichtlich ihrer Wirksamkeit empirisch abgesicherte Verfahren subsumiert. Hierzu gehören

- verschiedene Varianten der **traumafokussierten kognitiven Verhaltenstherapie** (z. B. die prolongierte sowie die narrative Expositionstherapie und die kognitive Verarbeitungstherapie),
- die Technik des **Eye Movement Desensitization and Reprocessing** (EMDR) oder
- die **Imagery Rescripting and Reprocessing Therapy** (IRRT) nach Mervyn Schmucker.

Die (postulierten) **Wirkfaktoren** sind hierbei die Extinktion von traumassoziierten Gedächtnisinhalten bzw. eine korrigierende Erfahrung in Zusammenhang mit der Indextraumatisierung. Insbesondere für die traumafokussierte kognitive Verhaltenstherapie und die EMDR liegen bereits zahlreiche randomisiert-kontrollierte Studien (RCT) vor, die ihre ausgeprägte langfristige störungsspezifische Wirksamkeit belegen: Wiederholt konnten Metaanalysen für beide Verfahren statistisch jeweils große Therapieeffekte ermitteln (bis SMD = 1,40 bzw. SMD = 1,08; Cusack et al. 2017, Watts et al. 2013).

Pharmakotherapie

Obwohl mit Sertralin und Paroxetin zwei Selektive Serotonin-Wiederaufnahmehemmer eine Behandlungszulassung durch das Bundesinstitut für Arzneimittel und Medizinprodukte (BfArM) haben, hat eine Pharmakotherapie bei der PTBS eine nachrangige Bedeutung (Schäfer et al. 2019). Zwar konnten insbesondere in älteren RCT auch Effekte von Antidepressiva auf „Kernsymptome" der PTBS, wie Hyperarousal oder Intrusionen, gefunden werden – deren Ausmaß blieb jedoch deutlich hinter dem der traumafokussierten Psychotherapieverfahren zurück.

MERKE

Auf Basis der verfügbaren Datenlage empfiehlt die aktuelle S3-Leitlinie eine Psychopharmakotherapie „weder als alleinige noch als primäre Therapie der Posttraumatischen Belastungsstörung" (Schäfer et al. 2019). Der Einsatz von Antidepressiva – präferenziell der Substanzen Sertralin, Paroxetin und Venlafaxin – sollte insbesondere dann in Erwägung gezogen werden, wenn eine Depression oder Angststörung als Komorbidität oder Traumafolgestörung vorliegt.

6.4.4 Stellenwert körperlicher Aktivität

Analog zu anderen psychischen Erkrankungen ist auch für die PTBS evident, dass Betroffene im Schnitt **deutlich weniger körperlich aktiv** sind als Menschen ohne psychische Erkrankungen (Van den Berg-Clark et al. 2018) Aus einer Reihe von populationsbasierten querschnittlichen und auch longitudinalen Analysen geht hervor, dass bei Betroffenen das Ausmaß an körperlicher Aktivität negativ mit der Ausprägung von störungsspezifischen (z. B. Hyperarousal, Vermeidungsverhalten) und assoziierten Symptomen wie Schlafstörungen oder Substanzkonsum assoziiert ist (z. B. Withworth et al. 2017). Diese Befunde bildeten die Grundlage dafür, dass schwerpunktmäßig zwischen Anfang der 2000er Jahre und heute mehr als 20 randomisiert-kontrollierte Studien durchgeführt wurden, welche die Effekte von unterschiedlichen Formen körperlicher Aktivität bei Menschen untersuchten, die gemäß den Kriterien der jeweils aktuellen Version der ICD bzw. des DSM die Diagnosekriterien einer PTBS erfüllten. Die Art des zugrundeliegenden Indextraumas ist in den entsprechenden Studien sehr unterschiedlich und umfasst die gesamte Bandbreite möglicher Ereignisse. Insbesondere Studien aus den USA fokussierten bisher jedoch stark überproportional auf Kriegsveteranen, die im Rahmen von Auslandseinsätzen der US-Armee eine PTBS entwickelten und sich anschließend in medizinische Rehabilitation begeben hatten. Darüber hinaus unterscheidet sich die Art der körperlichen Aktivität hier mindestens graduell von derjenigen, die bei anderen psychischen Erkrankungen wie Angst- oder Zwangsstörungen oder bei der unipolaren Depression therapeutisch eingesetzt wurde: Während bei den letztgenannten die meisten Studien die Effekte von **Ausdauer- und Krafttraining** getrennt voneinander adressierten, wurde bei der PTBS überwiegend eine Kombination aus beiden Techniken als sog. Multikomponenten-Training durchgeführt und dessen Gesamtwirksamkeit betrachtet.

Gleichzeitig widmete sich eine vergleichsweise große Anzahl von RCT den monotherapeutischen Effekten von **Yoga** bei der PTBS. In diesem Zusammenhang kamen – analog zu der Studienlage bei anderen Störungen – eine relativ breite Auswahl an unterschiedlichen Yoga-Techniken zum Einsatz.

Ausdauer- und Krafttraining

Wie oben bereits erwähnt, wurde zur Beurteilung der therapeutischen Effekte von körperlicher Aktivität bei PTBS in den bisherigen Studien meist eine Kombination aus Techniken gewählt, die auf den Zuwachs von Ausdauer und Kraft ausgerichtet sind.

Multimodale Therapie

Dieses Multikomponenten-Training beinhaltete regelhaft sowohl Trainingselemente, die im aeroben (z. B. schnelles Spazierengehen, Joggen auf dem Laufband, Schwimmen oder Nutzung eines Fahrradergometers) als auch im anaeroben Bereich (z. B. Training mit Gewichten, Übungen zur Verbesserung der Balance oder hochintensive Intervalleinheiten) durchgeführt wurden (z. B. Goldstein et al. 2018, Hall et al. 2020). Die Interventionen wurden ein- bis dreimal Woche für eine Dauer zwischen 30 und 90 Minuten und über Zeiträume von bis zu 20 Wochen durchgeführt.

Metaanalytisch konnten für ein entsprechend gestaltetes Training überwiegend mittlere bis große Behandlungseffekte (bis zu SMD: 1,25, 95 %-KI: 0,78 bis 0,68) auf die PTBS-spezifische Symptomatik objektiviert werden. Darüber hinaus zeigen die verfügbaren Daten, dass ein solches, multimodal gestaltetes Vorgehen bei PTBS nicht nur zu einem Rückgang von Intrusionen, Hyperarousal und Vermeidungsverhalten führen kann, sondern auch Effekte auf komorbid vorliegende Symptome bzw. Syndrome wie Angst, Depression oder Substanzgebrauch bei Menschen mit einer PTBS erzielt werden konnten – auch wenn diese meist geringer ausfielen als die Veränderungen in der störungsspezifischen Symptomatik (Martinez-Calderon et al. 2024).

Monotherapie

Einige wenige RCT fokussierten auch auf ein Ausdauer- oder Krafttraining als alleinige Intervention. Diese Arbeiten konnten nach Interventionszeiträumen von bis zu drei Wochen, in denen das entsprechende Training bis zu dreimal wöchentlich für mindestens 30 Minuten und in moderater Intensität durchgeführt wurde, ebenfalls überwiegend mittlere bis große Therapieeffekte beobachten (z. B. Fetzner et al. 2015, Whitworth et al. 2019).

Kombination mit KVT

Sehr interessant sind schließlich auch jene Befunde, die bei der PTBS mittlerweile deutlich auf eine **augmentative Wirksamkeit** von Ausdauertraining hinsichtlich der Effekte expositionsbasierter kognitiver Verhaltenstherapie hinweisen (➤ 3.4). Bereits langfristig bieten präklinische Daten sowie eine kleinere klinische Pilotstudie den Grund zu der Annahme, dass durch ein kurzes, in zeitlichem Zusammenhang mit einer traumafokussierten Expositionstherapie durchgeführtes, Ausdauertraining die **expositionsinduzierte Extinktion** von traumaassoziierten Gedächtnisinhalten **verstärkt** und damit der **Effekt** der **psychotherapeutischen Intervention gesteigert** werden kann. Diese Überlegungen konnten durch eine im Jahr 2023 publizierte Studie eindrucksvoll untermauert werden: Im Rahmen einer traumafokussierten kognitiven Verhaltenstherapie führten Bryant et al. (2023) bei 130 Menschen, die unter PTBS litten, insgesamt neun Einheiten einer prolongierten Expositionstherapie durch. Unmittelbar im Ausschluss an jede Expositionstherapie wurde von der Hälfte der Teilnehmenden ein 20-minütiges, moderat-intensives (65–85 % der maximalen Herzfrequenz) Ausdauertraining auf einem Stepper durchgeführt. Die anderen 65 Betroffenen absolvierten zeitlich adaptierte Dehnungsübungen. Im Rahmen einer Diagnostik, die eine Woche nach Abschluss der Psychotherapie durchgeführt wurde, zeigte sich, dass insgesamt eine signifikante Verbesserung der PTBS-Symptomatik erreicht werden konnte; ein Unterschied zwischen den beiden Studiengruppen war zu diesem Zeitpunkt allerdings noch nicht ersichtlich. Sechs Monate nach Studienbeginn konnte jedoch durch eine weitere Nachuntersuchung objektiviert werden, dass diejenigen Teilnehmenden, die das Ausdauertraining absolviert hatten, eine signifikant niedrigere Symptomschwere aufwiesen. Die Verbesserung der PTBS-Symptomatik war hier im Vergleich zum Zeitpunkt unmittelbar nach Abschluss der Therapie nahezu konstant geblieben, während in der „Stretching-Gruppe" eine erneute Symptomverschlechterung beobachtet wurde (Byant et al. 2023).

Dieses Ergebnis ist gut mit experimentellen Daten in Einklang zu bringen, die darauf hinweisen, dass körperliche (Ausdauer-) Aktivität nicht unbedingt das Extinktionslernen an sich, sondern vielmehr dessen Aufrechterhaltung unterstützt.

6.4.5 Mind-Body-Ansätze

Während zu anderen Techniken aus der Gruppe der Mind-Body-Exercise-Verfahren bisher keine (belastbaren) Daten vorliegen, wurde bei der PTBS – im Kontext der Gesamtheit psychischer Erkrankungen – bis heute eine vergleichsweise große Anzahl von RCT durchgeführt, die die therapeutische Wirksamkeit von **Yoga** adressierten (➤ 2.5.2). Diese Studien werden jedoch methodisch durch eine relativ große Heterogenität charakterisiert, die sich insbesondere aus dem Einsatz verschiedener Yoga-Techniken, wie Hatha, Kundalini oder Kripalu, kleinen Stichprobengrößen zwischen 15 und 50 Teilnehmenden, heterogenen Interventionszeiträumen zwischen sechs und 30 Wochen und unterschiedlichen Trainingsvolumina zwischen 12 und rund 48 Stunden ergeben (z. B. Reinhardt et al. 2018, van der Kolk et al. 2014). Vor dem Hintergrund dieser Heterogenität wurden in den bisherigen metaanalytischen Auswertungen sehr unterschiedliche Effekte für diesen Therapieansatz gefunden (Martinez-Calderon et al. 2024). Betrachtet man jedoch insbesondere die Ergebnisse von qualitativ vergleichsweise hochwertigen Metaanalysen ergeben sich für Yoga-basierte Interventionen jeweils **mittlere bis große Effektstärken** auf die **erkrankungsspezifische Symptomatik** (bis zu SMD: 0,80; 95 %-KI: 0,47 bis 1,13) und zusätzliche Effekte insbesondere auf eine gegebenenfalls **komorbid** bestehende **Angstsymptomatik** (Yu et al. 2022, Martinez-Calderon et al. 2024).

6.4.6 Störungsspezifische Besonderheiten

Wirkmechanismen

Ebenso wie bei anderen psychischen Erkrankungen ist die Anzahl und Qualität der Studien, die die potenziellen Wirkmechanismen der therapeutischen Effekte von körperlicher Aktivität bei PTBS untersuchten, klar ausbaubar (> 4.2, > 4.3). Die gegenwärtig verfügbaren Daten basieren mehrheitlich auf tierexperimentellen Studien, in denen – meist durch standardisiert durchgeführte Konditionierungsprozesse – ein PTBS-Modell geschaffen wurde. Im Vergleich zu verschiedenen (nicht-)aktiven Kontrollbedingungen konnte gezeigt werden, dass jeweils mehrwöchige moderat-intensive körperliche Aktivität, welche bis zu fünfmal wöchentlich, meist für jeweils 20 bis 30 Minuten sowie überwiegend als Laufradtraining bei Nagetieren durchgeführt wurde, positive Effekte auf unterschiedliche psychophysiologische Parameter hatte bzw. zu einer Kompensation von stressassoziierten neurobiologischen Veränderungen führte. Die entsprechenden Befunde umfassen hauptsächlich die serotonerge Neurotransmission, den Brain-derived Neurotrophic Factor (BDNF) als transdiagnostisch relevanten Neurogenese-Faktor, das Endocannabinoidsystem, inflammatorische und neurodegenerative Prozesse, die Aktivität des Hypothalamus-Hypophysen-Nebennierenrinden-Systems sowie die Neuroplastizität (z. B. Yakhkeshi et al. 2022). Wiederholt, wenn auch nicht immer, korrelierten die Befunde auch mit einem Rückgang von trauma- bzw. angstassoziierten Verhaltensweisen der Tiere.

Arbeiten, die dezidiert auf aktivitätsinduzierte biologische oder psychologische Effekte bei Menschen mit einer PTBS fokussierten, sind bisher eine Rarität. Jedoch konnte vereinzelt auch in klinischen Populationen bereits gezeigt werden, dass eine **signifikante Symptomverbesserung,** insbesondere einer komorbid bestehenden Angstsymptomatik infolge eines mehrwöchigen moderat-intensiven Laufbandtrainings mit einer **Steigerung von Endocannabinoiden** korrelierte. Vor dem Hintergrund der Daten, die auf das Potenzial von körperlicher Aktivität als Augmentationsstrategie für die prolongierte Expositionstherapie hinweisen, ist darüber hinaus sicherlich folgende Grundlagenarbeit interessant: Crombie et al. (2021) führten bei 35 Frauen mit PTBS zunächst eine experimentelle Furchtkonditionierung und anschließend eine Dekonditionierung/Extinktion durch. Im Anschluss an den Dekonditionierungsprozess absolvierten die Teilnehmerinnen jeweils eine Einheit eines moderat-intensiven oder eines niedrig-intensiven Ausdauertrainings. Unter Anwendung geeigneter Paradigmen zeigte sich schließlich bei den Teilnehmerinnen, die das moderat-intensive Training absolviert hatten, eine geringere Furchterwartung als in der Vergleichsgruppe (Crombie et al. 2021). Darüber hinaus sind – ähnlich wie bei Angststörungen – die Exposition gegenüber bewegungsinduzierten angstassoziierten Körpersymptomen sowie kognitive Veränderungen als mögliche Wirkfaktoren plausibel. Beide Aspekte wurden bisher jedoch nicht systematisch bei PTBS untersucht.

INFO

Im Vergleich mit anderen psychischen Erkrankungen wie Angst- oder Zwangsstörungen, bei denen ebenfalls expositionsbasierte Psychotherapie das Behandlungsverfahren der ersten Wahl darstellt, liegen gegenwärtig für die PTBS die deutlichsten Hinweise darauf vor, dass körperliche Aktivität (insbesondere in Form eines Ausdauertrainings) die Wirksamkeit einer Expositionstherapie verbessern kann. Die bisherigen klinischen und experimentellen Daten deuten darauf hin, dass der Effekt etwas verzögert zum Tragen kommt und am ehesten einer erneuten Verschlechterung der Symptomatik entgegenwirkt.

Einflussfaktoren auf die Wirksamkeit

Einige Metaanalysen adressierten nicht nur die Wirksamkeit von körperlicher Aktivität bei PTBS, sondern betrachteten auch den Einfluss verschiedener klinischer und trainingsbezogener Parameter auf den therapeutischen Effekt. Sowohl in Bezug auf ein Multikomponenten-Training als auch auf Yoga-Interventionen war ersichtlich, dass weder die Art des Indextraumas noch das Trainingssetting (Einzel- vs. Gruppentraining) und die Wahl der Kontrollgruppe (aktiv vs. nichtaktiv) einen signifikanten Einfluss auf das Ausmaß des Therapieerfolges hatten. Ein grenzwertig nicht-signifikanter Effekt ($p = 0{,}07$) wurde lediglich für die Gesamtdauer gefunden: **Trainingsprogramme,** die insgesamt **20 Stunden oder mehr** umfassten, zeigten sich tendenziell wirksamer als solche mit einem geringeren Zeitvolumen (Björkman und Ekbom 2022).

INFO

Der Einfluss der Intensität von körperlicher Aktivität bei PTBS wurde bisher weder explizit durch RCT untersucht noch im Rahmen von Metaanalysen bewertet. Nichtdestotrotz zeigt sich im Überblick, dass bei Arbeiten mit aktiven Kontrollgruppen moderat-intensive Bewegungsprogramme wiederholt einen ausgeprägteren Effekt auf die PTBS-Symptomatik und gegebenenfalls auch auf verschiedene Komorbiditäten erzielten als Regime mit niedrigerer Intensität.

6.4.7 Fazit für die Praxis

Ähnlich wie bei anderen psychischen Erkrankungen deutet die Datenlage auch bei der PTBS darauf hin, dass körperliche Aktivität als Behandlungsoption von Betroffenen gut angenommen wird. Die Adhärenzraten liegen in den bisher durchgeführten RCT regelmäßig bei etwa um die 80 %. Wie auch bei anderen „stressreaktiven" Erkrankungen sind Hinweise dafür vorhanden, dass eine Supervision der Trainingseinheiten durch erfahrenes Personal sowie motivationale Strategien, die individualisiert an das Profil der Betroffenen angepasst werden, die Wahrscheinlichkeit einer vorzeitigen Beendigung der Intervention zusätzlich reduzieren (Vancampfort et al. 2021).

Mögliche kontraproduktive Faktoren

Trotz dieser positiven Ausgangslage besitzen jedoch sicherlich auch bei der PTBS störungsspezifische Faktoren das Potenzial, die Initiierung bzw. die Aufrechterhaltung von körperlichem Training zu verkomplizieren. Obwohl uns zu diesem Thema keine systematischen Erhebungen bekannt sind, könnten in diesem Zusammenhang aus klinischer Perspektive beispielsweise folgende Aspekte relevant werden:

- **Exercise Anxiety**: Es liegt nahe, dass Menschen mit einer PTBS aufgrund des erkrankungsimmanenten Hyperarousals bzw. des „somatischen Traumagedächtnisses" sowie der hohen Komorbiditätsrate von Angststörungen eine erhöhte „Exercise Anxiety" (➤ 6.2) aufweisen und deshalb ein Vermeidungsverhalten gegenüber körperlicher Aktivierung zeigen.
- **Traumaassoziationen im Trainingskontext**: Unterschiedliche Signaturen der Trainingsumgebungen bzw. -bedingungen können theoretisch Trigger in Bezug auf das Indextrauma darstellen und so beispielsweise Intrusionen, Flashbacks oder andere Symptome auslösen. Zu denken wäre hierbei beispielsweise an akustische (z. B. Knallgeräusche in der Umgebung) oder olfaktorische (z. B. Schweiß oder ein bestimmtes Parfüm oder Deodorant) Wahrnehmungen. Es ist vorstellbar, dass insbesondere letztere sowie auch das optische Erscheinungsbild von weiteren am Training teilnehmenden Personen insbesondere bei interpersoneller Traumatisierung besonders relevant werden können.

- **Trainingsart und -setting**: Insbesondere Menschen mit sexuellen oder physischen Gewalterfahrungen könnten große Schwierigkeiten haben, sich auf Trainingsformen einzulassen, die eine körperliche Nähe oder gar regelmäßigen physischen Kontakt erfordern. Auch Aktivitäten in Gruppenkontexten oder geschlossenen Räumen können im Einzelfall sehr belastend sein – insbesondere auch dann, wenn komorbid eine Agora- oder Klaustrophobie als Traumafolgestörung vorliegt.
- **Komplexität des Trainings**: Darüber hinaus ist es vorstellbar, dass v. a. Betroffene mit relativ ausgeprägten traumaassoziierten kognitiven Beeinträchtigungen durch eine vergleichsweise komplexe Struktur des Trainings (z. B. schnelle Wechsel der Aufgabenstellungen) überfordert und schnell frustriert sein können.
- Ebenfalls sehr relevant ist schließlich ein **Gefährdungsaspekt,** der sich im Rahmen einer situativ getriggerten, starken emotionalen Aktivierung für traumatisierte Menschen ergeben kann. Insbesondere bei einer (ausgeprägten) Dissoziationsneigung, die mit einer aufgehobenen Fähigkeit zur Verhaltenssteuerung und Willkürmotorik einhergehen kann, sollten Trainingsformen, die diese Fähigkeiten zwingend erfordern (z. B. Klettern oder Schwimmen) mindestens kritisch geprüft und im Zweifel nicht empfohlen werden.

Dies sind sicherlich nur einige Aspekte, die im Kontext von körperlicher Aktivität bei PTBS berücksichtigt werden sollten.

Fallbeispiel

Seitdem er Opfer eines bewaffneten Raubüberfalls wurde, leidet der 55-jährige Herr P. an stark belastenden Symptomen wie Albträumen, Flashbacks und ständiger Anspannung, weshalb er sich zunehmend zurückzieht und immer mehr Situationen vermeidet. Er beginnt deshalb eine ambulante kognitive Verhaltenstherapie. Parallel entdeckt er das therapeutische Boxen in einem nahegelegenen Kampfsportstudio für sich.

Seine erhöhte Schreckhaftigkeit und Angstzustände bei plötzlichen Geräuschen und schnellen Bewegungen sind anfängliche Hürden, doch durch eine langsame Steigerung der Intensität, ein zunächst gut abgeschirmtes Setting und Atemübungen lernt Herr P., sich zu beruhigen und auf das Training einzulassen. Der Trainingsablauf wird individuell angepasst, um auch seiner physischen Erschöpfung und schnell aufkeimenden Überforderungswahrnehmung gerecht zu werden. Herr P. fühlt sich von seinem Trainer unterstützt und kann dort auch transparent Motivationsschwankungen und Unsicherheiten thematisieren. Nach einigen Monaten des Boxtrainings berichtet Herr P. über eine Reduktion seiner Anspannung und eine allgemeine Verbesserung seines Wohlbefindens. Insbesondere das Erleben von Selbstwirksamkeit und Kontrolle, die Konzentration, Routine und Struktur sowie die gesteigerte körperliche Fitness empfindet er als wohltuend.

Individualisierendes Vorgehen

In jedem Fall ist auch in diesem Zusammenhang eine individualisierte Behandlungsplanung erforderlich, die der Individualität und der Komplexität der Symptomatik jeweils adäquat Rechnung trägt und gegebenenfalls hinsichtlich ihres Umfangs über diejenige bei anderen psychischen Erkrankungen hinausgeht. Einen zentralen Stellenwert nimmt entsprechend zunächst eine detaillierte **Eigenanamnese** ein, die gegebenenfalls auch durch eine **Fremdeinschätzung** durch nahestehende Personen ergänzt werden sollte. Daraus abgeleitet sollte eine **Psycho- und Trainingsedukation** erfolgen, in der unter Berücksichtigung des individuellen Profils Möglichkeiten und auch Schwierigkeiten in Bezug auf körperliche Aktivität proaktiv kommuniziert und disputiert werden sollten. Eine darauf aufbauende **Planung** sowie ein kontinuierliches **Monitoring** des Trainings sind schließlich entscheidend dafür, es für diese Gruppe von Betroffenen langfristig nutzbar zu machen.

TAKE-HOME MESSAGE

- Bei der PTBS liegen gegenwärtig die meisten Wirksamkeitsnachweise für ein kombiniertes Vorgehen aus Ausdauer- und Krafttraining vor.
- Beide Trainingsformen sowie auch Yoga haben sich jedoch auch als monotherapeutischer Ansatz bewährt.
- Besonders interessant und vergleichsweise valide sind Hinweise darauf, dass durch einzelne Einheiten eines Ausdauertrainings die Effekte einer traumafokussierte Exposition insbesondere langfristig verbessert werden können.
- Wie auch bei anderen psychischen Erkrankungen sind bei der PTBS spezifische Faktoren zu berücksichtigen, die für die suffiziente Implementierung und Aufrechterhaltung von körperlicher Aktivität wichtig sind.
- Diese können entsprechend der individuellen Symptomentwicklung und -konstellation hier jedoch besonders hohe Anforderungen an die Planung, die Durchführung und das Monitoring der Interventionen stellen.

6

LITERATUR

Björkman F, Ekblom Ö. Physical Exercise as Treatment for PTSD: A Systematic Review and Meta-Analysis. Mil Med 2022; 187: 9–10–e1113. DOI: 10.1093/milmed/usab497.

Bundesinstitut für Arzneimittel und Medizinprodukte (BfArM). ICD-10-GM Version 2021, Systematisches Verzeichnis, Internationale statistische Klassifikation der Krankheiten und verwandter Gesundheitsprobleme, 10. Revision, Stand: 18. September 2020. Köln: Bundesinstitut für Arzneimittel und Medizinprodukte; 2020.

Bundesinstitut für Arzneimittel und Medizinprodukte (BfArM). ICD-11 in Deutsch – Entwurfsfassung. Version 2023–01. Aus: www.bfarm.de/DE/Kodiersysteme/Klassifikationen/ICD/ICD-11/uebersetzung/_node.htm (letzter Zugriff: 22.12.2023).

Bryant RA, Dawson KS, Azevedo S et al. Augmenting trauma-focused psychotherapy for post-traumatic stress disorder with brief aerobic exercise in Australia: a randomised clinical trial. Lancet Psychiatry 2023; 10 (1): 21–29. DOI: 10.1016/S2215-0366(22)00368-6.

Crombie KM, Sartin-Tarm A, Sellnow K et al. Aerobic exercise and consolidation of fear extinction learning among women with posttraumatic stress disorder. Behav Res Ther 2021;142:103867. DOI: 10.1016/j.brat.2021.103867.

Cusack K, Jonas DE, Forneris CA et al. Psychological treatments for adults with posttraumatic stress disorder: A systematic review and meta-analysis. Clin Psychol Rev 2016; 43: 128–41. DOI: 10.1016/j.cpr.2015.10.003.

Fetzner MG, Asmundson GJ. Aerobic exercise reduces symptoms of posttraumatic stress disorder: A randomized controlled trial. Cogn Behav Ther2015; 44 (4):301–313. DOI: 10.1080/16506073.2014.916745.

Goldstein LA, Mehling WE, Metzler TJ et al. Veterans Group Exercise: A randomized pilot trial of an integrative exercise program for veterans with posttraumatic stress. J Affect Disord 2018; 227: 345–352. DOI: 10.1016/j.jad.2017.11.002.

Hall KS, Morey MC, Beckham JC et al. Warrior Wellness: A randomized controlled pilot trial of the effects of exercise on physical function and clinical health risk factors in older military veterans with PTSD. J Gerontol A Biol Sci Med Sci 2020; 75 (11): 2130–2138. DOI: 10.1093/gerona/glz255.

Jacobi F, Höfler M, Siegert J et al. Twelve-month prevalence, comorbidity and correlates of mental disorders in Germany: the Mental Health Module of the German Health Interview and Examination Survey for Adults (DEGS1-MH). Int J Methods Psychiatr Res 2014; 23 (3): 304–319.

Maercker A, Hecker T, Augsburger M, Kliem S. ICD-11 prevalence rates of posttraumatic stress disorder and complex posttraumatic stress disorder in a German nationwide sample. J Nerv Ment Dis 2018; 206(4):270–276. DOI: 10.1097/NMD.0000000000000790. PMID: 29377849.

Maerker A, Hecker T. Posttraumatische Belastungsstörung – Reaktionen auf schwere Belastungen. In: Bauer M, Meyer-Lindenberg A et al. (Hrsg.). Referenz Psychische Störungen. Stuttgart: Thieme; 2021.
Martinez-Calderon J, Villar-Alises O, García-Muñoz C, Pineda-Escobar S et al. Multimodal exercise programs may improve posttraumatic stress disorder symptoms and quality of life in adults with PTSD: An overview of systematic reviews with meta-analysis. Clin Rehabil 2024. DOI: 10.1177/02692155231225466. Epub ahead of print.
Reinhardt KM, Noggle Taylor JJ, Johnston J et al. Kripalu Yoga for military veterans with PTSD: A randomized trial. J Clin Psychol 2018; 74 (1): 93–108. DOI: 10.1002/jclp.22483.
Schäfer I, Gast U, Hofmann A et al. S3-Leitlinie Posttraumatische Belastungsstörung. Berlin: Springer; 2019.
Vancampfort D, Sánchez CPR, Hallgren M et al. Dropout from exercise randomized controlled trials among people with anxiety and stress-related disorders: A meta-analysis and meta-regression. J Affect Disord 2021; 282: 996–1004. DOI: 10.1016/j.jad.2021.01.003.
van den Berk-Clark C, Secrest S, Walls J et al. Association between posttraumatic stress disorder and lack of exercise, poor diet, obesity, and co-occurring smoking: A systematic review and meta-analysis. Health Psychol 2018; 37 (5): 407–416. DOI: 10.1037/hea0000593.
van der Kolk BA, Stone L, West J et al. Yoga as an adjunctive treatment for posttraumatic stress disorder: a randomized controlled trial. J Clin Psychiatry 2014; 75: 6–65. DOI: 10.4088/JCP.13m08561.
Watts BV, Schnurr PP, Mayo L et al. Meta-analysis of the efficacy of treatments for posttraumatic stress disorder. J Clin Psychiatry 2013; 74: 6–50. DOI: 10.4088/JCP.12r08225.
Whitworth JW, Nosrat S, SantaBarbara NJ et al. Feasibility of resistance exercise for post-traumatic stress and anxiety symptoms: a randomized controlled pilot study. J Trauma Stress 2019; 32 (6): 977–984. DOI: 10.1002/jts.22464.
Yakhkeshi R, Roshani F, Akhoundzadeh K et al. Effect of treadmill exercise on serum corticosterone, serum and hippocampal BDNF, hippocampal apoptosis and anxiety behavior in an ovariectomized rat model of post-traumatic stress disorder (PTSD). Physiol Behav 2022; 243: 113629. DOI: 10.1016/j.physbeh.2021.113629.
Yu Q, Wong KK, Lei OK et al. Comparative effectiveness of multiple exercise interventions in the treatment of mental health disorders: A systematic review and network meta-analysis. Sports Med Open 2022; 8 (1):135. DOI: 10.1186/s40798-022-00529-5.

6.5 Anpassungsstörungen

Antonia Bendau

Kurzzeitig erhöhte Belastungserscheinungen sind als Reaktion auf herausfordernde Situationen und entscheidende Lebensveränderungen gänzlich normal (Sonnenmoser 2007). Dauern diese jedoch unangemessen lange an oder sind in ihrer Intensität unverhältnismäßig stark ausgeprägt, liegt möglicherweise eine Anpassungsstörung vor.

6.5.1 Störungsbild und Diagnosekriterien

Im ICD-10 werden Anpassungsstörungen gemeinsam mit der akuten Belastungsreaktion sowie der posttraumatischen Belastungsstörung (➤ 6.3) unter der Kategorie F43 *Reaktionen auf schwere Belastungen und Anpassungsstörungen* klassifiziert (BfArM 2020). Im ICD-11 (Stand Januar 2024) werden diese verschiedenen Erkrankungen gemeinsam mit der *Anhaltenden Trauerstörung* sowie weiteren Erkrankungen unter den *Störungen, die spezifisch stressassoziiert sind*, geführt (BfArM 2023). In ICD-10, ICD-11 und DSM-5 werden Anpassungsstörungen weitestgehend ähnlich definiert, wobei DSM-5 und ICD-11 stärker die Vielfalt der Symptome bzw. Reaktionen im Rahmen von Anpassungsstörungen betonen (APA 2013, BfArM 2020, 2023).

Anpassungsstörungen werden charakterisiert als **maladaptive Reaktionen** auf **einen** oder **mehrere identifizierbare Stressoren**

(APA 2013, BfArM 2020, 2023, O'Donnell et al. 2019). Diese können sich beispielsweise auf das soziale Netz (z. B. Trauerfall, Trennungserlebnisse, Konflikte), das weitere Umfeld (z. B. Umzug, Migration, Flucht) oder Entwicklungsschritte, Lebensveränderungen oder Krisen (z. B. Elternschaft, Arbeitsplatzverlust, sozioökonomische Probleme, körperliche Erkrankungen oder Behinderung) beziehen. Im Vergleich zu einer posttraumatischen Belastungsstörung oder zu einer akuten Belastungsstörung, bei denen klare Kriterien für traumatische Ereignisse definiert sind, gibt es bei der Anpassungsstörung keine spezifischen Anforderungen dafür, was als **Stressfaktor** angesehen werden kann. Studien haben allerdings gezeigt, dass die **auslösenden Ereignisse** sowohl traumatische Erlebnisse, wie die Konfrontation mit lebensbedrohlichen Situationen, als auch nicht-traumatische Stressereignisse, wie beispielsweise zwischenmenschliche Konflikte, Arbeitslosigkeit, finanzielle Probleme oder die Krankheit eines nahestehenden Menschen umfassen können.

Symptomatik

Anpassungsstörungen zeichnen sich durch **emotionale, kognitive** oder **verhaltensbezogene Symptome** aus, die in direktem Zusammenhang mit der Schwierigkeit stehen, sich an die **herausfordernden Umstände anzupassen** (APA 2013, BfArM 2020, 2023). Diese Störungen gehen über normale Stress- bzw. Anpassungsreaktionen hinaus und beeinträchtigen die alltägliche Funktionsfähigkeit.

Anpassungsstörungen können sich in vielfältiger Form äußern, typisch sind z. B.

- die andauernde gedankliche Beschäftigung mit dem Stressor und seinen Auswirkungen (Grübeln, Sorgenprozesse),
- Ängste, depressive Stimmung, Gereiztheit und Überforderungserleben (APA 2013, BfArM 2020, 2023, O'Donnell et al. 2019).
- Insbesondere bei Adoleszenten treten zudem teilweise Störungen des Sozialverhaltens im Rahmen von Anpassungsstörungen auf.

Die ungenügende Anpassungsleistung verursacht erhebliche Beeinträchtigungen in wichtigen Funktionsbereichen. Die Symptome dürfen sich nicht schlüssiger durch andere körperliche oder psychische Erkrankungen (z. B. affektive Erkrankungen, andere spezifisch Stress-assoziierte Störungen) erklären lassen.

Anpassungsstörungen treten in der Regel innerhalb eines Monats nach Konfrontation mit dem Stressor auf und klingen innerhalb eines halben Jahres wieder ab, außer der Stressor dauert länger an.

Die Relevanz von Anpassungsstörungen resultiert insbesondere aus ihren Auswirkungen auf die Lebensqualität und die allgemeine Gesundheit der Betroffenen (Hamama-Raz et al. 2021, Quero et al. 2023, Baumeister et al. 2022). Sie können zu Schwierigkeiten im Umgang mit Alltagsaufgaben, zwischenmenschlichen Beziehungen und beruflichen Verpflichtungen führen. Darüber hinaus können sie das Risiko für körperliche Beschwerden sowie weitere psychische Erkrankungen wie Angststörungen oder depressive Erkrankungen erhöhen. Die frühzeitige Erkennung und bedarfsgerechte Behandlung von Anpassungsstörungen sind daher wichtig, um die Auswirkungen auf das Wohlergehen der Betroffenen zu minimieren und eine vollständige Wiederherstellung zu unterstützen.

Prävalenz

Die geschätzte Prävalenz von Anpassungsstörungen variiert erheblich, da sie stark von der untersuchten Population, den Erhebungsinstrumenten, den jeweiligen Umständen, dem sozialen Umfeld und den individuellen Bewältigungsmechanismen der Menschen abhängt (O'Donnell et al. 2019, Sonnenmoser 2007). In einer repräsentativen Allgemeinbevölkerungsstichprobe in Deutschland ergab sich eine 12-Monats-Prävalenz von 0,9 % (Männer: 0,6 %, Frauen: 1,1 %); es wird jedoch davon ausgegangen, dass die Dunkelziffer höher liegt (Maercker et al. 2012). In Zeiten erhöhten Lebensstresses, Verlusten (Punktprävalenz unter Trauernden: 18 %) oder größeren Lebensveränderungen (Punktprävalenz bei kürzlich arbeitslos gewordenen Menschen: 27 %) fallen die Raten deutlich höher aus (O'Donnell et al. 2019).

Risikofaktoren

Risikofaktoren für die Entwicklung und Aufrechterhaltung von Anpassungsstörungen sind sehr vielfältig und umfassen u. a. vorbestehende Psychopathologien, mangelnde soziale Unterstützung, eine geringere Resilienz und unzureichende Bewältigungsstrategien sowie ausgeprägte Alltagsbelastungen. Auch ein niedriger sozioökonomischer Status kann sich ungünstig auswirken, da z. B. finanzielle Unsicherheit und eingeschränkter Zugang zu Ressourcen und Unterstützung Stress und Überforderungserleben verstärken.

Die Modalität der auslösenden belastenden Lebensereignisse selbst spielt ebenfalls eine entscheidende Rolle; tiefgreifendere und unkontrollierbare Ereignisse sind beispielsweise oft prädestinierter für Anpassungsstörungen.

6.5.2 Klassische Behandlungsansätze

Sowohl in der Diagnostik als auch der Behandlung von Anpassungsstörungen herrscht in der klinischen Versorgung eine deutlich größere Heterogenität als bei anderen psychischen Erkrankungen und bislang gibt es weltweit **keine offiziellen Behandlungsleitlinien** spezifisch für Anpassungsstörungen (Baumeister et al. 2022, Hamama-Raz et al. 2021, Quero et al. 2023). Dies liegt u. a. daran, dass die auslösenden Stressoren sowie die spezifischen Reaktionen darauf sehr unterschiedlich ausfallen. Gemäß Expertinnen- und Expertenkonsens gelten psychotherapeutische Maßnahmen jedoch als bevorzugte Behandlungsmethode für Anpassungsstörungen.

Psychotherapie

Dabei kommen verschiedene psychotherapeutische Ansätze zum Einsatz, wie beispielsweise **kognitiv-verhaltenstherapeutische** oder **tiefenpsychologische Ansätze** (Baumeister et al. 2022, Constantin et al. 2020, Hamama-Raz et al. 2021, Quero et al. 2023). Diese zielen u. a. darauf ab, den Betroffenen Bewältigungsstrategien zu vermitteln, dysfunktionale Gedankenmuster zu identifizieren und zu ändern sowie die Verarbeitung der zugrunde liegenden Stressfaktoren zu unterstützen. Auch **psychosoziale Interventionen** zur Beseitigung oder Milderung der Stressoren – wie beispielsweise Unterstützung bei der Suche nach einem neuen Arbeitsplatz – nehmen bei der Behandlung von Anpassungsstörungen oftmals eine zentrale Rolle ein.

Pharmakotherapie

Obwohl bislang nur sehr wenige randomisiert-kontrollierte Studien zur pharmakologischen Behandlung von Anpassungsstörungen existieren, erfolgt zunehmend häufiger bei Anpassungsstörungen eine Medikation mit **Antidepressiva** (z. B. Selektive Serotonin-Wiederaufnahmehemmer, Johanniskraut) (Baumeister et al. 2022). Aufgrund der angstlösenden, beruhigenden und entspannenden Wirkung werden des Weiteren teilweise auch **Benzodiazepine** zur Symptombehandlung bei Anpassungsstörungen verwendet, sollten jedoch u. a. aufgrund des hohen Nebenwirkungs- und Abhängigkeitspotenzials sehr sparsam eingesetzt werden. **Symptomspezifisch** finden auch weitere Substanzen – wie beispielsweise schlafanstoßende Psychopharmaka – Anwendung bei der Behandlung von Anpassungsstörungen und ihren Begleitsymptomen. Oftmals bilden sich die Symptome einer Anpassungsstörung innerhalb einiger Wochen von selbst wieder zurück **(Spontanremission),** sodass die Notwendigkeit bzw. der langfristige Nutzen einer pharmakologischen Behandlung individuell besonders kritisch abgewogen werden sollte.

6.5.3 Stellenwert körperlicher Aktivität

Gezielte Studien zum Einsatz körperlicher Aktivitätsinterventionen (wie beispielsweise Ausdauer- oder Krafttraining) bei Menschen mit Anpassungsstörungen gibt es bisher nicht. Es liegen jedoch Untersuchungen vor, die Zusammenhänge zwischen mehr **körperlicher Aktivität** und **geringeren Symptomausprägungen** einer gestörten Anpassungsleistung im Kontext von körperlichen Erkrankungen (Herzerkrankungen) erbrachten (Bermudez et al. 2023). Zudem ließ sich bei Adoleszenten ohne manifeste Anpassungsstörungen die psychosoziale Anpassungsleistung durch eine siebenmonatige Sportintervention reduzieren (Klizienė et al. 2018). Diese Befunde geben erste Hinweise darauf, dass körperliche Aktivität vorteilhafte Effekte bei der Behandlung von Anpassungsstörungen erzielen könnte. Auch auf Basis der Symptomüberschneidungen mit depressiven Erkrankungen und Angsterkrankungen, in deren Behandlung sich körperliche Aktivität insgesamt als wirksam erwiesen hat (➤ 6.1, ➤ 6.2), ist von einer gewissen transdiagnostischen vorteilhaften Wirkung von körperlicher Aktivität auszugehen.

6.5.4 Mind-Body-Ansätze

Auch bezüglich der Wirksamkeit von Mind-Body-Interventionen fällt die Evidenzlage bei Anpassungsstörungen noch sehr gering aus (Srivastava et al. 2011). Es ist jedoch davon auszugehen, dass **Entspannungsverfahren** (wie beispielsweise Atemtechniken oder Progressive Muskelentspannung) mehrheitlich diagnoseübergreifend wirksam sind und entsprechend auch bei Anpassungsstörungen Anwendung finden können. In einer systematischen Übersichtsarbeit von Shah et al. (2014) zeigten sich Entspannungsverfahren in Kombination mit Psychoedukation beispielsweise effektiv in der Linderung depressiver Symptome bei Menschen mit Anpassungsstörungen. Auch ein **Yoga-Meditationstraining** erbrachte in einer randomisiert-kontrollierten Studie eine substanzielle Reduktion depressiver Symptome und Angstsymptomatik (Srivastava et al. 2011). **Achtsamkeitstraining** konnte in einer Studie von Bos et al. (2014) keinen signifikanten Symptomrückgang bei Anpassungsstörung erzielen; während es sich in einer Untersuchung von Sundqvist et al. (2015) im Gruppensetting ähnlich effektiv zeigte wie das Standardtreatment (kognitive Verhaltenstherapie, überwiegend im Einzelsetting).

Angesichts der Konzeptionalisierung als spezifisch Stress-assoziierte Störung erscheint es vielversprechend, die Symptomatik von Anpassungsstörungen (insbesondere die intrusive Beschäftigung mit dem Stressor) gegebenenfalls ähnlich wie bei der Posttraumatischen Belastungsstörung zu behandeln, beispielsweise mit **Eye Movement Desensitization and Reprocessing** (EMDR ➤ 2.5, ➤ 6.4) (Baumeister et al. 2022). Eine erste randomisiert-kontrollierte Studie Cvetek (2008) zeigte, dass bei Menschen mit nicht-traumatischen, aber nachhaltig belastenden Erlebnissen bereits drei Sitzungen EMDR-Therapie eine signifikante Reduktion der stressorassoziierten Belastung bewirken konnten.

6.5.5 Störungsspezifische Besonderheiten

Bei der Anwendung körperlicher Aktivität bei der Behandlung von Anpassungsstörungen sollte neben allgemeinen Handlungsempfehlungen berücksichtigt werden, dass der **Stressor** selbst ein **Hindernis** darstellen kann. Beispielsweise können körperliche Erkrankungen, finanzielle Schwierigkeiten, Umzüge, Elternschaft oder andere belastende Lebensereignisse die Möglichkeiten und die Art der körperlichen Aktivität, die für das Individuum geeignet und durchführbar ist, einschränken. Folgende beispielhaft genannten Aspekte könnten relevant sein:

- **Anpassung an körperliche Einschränkungen**: Wenn der Stressor eine körperliche Erkrankung ist, müssen die Art und Intensität der körperlichen Aktivitäten angepasst werden, um die Gesundheit nicht weiter zu beeinträchtigen.
- **Berücksichtigung finanzieller Mittel**: Bei finanziellen Nöten sollten kostengünstige oder kostenlose Möglichkeiten der körperlichen Betätigung in Betracht gezogen werden, wie Spaziergänge, Online-Fitnessprogramme oder Gruppenaktivitäten in Gemeindezentren.
- **Umgang mit Veränderungen des Lebensraums**: Bei einem Umzug oder anderen Veränderungen des Lebensumfelds kann es hilfreich sein, Aktivitäten zu wählen, die leicht in den neuen Alltag integrierbar sind und zur Schaffung einer neuen Routine beitragen – sowie gegebenenfalls auch die soziale Einbindung fördern.
- **Vermeidung zusätzlicher Stressoren**: Die körperliche Aktivität sollten möglichst als unterstützende Ressource und nicht als zusätzlicher Stressfaktor wahrgenommen werden. Aktivitäten sollten gut realisierbar und auf die aktuelle Lebenssituation abgestimmt sein.
- **Unterstützung bei der Implementierung**: Professionelle Unterstützung bei der Planung und Durchführung der körperlichen Aktivitäten kann hilfreich sein, um Unsicherheiten und erkrankungsimmanente Hürden zu bewältigen.

Ebenso heterogen wie Auslöser und Erscheinungsbild der Anpassungsstörungen ausfallen, kann auch die Einbindung körperlicher Aktivität sehr vielfältig aussehen und sollte nach Möglichkeit an den individuellen Bedürfnissen und Gegebenheiten ausgerichtet werden.

Fallbeispiel

Die 42-jährige Lehrerin Frau L. leidet seit der Trennung von ihrem langjährigen Partner unter einer Anpassungsstörung mit Schlafstörungen, Überforderungserleben, subjektiver Perspektivlosigkeit, Niedergeschlagenheit und Antriebslosigkeit. In einer psychosozialen Beratungsstelle wird ihr nahegelegt, auszuprobieren, ob ihr die Progressive Muskelentspannung (PME) bei ihren Beschwerden helfen könne, und es wird ihr eine Online-Anleitung zur Verfügung gestellt. Zudem wird ihr eine Laufgruppe für Frauen empfohlen. Nachdem Frau L. ihre anfängliche Skepsis überwunden und die Aktivitäten einige Wochen regelmäßig ausgeübt hat, spürt sie erste Verbesserungen ihrer Schlafqualität, eine reduzierte Anspannung und ein gestärktes Gefühl von Kontrolle und Selbstbewusstsein.

6.5.6 Fazit für die Praxis

- Gezielte Studien zur Wirksamkeit von körperlicher Aktivität bei der Behandlung von Anpassungsstörungen stehen noch aus.
- Erste Befunde hinsichtlich Anpassungsleistungen im allgemeineren Sinne sowie die Symptomüberschneidungen mit affektiven Erkrankungen, Angsterkrankungen und anderen spezifisch Stress-assoziierten Störungen deuten jedoch darauf hin, dass körperliche Aktivität vorteilhafte Effekte bei Anpassungsstörungen erbringen kann.
- Auch zu Mind-Body-Interventionen fehlen bisher Studien im Kontext von Anpassungsstörungen, es finden sich jedoch erste Hinweise darauf, dass Atemtechniken und andere Entspannungsverfahren, Yogameditation und Achtsamkeitsübungen transdiagnostisch wirksam – und somit auch bei Anpassungsstörungen hilfreich – sein könnten.
- Bei der Behandlung von Anpassungsstörungen könnte EMDR, ähnlich wie bei der Posttraumatischen Belastungsstörung, möglicherweise hilfreich sein, um Stressor-assoziierte kognitive und emotionale Belastung zu reduzieren.
- Da körperliche Aktivität in der Regel keine substanziellen schädlichen Nebeneffekte oder strikte Kontraindikationen aufweist, stehen einer Anwendung von körperlicher Aktivität auch ohne die entsprechende empirische Evidenzbasis kaum Gegenargumente entgegen.
- Es sollte jedoch beachtet werden, dass die körperliche Aktivität die der Anpassungsstörung zugrunde liegenden Stressoren nicht verstärkt bzw. dadurch nicht verhindert wird und nicht selbst einen Stressor darstellt.

6

LITERATUR

American Psychiatric Association (APA). Diagnostic and statistical manual of mental disorders. 5th ed., Washington, DC, 2013.

Baumeister H, Bachem R, Domhardt M. Therapy of the Adjustment Disorder. In: Trauma Sequelae., Springer, 2022; 375–390.

Bermudez T, Maercker A, Bierbauer W et al. The role of daily adjustment disorder, depression and anxiety symptoms for the physical activity of cardiac patients. Psychol Med 2023: 53, 5992–6001.

Bundesinstitut für Arzneimittel und Medizinprodukte (BfArM). ICD-10-GM Version 2021, Systematisches Verzeichnis, Internationale statistische Klassifikation der Krankheiten und verwandter Gesundheitsprobleme, 10. Revision, Stand: 18. September 2020, Köln, 2020.

Bundesinstitut für Arzneimittel und Medizinprodukte (BfArM). ICD-11 in Deutsch – Entwurfsfassung. Version 2023-01. https://www.bfarm.de/DE/Kodiersysteme/Klassifikationen/ICD/ICD-11/uebersetzung/_node.html (abgerufen am 22.12.2023).

Constantin D, Dinu EA, Rogozea L, Burtea V, Leasu F-G. Therapeutic Interventions for Adjustment Disorder: A Systematic Review. American journal of therapeutics 2020: 27, e375-e386.

Hamama-Raz Y, Ben-Ezra M, Lavenda O. Factors Associated with Adjustment Disorder – the Different Contribution of Daily Stressors and Traumatic Events and the Mediating Role of Psychological Well-Being. Psychiatric Quarterly 2021: 92, 217–227.

Klizienė I, Klizas Š, Čižauskas G, Sipavičienė S. Effects of a 7-month exercise intervention programme on the psychosocial adjustment and decrease of anxiety among adolescents. European Journal of Contemporary Education 2018, 127–136.

Maercker A, Forstmeier S, Pielmaier L, Spangenberg L, Brähler E, Glaesmer H. Adjustment disorders: prevalence in a representative nationwide survey in Germany. Soc Psychiatry Psychiatr Epidemiol 2012: 47, 1745–1752.

O'Donnell ML, Agathos JA, Metcalf O, Gibson K, Lau W. Adjustment disorder: Current developments and future directions. International Journal of Environmental Research and Public Health 2019: 16, 2537.

Quero S, Fernández-Buendía S, Baños RM, Botella C. Cognitive behavioral therapy and adjustment disorder. In: Handbook of Cognitive Behavioral Therapy by Disorder., Elsevier, 2023; 65–77.

Shah LBI, Klainin-Yobas P, Torres S, Kannusamy P. Efficacy of psychoeducation and relaxation interventions on stress-related variables in people with mental disorders: a literature review. Archives of psychiatric nursing 2014: 28, 94–101.
Sonnenmoser M. Anpassungsstörungen: Wenig beachtet und kaum untersucht. Deutsches Ärzteblatt 2007: 6, 171.
Srivastava M, Talukdar U, Lahan V. Meditation for the management of adjustment disorder anxiety and depression. Complementary therapies in clinical practice 2011: 17, 241–245.
Sundquist J, Lilja Å, Palmer K et al. Mindfulness group therapy in primary care patients with depression, anxiety and stress and adjustment disorders: randomised controlled trial. The British Journal of Psychiatry 2015: 206, 128–135.

6.6 Körperliche Belastungsstörungen

Sophie Meska

6.6.1 Störungsbild und Diagnosekriterien

Charakteristisch für die körperliche Belastungsstörung sind **belastende körperliche Symptome** (z. B. Schmerzen, Übelkeit, Kurzatmigkeit, Taubheit oder Kribbeln in Extremitäten), die eine körperliche Ursache nahelegen, jedoch nicht ausreichend durch ein organisches Korrelat erklärt werden können und auf die **hohe Aufmerksamkeit** gerichtet ist. Sind die Körpersymptome durch einen anderen Gesundheitszustand verursacht, dann steht die Aufmerksamkeit auf die Symptome nicht in einem angemessenen Verhältnis zu Schwere und Verlauf des Gesundheitszustandes. Die Symptome sind häufig anhaltend, wiederkehrend, teilweise auch wechselnd und bestehen an der Mehrzahl der Tage. In selteneren Fällen tritt nur ein einzelnes Symptom (v. a. Müdigkeit oder Schmerzen) auf. Generell können alle Organsysteme betroffen sein. In Abgrenzung zu normalen körperlichen Alltagserscheinungen führen sowohl die Symptome als auch die damit verbundenen Ängste und Sorgen zu bedeutsamen Leiden und subjektiven hohen **Beeinträchtigungen** bei der **Bewältigung des Alltags** (z. B. Verzicht auf aktive Freizeitbeschäftigungen) und in wichtigen Lebensbereichen (z. B. nachlassende berufliche oder schulische Leistungen, Konflikte in Beziehungen). Bei jeglicher Ausprägung der Störung können wiederholte Kontakte mit dem Gesundheitswesen die Folge sein. Auch wiederholte medizinische Abklärungen ohne Befund können die übermäßige Aufmerksamkeit auf die Symptome nicht oder nur kurzfristig reduzieren (WHO 2019, BfArM 2022).

Symptomatik und Formen der Belastungsstörungen

Im ICD-10 werden folgende Störungsbilder unterschieden:

- F45.0 Somatisierungsstörung
- F45.1 undifferenzierte Somatisierungsstörung
- F45.2 hypochondrische Störung
  - F45.20 Hypochondrische Störung (im engeren Sinne)
  - F45.21 Dysmorphophobie
- F45.3 somatoforme autonome Funktionsstörung
- F45.4 anhaltende Schmerzstörung

Somatisierungsstörung (F45.0)

Seit mindestens zwei Jahren bestehende Belastung durch multiple, wiederkehrende und häufig wechselnde Körpersymptome, die nicht durch eine organische Ursache erklärt werden können. Es müssen zumindest sechs Symptome aus zwei Bereichen vorliegen:

- **Gastrointestinales System**:
  - Bauchschmerzen
  - Übelkeit
  - Überblähung
  - Schlechter Geschmack auf der Zunge oder übermäßig belegte Zunge

  - Erbrechen
  - Häufiger Durchfall
- **Kardiovaskuläres System**:
  - Atemlosigkeit ohne Anstrengung
  - Brustschmerzen
- **Urogenitales System**:
  - Dysurie oder häufiges Wasserlassen
  - Unangenehme Empfindungen im oder um den Genitalbereich
  - Ungewöhnlicher oder verstärkter vaginaler Ausfluss
- **Haut und Schmerzen**:
  - Fleckigkeit oder Farbveränderungen der Haut
  - Schmerzen in Gliedern, Extremitäten oder Gelenken
  - Taubheit oder Kribbelgefühl

Da ärztliche Abklärungen ohne Befund nur kurzfristig zu Entlastung und Beruhigung führen, bis die Symptome wieder auftreten, nehmen viele Betroffene wiederholt das Gesundheitssystem sowohl in der Primärversorgung als auch in spezialisierten Einrichtungen in Anspruch. Die Unzufriedenheit oder gar Verzweiflung über das Fortbestehen der Symptome bei gleichzeitig ergebnislosen Untersuchungen kann zu immer drastischeren Untersuchungen und Maßnahmen (z. B. MRT, häufig wechselnde Medikation, explorative Operationen) führen. Auffällige Befunde können das Beschwerdebild nicht ausreichend erklären und führen einerseits zu weiterer Verunsicherung und andererseits zur Bestätigung der Annahme einer krankhaften Ursache. In beiden Fällen folgen nicht selten weitere Untersuchungen.

Undifferenzierte Somatisierungsstörung (F45.1)

Das Symptombild der undifferenzierten Somatisierungsstörung ist weniger ausgeprägt, nur auf ein Organsystem bezogen und / oder besteht seit mind. sechs Monaten, aber seit weniger als zwei Jahren.

Hypochondrische Störung (F45.2)

Charakteristisch ist die anhaltende Überzeugung, an einer oder mehreren schwerwiegenden Krankheiten (v. a. Krebs) zu leiden, die sich in anhaltenden körperlichen Beschwerden ausdrückt. Die Betroffenen erleben normale Körperempfindungen als belastend und interpretieren sie als Anzeichen für eine mögliche Krankheit.

Bei der Dysmorphophobie beschäftigen sich die Betroffenen ständig mit einer angenommenen körperlichen Entstellung oder Missbildung von Körperteilen (z. B. vermeintlich übergroße Nase). Im Gegensatz zur Somatisierungsstörung betreffen die Symptome meist nur ein oder zwei Organ(-systeme).

Somatoforme autonome Funktionsstörung (F45.3)

Die Symptomschilderung lässt ein erkranktes Organ oder Organsystem vermuten, kann aber nicht ausreichend durch einen medizinischen Krankheitsfaktor erklärt werden. Dabei richtet sich die Aufmerksamkeit der Betroffenen vorrangig auf autonom gesteuerte Prozesse des

- gastrointestinalen System: z. B. Völlegefühl, Blähungen, Verdauungsbeschwerden, Durchfall,
- Herzens und kardiovaskulären Systems: z. B. Herzstolpern, Brustschmerzen,
- respiratorischen Systems: z. B. Atemnot, Hyperventilation,
- urogenitalen Systems: z. B. Schmerzen beim Wasserlassen.

Zudem müssen zwei oder mehr vegetative Symptome (z. B. Schwitzen, Mundtrockenheit, Hitzewallungen) vorliegen.

MERKE

Eine gründliche Differenzialdiagnostik ist aufgrund der hohen symptomatischen Überschneidung mit u. a. folgenden Störungen notwendig: Panikstörung, generalisierte Angststörung, Somatisierungsstörung, hypochondrische Störung.

Anhaltende Schmerzstörung (F45.4)

Die Betroffenen leiden unter anhaltendem, intensivem und quälendem Schmerz, der nicht hinreichend physiologisch erklärbar ist. Bei psychogenem Ursprung tritt der Schmerz in deutlichem Zusammenhang mit psychosozial und emotional belastenden Ereignissen oder Konflikten auf. Ist den Betroffenen die Verbindung zwischen Schmerz und emotionalem Auslöser nicht bewusst, werden diese eventuell nicht berichtet.

MERKE
Psychogene Schmerzen können auch im Rahmen einer depressiven Episode auftreten und sind entsprechend diagnostisch dort einzuordnen.

Prävalenz

Für die deutsche Allgemeinbevölkerung wird eine 12-Monats-Prävalenz (d. h., das Vorhandensein einer Störung innerhalb der letzten 12 Monate) von 3,2 % angenommen. Dabei sind Frauen mit 5,2 % deutlich häufiger betroffen als Männer mit 1,7 % (Jacobi et al. 2014).

In der allgemeinärztlichen Versorgung wird die Punktprävalenz (d. h., das Vorhandensein der Störung zum Befragungszeitpunkt) für mindestens eine somatoforme Störung je nach angelegte Diagnosekriterien (DSM-IV oder ICD-10) mit 26,2 % bis 34,8 % und für mindestens ein medizinisch unerklärliches Symptom mit 40,2 % bis 49 % angegeben (Haller et al. 2015).

Große Variabilität der Punktprävalenz zeigt sich in Abhängigkeit des Alters: 10 % bis 21 % bei den unter 65-Jährigen gegenüber 1,3 % bis 13 % bei den über 65-Jährigen. Die Zahlen sollten jedoch kritisch betrachtet werden. Möglicherweise waren die eingesetzten Fragebögen und Interviews nicht für höhere Altersgruppen validiert, somatoforme Symptome könnten einer bereits vorliegenden körperlichen Erkrankung zugeordnet werden (und damit nicht als Ausdruck einer somatoformen Störung erfasst werden) oder Symptome werden aufgrund von Schwierigkeiten in Auffassung bzw. Gedächtnis nicht berichtet (Hilderink et al. 2013).

MERKE
Die hohe Varianz der Prävalenzraten spiegeln einerseits die Bandbreite der präsentierten Symptome und andererseits den Einfluss der gewählten Diagnosekriterien.

Risikofaktoren

Bisher liegen zu wenig Studienergebnisse vor, um klare Entstehungsfaktoren zu identifizieren. Jedoch können laut Martin und Rief (2020) Zusammenhänge mit folgenden Risikofaktoren im Vergleich zu Nicht-Betroffenen hergestellt werden:

- **Genetisches Risiko**: Eineiige Zwillinge haben ein erhöhtes Risiko, ebenfalls an einer somatoformen Störung zu erkranken. Zudem kommen einige Beschwerdebilder (z. B. Reizdarm-Syndrom) familiär gehäuft vor.
- **Physiologische Besonderheiten**: u. a. erhöhte Muskelanspannung beim Sprechen über emotionale Themen, veränderte Atemmuster (auch Hyperventilation) und erhöhte kardiovaskuläre Aktivität.
- **Alexithymie**: Durch die reduzierte Fähigkeit, Emotionen wahrzunehmen und auszudrücken, wird der Fokus auf die somatischen Folgen (z. B. Reizdarm-Syndrom) gelegt.
- **Kritische Lebensereignisse**: Frühe Kindheitserfahrungen (z. B. Tod eines nahen Angehörigen), Kriegseinsätze, sexueller Missbrauch.
- **Modelle in der Kindheit**: Nahe Angehörige mit somatoformen Störungen oder körperlichen Erkrankungen fun-

gieren als Modell für den Umgang mit Krankheiten.

- **(Frühe) Lernerfahrungen**: Es gab positiv erlebte Reaktion der Umwelt (z. B. Trost, Zuwendung, Versorgung, Wegfall von unangenehmen Pflichten) auf Krankheitsverhalten sowie den Rückgang unangenehmer Körperempfindungen durch reduzierte Bewegung oder Medikamenteneinnahme.
- **Dysfunktionale Annahmen, Neigung zum Katastrophisieren**: Für Körperempfindungen werden vorrangig negative organische Erklärungen gesucht („Körpersymptome sind Hinweise auf schlimme Krankheiten!"); Mangelnde Selbstwirksamkeitserwartung („Ich habe keinen Einfluss auf meinen Körper!").
- **Somatosensorische Verstärkung**: Aufgrund dysfunktionaler Annahmen über Körperempfindungen werden auftretende Symptome schnell bemerkt, genau beobachtet und als „gefährlich!" eingestuft. Die auftretende Angst verstärkt in der Folge das Symptom, das nun noch intensiver beobachtet wird.
- **Krankheitsverhalten**: Schonung, Vermeidung, Beobachten des Körpers und wiederholte Arztbesuche führen kurzfristig zu Entlastung. Langfristig wird die körperliche Belastbarkeit abgebaut, weitere Symptome werden gefördert und die Beschäftigung mit diesen verstärkt.

MERKE

Die Ätiologie der somatoformen Störung ist noch nicht abschließend geklärt. Neben unspezifischen Risikofaktoren (z. B. kritische Lebensereignisse) können auch spezifische Risikofaktoren (z. B. somatosensorische Verstärkung) identifiziert werden. Insgesamt wird von einem multifaktoriellen Entstehungsmodell ausgegangen.

Klassifikation nach ICD-10 und ICD-11

In der ICD-10 werden unter der Oberkategorie „somatoforme Störungen" diverse Störungsbilder unterschieden (➤ Tab. 6.4). Der Fokus liegt auf anhaltenden, subjektiv beeinträchtigenden körperlichen Beschwerden ohne hinreichende somatische Erklärung. In der ICD-11 (am 01.01.2022 in Kraft getreten) wird die Unterscheidung in einzelne Störungsbilder aufgehoben und stattdessen eine Abstufung des Schweregrades eingeführt: Leichtgradige, mittelgradige und schwergradige Ausprägung (➤ Tab. 6.4). Zudem ergeben sich Veränderungen in der Kategorisierung der einzelnen Störungen. Die **anhaltende somatoforme Schmerzstörung** wird unter Schmerzstörungen (8E43) eingeordnet, die **chronische Schmerzstörung mit somatischen und psychischen Faktoren** unter MG30 kodiert. **Hypochondrie** wird nun unter Zwangsstörung und verwandte Störungen klassifiziert (WHO 2019, BfArM 2022).

Die erwähnten Studien wurden während des Wechsels von ICD-10 zu ICD-11 veröffentlicht und unterscheiden die in ➤ Tab. 6.4 aufgeführten und näher erläuterten Störungsbilder. Im Verlauf wird daher auch der Begriff Somatoforme Störung(en) verwendet.

Die Einteilung des Schweregrades ➤ Tab. 6.5) orientiert sich an Risikofaktoren für einen schweren Verlauf. Je häufiger störungsspezifisches Verhalten auftritt (Aufmerksamkeit auf Symptome und Inanspruchnahme des Gesundheitswesens) und je stärker die Belastung durch die Symptome ist, desto schwerer ist die Störung ausgeprägt.

6.6.2 Klassische Behandlungsansätze

Die S3-Leitlinie „Funktionelle Körperbeschwerden" empfiehlt ein ganzheitliches

Tab. 6.4 Diagnosekriterien nach ICD-10 und Veränderungen in der ICD-11

Bezeichnung ICD-10	ICD-10: Somatoforme Störungen (F45.xx)	ICD-11: Körperliche Belastungsstörung (6C20)
Somatisierungsstörung (F45.0)	Seit mind. zwei Jahren bestehende multiple und häufig wechselnde körperliche Symptome. Dabei können sich die Symptome auf jedes Körperteil oder (Organ-)System des Körpers beziehen Betroffene haben bereits viele Untersuchungen mit negativem Befund hinter sich. Die Störung verläuft chronisch, mit fluktuierenden Symptomen und geht einher mit Störungen des sozialen Verhaltens	Anhaltende belastende Körpersymptome, die zu Verhaltensänderungen (z. B. mehrfachem Aufsuchen ärztlicher Konsultationen) führen. Merkmal der fehlenden organischen Ursache entfällt.
Undifferenzierte Somatisierungsstörung (F45.1)	Symptome wie unter Somatisierungsstörung beschrieben, jedoch von kürzerer Dauer (unter 2 Jahre) und in geringerer Ausprägung	
Somatoforme autonome Funktionsstörung (F45.3x)	Symptome beziehen sich meist auf Organe oder Organsysteme, die weitgehend vegetativ kontrolliert werden (z. B. das kardiovaskuläre, gastrointestinale, respiratorische oder urogenitale System) Betroffene schildern Symptome so, als beruhten sie auf einer körperlichen Störung	
Hypochondrische Störung (F45.2)	Anhaltende Beschäftigung und Sorge, an einer oder mehreren schwerwiegenden Krankheiten (z. B. Krebs) zu leiden. Normale Körperempfindungen werden als pathologisch bewertet. Der Fokus liegt dabei meist auf ein oder zwei Organen bzw. Organsystemen.	Veränderung: Einordnung als Hypochondrie (6B23) unter *Zwangsstörung oder verwandte Störung.*
Anhaltende somatoforme Schmerzstörung (F45.40)	Andauernder schwerer und quälender Schmerz, der nicht ausreichend durch einen physiologischen Prozess oder eine körperliche Störung erklärt werden kann. Auftreten typischerweise in Verbindung mit emotionalen Konflikten oder psychosozialen Belastungen	Wird im ICD-11 in die neu-geschaffene Kategorie *Schmerzstörungen* (8E43) eingeordnet.
Chronische Schmerzstörung mit somatischen und psychischen Faktoren (F45.41)	Seit mind. sechs Monaten bestehender Schmerz, dem ursprünglich tatsächlich ein physiologischer Prozess oder eine körperliche Störung zugrunde liegt. Emotionale Konflikte und psychosoziale Belastungen sind wichtige Faktoren bzgl. der Schwere und Aufrechterhaltung der Symptome, sind jedoch nicht ursprünglich für die Schmerzen verantwortlich. Die Schmerzen werden nicht absichtlich erzeugt oder vorgetäuscht.	Kann im ICD-11 unter *Schmerzen* (MG30) kodiert werden. Insbesondere die Chronische primäre Schmerzstörung (MG30.0) betont die Unabhängigkeit der Diagnose von der identifizierten (physiologischen oder psychischen) Ursache.

Tab. 6.5 Schweregradeinteilung nach ICD-11

Kriterium	Leicht	Mittel	Schwer
Aufmerksamkeit auf Symptome	Wenige Stunden am Tag, Ablenkung möglich	Mehrere Stunden am Tag	Anhaltende Beschäftigung, Fokus nur noch auf Symptomen
Inanspruchnahme des Gesundheitssystems	Wenig bis häufig	Häufig	Häufig und umfangreich
Belastung/Beeinträchtigung	Mild	Moderat	Schwer

Behandlungskonzept, in dem sowohl medizinisch-somatische als auch psychosoziale Interventionen eingesetzt werden (AWMF 2018).

Pharmakotherapie

Somatoforme Störungen können bisher nicht direkt medikamentös behandelt werden. Psychopharmaka werden, wenn überhaupt, zur Behandlung der störungsassoziierten Begleiterscheinungen (z. B. Ängste, depressive Symptome, Schlafstörungen) eingesetzt.

MERKE

Die S3-Leitlinie „Funktionelle Körperbeschwerden" empfiehlt Zurückhaltung beim Einsatz von Psychopharmaka, um dysfunktionales Verhalten nicht zu verstärken (AWMF 2018).

Insbesondere für **Antidepressiva** (u. a. Selektive-Serotonin-Wiederaufnahmehemmer [SSRI]; Selektive-Serotonin- und Noradrenalin-Wiederaufnahmehemmer [SSNRI] Trizyklische Antidepressiva [TZA]), **Antipsychotika** und **Anxiolytika** – auch in verschiedenen Kombinationen – liegen Studienergebnisse vor. Diese sind in einem systematischen Review zusammengefasst. Die Studien berichten kleine bis große Effekte der eingesetzten Psychopharmaka im Vergleich zu Placebo bzw. natürlichen Mitteln (z. B. Johanniskraut).

- **SSRI und SSNRI** zeigen einen kleinen Effekt bzgl. der Reduktion der Symptomschwere. Dabei scheint es keinen Unterschied zwischen den eingesetzten Medikamenten zu geben.
- Beim Einsatz **pflanzlicher Präparate** (z. B. Pestwurzwurzelstock, Baldrianwurzel, Passionsblumenkraut und Zitronenmelissenblätter) wurde ebenfalls ein kleiner positiver Effekt bzgl. der Symptomschwere gefunden.
- Keinen signifikanten Unterschied scheint es zwischen **TZA und Placebo** bzgl. der Schwere der somatoformen Symptome zu geben. Zwischen **TZA und SSRI/SSNRI** wurde kein signifikanter Unterschied bzgl. des Effektes auf die Symptomschwere nachgewiesen.
- Beim Vergleich zwischen **SSRI** und einer **Kombinationsbehandlung aus SSRI mit Antipsychotika** (z. B. Citalopram plus Palperidon, Paroxetin plus Quetiapin) ergab sich ein leichter Vorteil der Kombinationsbehandlung. Obwohl bei bis zu 32 % der Teilnehmenden in den Antidepressiva-Gruppen unerwünschte Nebenwirkungen festgestellt wurden, zeigte sich kein bedeutender Unterschied in der Verträglichkeit im Vergleich mit den Placebogruppen.

Die Dauer der Studien variierte zwischen zwei und zwölf Wochen sehr stark. Ein Großteil der erfassten Studien weist zudem qualitative Mängel auf (u. a. bzgl. der Randomisierung und Verblindung von Teilnehmenden und Studienpersonal). Die Ergebnisse sind somit nur mit Vorsicht zu interpretieren (Kleinstäuber et al. 2014).

6

Aufgrund des hohen Abhängigkeitspotenzials rät die S3-Leitlinie „Funktionelle Körperbeschwerden“ vom Einsatz **angstlösender Präparate** (z. B. Benzodiazepine) ab (AWMF 2018).

Psychotherapie

Psychotherapie ist eine bedeutende Methode zur Behandlung der körperlichen Belastungsstörung. Insbesondere die Verhaltenstherapie, aber auch psychodynamische und andere Therapieverfahren wurden umfangreich erforscht und haben sich als effektiv erwiesen (AWMF 2018).

Psychotherapie allgemein

Bei Betroffenen mit somatoformen Störungen bzw. unerklärlichen somatischen Symptomen können positive, jedoch **kleine Effekte** durch Psychotherapie erreicht werden. Zu diesem Ergebnis kam ein systematisches Review, das 21 Studien umfasst. In den eingeschlossenen Studien wurde die Wirksamkeit **unterschiedlicher Arten** von **Psychotherapie** (kognitive Verhaltenstherapie, Tiefenpsychologisch fundierte Therapie, Achtsamkeit, Integrative Ansätze) bzgl. der Reduktion der Symptomschwere untersucht. Die Teilnehmenden erhielten zwischen einer und 13 Therapiesitzungen. In allen Studien wurde ein kleiner bis moderater Effekt der angebotenen Psychotherapie im Vergleich zu einer Kontrollgruppe (Warteliste oder übliche Versorgung) sichtbar. Gleichzeitig verzeichneten die Therapiegruppen höhere Dropout-Raten als die Kontrollgruppen. Unerwünschte Nebenwirkungen der Psychotherapie wurden kaum berichtet, jedoch auch nicht systematisch in allen Studien erhoben. Einschränkend muss beachtet werden, dass sich alle Teilnehmenden freiwillig für eine Psychotherapie bereit erklärten. In der klinischen Praxis ist das nicht immer der Fall (van Dessel et al. 2014). Im Rahmen eines systematischen Reviews wurde die Effektivität von psychodynamischen Therapien auf somatische Symptome untersucht. Im Vergleich zu Kontrollgruppen (u. a. Warteliste) zeigten die Therapien sechs Monate nach Beendigung der Therapie signifikante mittlere bis große Effekte (Abbass et al. 2014).

Psychotherapie bei Krankheitsangst

Die Wirksamkeit von psychologischen Interventionen bei **schwerer Krankheitsangst** und **somatischen Symptomen** wurde in einer Metaanalyse gezeigt. Die Analyse der 18 untersuchten Studien kam zu dem Ergebnis, dass psychologische Interventionen geeignet waren, die Schwere somatischer Symptome zu reduzieren. In den meisten Studien kamen Elemente der **Kognitiven Verhaltenstherapie (KVT)** zum Einsatz. Der Fokus lag v. a. auf der

- Bearbeitung dysfunktionaler Einstellungen gegenüber Körpersymptomen und Krankheit,
- kognitiven Umstrukturierung (z. B. durch Suchen alternativer Erklärungen für Symptome),
- sowie auf der gezielten Veränderung von Krankheitsverhalten (z. B. wiederholtes Überprüfen des Körpers auf Symptome, Vermeidung und Rückversicherung) mit Verhaltensexperimenten (z. B. Provozieren von Symptomen, Testen alternativer Erklärungen, Unterlassen von Arztbesuchen).

Die einzelnen Studien wählten verschiedene therapeutische Ansätze und Vergleiche (z. B. kognitive Therapie vs. Expositionstherapie, kognitive Therapie vs. Stressmanagement, begleitete und unbegleitete internetbasierte KVT, KVT vs. Kurzzeit-Psychodynamische Therapie). Im Durchschnitt wurden 10 Sitzungen (Spanne: 4–16) angeboten, die durchschnittlich 87 min (Spanne: 30–180 min) dauerten. Unterschiedliche Kontrollgruppen kamen zum Einsatz: Warteliste, nicht-störungsspezifische Therapie, medikamentöse Therapie und Placebo-Medikament. Im Vergleich zu den Kontrollgruppen wurden in den Interventionsgruppen (insbesondere mit KVT-Interventionen) am Ende der Therapie leichte bis moderate Effekte auf die Reduktion von somatischen Symptomen sowie starke Effekte auf die Reduktion von Krankheitsängsten erreicht.

MERKE

Im Vergleich zu anderen Ansätzen (z. B. Problemlösetraining, Stressmanagement, Kurzzeit-Psychodynamische Therapie) zeigte die KVT eine größere Effektivität im Hinblick auf die Symptomreduktion zu Therapieende (Maass et al. 2020).

6.6.3 Stellenwert körperlicher Aktivität

Körperliche Aktivität ist laut S3-Leitlinie „Funktionelle Körperbeschwerden" ein zentrales Therapieelement. Betroffene somatoformer Störungen zeigen häufig ein ausgeprägtes Schon-, Rückzugs- und Vermeidungsverhalten, wodurch sich nicht nur psychosoziale (z. B. längere Arbeitsunfähigkeit, Abbau sozialer Kontakte, usw.), sondern auch körperliche Schäden (z. B. Muskelabbau, Gelenksteife) ergeben. Daher sollte körperliche Aktivität ein zentraler Bestandteil der Therapie sein. Dabei kann die Aktivität bereits durch kleine individuell angepasste Verhaltensänderungen in den Alltag integriert werden (AWMF 2018). In ➤ Kap. 4 wird näher auf die Wirkfaktoren körperlicher Aktivität eingegangen.

Kleiner, aber signifikanter Effekt

Ein systematisches Review kam zu dem Ergebnis, dass sportliche Aktivität einen kleinen, aber signifikanten Effekt bzgl. Symptomreduktion hat. Jedoch ist dieses Ergebnis nicht konsistent nach jeglicher Art körperlicher Aktivität. Die Autoren untersuchten daher Untergruppen möglicher sportlicher Betätigung: Kraft/Widerstand, Koordination/Stabilisation, Kardio, Kombination. Am wirksamsten erwiesen sich Übungen der Kategorie **Kraft/Widerstand**, die sich auf den gesamten Körper und Rumpf fokussierten. Eine Erklärung könnte sein, dass nicht ein einziger Muskel für die Stabilität des (unteren) Rückens zuständig und somit das Training mehrerer Muskelgruppen nötig ist. Kombinierte Programme (meist bestehend aus Krafttraining, Ausdauer, Stretching und Aerobic) zeigten widererwarten keine signifikante Wirkung (Searle et al. 2015).

Konsistent mittlerer positiver Effekt

Sportliche Aktivität hat im Vergleich zu keiner bzw. der üblichen Behandlung einen konsistent mittleren positiven Effekt auf **chronische Schmerzen.** In einem systematischen Review wurden Studien untersucht, die die Wirkung verschiedener sportlicher Aktivitäten (u. a. Yoga, Pilates, Flexibilität, Krafttraining) beleuchteten. Alle Arten von Übungen (außer Dehnungsübungen), waren bei Berücksichtigung von Dosierung und zusätzlichen Co-Interventionen durchgehend effektiver als die Minimalbehandlung und die meisten anderen Vergleichsbehandlungen zur Reduktion der Schmerzintensität und Verbesserung von funktionellen Einschränkungen bei Menschen mit chronischen Rückenschmerzen.

- **Pilates** erwies sich als wirksamer bzgl. schmerzassoziierter Ergebnisvariablen als andere Aktivitäten.
- Die Therapie nach der **McKenzie Methode**® und Pilates waren im Vergleich zu anderen Aktivitäten wirksamer bei der Verbesserung funktionaler Einschränkungen (Hayden et al. 2021).
  Bei der vom Physiotherapeuten Robert McKenzie erarbeiteten und nach ihm

benannten Methode wird zunächst durch speziell geschulte Therapierende eine umfassende Diagnostik der vorliegenden Beschwerden durchgeführt. Die Betroffenen werden nach einer ausführlichen Krankheitsanamnese gebeten, verschiedene Bewegungen und Haltungen wiederholt auszuführen. Auf dieser Grundlage wird ein Trainingsplan mit Posen und Übungen zusammengestellt, den die Betroffenen nach kurzer Einweisung selbstständig mehrfach täglich durchführen (McKenzie Institut o. D.). Die McKenzie-Therapie war nicht mehr besser als andere Vergleichsbehandlungen, wenn Dosierung und zusätzliche Co-Interventionen berücksichtigt wurden. Generell waren fast alle Aktivitäten wirksamer bzgl. Schmerzreduktion und Verbesserung funktionaler Einschränkungen, wenn sie höher dosiert (≥ 20 Stunden) stattfanden (Hayden et al. 2021).
- Für **chronische nicht-spezifische Rückenschmerzen** sowie das Fibromyalgiesyndrom konnte eine Wirksamkeit für **aktivierende Interventionen,** wie z. B. Wassergymnastik („aquatic exercise"; Bidonde et al.2014), Übungen zur Steigerung von Widerstandskraft (Busch et al.2013) oder von Bewegungskontrolle (Saragiotto et al.2016) sowie kombinierte Verfahren (Searle et al. 2015) nachgewiesen werden.

Zur Heranführung an sportliche Aktivität, kann **Physio- oder Ergotherapie** zeitlich begrenzt verordnet werden. Die S3-Leitlinie empfiehlt ein strukturiertes Aktivierungsprogramm, um z. B. schrittweise Muskeln und Kondition aufzubauen (AWMF 2018).

6.6.4 Mind-Body-Ansätze

Eine Reihe von Studien und Metaanalysen hat sich mit der Wirksamkeit von Mind-Body-Interventionen (MBI) beschäftigt. Im Folgenden wird eine Auswahl sowohl für MBI allgemein als auch einzelne Verfahren vorgestellt. Eine ausführliche Erklärung der einzelnen Interventionen findet sich in ➤ 2.5.

In einer Metaanalyse wurden verschiedene MBI (u. a. Meditation, Hypnose, Entspannung, geführte Imagination, therapeutische Suggestion) sowie klassische kognitive Verhaltenstherapie (KVT) hinsichtlich ihres Effektes bei mit Opioiden behandelte Schmerzen untersucht. Alle MBI erreichten sowohl eine **Schmerzreduktion** als auch **geringere benötigte Opioid-Dosis.** Mäßige bis große Effekte erzielten Meditation, Hypnose, Suggestion und KVT. Hervorgestellt sei zudem der leicht positive Effekt auf die Opioid-Einnahme. Die Ergebnisse legen nahe, dass MBI therapeutischen Nutzen bzgl. assoziierter Probleme (Missbrauch, Suchtdruck) haben können (Garland et al. 2020).

Autogenes Training

Autogenes Training ist eine auf Hypnose beruhende selbstangeleitete Entspannungsform, bei der durch gedankliche Wiederholung bestimmter Sätze eine Tiefenentspannung hergestellt werden soll. Eine Metaanalyse ergab **mittlere positive Effekte** für somatoforme Schmerzstörung (unspezifizierter Typ), Angststörungen, leichte bis mittelgradige Depression (bzw. Dysthymie) sowie funktionelle Schlafstörungen (Stetter und Kupper 2002).

Meditation

Ein systematisches Review untersuchte den Einfluss von Achtsamkeitsmeditation auf **chronische Schmerzen.** Insgesamt wurden 38 randomisiert-kontrollierte Studien eingeschlossen, von denen 30 Belege geringerer Qualität lieferten, dass Achtsamkeitsmeditation im Vergleich zu diversen Kontrollgruppen zu einer **leichten Abnahme der Schmerzintensität** führt. Signifikante Verbesserungen wurden auch bzgl. depressiver Symptome sowie der Lebensqualität erzielt (Hilton et al. 2017).

Zu ähnlichen Ergebnissen gelangte ein systematisches Review, welches 13 Studien betrachtete, die den Einfluss von Achtsamkeitsmeditation auf Patientinnen mit chronischen Beckenschmerzen untersuchten. Im Vergleich zu Kontrollgruppen wirkte sich die Achtsamkeitsmeditation positiv auf die psychologischen Aspekte des Lebens mit chronischen Schmerzen aus und verbesserte die damit verbundene depressive Symptomatik sowie die Lebensqualität (Ball et al. 2017).

Achtsamkeitsbasierte Therapie

Zu den achtsamkeitsbasierten Therapien (engl.: mindfulness-based therapies, MBT) gehören u. a.

- die achtsamkeitsbasierte Stressreduktion (engl.: mindfulness-based stress reduction, MBSR)
- und die achtsamkeitsbasierte kognitive Therapie (engl.: mindfulness-based cognitive therapy, MBCT).

Eine Metaanalyse, die 13 Studien untersuchte, fand einen geringen bis mäßig positiven Effekt von MBT im Vergleich zu Selbsthilfe- bzw. Wartelisten-Kontrollgruppen. MBT zeigten sich wirksam bzgl. der **Reduktion von Schmerzen, Symptomschwere, Depression** und **störungsassoziierten Ängsten** und verbesserten die Lebensqualität. Subgruppenanalysen ergaben, dass die Wirksamkeit der MBT beim Reizdarmsyndrom signifikant am konsistentesten war bzgl. Schmerzen, Symptomschwere und Lebensqualität. Dabei waren MBSR und MCBT wirksamer als die eklektische/unspezifische MBT (Lakhan und Schofield 2013). Ähnliche Effekte fand eine randomisiert-kontrollierte Studie, bei der 117 Betroffene einer somatoformen Störung entweder eine MBCT oder die übliche Versorgung (KVT) bekamen. Die Daten wurden vor der Intervention und nach drei sowie zwölf Monaten erhoben. Zusätzlich wurden zwölf Teilnehmende ausführlich interviewt. Nach der Intervention unterschieden sich die Gruppen zwar nicht in Gesundheitszustand und körperlicher Funktionsfähigkeit, jedoch zeigte die MBCT einen kleinen positiven Effekt auf die psychische Funktionsfähigkeit. Zum Drei-Monats-Messzeitpunkt waren die Vitalität und die soziale Funktionsfähigkeit in der MBCT-Gruppe signifikant höher als in der Kontrollgruppe. Es gab keinen signifikanten Unterschied zwischen den gesamten Gesundheitskosten in den beiden Bedingungen. In der MBCT-Gruppe war die Inanspruchnahme von Krankenhausleistungen geringer, die Inanspruchnahme der psychiatrischen Versorgung jedoch höher. Durch Interviews konnte ein Veränderungsprozess festgestellt werden. Die Teilnehmenden in der MBCT-Gruppe konzentrierten sich weniger auf die kurzfristige Symptomreduktion, sondern sowohl mehr auf die Akzeptanz ihrer Symptome als auch auf die Selbstfürsorge (van Ravesteijn 2016). Im Gegensatz zu den vorhergehenden Studien, kam eine Metaanalyse zu dem Ergebnis, dass sowohl KVT als auch MBSR im Vergleich zu einer Kontrollgruppe positive Veränderungen bzgl. körperlicher Funktionsfähigkeit, Schmerzintensität und Depression erreichen konnten. Dabei wurde kein bedeutender Unterschied zwischen KVT und MBSR festgestellt (Khoo et al. 2019).

Yoga

Eine der ersten Studien, welche gezielt Yoga bei somatoformen Störungen (exkl. Hypochondrie) im Fokus hatte, schloss 64 erwachsene Personen (18–45 Jahre) ein. Zunächst erfolgte eine zweiwöchige Trainingsphase, in der die Teilnehmenden täglich eine 45-minütige Gruppensitzung absolvierten. Danach sollten sie 12 Wochen selbstständig zu Hause weiterüben. Insgesamt konnten 34 Personen in die Auswertung eingeschlossen werden. Personen, die mindestens 29 Yoga-Sitzungen absolvierten, berichteten signifikant reduzierte Belastung durch Angstsymptome. Um mind. 50 % Verringerung auf der Schmerzintensität zu erreichen, mussten mind. 31 Yoga-Sitzungen absolviert werden. Weitere Verbesserungen wurden in Lebensqualität und Schlaf erzielt. Die Autoren vermuten, dass es einen Zusammenhang von verringertem Schmerz mit der Verbesserung der anderen Variablen gibt. Dabei zeigten sich die Verbesserungen graduiert über die Messzeitpunkte hinweg. Einschränkend sei auf die geringe Teilnehmerzahl sowie auf die Kürze der Intervention hingewiesen. Das durchgeführte Yoga-Programm war im Vorfeld nicht validiert worden. Es werden keine Gründe benannt, weswegen fast die Hälfte der Teilnehmenden die Studie vorzeitig beendeten (Sutar et al. 2016).

Yoga kann bei Betroffenen von chronischen nicht-spezifischen Schmerzen im unteren Rücken mit geringer bis mittlerer Sicherheit im Vergleich zu einer nicht-trainierenden Kontrollgruppe nach drei bis sechs Monaten zu einer geringen bis mäßigen **Verbesserung der rückenbezogenen Funktion** führen. Zudem zeigte sich eine positive, jedoch nicht-signifikante Tendenz zur Schmerzreduktion. Gleichzeitig traten in den Yoga-Gruppen häufiger unerwünschte Nebenwirkungen (wie z. B. verstärkte Rückenschmerzen) auf, die jedoch nicht eindeutig auf die Yoga-Intervention zurückgeführt werden konnten (Wieland et al.2017). Zu ähnlichen Ergebnissen kam eine Metaanalyse, die 10 Studien untersuchte, in denen die Teilnehmenden unter chronischen Nackenschmerzen litten. Auch hier wurde eine positive Wirkung von Yoga auf die Nackenschmerzen, durch die Schmerzen bedingte funktionelle Einschränkungen, den zervikalen Bewegungsbereich, Lebensqualität und Stimmung gefunden (Li et al. 2019).

Fallbeispiel

Die 42-jährige Frau M. erlebt seit über mehreren Monaten verschiedene körperliche Symptome, wie Kopfschmerzen, Bauchschmerzen, ständige Müdigkeit und Muskelschwäche. An manchen Tagen sind die Beschwerden so stark, dass sie kaum aufstehen kann. Immer häufiger sagt sie Verabredungen aufgrund der Schmerzen ab. Auf ihrer Arbeitsstelle muss sie sich aufgrund ihrer Symptome mittlerweile regelmäßig krankmelden, was bereits Unmut aufseiten ihrer Vorgesetzten, Kolleginnen und Kollegen verursacht. Die Gedanken von Frau M. kreisen vermehrt um ihre Gesundheit. Die Sorge, an einer schlimmen Krankheit zu leiden, hat sie fest im Griff. Wenn die Symptome besonders stark sind, steigert sich die Angst bis zu panikartigen Zuständen. Dann recherchiert Frau M. ihre Symptome, liest Artikel und Erfahrungsberichte, versucht sich noch mehr zu schonen und achtet auf jede Empfindung in ihrem Körper. Ihre Hausärztin hat sie bereits zu mehreren Spezialisten überwiesen. Jegliche Untersuchungen blieben ohne Befund. Nach der Untersuchung beruhigt sich Frau M. für eine kurze Zeit. Zuweilen erlebt sie auch weniger Symptome, wenn ein Befund negativ war. Beides hält jedoch nicht lange an und der Teufelskreis aus Symptomen, Angst und Arztbesuchen beginnt erneut.

Als ihre Beschwerden schließlich als „psychosomatisch" eingeordnet werden und ihr eine Psychotherapie nahegelegt wird, ist Frau M. endgültig frustriert vom Gesundheitssystem. Sie hatte schon lange den Eindruck, dass ihre Symptome nicht ernst genommen werden und sie als „Hypochonder abgestempelt" wird. Ihre Hausärztin erkennt die große Hilflosigkeit hinter Frau M.'s häufigen Besuchen.

Sie weiß, dass Frau M. sich auf der Arbeit gestresst und überfordert fühlt und legt ihr eine Psychotherapie als Möglichkeit dar, mehr Selbstfürsorge sowie einen besseren Umgang mit Emotionen und Stress zu erlernen. Zudem bespricht sie die Teilnahme an einer Sportgruppe in der örtlichen Physiotherapie.

Frau M. ist zunächst skeptisch, da sich ihre Symptome ihrer Erfahrung nach bei Bewegung verstärken. Die Ärztin klärt Frau M. sowohl über das Zusammenspiel von Körper und Psyche als auch den entstehenden Teufelskreis aus Symptomen und Krankheitsverhalten auf. Frau M. ist zwar noch nicht ganz überzeugt, lässt sich aber auf die Vorschläge ein.

In der Physiotherapie wird ein individuelles Sportprogramm für Frau M. erstellt. Aufgrund des bisher eher bewegungsarmen Lebensstils werden zunächst leichtere Übungen und Gewichte genutzt, die im Verlauf gesteigert werden. Frau M. reagiert immer wieder zurückhaltend, aus Angst, ihre Symptome könnten sich verschlimmern. Die empathische Haltung des Physiotherapeuten führt allerdings dazu, dass Frau M. die Intensität ihrer Übungen steigert. Durch die Bewegung erlangt sie wieder mehr Sicherheit für ihren Körper. In der Gruppe schließt sie zudem neue Kontakte, wodurch sich auch ihr Selbstbewusstsein stärkt. ■

6.6.5 Störungsspezifische Besonderheiten

Zum besseren Verständnis der Zusammenhänge der körperlichen Belastungsstörung soll an dieser Stelle auf zwei wichtige Aspekte eingegangen werden: Aufrechterhaltung und Schmerzempfinden.

Entstehungsmodell und Aufrechterhaltung

Vor dem Hintergrund eines biopsychosozialen Entstehungsmodells spielen insbesondere aufrechterhaltende Faktoren eine Rolle. Zur Entstehung und Aufrechterhaltung können u. a. folgende **Faktoren** beitragen:

- Schonungs- und Vermeidungsverhalten: z. B. zunehmende Einschränkung von Aktivität
- Ungünstige Annahmen über Gesundheit und Krankheit: z. B. „Ein gesunder Körper hat keine Symptome!", „Plötzliche/ungewöhnliche Körpersymptome sind Hinweise auf Krankheiten!", „Schmerzen sind nicht aushaltbar", „Schmerzen/Körpersymptome sind gefährlich!"
- Tendenz zum Katastrophisieren: z. B. Herzstolpern als Anzeichen für Herzinfarkt interpretieren
- „Body checking": Wiederholtes Überprüfen des Körpers auf Symptome bzw. Beobachten von Symptomen
- „Doctor hopping"/„Doctor shopping": Wiederholtes Aufsuchen medizinischer Einrichtungen, Einholen von Zweit- und Drittmeinungen, mehrfaches Wechseln der Behandelnden
- Krankheitsgewinn und Funktionalität: Insbesondere Zugewinn positiver Aspekte (z. B. Versorgt werden) und Wegfall negativer Aspekte (z. B. nicht zu einem unangenehmen Treffen gehen müssen); aber auch weitreichende Konsequenzen wie z. B. Erwerbsunfähigkeitsrente

Angst vor Schmerz und übermäßige Schmerzempfindlichkeit

Manche Betroffene schildern die Befürchtung, die durch Sport entstehenden Schmerzen nicht aushalten zu können. Tatsächlich leidet ein Teil der von chronischen

Schmerzen betroffenen Personen unter **Hyperalgesie** (übermäßige Schmerzempfindlichkeit). Die Betroffenen sollten daher über die biologischen Zusammenhänge zwischen sportlicher Aktivität und auftretenden Körperempfindungen aufgeklärt werden. Dabei soll verständlich gemacht werden, dass Schmerzen nach anstrengender Aktivität normal sind. Es kann hilfreich sein anzuerkennen, dass diese Empfindungen im Vergleich zu anderen stärker ausgeprägt sein können.

MERKE

Ziel ist eine erhöhte Akzeptanz für auftretende Schmerzen mit Reduktion des Katastrophendenkens und zunehmender Zuversicht, dass die Schmerzen aushaltbar sind und mit der Zeit nachlassen (Rice et al. 2019).

6.6.6 Fazit für die Praxis

Von körperlicher Belastungsstörung betroffene Menschen erleben vielfältige Beeinträchtigungen in ihrem Alltag. Zu einer umfassenden Behandlung sollte auch körperliche Aktivität gehören, um körperlichen Einschränkungen entgegenzuwirken bzw. deren Fortschreiten aufzuhalten. Für die erfolgreiche Umsetzung sollten folgende Punkte beachtet werden:

- Vor Beginn einer körperlichen Aktivität sollten **konkrete Ziele** (besser „mehr Lebensqualität" statt „Symptomfreiheit") mit den Betroffenen besprochen und diese regelmäßig überprüft werden (AWMF 2018).
- Es sollte eine an die körperliche Einschränkung **angepasste körperliche Aktivität** gewählt werden (z. B. ausgedehntere Alltags-Aktivitäten bei schwerer Einschränkung), welche gestuft angepasst und erhöht werden kann (AWMF 2018).
- Bei starker Beeinträchtigung kann durch (zeitlich begrenzte) **Verordnung von aktivierenden Verfahren** (z. B. Physiotherapie, Funktionstraining, Ergotherapie) schrittweise an mehr Bewegung herangeführt werden (AWMF 2018).
- Körperliche Aktivität sollte **gut gemonitort** werden, damit sich Betroffene nicht überfordern und damit ungewollt zu einer Verschlimmerung der Symptome führen (AWMF 2018).
- Ggf. sollte bereits im Vorfeld über mögliche vorübergehende **Rückschläge** aufgeklärt (AWMF 2018) und ein Plan zum Umgang mit Schwierigkeiten und Rückfällen erarbeitet werden.
- Betroffene sollen eine Aktivität wählen, die ihnen **Spaß** macht (AWMF 2018, Hayden et al. 2021).
- **Gruppenprogramme** können helfen, die Motivation zu steigern und neue soziale Kontakte zu knüpfen (AWMF 2018).
- **Balance aus Aktivierung und Entspannung** (z. B. PMR) herstellen (AWMF 2018).
- Möglichst **langfristige Krankschreibung** (Arbeitsunfähigkeit) **vermeiden**, da dies die dysfunktionalen Muster verstärkt (AWMF 2018).
- Bei chronischen Rückenschmerzen
  - scheinen **höher dosierte Aktivitäten** (≥ 20 Stunden) wirksamer zu sein (Hayden et al. 2021),
  - werden **Kraft- und Widerstandsübungen** empfohlen, die mehrere Muskelgruppen ansprechen (Searle et al. 2015).

TIPP

Die S3-Leitlinie „Funktionelle Körperbeschwerden" (AWMF 2018) bespricht ein gestuftes Programm zur Erweiterung eines stark eingeschränkten Bewegungsradiusses (auch als „Graded Excercise" bzw. „Graded Excercise Therapy" [White et al. 2011] bezeichnet). Zuerst wird die Baseline-Aktivität erfasst. Darauf aufbauend wird mit den Betroffenen die Steigerung der Aktivität besprochen und in Stufen festgelegt. Beispielsweise könnte Stufe 1 dreimal pro Woche 15 min spazieren gehen beinhalten. Wenn dieses Ziel konsistent erreicht wird, wird zu Stufe 2 übergegangen. Diese könnte z. B. entweder eine Erhöhung der Häufigkeit (fünfmal 15 min) oder der Dauer (dreimal 30 min) beinhalten. Um Überforderung zu vermeiden, kann eine Ziel-Herzrate vereinbart werden (z. B. 50 % der altersentsprechenden Herzrate) (Moss-Morrison et al. 2005).

TAKE-HOME MESSAGE

Sportliche Aktivität und MBI können erfolgreich Angstzustände, Depressionen und chronischen Schmerzen reduzieren. Treten diese Symptome begleitend oder als Teil einer Körperlichen Belastungsstörung auf, so kann auch hier die Anwendung von sportlicher Aktivität und MBI sinnvoll sein. Es gibt jedoch nur wenig Literatur, die spezifisch die Verwendung von beidem bei der Behandlung der Körperlichen Belastungsstörung untersucht. Existierende Übersichtsarbeiten finden positive Effekte von Krafttraining auf chronische Schmerzen, von autogenem Training bei somatoformen Schmerzstörungen und Wirksamkeitsnachweise für achtsamkeitsbasierte Interventionen bei Somatisierungsstörungen. Es gibt Hinweise darauf, dass die allgemeine Lebensqualität bei Betroffenen durch Sport und MBI verbessert werden kann. Weitere Forschung ist angezeigt.

6

LITERATUR

Abbass AA, Kisely SR, Town JM et al. Short-term psychodynamic psychotherapies for common mental disorders. Cochrane Database Syst Rev. 2014; (7): CD004687.

Arbeitsgemeinschaft der Wissenschaftlichen Medizinischen Fachgesellschaften (AWMF). S3 Leitlinie „Funktionelle Körperbeschwerden". Frankfurt, 2018. Aus: www.register.awmf.org/assets/guidelines/051-001l_S3_Funktionelle_Koerperbeschwerden_2018-11.pdf (letzter Zugriff: 26.10.2022)

Bidonde J, Busch AJ, Webber SC et al. Aquatic exercise training for fibromyalgia. Cochrane Database Syst Rev. 2014; (10): CD011336.

Bundesinstitut für Arzneimittel und Medizinprodukte (BfArM). ICD-11 in Deutsch – Entwurfsfassung. 2022. Aus: www.bfarm.de/DE/Kodiersysteme/Klassifikationen/ICD/ICD-11/uebersetzung/_node.html; jsessionid=-C3EB7997252CD46DFA8D0E9BA7F639FA.intranet262 (letzter Zugriff: 26.10.2022)

Busch AJ, Webber SC, Richards RS et al. Resistance exercise training for fibromyalgia. Cochrane Database Syst Rev. 2013; (12): CD010884.

Garland EL, Brintz CE, Hanley AW et al. Mind-body therapies for opioid-treated pain: A systematic review and meta-analysis. *JAMA internal medicine*, 2020; 180 (1): 91–105.

Haller H, Cramer H, Lauche R et al. Somatoform disorders and medically unexplained symptoms in primary care—a systematic review and meta- analysis of prevalence. Dtsch Arztebl Int, 2015; 112: 279–87. DOI: 10.3238/arztebl.2015.0279

Hayden JA, Ellis J, Ogilvie R et al. Some types of exercise are more effective than others in people with chronic low back pain: a network meta-analysis. Journal of physiotherapy, 2021; 67 (4): 252–262.

Hilderink PH, Collard R, Rosmalen JGM et al. Prevalence of somatoform disorders and medically unexplained symptoms in old age populations in comparison with younger age groups: a systematic review. Ageing research reviews, 2023; 12 (1): 151–156.

Hilton L, Hempel S, Ewing BA et al. Mindfulness meditation for chronic pain: systematic review and meta-analysis. Annals of behavioral medicine, 2017; 51 (2): 199–213.

Jacobi F, Höfler M, Strehle J et al. Psychische Störungen in der Allgemeinbevölkerung. Nervenarzt, 2014; 85 (1): 77–87.

Khoo EL, Small R, Cheng W et al. Comparative evaluation of group-based mindfulness-based stress reduction and cognitive behavioural therapy for the treatment and management of chronic pain: A systematic review and network meta-analysis. Evidence-based mental health, 2019; 22 (1): 26–35.

Kleinstäuber M, Witthöft M, Steffanowski A et al. Pharmacological interventions for somatoform disorders in adults. Cochrane Database Syst Rev, 2014; 11: CD010628.

Lakhan SE, Schofield KL. Mindfulness-based therapies in the treatment of somatization disorders: a systematic review and meta-analysis. PloS one, 2013; 8 (8).

Li Y, Li S, Jiang J, Yuan S. Effects of yoga on patients with chronic nonspecific neck pain: a PRISMA systematic review and meta-analysis. *Medicine*, 2019; 98 (8).

Maass U, Kühne F, Maas J, Unverdross M, Weck F. Psychological interventions for health anxiety

and somatic symptoms. Zeitschrift für Psychologie, 2020; 228 (2): 68–80.
Martin A, Rief W. Somatoforme Störungen. In: Hoyer J, Knappe S (eds). Klinische Psychologie & Psychotherapie. Heidelberg: Springer, 2020. DOI: 10.1007/978-3-662-61814-1_53
McKenzie Institut. Was ist die McKenzie Methode? Ohne Datum. Aus: https://de.mckenzie-institute.org/f%C3%BCr-patienten/was-ist-die-mckenzie-methode/ (letzter Zugriff: 22.11.2023)
Moss-Morris R, Sharon C, Tobin R, Baldi JC. A randomized controlled graded exercise trial for chronic fatigue syndrome: outcomes and mechanisms of change. J Health Psychol, 2005; 10 (2): 245–59.
Rice D, Nijs J, Kosek, E et al. Exercise-induced hypoalgesia in pain-free and chronic pain populations: state of the art and future directions. The Journal of Pain, 2019; 20 (11): 1249–1266.
Saragiotto BT, Maher CG, Yamato TP et al. Motor control exercise for chronic non-specific low-back pain. Cochrane Database Syst Rev, 2016; (1): CD012004.
Searle A, Spink M, Ho A, Chuter V. Exercise interventions for the treatment of chronic low back pain: a systematic review and meta-analysis of randomised controlled trials. Clin Rehabil, 2015; 29 (12): 1155–67.
Stetter F, Kupper S. Autogenic training: a meta-analysis of clinical outcome studies. Appl Psychophysiol Biofeedback, 2002; 27 (1): 45–98. DOI: 10.1023/a:1014576505223.
Sutar R, Desai G, Varambally S, Gangadhar BN. Yoga-based intervention in patients with somatoform disorders: an open label trial. International Review of Psychiatry, 2016; 28 (3): 309–315.
Van Dessel N, den Boeft M, van der Wouden JC et al. Non-pharmacological interventions for somatoform disorders and medically unexplained physical symptoms (MUPS) in adults. Cochrane Database Syst Rev, 2014; 11: CD011142.
Van Ravesteijn H. Mindfulness-based cognitive therapy for patients with somatoform disorders. Tijdschrift voor Psychiatrie, 2016; 58 (3): 198–206.
Wieland LS, Skoetz N, Pilkington K, Vempati R, D'Adamo CR, Berman BM. Yoga treatment for chronic non-specific low back pain. Cochrane Database of Systematic Reviews, 2017; (1).

6.7 Persönlichkeitsstörungen

Sophie Meska

6.7.1 Störungsbild und Diagnosekriterien

Die **Persönlichkeit** umfasst die zeitlich relativ stabile individuelle Art und Weise einer Person, sich selbst, andere Menschen sowie ihre Umwelt wahrzunehmen und zu interpretieren sowie sich entsprechend zu verhalten. Von einer **Persönlichkeitsstörung (PS)** spricht man, wenn diese Verhaltens- und Beziehungsmuster so übermäßig ausgeprägt und rigide sind, dass sie zu Beeinträchtigungen und Problemen führen.

Unterschieden werden folgende Formen der Persönlichkeitsstörungen:

- Paranoide PS (F60.0)
- Schizoide PS (F60.1)
- (Schizotype Störung: F21)
- Dissoziale PS (F60.2)
- Emotional-instabile PS (F60.3)
  - Impulsiver Typus (F60.30)
  - Borderline Typus (F60.31)
- Histrionische PS (F60.4)
- Narzisstische PS (F60.8)
- Zwanghafte PS (F60.5)
- Ängstlich-vermeidende PS (F60.6)
- Abhängige PS (F60.7)

Symptomatik

Eine Persönlichkeitsstörung ist durch seit mindestens zwei Jahren anhaltende Probleme in der Funktionsweise folgender Bereiche gekennzeichnet:

- Aspekte des Selbst (z. B. Identität, Selbstwert, Selbststeuerung) und/oder
- Aspekte zwischenmenschlicher Interaktion (z. B. für beide Seiten befriedigende Beziehungen aufbauen und aufrechterhalten, Perspektivübernahme, Umgang mit Konflikten).

6

Dabei sind die störungsspezifischen Verhaltensmuster nicht dem Entwicklungsstand angemessen und können auch nicht durch soziale (auch sozialpolitische Konflikte) sowie kulturelle Faktoren erklärt werden. Viele Betroffene erleben erheblichen Stress. Zudem treten typischerweise signifikante Beeinträchtigungen in wichtigen Lebensbereichen (z. B. persönlich, sozial, beruflich) auf (WHO 2019, BfArM 2022).

Paranoide Persönlichkeitsstörung

Durchgängiges Muster, in verschiedensten Situationen Handlungen anderer als absichtlich erniedrigend oder bedrohlich zu interpretieren mit folgenden Charakteristika:

- Misstrauisches, argwöhnisches und grollendes Verhalten
- Streitsüchtiges, starres Beharren auf vermeintlichem eigenem Recht
- Leicht kränkbar, empfindlich gegenüber Ablehnung und Misserfolg
- Übertriebene Eifersucht (häufiges ungerechtfertigtes Misstrauen gegenüber der sexuellen Treue des Ehe- oder Sexualpartners)

Schizoide Persönlichkeitsstörung

Durchgängiges Muster von Gleichgültigkeit gegenüber sozialen Beziehungen sowie eingeschränkter emotionaler Erlebnis- und Ausdruckfähigkeit mit folgenden Charakteristika:

- Starke emotionale Verletzbarkeit und Empfindlichkeit
- Soziale Distanziertheit und emotionale Kühle mit flacher Affektivität
- Kontakthemmung
- Mangel an vertrauensvollen Beziehungen
- Unfähigkeit, Freude zu empfinden
- Vorliebe für Fantasie und einzelgängerisches Verhalten
- Defizite im Erkennen und Befolgen gesellschaftlicher Regeln, exzentrisches Verhalten

Schizotype Persönlichkeitsstörung

In der ICD-10 als schizotype Störung klassifiziert. Es besteht ein durchgehendes Muster von sozialen und zwischenmenschlichen Defiziten mit Unbehagen in engen Beziehungen und mangelnder Fähigkeit, diese einzugehen mit folgenden Charakteristika:

- Seltsame Überzeugungen oder magische Denkinhalte
- Ungewöhnliche Denk- und Sprechweise
- Argwohn oder paranoide Vorstellungen
- Eingeschränkte oder unangemessene Gefühlsäußerungen
- Das Verhalten oder die äußere Erscheinung ist auffällig, exzentrisch oder seltsam
- Mangel an Freunden und Vertrauten

Dissoziale Persönlichkeitsstörung

Menschen mit dieser Persönlichkeitsstörung werden auch als antisoziale Persönlichkeiten bezeichnet. Es besteht ein durchgängiges Muster von verantwortungslosem, antisozialem Verhalten mit folgenden Charakteristika:

- Missachtung von sozialen Regeln (als Folge z. B. häufiger Beziehungswechsel, Arbeits-, und Wohnungslosigkeit)
- Niedrige Schwelle für aggressives und gewalttätiges Verhalten, Tendenz zu kriminellen Handlungen
- Unfähigkeit, auf die Gefühle anderer Menschen einzugehen
- Unfähigkeit zur Aufrechterhaltung längerfristiger Beziehungen

Emotional-instabile Persönlichkeitsstörung

Durchgängiges Muster, Impulse auszuagieren, ohne Konsequenzen zu berücksichtigen mit der Tendenz zu instabilen zwischenmenschlichen Beziehungen sowie dem Erleben rasch wechselnder Stimmungen. Unterschieden werden:

- Impulsiver Typ:
  - Starke Affektausbrüche, welche für die jeweilige Situation unangemessen sind
  - Mangelnde Impulskontrolle
  - Geringe Fähigkeit, im Voraus zu planen
- Borderline Typ:
  - Unbeständigkeit des Selbstbilds, Unklarheit über Ziele (beruflich, privat)
  - Intensive, aber instabile Beziehungen mit emotionalen Krisen
  - Selbstverletzende Handlungen (z. B. „Schnippeln"/„Ritzen" = Zufügen von Schnittwunden)
  - Wiederkehrende Verzweiflung mit Suizidgedanken („chronische Suizidalität")
  - Anhaltendes Gefühl von Leere

Histrionische Persönlichkeitsstörung

Histrione lat.= Schauspieler der Antike. Entspricht der „hysterischen Persönlichkeitsstörung" der klassischen psychopathologischen Terminologie. Es besteht ein durchgehendes Muster von überdurchschnittlicher Emotionalität mit übergroßem Verlangen nach Aufmerksamkeit mit folgenden Charakteristika:

- Theatralischer Ausdruck von Gefühlen
- Leichte Beeinflussbarkeit durch andere
- Verlangen, im Mittelpunkt der Aufmerksamkeit zu stehen
- Ausgeprägte Selbstbezogenheit und egozentrisches, manipulatives Verhalten

Narzisstische Persönlichkeitsstörung

Es besteht ein durchgehendes Muster von Großartigkeit (in Fantasie oder Verhalten) mit folgenden Charakteristika:

- Bedürfnis nach Bewunderung und Mangel an Einfühlungsvermögen in andere
- Übertriebenes Gefühl der eigenen Wichtigkeit
- Gefühl, einzigartig und jemand Besonderes zu sein bei gleichzeitig instabilem Selbstwertgefühl
- Erwartung, durch andere bevorzugt behandelt zu werden
- Ausnutzen von anderen Menschen
- Arrogantes, überhebliches Verhalten

Zwanghafte Persönlichkeitsstörung

Es besteht ein durchgehendes Muster von Perfektionismus mit folgenden Charakteristika:

- Starrheit im Denken und Handeln, Pedanterie und Anpassung an soziale Normen
- Starke Zweifel und übertriebene Vorsicht, Unentschlossenheit
- Übertriebene Gewissenhaftigkeit und Perfektionismus, ständig am Planen und Ordnen
- Unverhältnismäßige Leistungsbezogenheit unter Vernachlässigung von Vergnügen und zwischenmenschlichen Beziehungen

Ängstlich-vermeidende Persönlichkeitsstörung

Es besteht ein durchgehendes Muster von Anspannung, Besorgtheit, Schüchternheit und Angst vor negativer Beurteilung mit folgenden Charakteristika:

- Vermeidung von beruflichen oder sozialen Kontakten aus Furcht vor Kritik oder Ablehnung
- Minderwertigkeitsgefühle
- Andauernde Sehnsucht nach Zuneigung und Akzeptiertwerden
- Leicht durch Kritik und Ablehnung zu verletzen

Abhängige Persönlichkeitsstörung

Wird auch als dependente Persönlichkeitsstörung bezeichnet. Es besteht ein durchgehendes Muster der Selbstwahrnehmung als hilflose und inkompetente Person mit folgenden Charakteristika:

- Unfähigkeit zu eigenen Entscheidungen, Entscheidungen anderen überlassen
- Abhängigkeit von anderen Personen, starke Nachgiebigkeit auf Wünsche anderer
- Ängste vor Alleinsein und Verlassenwerden
- Gefühl körperlicher Schwäche

Diagnosekriterien

Die Diagnosekriterien der Persönlichkeitsstörungen nach ICD-10 sowie Hinweise auf Veränderungen in der ICD-11 sind in ➤ Tab. 6.6 dargestellt.

TIPP

Eine sehr anschauliche Übersicht über die ICD-11-Kriterien sowie Hinweise zum Umgang mit Personen mit Persönlichkeitsstörungen gibt der Artikel *Patientinnen und Patienten mit Persönlichkeitsstörungen im ärztlichen Alltag – Implikationen aus der ICD-11* (Herpertz et al. 2022).

Während die ICD-10 noch einzelne Persönlichkeitsstörungen unterscheidet (➤ Tab. 6.7), wird diese Klassifikation im ICD-11 aufgehoben. Stattdessen wird zunächst überprüft, ob eine **diagnostisch relevante Funktionsbeeinträchtigung** vorliegt. Danach wird das **Ausmaß** der **Beeinträchtigung** (leicht, mittel, schwer) bestimmt und abschließend werden die Beeinträchtigungen fünf **Persönlichkeitsmerkmalen** (negative Affektivität, Bindungslosigkeit, Dissozialität, Enthemmtheit, Zwanghaftigkeit) zugeordnet. Einzig das **Borderline-Muster** (vorher: emotional-instabile Persönlichkeitsstörung vom Borderline Typus, kurz: BPS) ist als alleinstehende Persönlichkeitsstörung erhalten geblieben.

Da in der Wissenschaft bisher häufig die Diagnosen nach dem amerikanischen Klassifikationssystem DSM-4 (*Diagnostic and Statistical Manual of Mental Disorders*; APA 2000) bzw. in der aktuellen Version DSM-5 (APA 2013) vergeben wurden, stellt ➤ Tab. 6.7 neben den ICD-10 auch die

Tab. 6.6 Diagnosekriterien der Persönlichkeitsstörungen nach ICD-10 und ICD-11

Kriterium ICD-10	ICD-10	Veränderung ICD-11
G1	Charakteristische und dauerhafte innere Erfahrungs- und Verhaltensmuster, deutlich abweichend von kulturell erwarteten und akzeptierten Normen; Äußert sich in mindestens einem Bereich: Kognition, Affektivität, Impulskontrolle und Bedürfnisbefriedigung, zwischenmenschliche Beziehungen und Art des Umgangs mit ihnen	Zusätzlich Einschränkung: Instabile Persönlichkeit ist altersangemessen (z. B. Identitätsfindung während Pubertät) oder durch soziale, kulturelle Faktoren (auch sozial-politische Konflikte) erklärbar
G2	Abweichung ist so ausgeprägt, dass daraus resultierendes Verhalten in vielen persönlichen und sozialen Situationen unflexibel, unangepasst, unzweckmäßig ist	
G3	Abweichung führt zu persönlichem Leidensdruck oder nachteiligem Einfluss auf die soziale Umwelt	Erweiterung: Signifikante Funktionsbeeinträchtigungen verschiedenen wichtigen Lebensbereichen
G4	Abweichung ist stabil, von langer Dauer und begann in spätem Kindesalter oder Adoleszenz	Abweichung besteht seit mind. zwei Jahren
G5	Abweichung kann nicht durch andere psychische Störung des Erwachsenenalters erklärt werden	
G6	Abweichung ist nicht verursacht durch organische Erkrankung, Verletzung oder Funktionsstörung des Gehirns	Zusätzlich: Nicht Folge von Medikamenten oder Substanzen bzw. deren Entzugssymptome

Tab. 6.7 Persönlichkeitsstörungen im ICD-10 und DSM-IV/DSM-5

Cluster	DSM-IV/V	ICD-10	Kurzbeschreibung
A Sonderbar, seltsam, exzentrisch	Paranoide PS	Paranoide PS (F60.0)	Misstrauen, Tendenz zum Verdrehen/Missdeuten neutraler oder freundlicher Handlungen, Verdächtigungen
	Schizoide PS	Schizoide PS (F60.1)	Einzelgängerisch, abgeflachter Affekt und Emotionsausdruck
	Schizotypische PS	(Schizotype Störung: F21)	Kalter Affekt, Anhedonie, exzentrisches Verhalten, paranoide/bizarre Ideen; Illusionen/Halluzinationen/Wahnvorstellungen, jedoch nicht so ausgeprägt wie bei Schizophrenie
B Dramatisch, emotional, launisch	Antisoziale PS	Dissoziale PS (F60.2)	Empathielosigkeit, Missachtung von Regeln/Normen/Gesetzen, aggressives bis gewalttätiges Verhalten, geringe Frustrationstoleranz
	Borderline PS	Emotional-instabile PS (F60.3)	Instabilität in Gefühlen und Verhalten, Ausagieren von Impulsen
		• Impulsiver Typus (F60.30)	Impulsives Verhalten, launenhafte Stimmungsschwankungen
		• Borderline Typus (F60.31)	Instabiles Selbstbild, intensive (jedoch instabile) Beziehungen, chronische innere Leere, selbstverletzendes Verhalten
	Histrionische PS	Histrionische PS (F60.4)	Oberflächliche und wechselhafte Affekte, Dramatisierung, hohe Kränkbarkeit, starker Drang nach Anerkennung
	Narzisstische PS	Narzisstische PS (F60.8)	Fantasien von Großartigkeit, starker Wunsch nach Bewunderung, mangelnde Empathie, überhöhtes Selbstwertgefühl
C Ängstlich	Zwanghafte PS	Zwanghafte PS (F60.5)	Perfektionismus und überhöhte Gewissenhaftigkeit, Beharren auf Regeln/Normen, Kontrolle
	Selbstunsichere PS	Ängstlich-vermeidende PS (F60.6)	Minderwertigkeitsgefühle, starker Wunsch nach Zuneigung, Überempfindlichkeit gegenüber Zurückweisung und Kritik, große Vorsicht (auch im Alltag)
	Abhängige PS → Wird zu Ängstlich-vermeidende PS im DSM-5	Abhängige PS (F60.7)	Entscheidungen werden anderen überlassen, Unterordnung, Trennungsangst, Überempfindlichkeit gegenüber Zurückweisung, Erleben von Hilflosigkeit

DSM-4 Kategorisierung dar. Im DSM-System werden die Persönlichkeitsstörungen in sog. **Cluster** eingeordnet: Cluster A (merkwürdiges oder exzentrisches Verhalten), Cluster B (dramatisches, emotionales oder sprunghaftes Verhalten) und Cluster C (ängstliches Verhalten) (APA 2000, APA 2013).

Prävalenz

In einer deutschen Stichprobe der Allgemeinbevölkerung erfüllten zum Befragungszeitpunkt (entspricht: Punktprävalenz) 11,2 % der Befragten die Kriterien für mindestens eine Persönlichkeitsstörung. Für die einzelnen Persönlichkeitsstörungen variierten die Prävalenzraten zwischen unter 0,1% (schizotypische PS, antisoziale PS) und 7,6 % (zwanghafte PS). Am zweithäufigsten trat die paranoide PS mit 2,7 %, gefolgt von der vermeidend-selbstunsicheren PS mit 1,2 % auf. Auf Cluster-Ebene zeigt sich folgende Verteilung: 3,2 % Cluster A (sonderbar, exzentrisch), 1,2 % Cluster B (emotional, launisch) und 8,5 % Cluster C (ängstlich) (Barnowet al. 2010).

Risikofaktoren und ätiologische Aspekte

Um die Entstehung einer Persönlichkeitsstörung zu erklären, wird ein multifaktorielles Erklärungsmodell angenommen. Demnach entwickelt sich die Persönlichkeitsstörung aus einem Zusammenspiel frühkindlicher, familiärer und sozialer Risikofaktoren mit biografischen Stressoren und (fehlenden oder nicht ausreichenden) Bewältigungsstrategien. Barnow und Miano (2020) führen in ihrer Übersicht u. a. folgende Risikofaktoren an:

- **Genetisches Risiko**: Bis zu 5-fach erhöhtes Risiko bei Kindern von betroffenen Elternteilen
- **Neuronale Korrelate**: ungünstige Zusammenarbeit von präfrontalem Cortex und für Emotionsverarbeitung zuständigen Gehirnarealen (z. B. Amygdala)
- **Prä- und perinatale Einflüsse**: Hinweise auf Zusammenhang zwischen Stress und Tabakkonsum der Mutter mit Borderline-Persönlichkeitsstörung des Kindes
- **Missbrauch oder Vernachlässigung**: 2-fach erhöhtes Risiko für Cluster A, 9-fach erhöht für Cluster B und 4-fach erhöht für Cluster C
- **Erziehungsverhalten**: v. a. strenge, wenig liebevolle und von Bestrafung geprägte Erziehung
- **Bindungsunsicherheit**: schwierige Bindungserfahrungen, die zu ungünstigen Annahmen über Beziehungen führen, die sich wiederum auf das Interaktionsverhalten auswirken
- **Fehlende Resilienzfaktoren**: z. B. mindestens eine unterstützende Bezugsperson, Problemlösestrategien (u. a. um Hilfe bitten können)

MERKE

Die Ätiologie der Persönlichkeitsstörungen ist noch nicht vollständig geklärt. Erkrankte Elternteile scheinen einen großen Risikofaktor darzustellen. Generell wird bei der Entstehung vom Zusammenspiel mehrerer (ungünstiger) Faktoren ausgegangen.

6.7.2 Klassische Behandlungsansätze

Pharmakotherapie

Während bei sehr vielen psychischen Störungen die Pharmakotherapie erfolgreich angewendet wird, gibt es bislang für die pharmakologische Behandlung von Persönlichkeitsstörungen weniger Evidenz. Zur pharmazeutischen Behandlung werden zwei Ansatzpunkte herangezogen: 1) Beeinflussung von Symptomen (z. B. Impulsivität, emotionale Instabilität, hohe Ängstlichkeit), die auf bestimmte Neurotransmittersysteme zurückgeführt werden können und 2) Behandlung einer mit der Persönlichkeitsstörung in Verbindung stehender anderen Störung (z. B. Depression, Angststörung) (DGPPN 2009).

Die S3-Leitlinien für BPS empfehlen, dass Psychopharmaka weder als Mittel der ersten Wahl noch als Monotherapie eingesetzt werden sollen; v. a. dann nicht, wenn besser geeignete Mittel (z. B. Psychotherapie) zur Verfügung stehen. In Krisensituationen können Psychopharmaka in Erwägung gezogen werden, wenn andere Maßnahmen (z. B. Skills) nicht ausreichen. Jedoch muss das erhöhte Suizidrisiko beachtet werden. Daher sollten Medikamente, welche bei Überdosierung zum Tod führen, nur zurückhaltend zum Einsatz kommen (DGPPN 2022).

Cluster A: paranoid, schizoid, schizotyp

Aufgrund der Nähe zum schizophrenen Störungskreis wurden Studien mit **Antipsychotika** (u. a. Haloperidol, Olanzapin, Risperidon) bei Betroffenen mit schizotyper Persönlichkeitsstörung durchgeführt. Während einzelne Studien einen positiven Effekt auf psychotische Symptome feststellten, konnte dieser Effekt in randomisiert-kontrollierten Studien nicht repliziert werden. Die Dropout-Rate war in allen Studien aufgrund der unerwünschten starken Nebenwirkungen recht hoch (Koenigsberg 2003, Keshavan et al. 2004; McClure MM et al. 2009).

Cluster B: antisozial, BPS, histrionisch, narzisstisch

In der pharmakologischen Behandlung der BPS wurden gute Ergebnisse mit **Antidementiva** (hier: *Memantin*) (Kulkarni et al. 2018) auf den Gesamtschweregrad der BPS-Symptomatik erzielt. Jegliche **Antipsychotika** (u. a. *Haloperidol*, *Olanzapin*, *Quetiapin*) zeigten positive Effekte auf kognitive Symptome, Wut, affektive Instabilität sowie das psychosoziale Funktionsniveau. Hierbei ist das Risiko unerwünschter Nebenwirkungen nicht unerheblich (Ingenhoven und Duivenvoorden 2011). **Stimmungsstabilisierer** (z. B. *Valproinsäure*, *Lamotrigin*) zeigten keine signifikanten Effekte im Vergleich zu Placebo-Kontrollgruppen (Moen et al. 2012, Crawford et al. 2018).

Cluster C: selbstunsicher, zwanghaft, dependent

Obwohl die Nähe zu pharmakologischer Behandlung bei Angststörungen naheliegt, gibt es keine Studien innerhalb der letzten 20 Jahre zu Pharmakotherapie bei Cluster C Persönlichkeitsstörungen.

MERKE

Bisher gibt es keine klare pharmakologische Behandlungsleitlinie für Persönlichkeitsstörungen. Die Pharmakotherapie sollte nicht als Monotherapie angewendet, sondern immer in einen Gesamtbehandlungsplan eingebettet werden.

Psychotherapie

Psychotherapie hat sich hinsichtlich der **Reduktion** der **Symptomatik** und Persönlichkeitspathologie, sowie der Verbesserung der sozialen Funktion bei Patientinnen und Patienten mit Cluster A, B, C, oder nicht anderweitig spezifizierten Persönlichkeitsstörungen als wirksam erwiesen (Verheul und Herbrink 2007). Die BPS wird gesondert betrachtet, da sich mittlerweile spezifische Behandlungsansätze etabliert haben.

Psychotherapie allgemein

Erste Überblicksarbeiten stellten bereits die Wirksamkeit von Psychotherapie (unabhängig von Verfahren und Setting) fest (Bateman und Fonagy 2000). Bei Betroffenen von **Cluster C** Persönlichkeitsstörungen (abhängig, ängstlich-vermeidend und zwanghaft) kann Psychotherapie zu signifikanten Verbesserungen der allgemeinen Symptomatik führen. Die **größte positive Veränderung** scheint dabei während der Therapie stattzufinden. Die Effekte zeigten sich stabil über einen ein- bis zweijährigen Follow-up-Zeitraum (Simon 2009).

Kognitive Verhaltenstherapie (KVT)

In einer Metaanalyse, die 11 Studie umfasste, konnte ein **großer Effekt** der KVT auf störungsspezifische Symptome nachgewiesen werden (Leichsenring und Leibig 2003).

Schematherapie

Die Schematherapie basiert auf Elementen der KVT, Gestalttherapie und psychodynamischen Verfahren. Sie geht davon aus, dass maladaptive Erlebens- und Verhaltensmuster früh in der Kindheit als Reaktion auf die Bezugspersonen entstehen. In der Therapie sollen diese Muster bewusstgemacht und so verändert werden, dass die Emotionsregulation und das Ausdrücken von Bedürfnissen verbessert wird. In einer 60-wöchigen Gruppentherapie für Betroffene mit einer Persönlichkeitsstörung (25 % ängstlich-vermeidend, 15 % BPS, 7 % zwanghaft, 49 % unspezifiziert) konnte eine **mittlere Reduktion** der **Gesamtsymptomatik** erzielt werden (Koppers et al. 2021).

Psychodynamische Verfahren

Eine Metaanalyse untersuchte 15 Studien, in denen psychodynamische Therapien in verschiedenen Settings (ambulant, stationär und teilstationär) durchgeführt wurde. Über alle Studien hinweg konnte eine **hohe Wirksamkeit** nachgewiesen werden. Selbst- und Fremdbeurteilungen stellten eine signifikante Reduktion der Symptomatik fest. Dieser Effekt zeigte sich auch zum Follow-up nach bis zu 1,5 Jahren (Leichsenring und Leibig 2003). BPS-Betroffene im teilstationären Setting, die Einzeltherapie und psychoanalytische Gruppentherapie erhielten, verletzten sich im Vergleich zu Betroffenen in einer Kontrollgruppe weniger selbst und berichteten weniger parasuizidal zu sein (Bateman und Fonagy 1999).

Spezifische Therapie für Borderline Persönlichkeitsstörung (BPS)

Die S3-Leitlinie für BPS (DGPPN 2022) empfiehlt eine strukturierte, Borderline-spezifische Psychotherapie anzubieten, wobei die Behandelnden sowohl in einer Borderline-spezifischen Methode fortgebildet als auch in dieser Methode Supervision bzw. Intervision erhalten sollen. Zu diesen Methoden gehören z. B. die dialektisch-behaviorale Therapie (DBT) und die mentalisierungsbasierte Therapie (MBT).

Eine Metaanalyse untersuchte 20 randomisierte kontrollierte Studien mit insgesamt 1375 Teilnehmenden, die eine BPS-spezifische Psychotherapie mit der üblichen Versorgung verglichen. BPS-spezifische Psychotherapie erreichte mit einer mittleren Effektstärke eine Reduktion der BPS-Symptome. Mit einer leichten bis mittleren Effektstärke zeigte sich **DBT** im Vergleich zur üblichen Versorgung bezogen auf das Ausmaß der Selbstverletzung **überlegen** (Oud et al.2018).

MERKE

Psychotherapie ist eine wirksame Behandlung für Persönlichkeitsstörungen. Wenn möglich, sollten spezifische Verfahren (z. B. DBT für Borderline-Persönlichkeitsstörung) zum Einsatz kommen!

6.7.3 Stellenwert körperlicher Aktivität

Menschen mit Persönlichkeitsstörungen bewegen sich tendenziell weniger als Menschen ohne Persönlichkeitsstörung. Obwohl der positive Effekt von körperlicher Aktivität für andere psychische Erkrankungen gut belegt ist, haben sich bisher nur wenige Studien mit sportlicher Aktivität als Behandlungsmethode bei Persönlichkeitsstörungen befasst (St-Amour et al. 2023). Dabei zeigen erste Untersuchungen positive Effekte (van Dijk et al. 2022).

Sportliche Kurzzeit-Intervention bei BPS

Durch ein angeleitetes 4-wöchiges Online-Sportprogramm erlebten die Teilnehmende mit BPS weniger negative Emotionen und mehr positive Emotionen. Insgesamt beschrieben sie sich als **weniger irritierbar.** Die Übungen wurden individuell für die Teilnehmenden angepasst. Sie konnten zu Hause ohne Vorerfahrung und ohne Equipment durchgeführt werden. Mit nur sieben Teilnehmenden können die Ergebnisse lediglich erste Anhaltspunkte für die Wirksamkeit sportlicher Aktivität bei BPS geben (St-Amour et al.2023 preprint).

Schematherapie in Kombination mit Psychomotoriktherapie

In einer Studie mit älteren Erwachsenen (60–70 Jahre), welche die Kriterien einer Cluster B oder Cluster C Persönlichkeitsstörung erfüllten, wurde eine 26-wöchige schematherapeutische Gruppentherapie um Elemente der Psychomotoriktherapie ergänzt (van Dijk et al. 2022). Die Psychomotoriktherapie ist für Menschen jeglichen Alters mit motorischen oder emotionalen Problemen, Verhaltensauffälligkeiten oder Schwierigkeiten in sozialen Interaktionen konzipiert. Durch Spiel- und Bewegungsangebote erfahren die Teilnehmenden die Wechselwirkung aus Wahrnehmung, Denken, Emotion, Bewegung und Verhalten. Betont wird Selbstständigkeit und aktives Handeln (Deutsche Akademie – Aktionskreis Psychomotorik o. D.). **Starke Effekte** wurden für die Verbesserung von dysfunktionalen und funktionalen Modi (d. h. Erlebens- und Verhaltensmuster) gefunden. Die Teilnehmenden berichteten zudem eine **gesteigerte Lebensqualität** (van Dijk et al. 2022). Einschränkend sei gesagt, dass die Gruppengröße mit 19 Teilnehmenden sehr klein war.

Persönlichkeitsstörungen und körperliche Erkrankungen

Von 765 befragten Frauen (≥ 25 Jahre) erfüllten 20,4 % (n = 156) die Kriterien einer Persönlichkeitsstörung (Cluster A: 4,6 %, n = 35; Cluster B: 2,8 %, n = 21; Cluster C: 16,7 %, n = 128). Im Vergleich zu den Frauen ohne Persönlichkeitsstörung berichteten Frauen mit Persönlichkeitsstörung signifikant häufiger folgende Erkrankungen: Gastroösophagealer Refluxkrankheit (Cluster A und C), Synkopen, Krampfanfälle und Arthritis (Cluster B), wiederkehrende Kopfschmerzen (Cluster C) (Quirk et al. 2005).

6.7.4 Mind-Body-Ansätze

Obwohl die BPS traditionell als chronisch angesehen wurde, deuten Forschungsergebnisse darauf hin, dass die BPS-Symptomatik über die Zeit abklingen kann und spezielle Therapieangebote diesen Prozess beschleunigen können.

Achtsamkeitsbasierte Therapie

Untersuchungen deuten darauf hin, dass Defizite bei der Fähigkeit zur Achtsamkeit mit zentralen Aspekten der BPS in Zusammenhang stehen. Achtsamkeit spielt demnach auch eine zentrale Rolle bei der BPS-Behandlung. Sie wird u. a. in der DBT gelehrt (Elices et al.2016).

In einer randomisiert-kontrollierten Studie wurden 64 Personen mit BPS (davon 86 % weiblich) zufällig auf eine 10-wöchige Achtsamkeit-Intervention oder ein Interpersonales Effektivitätstraining aufgeteilt. In der Achtsamkeits-Bedingung wurde eine **signifikante Reduktion** der **BPS-Symptome** festgestellt. Das Interpersonale Effektivitätstraining hatte keine signifikante Wirkung: Weder auf die BPS-Symptomatik noch auf Achtsamkeitsfähigkeiten (Elices et al. 2016).

Zu ähnlichen Ergebnissen kam auch eine achtwöchige **Mindfulness-Based Stress Reduction (MBSR) Intervention.** Es konnte gezeigt werden, dass die Fähigkeit der Emotionsregulation und Achtsamkeit bei Menschen mit BPS-Akzentuierungen verbessert sowie depressive Symptome reduziert wurden. Die Teilnehmenden berichteten, schneller emotionale Zustände zu erkennen, die Gefühle besser benennen zu können und weniger impulsiv auf sie zu reagieren. Auf somatischer Ebene zeigen sich erhöhte Herzratenvariabilität und respiratorische Sinusarrhythmie nach der Therapie. Dieser Befund weist darauf hin, dass sich die Funktion des peripheren Nervensystems, welches für die Herabregulation nach Aufregung zuständig ist, verbessert hat (Yeh und Lin 2022).

Eye Movement Desensitization and Reprocessing (EMDR)

Die Ätiologie der BPS wurde mit Kindesmissbrauch und unzureichender Bindung in Zusammenhang gebracht. Angesichts der Bedeutung von Kindesmissbrauch und Trauma kann EMDR als anerkannte Traumatherapie eine vernünftige Behandlungsoption für BPS sein. Jedoch fehlen bisher randomisiert-kontrollierte Studien. Einzelfallbeschreibungen (Brown und Shapiro 2006) und theoretische Vorüberlegungen (Mosquera 2018) deuten aber eine Anwendung von EMDR bei **narzisstischer** und **antisozialer Persönlichkeitsstörung** sowie **BPS** unter spezifischen Anpassungen des Vorgehens an.

Fallbeispiel

Die 28-jährige Frau B. erlebt starke Stimmungsschwankungen, ist impulsiv und sprunghaft. Seit ihrer Jugend hat sie wiederholt Phasen mit suizidalen Gedanken und Selbstverletzung. Im Kontakt mit anderen wirkt sie zunächst schüchtern und zurückhaltend, manchmal auch distanziert. Ihre Beziehungen sind einerseits geprägt von starker Angst vor Verlassenwerden und andererseits von plötzlichen Wutausbrüchen. Vorwürfe und Selbstmorddrohungen setzt sie Frau B. als Mittel ein, um Bezugspersonen an sich zu binden. Ihr Partner beschreibt diese teils plötzlich wechselnden Gemütszustände als „Mrs. Jekyll und Mrs. Hyde". Für sie scheint es nur „schwarz und weiß", „alles oder nichts" zu geben. Auch Emotionen erlebt sie scheinbar alle gleichzeitig, was sich auch im Alltag als diffuser Anspannungszustand äußert. Frau B. hat wenig Zugang zu ihren Wünschen und Bedürfnissen, was häufig in Entscheidungsschwierigkeiten und Unentschlossenheit mündet. Hinter all dem steht eine große Verunsicherung, die durch Vernachlässigung und verbale Gewalt im Kindesalter bedingt wurde.

Eine Freundin empfiehlt ihr „zur Entspannung", mit zu ihrer Yoga-Gruppe zu kommen. Frau B. ist zunächst unsicher. Sie möchte keinen Fehler machen und befürchtet, sich vor der Gruppe zu blamieren. In den ersten Stunden ist ihr Anspannungslevel daher besonders hoch. Manchmal kann sie sich kaum auf die Ausführung konzentrieren. Sie schämt sich, wenn sie eine Position nicht wie von der Lehrerin vorgegeben ausführen kann. Durch die Unterstützung ihrer Freundin bleibt Fr. B. in der Gruppe. Mit der Zeit bekommt sie mehr Sicherheit in der Ausführung. Sie lernt, geduldiger mit sich und ihrem Körper umzugehen und bekommt ein besseres Gefühl für ihre Grenzen. Das hilft ihr auch im Alltag, schneller erhöhte Anspannung zu bemerken und zu regulieren.

6.7.5 Störungsspezifische Besonderheiten

Persönlichkeitsstörungen können sich unterschiedlich äußern und stellen durch die Besonderheit in der Interaktion nicht selten erhöhte Anforderungen an die Behandelnden. Ungünstige Schemata können schnell durch (Miss-)Erfolg oder Verhaltensweisen der Interaktionspartner aktiviert werden und damit zu ablehnendem oder selbstkritischem Verhalten führen. Im medizinisch-therapeutischen Alltag ist es daher wichtig, feinfühlig auf Verhaltensauffälligkeiten zu achten und diesen zu begegnen. Sowohl übermäßige Angepasstheit und Compliance als auch Ablehnung und Misstrauen (bis hin zu kritischer Abwertung) der Betroffenen sollten nicht unreflektiert auf die eigene Person oder berufliche Kompetenz übertragen werden.

- Personen mit **ängstlich-vermeidenden Merkmalen** sollten behutsam, aber nicht übervorsichtig an die Behandlung herangeführt werden. Oft ist es hilfreich, mögliche Ängste der Betroffenen proaktiv vorwegzunehmen (z. B. genau beschreiben, was von der Person verlangt wird; Hinweise geben, ob und wenn ja welche Fehler gemacht werden können).
- Personen mit **narzisstischen oder histrionischen** Merkmalen neigen zu Auf- bzw. Abwertungen (übertriebenes Lob bzw. übermäßige Kritik) der Behandelnden. In Gruppen können diese Personen durch wiederholtes Drängen in den Vordergrund auffallen.
- Personen mit **paranoiden** Merkmalen profitieren von starker Transparenz und genauem Erklären des Vorgehens.

Sind mehrere Berufsgruppen an der Behandlung beteiligt, so ist ein steter Austausch untereinander ratsam. Dabei kann es sein, dass unterschiedliche Behandelnde die Betroffenen unterschiedlich erleben (z. B. bei der Ärztin angepasst/lobend, bei der Physiotherapeutin abwertend). Diese Unterschiedlichkeit sollte zu einem Gesamtbild der Betroffenen zusammengestellt werden.

TIPP

Bei der komplementären Beziehungsgestaltung (u. a. Grawe 1992) verhält sich die behandelnde Person komplementär (d. h. bestätigend, erfüllend) zu den Beziehungsmotiven der Betroffenen. Dadurch können die Therapiemotivation und Compliance gefördert werden.

6.7.6 Fazit für die Praxis

Erste positive Effekte körperlicher Aktivität auf verschiedene Symptombereiche konnten in kleinen Studien gezeigt werden. Jedoch ist weitere Forschung notwendig.

Für die Praxis ergeben sich folgende Implikationen:

- Feinfühlig individuelle Besonderheiten und Bedürfnisse beachten (z. B. besonders viel Anleitung oder viel freie Entscheidung)
- Eigenschaften der anleitenden Person (z. B. wertschätzendes, unterstützendes und motivierendes Auftreten; Flexibilität bzgl. der Übungsgestaltung) haben positiven Einfluss auf die Motivation (St-Amour et al. 2023 preprint)
- Gruppenübungen können soziale Kompetenzen fördern (van Dijk et al. 2022)
- Bewusstmachen, dass hinter schwierigem Verhalten oft eine von Ablehnung, Vernachlässigung oder Überbehütung geprägte Lebensgeschichte steht (Herpertz et al. 2022)

TAKE-HOME MESSAGE

Menschen mit Persönlichkeitsstörungen bewegen sich tendenziell weniger als Menschen ohne Persönlichkeitsstörung. Die bisherige Studienlage zu körperlicher Aktivität und Mind-Body-Interventionen (MBI) bei Persönlichkeitsstörungen ist noch spärlich. Erste Ergebnisse mit kleinen Fallzahlen weisen jedoch darauf hin, dass sportliche Aktivität und MBI die Symptomatik reduzieren können und damit eine gute Ergänzung zu gängigen Therapieverfahren darstellen.

LITERATUR

American Psychiatric Association (APA). Diagnostic and statistical manual of mental disorders. 4th ed. Washington DC, 2000.

American Psychiatric Association (APA). Diagnostic and statistical manual of mental disorders. 5th ed. Washington, DC 2013.

Barnow S, Stopsack M, Ulrich I et al. Prävalenz und Familiarität von Persönlichkeitsstörungen in Deutschland: Ergebnisse der Greifswalder Familienstudie. Psychother Psychosom Med

6

Psychol 2010; 60 (9/10):334–341. DOI: 10.1055/s-0029-1234047.
Barnow S, Miano A. Persönlichkeitsstörungen. In: Hoyer J, Knappe S (eds). Klinische Psychologie & Psychotherapie. Heidelberg: Springer 2020. DOI: 10.1007/978-3-662-61814-1_57.
Bateman AW, Fonagy P. Effectiveness of partial hospitalization in the treatment of borderline personality disorder: a randomized controlled trial. Am J Psychiatry 1999; 156 (10): 1563–1569. DOI: 10.1176/ajp.156.10.1563.
Bateman AW, Fonagy P. Effectiveness of psychotherapeutic treatment of personality disorder. The British Journal of Psychiatry. Cambridge University Press 2000; 177 (2): 138–143.
Brown S, Shapiro F. EMDR in the treatment of borderline personality disorder. Clinical Case Studies 2006; 5 (5): 403–420.
Bundesinstitut für Arzneimittel und Medizinprodukte (BfArM). ICD-11 in Deutsch – Entwurfsfassung. 2022. Aus: www.bfarm.de/DE/Kodiersysteme/Klassifikationen/ICD/ICD-11/uebersetzung/_node.html; jsessionid=-C3EB7997252CD46DFA8D0E9BA7F639FA.intranet262 (letzter Zugriff: 13.12.2022).
Crawford M, Sanatinia R, Barrett B et al. The Clinical Effectiveness and Cost-Effectiveness of Lamotrigine in Borderline Personality Disorder: A Randomized Placebo-Controlled Trial. Am J Psychiatry 2018; 175 (8): 756–764.
Deutsche Akademie – Aktionskreis Psychomotorik (dakp). Was ist Psychomotorik? Ohne Datum. Aus: https://psychomotorik.com/ueber-uns/psychomotorik/ (letzter Zugriff: 18.12.2023).
DGPPN e.V. (Hrsg.) für die Leitliniengruppe: S3-Leitlinie Borderline-Persönlichkeitsstörung. Version 1.0 vom 14.11.2022. Aus: https://register.awmf.org/de/leitlinien/detail/038-015 (letzter Zugriff: 13.12.2022).
Elices M, Pascual JC, Portella MJ et al. Impact of mindfulness training on borderline personality disorder: A randomized trial. Mindfulness 2016; 7 (3): 584–595.
Grawe K. Komplementäre Beziehungsgestaltung als Mittel zur Herstellung einer guten Therapiebeziehung. In: Margraf J, Brengelmann J (Hrsg.). Die Therapeut-Patient-Beziehung in der Verhaltenstherapie. Gerhard Röttger, 1992: 215–244.
Herpertz SC, Schneider I, Renneberg B, Schneider A. Patientinnen und Patienten mit Persönlichkeitsstörungen im ärztlichen Alltag – Implikationen aus der ICD-11. Dtsch Arztebl Int 2022; 119: 1–7. Aus: www.aerzteblatt.de/archiv/222707/Patientinnen-und-Patienten-mit-Persoenlichkeitsstoerungen-im-aerztlichen-Alltag (letzter Zugriff: 27.12.2022).
Ingenhoven T, Duivenvoorden HJ. Differential effectiveness of antipsychotics in borderline personality disorder: meta-analyses of placebo-controlled, randomized clinical trials on symptomatic outcome domains. J Clin Psychopharmacol 2011; 31: 489–96.
Keshavan M, Shad M, Soloff P, Schooler N. Efficacy and tolerability of olanzapine in the treatment of schizotypal personality disorder. Schizophrenia research 2004; 71 (1): 97–101.
Koenigsberg HW. Risperidone in the treatment of schizotypal personality disorder. Journal of Clinical Psychiatry 2003; 64 (6): 628–634.
Koppers D, Van H, Peen J, Dekker JJM. Psychological symptoms, early maladaptive schemas and schema modes: predictors of the outcome of group schema therapy in patients with personality disorders. Psychotherapy Research 2021; 31 (7): 831–842.
Leichsenring F, Leibing E. The effectiveness of psychodynamic therapy and cognitive behavior therapy in the treatment of personality disorders: A meta-analysis. American journal of psychiatry 2003; 160 (7): 1223–1232.
McClure MM, Koenigsberg HW, Reynolds D et al. The effects of risperidone on the cognitive performance of individuals with schizotypal personality disorder. Journal of clinical psychopharmacology 2009; 29 (4): 396–398.
Moen R, Freitag M, Miller M et al. Efficacy of extended-release divalproex combined with 'condensed' dialectical behavior therapy for individuals with borderline personality disorder. Ann Clin Psychiatry Off J Am Acad Clin Psychiatr 2012; 24: 255–60.
Mosquera D. Treating personality disorders with EMDR therapy. Clinical Neuropsychiatry 2018; 15 (3): 187–193.
Oud M, Arntz A, Hermens ML, Verhoef R, Kendall T. Specialized psychotherapies for adults with borderline personality disorder: A systematic review and meta-analysis. Aust N Z J Psychiatry 2018; 52 (10): 949–961. DOI: 10.1177/0004867418791257.
Quirk SE, Stuart AL, Brennan-Olsen SL et al. Physical health comorbidities in women with personality disorder: data from the Geelong osteoporosis study. European Psychiatry 2016; 34: 29–35.
Simon W. Follow-up psychotherapy outcome of patients with dependent, avoidant and obsessive-compulsive personality disorders: A meta-analytic review. In-

ternational Journal of Psychiatry in Clinical Practice, 2009; 13 (2): 153–165. DOI: 10.1080/13651500802570972
St-Amour S, Brunet E, Cailhol L, Baretta D, Chevance G, Bernard P. Effects of supervised physical exercise on emotions among adults with a diagnostic of borderline personality disorder: A series of mixed method single-case experimental trials combined with ecological momentary assessment. 2023; preprint.
St-Amour S, Bérubé FA, Cailhol L, Le Corff C. Are physical activity and nutrition linked to personality disorders? Health habits and personality disorders: A scoping review. Personality and Mental Health 2023; 17 (2): 147–156.
Van Dijk SDM, Bouman R, Folmer EH, van Alphen SPJ, van den Brink RHS, Oude Voshaar RC. A Feasibility Study of Group Schema Therapy with Psychomotor Therapy for Older Adults with a Cluster B or C Personality Disorder. Clinical Gerontologist, 2022; 1–7.
Verheul R, Herbrink M. The efficacy of various modalities of psychotherapy for personality disorders: a systematic review of the evidence and clinical recommendations. Int Rev Psychiatry 2007; 19 (1): 25–38. DOI: 10.1080/09540260601095399.
World Health Organization (WHO). International statistical classification of diseases and related health problems. 11th ed. 2019. Aus: https://icd.who.int/browse11/l-m/en#/http%3a%2f%2fid.who.int%2ficd%2fentity%2f37291724 (letzter Zugriff: 13.12.2022).
Yeh ZT, Lin CL. Mindfulness-Based Stress Reduction Intervention and Emotional Recovery in Borderline Personality Features: Evidence from Psychophysiological Assessment. Mindfulness 2022; 13 (4): 881–896.

6.8 Schizophrenie und andere psychotische Störungen

Selina Heuer, Antonia Bendau

6.8.1 Störungsbild und Diagnosekriterien

Die Schizophrenie und andere psychotische Erkrankungen umfassen psychische Störungen, bei denen mentale Fähigkeiten, das Verhalten und die Psychomotorik beeinträchtigt sein können (BfArM 2020, 2023; DGPPN 2019). Die Betroffenen erleben in diesem Kontext u. a. Wahnvorstellungen, Halluzinationen, desorganisiertes Denken, abgeflachte Affekte, Motivationsmangel und psychomotorische Störungen.

INFO

In Studien berichten etwa ein Drittel der Menschen ohne manifeste psychotische Erkrankung, mindestens einmal in ihrem Leben eine „Stimme" (akustische Halluzination) gehört zu haben (Barrett und Etheridge 1992, Davies et al. 2001).

Symptomatik

Die Intensität und die Häufigkeit, mit der diese Symptome auftreten, gehen dabei weit über die kulturelle Norm hinaus (BfArM 2020, 2023). Zu beachten ist, dass die genannten Symptome nicht im Rahmen einer anderen psychischen oder körperlichen Erkrankung oder durch die akute Wirkung oder den Entzug einer Substanz ausgelöst werden. Die Symptome werden häufig in **Positivsymptomatik** und **Negativsymptomatik** unterteilt, wie ausführlich in ➤ Tab. 6.8 dargestellt.

- Positivsymptomatik bezieht sich auf das Hinzukommen abnormer Verhaltensweisen oder Wahrnehmungen,
- während Negativsymptomatik den Verlust oder die Verminderung normaler Funktionen und Verhaltensweisen umfasst.

Im Verlauf der Erkrankung dominiert meist eine der Symptomgruppen das Störungsbild. Die Einteilung in Positiv- und Negativsymptome ist jedoch nicht immer eindeutig und sie können auch in Übergängen und Mischformen auftreten.

Die verschiedenen Diagnosen und Leitsymptome aus dem Formenkreis der Schizophrenie und anderer psychotischer Erkran-

6

Tab. 6.8 Unterscheidung Positiv- und Negativsymptomatik

Positivsymptomatik	Negativsymptomatik
• Formale Denkstörungen (z. B. Lockerung der Assoziationen) • Inhaltliche Denkstörungen (z. B. Verfolgungs- oder Beziehungswahn) • Ich-Störungen (Gedankenentzug, -ausbreitung, -kontrolle) • Wahrnehmungsstörungen/Halluzinationen (Stimmenhören, taktile Halluzinationen, Geruch, Geschmack) • Affektstörungen (verflacht bis Anhedonie, Parathymie) • Störungen des Selbstgefühls (Derealisation, Depersonalisation) • Psychomotorische Störungen (katatoner Stupor, katatone Erregung, Haltungsstereotypien) • Katatoner Negativismus, Manierismen, Grimassieren, Flexibilitas cerea	• Sozialer Rückzug • Affektive Verflachung • Antriebsarmut • Interessenverlust • Sprachliche Verarmung

kungen gemäß der Klassifikationssysteme ICD-10 und ICD-11 sind in ➤ Tab. 6.9 dargestellt (BfArM 2020, 2023). In der ICD-11 fand eine Annäherung an das DSM-5 statt, auch wenn sich Details weiterhin unterscheiden (APA 2013).

6

CAVE

Die substanzinduzierte psychotische Störung ist eher als Zusatzsymptom zu klassifizieren. Bsp.: 6C40.6 Psychotische Störung durch Alkohol (BfArM 2023).

Prävalenz

Weltweit erkrankt etwa 1 % der Menschen irgendwann im Verlauf des Lebens an Schizophrenie; bei der Hinzunahme anderer psychotischer Störungen fällt die Lebenszeitprävalenz insgesamt noch höher aus (DGPPN 2019).

Risikofaktoren

Sowohl genetische als auch entwicklungs- und umgebungsbedingte Aspekte wie Schwangerschafts- und Geburtskomplikationen, Virusinfektionen der Mutter, Mangelernährung, prämorbides Intelligenzniveau, frühkindliche Traumata, Migrationshintergrund, verminderte Stresstoleranz oder Cannabis- und Amphetaminkonsum scheinen Risikofaktoren für die Entwicklung einer Schizophrenie zu sein (DGPPN 2019).

Verlauf und Komorbidität

Die Erkrankungsverläufe sind oftmals folgenschwer und chronisch. Psychotische Störungen können – insbesondere unbehandelt – zu schweren Beeinträchtigungen führen, die das soziale, berufliche und persönliche Leben massiv beeinflussen. Darüber hinaus sind sie oft mit einem erhöhten Risiko für weitere Gesundheitsprobleme, einschließlich Depressionen und Substanzmissbrauch, sowie mit einem erhöhten Risiko für Selbstverletzung und Suizid verbunden. Daher ist eine zeitnahe und umfassende Behandlung entscheidend, um die Symptome und ihre Auswirkungen zu mildern.

6.8.2 Klassische Behandlungsansätze

Zu den etablierten und wissenschaftlich fundierten Behandlungsansätzen für psychotische Erkrankungen zählen neben der Psychopharmakotherapie auch psychotherapeutische und psychosoziale Interventionen sowie somatische Verfahren. Neben der Symptomatik und der persönlichen Präferenz der Patientinnen und Patienten ist

Tab. 6.9 Diagnosen und Leitsymptome nach ICD-10 und ICD-11. Die ICD-10 kodiert unter F20–F29 Schizophrenie, schizotype und wahnhafte Störungen und die ICD-11 unter 6A20–6A2Z Schizophrenie oder andere primäre psychotische Störungen.

Kodierung		Beschreibung
ICD-10	ICD-11	
Schizophrenie		
F20	**6A20**	**Symptome**: Wahn (v. a. Beziehungs- und Verfolgungswahn), Sinnestäuschungen (Illusionen, Stimmenhören, Halluzinationen jeglicher Sinnesmodalität), Ich-Störungen (z. B. Gedankenlautwerden, -entzug, -eingebung) und Denkstörungen (z. B. Gedankenabreißen, Denkzerfahrenheit, Denkhemmung, Vorbeireden, Neologismen). Auf der Verhaltensebene können sich bizarre, unvorhergesehene und ziellose Verhaltensweisen zeigen. Der Affekt kann abgestumpft oder inadäquat sein **Zeitkriterium**: mind. 1 Monat **Besonderheit**: Im Gegensatz zum ICD-10 unterscheidet das ICD-11 nicht mehr in Unterformen (paranoid, hebephren, kataton, schizophrenia simplex, schizophrenes Residuum sowie postschizophrene Depression), sondern nach Häufigkeit der Episoden (erstmalig, mehrfach, anhaltend)
Schizoaffektive Störung		
F25	**6A21**	**Symptome**: psychotische und affektive (manische, depressive, gemischte) Symptome gleichzeitig bzw. in kurzem zeitlichem Abstand zueinander, die jedoch jeweils nicht das Vollbild der Schizophrenie, Depression, Manie oder Bipolaren Störung erreichen **Zeitkriterium**: mind. 1 Monat
Schizotype Störung		
F21	**6A22**	**Symptome**: exzentrisches Verhalten, Aussehen und Sprache sowie Auffälligkeiten im Denken und der Stimmung. Tendenz zu sozialem Rückzug. Paranoide oder bizarre Vorstellungen und Ideen kommen vor, erreichen jedoch nicht die Intensität eines Wahns. Illusionen und Halluzinationen können auftreten **Zeitkriterium**: mehrere Jahre
Akute vorübergehende psychotische Störung		
F23	**6A23**	**Symptome**: Wahnvorstellungen, Halluzinationen, Desorganisation des Denkens, Ratlosigkeit, Störungen des Affekts und der Stimmung sowie katatonieähnliche psychomotorische Störungen. Die Symptome treten ohne Prodromalstadium auf und ändern sich schnell in ihrer Art und Intensität, von Tag zu Tag oder sogar innerhalb eines einzigen Tages **Zeitkriterium**: 3 Tage–3 Monate
Wahnhafte Störung		
F22.0	**6A24**	**Symptome**: Wahn oder mehrere zusammenhängende Wahninhalte sowie verschiedene Formen von Wahrnehmungsstörungen (z. B. Halluzinationen, Illusionen, Verwechslungen von Personen), die thematisch mit den Wahnvorstellungen zusammenhängen. Abgesehen von Handlungen und Einstellungen, die direkt mit der Wahnvorstellung oder dem Wahnsystem zusammenhängen, sind Affekt, Sprache und Verhalten in der Regel nicht beeinträchtigt **Zeitkriterium**: mind. 3 Monate

Tab. 6.9 Diagnosen und Leitsymptome nach ICD-10 und ICD-11. Die ICD-10 kodiert unter F20–F29 Schizophrenie, schizotype und wahnhafte Störungen und die ICD-11 unter 6A20–6A2Z Schizophrenie oder andere primäre psychotische Störungen. *(Forts.)*

Kodierung		Beschreibung
ICD-10	ICD-11	
Symptomatische Manifestationen primärer psychotischer Störungen		
–	**6A25**	Dient der Charakterisierung des aktuellen klinischen Bildes bei Personen mit der Diagnose Schizophrenie oder einer anderen primären psychotischen Störung. Es können verschiedene Symptomgruppen (6A25.0 Positivsymptome, 6A25.1 Negativsymptome, 6A25.2 depressive Symptome, 6A25.3 manische Symptome, 6A25.4 psychomotorische Symptome, 6A25.5 kognitive Symptome) und deren Schweregrad ergänzend oder zusätzlich verwendet werden, wenn das Vorhandensein dieser Symptome bei primären psychotischen Störungen festgestellt werden soll

die individuelle Behandlung abhängig von Alter, Geschlecht und komorbiden Erkrankungen. Die Ansätze sollten dabei stets in ein **Gesamtbehandlungskonzept** eingebettet sein (DGPPN 2019). Im Folgenden wird v. a. auf Schizophrenie Bezug genommen, da sie als „klassische" psychotische Störung gilt und die umfangreichste Evidenzbasis aufweist.

Pharmakotherapie

Zur Behandlung psychotischer Symptome empfehlen die S3 Leitlinien für Schizophrenie die orale Applikation eines **Antipsychotikums** (Neuroleptikums) (DGPPN 2019). Da sich die verschiedenen Substanzen eher wenig in ihrer Wirksamkeit unterscheiden und bei Ersterkrankungen allgemein hohe Ansprechraten vorliegen, orientiert sich die Wahl der antipsychotischen Monotherapie primär an den jeweiligen Nebenwirkungen. Eine Kombination aus zwei Antipsychotika sollte nur angeboten werden, wenn die angestrebte Wirkung zuvor durch drei Antipsychotika-Monotherapien unter Einschluss von Clozapin verfehlt wurde. Bei prädominanten Negativsymptomen scheinen die atypischen Neuroleptika Amisulprid und Olanzapin die stärksten Effekte zu erzielen.

Kombinationstherapie

Sprechen Patientinnen und Patienten unzureichend auf die monotherapeutische Behandlung an, erfolgt oft eine zusätzliche Behandlung durch **Antidepressiva** (DGPPN 2019). Bei ausgeprägter Angst, Erregung und innerer Unruhe kann zusätzlich eine Behandlung mit **Benzodiazepinen** (z. B. Lorazepam) angeboten werden, allerdings nicht langfristig. Sollte eine starke antipsychotikainduzierte Gewichtszunahme eintreten und es nötig sein, die antipsychotische Therapie beizubehalten, wird zur Unterstützung der Gewichtsreduktion eine zusätzliche Behandlung mit Metformin (erste Wahl) oder Topiramat (zweite Wahl) empfohlen. Zur Verbesserung der Gesamtsymptomatik, Positivsymptomen, Negativsymptomen und Aggressivität bei medikamentöser Behandlungsresistenz werden zudem Carbamazepin, Lithium, Lamotrigin und Valproat empfohlen, jedoch nicht als Regelbehandlung.

Rezidivprophylaxe

Im Zuge der Rezidivprophylaxe können **Antipsychotika** leitliniengerecht in Depotform angeboten werden, wenn eine therapeutisch wirksame Dosis erreicht und die Medikation ausreichend erprobt wurde (DGPPN 2019). Generell sollte die pharmakologische Einstellung und Behandlung der Betroffenen durch ärztliches Fachpersonal erfolgen und mit den Patientinnen und Patienten abgestimmt werden. Dosiert wird dabei immer so niedrig wie möglich. Zwangsmaßnahmen sollten präventiv vermieden werden und die parenterale Verabreichung nur in Notfällen oder auf Wunsch der Betroffenen erfolgen.

Absetzen der Medikamente und keine medikamentöse Therapie

Ein Absetzen der antipsychotischen Behandlung sollte leitliniengerecht nur bei ausreichender Stabilität, psychosozialer Unterstützung, regelmäßigen Verlaufskontrollen der Symptomatik und bei Ausschluss von Eigen- oder Fremdgefährdung in Betracht gezogen werden (DGPPN 2019).

Manche Patienten und Patientinnen entscheiden sich gegen die medikamentöse Therapie. Grund sind insbesondere die belastenden Nebenwirkungen der Antipsychotika. Auch deswegen werden weitere psychotherapeutische und psychosoziale Interventionen empfohlen, um die Wirksamkeit der pharmakologischen Therapie zu unterstützen und Nebenwirkungen auszugleichen (DGPPN 2019).

TAKE-HOME MESSAGE

Pharmakotherapie ist ein wirksamer Ansatz in der akuten sowie langfristigen Behandlung von Schizophrenie und anderen psychotischen Erkrankungen. Primär wird eine Monotherapie durch Antipsychotika empfohlen. Die Behandlung sollte durch medizinisches Fachpersonal erfolgen.

Psychotherapie

Psychoedukation

Zur Verbesserung der Behandlungsergebnisse und des Krankheitsverlaufs wird eine ausführliche und strukturierte Psychoedukation empfohlen (DGPPN 2019). Die Betroffenen sollten über ihr Krankheitsbild informiert und in den Therapieprozess einbezogen werden. Insbesondere Menschen mit psychotischen Erkrankungen profitieren davon, Angehörige und andere Vertrauenspersonen in die psychoedukative Intervention einzubinden. Dies fördert nicht nur die soziale Unterstützung der Betroffenen, sondern kann zudem die Bezugspersonen entlasten.

Kognitive Verhaltenstherapie

Die kognitive Verhaltenstherapie (KVT) zählt zu den Verfahren mit dem **höchsten Empfehlungsgrad** (DGPPN 2019). Im Mittelpunkt stehen dabei ein nicht-konfrontatives, unterstützendes Beziehungsangebot, die normalisierende Einordnung von Beschwerden, die Kontinuitätsannahme in Bezug auf die Symptomatik und die Orientierung an den Lebenszielen der Betroffenen. Zudem sollte gegebenenfalls eine Familienbehandlung oder eine Mehrfamilien-Gruppenpsychotherapie angeboten werden.

Metakognitive Therapie

Ebenfalls wirksam zeigt sich die metakognitive Therapie (MKT), eine Variante der Verhaltenstherapie, mit dem Ziel Handlungsspielräume und kognitive Prozesse zu verbessern (DGPPN 2019). Studien fanden schwache bis mittlere Effekte zugunsten der MKT im Einzel- und Gruppensetting für Positivsymptome und Wahn sowie einen starken Effekt für die subjektive Wirksamkeit und Akzeptanz.

Training sozialer Fertigkeiten

Ein weiterer evidenzbasierter verhaltenstherapeutischer Ansatz ist das Training sozialer Fertigkeiten (DGPPN 2019). Dieses Verfahren sollte bei Vorliegen relevanter Einschränkungen der sozialen Kompetenzen sowie bei anhaltender Negativsymptomatik angeboten werden. Die Interventionsdauer sollte dabei mehrere Monate betragen und durch Aufgaben zum Alltagstransfer ergänzt werden.

Kognitive Remediation

Durch kognitive Remediation kann bei Menschen mit Schizophrenie die kognitive Leistungsfähigkeit und die psychosoziale Funktionsfähigkeit verbessert werden (DGPPN 2019). Es wird empfohlen die kognitive Remediation mit anderen psychosozialen und rehabilitativen Behandlungsmethoden zu kombinieren.

Weitere Verfahren

In Ergänzung zu psychopharmakologischen, psychotherapeutischen und psychosozialen Ansätzen scheinen zudem verschiedene **Hirnstimulationsverfahren** effektiv zu sein, die jedoch nur in Fällen medikamentöser Behandlungsresistenz in Erwägung gezogen werden sollten (DGPPN 2019). Insbesondere bei perniziöser Katatonie kann eine **Elektrokonvulsionstherapie (EKT)** Anwendung finden. Bei anhaltenden akustischen Halluzinationen oder persistierender Negativsymptomatik entscheiden sich einige Betroffene für eine **Transkranielle Magnetstimulation (rTMS).**

Weitere Ansätze zur Behandlung von psychotischen Erkrankungen, die teils auch als Mind-Body-Interventionen konzeptualisiert werden, umfassen u. a. **Ergotherapie, Musiktherapie, Kunsttherapie** und **Dramatherapie.**

6.8.3 Stellenwert körperlicher Aktivität

Aufgrund ihrer positiven Effekte auf die psychische und somatische Gesundheit werden Bewegungs- und Sportinterventionen bereits seit einigen Jahren gezielt in die Behandlung von Schizophrenie und anderen psychotischen Erkrankungen integriert (DGPPN 2019). Körperliche Aktivität erzielte in empirischen Untersuchungen **kleine bis mittelgroße Effekte** auf Positivsymptome, Negativsymptome und depressive Symptome sowie die Lebensqualität und das globale Funktionsniveau (Dauwan et al. 2016). Zudem weisen Metaanalysen darauf hin, dass **aerobe Interventionen** in diesem Kontext möglicherweise effektiver sind als nicht-aerobe Aktivitätsformen (Sabe et al. 2020). Einige Studien untersuchten gezielt den Zusammenhang zwischen körperlicher Aktivität und kognitiven Veränderungen; in einer Metaanalyse zeigte Ausdauersport einen signifikanten kleinen Effekt auf das globale Kognitionsniveau der Betroffenen (Firth et al. 2017).

Körperliche Aktivität kann die **körperliche Fitness** in verschiedenen Krankheitsphasen verbessern (Firth et al. 2015). Dies ist insbesondere wichtig, da sich ein niedriges Aktivitätsniveau negativ auf das allgemeine Funktionsniveau bei Menschen mit einer ersten psychotischen Episode auszuwirken scheint (Lee et al. 2013). In mehreren Untersuchungen konnte aerobes Training zudem die mit psychotischen Erkrankungen assoziierten körperlichen Gesundheitsprobleme reduzieren und Nebenwirkungen antipsychotischer Medikation, wie Gewichtszunahme, Diabetes mellitus und das metabolische Syndrom, ausgleichen, was zu einer verringerten Sterblichkeitsrate führte (Girdler et al. 2019, Schmitt et al. 2018) (➤ 3.3.3).

Zusammenfassend kann körperliche Aktivität also verschiedene Symptome und Einschränkungen, die mit Schizophrenie und anderen psychotischen Erkrankungen einhergehen, **potenziell günstig beeinflussen** (Ströhle 2023). Bei der Interpretation der Ergebnisse sollte die **Heterogenität** der Metaanalysen bzw. zugrundeliegenden Einzelstudien beachtet werden. So fielen die Studiendesigns (inklusive der Zielgruppen, körperlichen Aktivitätsinterventionen und Erhebungsinstrumente) sowie Befunde teilweise sehr unterschiedlich aus; mehrheitlich wurde Schizophrenie als Erkrankung betrachtet, Studien zu anderen psychotischen Störungen sind deutlich seltener. Körperliche Aktivität wurde in den Studien meist mit der Standardbehandlung kombiniert und nicht als eigenständiges Verfahren angewandt. Entsprechend sollte körperliche Aktivität in der Regel **ergänzend** zu anderen evidenzbasierten Verfahren empfohlen werden, wenn diese verfügbar sind (DGPPN 2019). Zur Festigung der Befunde und detaillierteren Empfehlungen sind weitere qualitativ hochwertige Studien nötig.

6.8.4 Mind-Body-Ansätze

Es lassen sich einige Studien finden, die Mind-Body-Interventionen hinsichtlich ihres Potenzials bei der Behandlung von Schizophrenie und anderen psychotischen Erkrankungen untersuchen (Cramer et al. 2013, Jansen et al. 2020, Sabe et al. 2020, Vogel et al. 2019, Wei et al. 2020). Die meisten Studien verglichen die Effekte der Mind-Body-Interventionen mit denen der Standardbehandlung oder aerober körperlicher Aktivität. Welche Verfahren unter Mind-Body-Interventionen zusammengefasst werden, variiert zwischen den Studien; in der Regel umfassen sie Interventionen, die auf die Stärkung von Körper, Geist und Psyche in ihrer Verbindung zueinander abzielen (➤ 2.5). Abhängig vom Schwerpunkt der Mind-Body-Interventionen und der Symptomatik der Betroffenen scheinen die Verfahren möglicherweise unterschiedlich wirksam zu sein.

Bewegungsorientierte Mind-Body-Interventionen

Ein Großteil der Studien im Bereich der bewegungsorientierten Mind-Body-Interventionen fokussierte die Effekte von **Yoga** im Vergleich zur Standardbehandlung oder aerober körperlicher Aktivität (Cramer et al. 2013, Jansen et al. 2020, Sabe et al. 2020, Vogel et al. 2019, Wei et al. 2020). Einige Autorinnen und Autoren schlossen auch vereinzelt Studien zur Wirksamkeit von **Tai-Chi** in Metaanalysen ein. Insgesamt beschreiben sie mehrheitlich signifikante kleine Effekte zugunsten der Mind-Body-Interventionen auf Negativ- und Positivsymptome sowie mittelgroße Effekte auf depressive Symptome. Hinsichtlich kognitiver und sozialer Funktionen sowie der Lebensqualität der Betroffenen zeigten sich insgesamt über alle Studien hinweg keine signifikanten Unterschiede zwischen Mind-Body-Interventionen und Kontrollinterventionen (Vogel et al. 2019, Wei et al. 2020). Separat von Tai-Chi untersucht, erzielten Yoga-Interventionen in der Übersichtsarbeit von Cramer et al. (2013) dagegen neben günstigen Effekten auf Positiv- und Negativsymptome auch eine signifikante Verbesserung des kognitiven und sozialen Funktionsniveaus. In Bezug auf die akuten Effekte von Yoga konnten im Vergleich zur Standardbehandlung sogar große Effekte auf die Lebensqualität festgestellt werden (Cramer et al. 2013). Auch Sabe et al. (2020) bekräftigten in ihrer Metaanalyse die vorteilhaften Effekte von Yoga auf Negativ- und Positivsymptome und beschrieben zudem mittelgroße Effekte auf die Gesamtsymptomatik. Nachdem zur Reduktion der Heterogenität einige Studien aus der Metaanalyse von Sabe et al. (2020) ausgeschlossen wurden, fiel die Abnahme der Positivsymptome durch Yoga-Interventionen verglichen mit den Kontrollgruppen allerdings nicht mehr signifikant aus. Eine signifikante Verbesserung durch Tai-Chi konnte weder im Hinblick auf Positiv- noch auf Negativsymptome konstatiert werden (Sabe et al. 2020).

Achtsamkeits- und akzeptanzbasierte Mind-Body-Interventionen

Studien mit achtsamkeits- und akzeptanzbasierten Mind-Body-Interventionen wie der **Mindfulness Based Cognitive Therapy** (MBSR) fielen weniger heterogen aus und die Ergebnisse weisen ein geringes Verzerrungsrisiko auf. Die Metaanalyse von Jansen et al. (2020) ergab große Effekte auf die Gesamtsymptomatik und die Hospitalisierungsrate nach Interventionsende sowie bei der Nachbeobachtung mindestens 3 Monate später. Signifikante kleine bis mittelgroße Effekte wurden hinsichtlich der Negativsymptome, depressiven Symptome, sozialen Funktionen, Achtsamkeit und Akzeptanz beschrieben. Auf Positivsymptome, Lebensqualität und angstbezogene Symptome übten die Mind-Body-Interventionen ähnlich große Effekte aus, allerdings unterschieden sich diese nicht signifikant von der Kontrollgruppe (Jansen et al. 2020). Auch Sabe et al. (2020) konnten studienübergreifend mittelgroße Effekte auf die Negativsymptome, jedoch keine signifikanten Effekte auf die Positivsymptome und die Gesamtsymptomatik feststellen.

Mind-Body-Interventionen scheinen insgesamt **wirksame** und **sichere Ansätze** für Menschen mit Schizophrenie und anderen psychotischen Erkrankungen darzustellen. Eine genaue Dosisempfehlung lässt sich nicht ableiten, jedoch detektierte eine der Metaanalysen einen positiven Zusammenhang zwischen einer stärkeren Verbesserung der Positivsymptome bei einer höheren Frequenz der Mind-Body-Aktivität (Wei et al. 2020). Um vergleichbare Effekte zur Standardbehandlung zu erzielen, scheint bei Yoga eine Interventionsdauer von mindestens 3 Wochen erforderlich (Cramer et al. 2013). Derzeit fehlen allerdings weitere – insbesondere qualitativ hochwertige – Studien im Bereich der bewegungsorientierten Mind-Body-Interventionen wie Tai-Chi oder Qigong sowie in Richtung der Entspannungsverfahren (z. B. Autogenes Training oder Progressive Muskelentspannung) bei Menschen mit psychotischen Erkrankungen, um die Empfehlungen weiter auf die Betroffenen abzustimmen.

6.8.5 Störungsspezifische Besonderheiten

Bei der Anwendung von körperlicher Aktivität bei der Behandlung psychotischer Erkrankungen sollten einige störungsspezifische Besonderheiten beachtet werden. Neben den persönlichen Präferenzen der Patientinnen und Patienten und externen Gegebenheiten (z. B. zur Verfügung stehenden Räumlichkeiten) gilt es die Interventionen auch an die kognitive und physische Leistungsfähigkeit der Betroffenen anzupassen. Zusätzlich zu komorbiden **körperlichen Erkrankungen** (z. B. Adipositas und Diabetes) sollten die häufigen **Nebenwirkungen** der **pharmakologischen Behandlung,** wie Früh- und Spätdyskinesien, Parkinsonoid, Hypertonie und Tachykardie, beachtet werden (DGPPN 2019). Mögliche Kontraindikationen sollten vor der Behandlung ausgeschlossen werden; in der Regel ist körperliche Aktivität mit entsprechenden Anpassungen jedoch möglich und zeichnet sich durch ein sehr geringes Risiko für unerwünschte Nebeneffekte sowie Verletzungen aus.

Mehrere Studien weisen darauf hin, dass Menschen mit psychotischen Erkrankungen im Durchschnitt ein **niedriges Aktivitätslevel** aufweisen (Ströhle 2023, Stubbs und Rosenbaum 2018). Besonders Negativsymptome scheinen mit einem inaktiveren Lebensstil und vermehrten Sitz-/Liegezeiten einherzugehen. Verstärkend weisen Betroffene oftmals einen **verringerten Antrieb** sowie **verminderte Selbstwirksamkeitserwartung** (➤ 4.3.1) auf und fühlen sich nicht befähigt, ihr Aktivitätslevel zu steigern. Folglich gilt es die Betroffenen oftmals erst einmal zu motivieren und das Kompetenzerleben zu stärken (➤ 5.2 bis 5.4).

Im Gegensatz zu Negativsymptomen scheinen Positivsymptome tendenziell eher mit einer gesteigerten körperlichen Aktivität einherzugehen; zudem können Antipsychotika zu einer vermehrten Rastlosigkeit führen (Ströhle 2023, Stubbs und Rosenbaum 2018). Demnach sollte sich die Anwendung körperlicher Aktivität auch immer nach der **aktuell vorherrschenden Symptomatik** richten. Einige psychotische Symptome, wie Wahnvorstellungen oder Halluzinationen, können die Fähigkeit zur Teilnahme an körperlichen Aktivitäten maßgeblich beeinträchtigen (beispielsweise durch Misstrauen bezüglich anderer Menschen oder wahnhafte Interpretationen bestimmter Aktivitäten) und zu Risiken führen. Zudem können Menschen mit psychotischen Erkrankungen teilweise besonders empfindlich auf **Überstimulation**, **Überforderung** und andere Stressoren reagieren. Entsprechend sollte ein besonderes Augenmerk auf die Gestaltung möglichst sicherer, reizarmer und einfach durchführbarer Aktivitäten gelegt werden.

Neben einer Verbesserung des eigenen Kompetenz- und Autonomieerlebens sowie der Körperwahrnehmung, werden zahlreiche weitere psychologische Wirkmechanismen von körperlicher Aktivität vermutet (➤ 4.3). So scheint etwa auch die **soziale Einbindung** während der Behandlung essenziell zu sein (Vancampfort et al. 2016). Gerade psychotische Erkrankungen sind oftmals mit einer sozialen Unterstimulation assoziiert, die durch Interventionen im Gruppenformat ausgeglichen werden könnte. Diesbezüglich sollte jedoch auf ein unterstützendes und wertschätzendes Miteinander geachtet werden. Verständnis für Symptome und Reaktionen sollte vermittelt und den Betroffenen unvoreingenommen begegnet werden, um mögliche internalisierte Stigmata nicht weiter zu verfestigen.

6.8.6 Fazit für die Praxis

Körperliche Aktivität zeigt sich insgesamt in der komplementären Behandlung von Schizophrenie und anderen psychotischen Erkrankungen als wirksamer und evidenzbasierter Ansatz. Insbesondere **aerobe** Sportarten können **Negativ- und Positivsymptome** sowie **depressive Symptome** und die Lebensqualität der Betroffenen signifikant verbessern. Hinzu kommen die positiven Effekte auf das soziale, kognitive und psychische Funktionsniveau.

Bewegungsorientierte Mind-Body-Ansätze, wie Yoga, erzielten vergleichbare Effekte mit Ausdauersport. In Bezug auf die Gesamtsymptomatik zeigen die **achtsamkeits- und akzeptanzbasierten Verfahren** sogar große Effekte im Vergleich zu den Kontrollbedingungen. Am Ende entscheidet jedoch immer noch das einzelne Individuum über die Art der Intervention und das Format (z. B. Einzel- oder Gruppensetting). Zudem müssen nicht alle positiven Effekte empirisch abbildbar sein, um für Einzelpersonen hinreichend hilfreich und bedeutsam zu sein.

TAKE-HOME MESSAGE

- Körperliche Aktivität erwies sich in empirischen Untersuchengen als sicherer und wirksamer Ansatz für die Reduktion von Positiv- und Negativsymptomen, angstbezogenen und depressiven Symptomen sowie sozialen und kognitiven Dysfunktionen bei Schizophrenie und anderen psychotischen Erkrankungen.
- Auch somatische Komorbiditäten und Antipsychotika-induzierte Nebenwirkungen können durch Bewegungs- und Sportinterventionen abgemildert werden.
- Die einzelnen Verfahren sollten dabei immer in ein Gesamtbehandlungskonzept eingebettet werden und die Patientinnen und Patienten multiprofessionell betreut werden.

Fallbeispiel

Bei der 53-jährigen Frau M. wurde vor neun Jahren Schizophrenie diagnostiziert. Während sie unter Antipsychotika-Einnahme bereits seit mehreren Jahren keine Episode ausgeprägter Positivsymptomatik mehr erlebte, sind Negativsymptome weiterhin vorhanden. Infolge einer anhaltenden Verschlechterung dieser Symptomatik – insbesondere einer Verringerung des Antriebs, der Alltagsbewältigung und der Selbstfürsorge sowie einer Verstärkung von Freudlosigkeit, sozialem Rückzug und Konzentrationsstörungen – wurde Frau M. stationär in einer psychiatrischen Klinik aufgenommen.

Während des achtwöchigen Aufenthaltes stand auch der Wiederaufbau einer Alltagsstruktur sowie körperlicher Aktivität im Zentrum der Behandlung. Frau M. berichtete selbst, dass ihr in der Vergangenheit sportliche Aktivitäten wie Tischtennis, Joggen und Yoga Freude bereitet und Antrieb sowie Stimmung gesteigert hätten, ihr deren Aufrechterhaltung jedoch schwerfalle und sie dann schnell frustriert sei und diese Aktivitäten wieder komplett aufgebe. Im Rahmen der sporttherapeutischen Behandlung werden verschiedene Aktivitätsformen ausprobiert und gemeinsam überlegt, welche Aktivitäten am besten langfristig in Frau M.s Alltag integrierbar sein könnten. Dies wird interdisziplinär auch in den psychotherapeutischen Einzelgesprächen aufgegriffen und insbesondere auch die Relevanz realistischer Zielsetzungen thematisiert, um Überforderung und Frustration zu verhindern. In der gemeinsamen Zusammenarbeit kristallisiert sich heraus, dass für Frau M. Aktivitäten in der Gruppe am ehesten geeignet sind, um auch langfristig motiviert zu bleiben. Sie wird bei der Anmeldung in einem Tischtennisclub in der Nähe ihres Wohnortes unterstützt und erhält zudem das Angebot, weiter die Yoga-Kurse in der psychiatrischen Institutsambulanz der Klinik zu besuchen.

LITERATUR

Barrett TR, Etheridge, JB. Verbal hallucinations in normals, I: People who hear 'voices'. Applied Cognitive Psychology 1992; 6 (5): 379–387.

Bundesinstitut für Arzneimittel und Medizinprodukte (BfArM). ICD-10-GM Version 2021, Systematisches Verzeichnis, Internationale statistische Klassifikation der Krankheiten und verwandter Gesundheitsprobleme, 10. Revision, Stand: 18. September 2020, Köln

Bundesinstitut für Arzneimittel und Medizinprodukte (BfArM). ICD-11 in Deutsch – Entwurfsfassung. Version 2023-01. Aus: www.bfarm.de/DE/Kodiersysteme/Klassifikationen/ICD/ICD-11/uebersetzung/_node.html. 2023.

Cramer H, Lauche R, Klose, P et al. Yoga for schizophrenia: a systematic review and meta-analysis. BMC Psychiatry 2013; 13: 32.

Dauwan M, Begemann MJ, Heringa SM et al. Exercise Improves Clinical Symptoms, Quality of Life, Global Functioning, and Depression in Schizophrenia: A Systematic Review and Meta-analysis. Schizophr Bull 2016; 42 (3): 588–599.

Davies MF, Griffin M, Vice S. Affective reactions to auditory hallucinations in psychotic, evangelical and control groups. Br J Clin Psychol 2001; 40(4): 361–370.

DGPPN (Hrsg.) für die Leitliniengruppe: S3-Leitlinie Schizophrenie. Langfassung, 2019, Version 1.0, zuletzt geändert am 15. März 2019. Aus: www.awmf.org/leitlinien/detail/ll/038-009.html

Firth J, Cotter J, Elliott R et al. A systematic review and meta-analysis of exercise interventions in schizophrenia patients. Psychological medicine 2015; 45 (7): 1343–1361.

Firth J, Stubbs B, Rosenbaum S. et al. Aerobic exercise improves cognitive functioning in people with schizophrenia: a systematic review and meta-analysis. Schizophrenia bulletin 2017; 43 (3): 546–556.

Girdler SJ, Confino JE, Woesner ME. Exercise as a Treatment for Schizophrenia: A Review. Psychopharmacol Bull 2019; 49 (1): 56–69.

Hasan A, Gaebel W. Aktualisierte S3-Leitlinie Schizophrenie. InFo Neurologie & Psychiatrie, 2019; 21 (12): 43–49.

Jansen JE, Gleeson J, Bendall S, Rice S, Alvarez-Jimenez M. Acceptance- and mindfulness-based interventions for persons with psychosis: A systematic review and meta-analysis. Schizophr Res 2020; 215: 25–37.

Lee EHM, Hui CLM et al. Impact of physical activity on functioning of patients with first-episode psychosis – a 6 months prospective

longitudinal study. Schizophr Res 2013; 150 (2–3): 538–541.
Sabe M, Kaiser S, Sentissi O. Physical exercise for negative symptoms of schizophrenia: Systematic review of randomized controlled trials and meta-analysis. Gen Hosp Psychiatry 2020; 62: 13–20.
Schmitt A, Maurus I, Rossner JM et al. Effects of aerobic exercise on metabolic syndrome, cardiorespiratory fitness, and symptoms in schizophrenia include decreased mortality. Front Psychiatry 2019; 9: 690.
Ströhle A (Hrsg.) Sportpsychiatrie und -psychotherapie. Berlin, Heidelberg: Springer, 2023.
Stubbs B, Rosenbaum S (Hrsg.). Exercise-Based Interventions for Mental Illness. Cambridge (USA): Academic Press. 2018.
Vancampfort D, Rosenbaum S, Probst M et al. What are the top 10 physical activity research questions in schizophrenia? Disabil Rehabil 2016; 38 (22): 2235–2243.
Vogel JS, van der Gaag M, Slofstra C et al. The effect of mind-body and aerobic exercise on negative symptoms in schizophrenia: A meta-analysis. Psychiatry Res 2019; 279: 295–305.
Wei et al. Effects of mind-body exercises on schizophrenia: a systematic review with meta-analysis. Front Psychiatry 2020; 11: 819.

6.9 Substanzgebrauchsstörungen

Selina Heuer, Antonia Bendau

6.9.1 Störungsbild und Diagnosekriterien

Unter Substanzgebrauchsstörungen werden Störungen eingeordnet, die nach einmaligem oder mehrfachem Konsum psychoaktiver und nicht-psychoaktiver Substanzen (inklusive bestimmter Medikamente) auftreten (BfArM 2020, 2023).

Die verschiedenen Substanzklassen nach ICD-11 sind in ➤ Tab. 6.10 aufgelistet. Die Klassifikationssysteme ICD-10 und ICD-11 differenzieren neben der spezifischen Substanz und schädlichem Gebrauch vs. Substanzabhängigkeit des Weiteren auch die akute Substanzintoxikation, Substanzentzug, das substanzinduzierte Delir, psychotische Störungen durch die Substanz sowie bestimmte näher bezeichnete psychische oder Verhaltensstörungen durch die jeweilige Substanz (z. B. amnestische Störung oder Demenz durch Alkohol) (BfArM 2020, 2023). Die folgenden Ausführungen beziehen sich größtenteils auf die Substanzabhängigkeit.

Symptomatik

Substanzgebrauchsstörungen können in verschiedene Schweregrade und Verlaufsformen unterteilt werden, es werden z. B. unterschieden: akute kurzfristige Wirkungen, Abhängigkeit und Auswirkungen bei länger andauerndem Substanzgebrauch sowie Entzugssymptome.

Durch den Konsum psychoaktiver Substanzen treten üblicherweise zunächst positiv und angenehm empfundene (z. B. euphorisierende, anregende, berauschende, beruhigende, entspannende oder angstlösende) akute Effekte auf, die das Risiko des wiederholten Konsums und der Entwicklung einer Abhängigkeit deutlich erhöhen. Langfristiger Konsum führt nicht selten zu verschiedenen psychischen und physischen Schäden.

MERKE
Nicht jeder erhöhte Konsum ist mit einer Abhängigkeit gleichzusetzen (BfArM 2020). Der Fokus bei der Beurteilung des Vorliegens einer Abhängigkeit liegt vielmehr auf den konsumassoziierten Verhaltensmustern.

Bei **schädlichem Konsum** gemäß ICD-10 (BfArM 2020) wird die Einnahme der Substanz fortgesetzt, obwohl bereits nachweislich Schäden an körperlicher oder geistiger Gesundheit (z. B. Leberschäden, Angstzustände, etc.) entstanden sind. Im ICD-11 (BfArM 2023) wird dieses Kriterium erweitert und auch der Schaden anderer

6

Tab. 6.10 Substanzklassen nach ICD-11

ICD-11 Code	Störung	Beispiele
C640	Alkohol	Bier, Wein, Schnaps
6C41	Cannabis	Marihuana, Haschisch
C642	Synthetische Cannabinoide	Spice, K2
6C43	Opioide	Morphium, Heroin, Fentanyl
6C44	Sedativa, Hypnotika und Anxiolytika	Benzodiazepine (z. B. Valium/Tavor), Barbiturate, Z-Drugs (z. B. Zolpidem)
6C45	Kokain	Kokain, Crack-Kokain
6C46	Stimulanzien (inkl. Amphetamine, Methamphetamine, Methcathinon)	Amphetamin („Speed", „Pep"), Methamphetamin („Crystal Meth"), Methcathinon (Ephedron, „Cat")
6C47	Synthetische Cathinone	Mephedron (4-MMC, „Drone"), Methylon (MDMC, „Ease", „Explosion")
6C48	Koffein	Kaffee, Tee, Energy-Drinks
6C49	Halluzinogene	LSD, Psilocybin („Magic Mushrooms")
6C4A	Nikotin	Zigaretten, E-Zigaretten, Nikotinkaugummi
6C4B	Volatile Inhalanzien	Lachgas (N_2O), Klebstoffdämpfe
6C4C	MDMA (inkl. MDA)	Ecstasy, „Molly", „Emma", MDA („Sally")
6C4D	Dissoziative Drogen	Ketamin, PCP, DXM
6C4E	Andere psychoaktive Substanzen (inkl. Medikamente)	Khat, anabole Steroide, Kortikosteroide, Antidepressiva, anticholinerge Medikamente (z. B. Benzatropin), Antihistaminika
6C4F	Multipler Substanzgebrauch (inkl. Medikamente)	Gebrauch mehrerer spezifizierter psychoaktiver Substanzen; i. d. R. empfohlen, mehrere spezifische Störungen zu kodieren, statt diese Kategorie
6C4G	Unbekannte oder unspezifische psychoaktive Substanzen	
6C4H	Nicht-psychoaktive Substanzen	Abführmittel, Wachstumshormone, Erythropoohne ietin, nicht-steroidale Antirheumatika (z. B. ASS, Ibuprofen, Diclofenac)

Personen (z. B. durch gewalttätige Übergriffe einer intoxikierten Person) anerkannt. Die Schadenszufügung kann dabei durch direkte oder indirekte Substanzwirkung, substanzassoziiertes Verhalten und/oder durch die Applikationsmethode entstehen. Der Konsum besteht entweder episodisch seit mindestens 12 Monaten oder (fast) täglich seit mindestens einem Monat.

Eine **Abhängigkeit** kann in den Fällen festgestellt werden, wenn die Regulation der Substanzeinnahme sichtlich gestört ist (BfArM 2020, 2023). Typischerweise tritt ein starkes inneres Verlangen zu konsumieren **(„Craving", „Suchtdruck")** auf.

Es müssen mindestens zwei Kriterien erfüllt sein:

- Kontrollverlust bezüglich des Konsums (z. B. im Hinblick auf Beginn, Ende, Dauer, Menge, Häufigkeit).
- Höhere Priorität des Konsums gegenüber anderen Aspekten des Lebens (z. B. Familie, Freunde und Freundinnen, Beruf, Hobbies, Gesundheit). Das heißt,

der Konsum wird trotz negativer Konsequenzen fortgeführt.
- Nachweisbare physiologische Adaptionen (z. B. in Form von Toleranzentwicklung und Entzugserscheinungen).

Für eine Abhängigkeit gilt, dass der Konsum entweder episodisch seit mindestens 12 Monaten oder (fast) täglich seit mindestens drei Monaten besteht.

Prävalenz

Der schädliche und exzessive Konsum psychoaktiver Substanzen ist weit verbreitet und geht oft mit schwerwiegenden Folgen für die Betroffenen, ihr soziales Umfeld und die Gesellschaft einher (UNODC 2023). Nach Schätzungen der Weltgesundheitsorganisation (2022) sterben beispielsweise jährlich weltweit ungefähr drei Millionen Menschen an den Folgen von Alkoholkonsum; dies entspricht 5,3 % aller Todesfälle. Darüber hinaus sind etwa 5,1 % der globalen Krankheits- und Verletzungsbelastung auf Alkoholkonsum zurückzuführen. Die physischen, psychischen und sozialen Auswirkungen des Missbrauchs illegaler Substanzen (Amphetamine, Kokain, Opioide, etc.) sowie Medikamenten (Benzodiazepine, etc.) sind ähnlich alarmierend: 2019 verzeichnete das UNODC (2023) beispielsweise weltweit über 500.000 drogenbedingte Todesfälle. Die Punkprävalenz manifester Substanzgebrauchsstörungen (exklusive Nikotin, Koffein, etc.) in der Allgemeinbevölkerung wurde 2019 weltweit auf etwa 2,2 % geschätzt; am häufigsten waren mit 1,5 % Alkoholgebrauchsstörungen vertreten (Cannabis: 0,32 %; Opioide: 0,29 %; Amphetamine: 0,10 %; Kokain: 0,06 %) (Castaldelli-Maia und Bhugra 2022). Es wird jedoch eine weitaus höhere Dunkelziffer angenommen und gerade in selektiveren Stichproben (wie beispielsweise Menschen, die aktiv medizinische Hilfsangebote aufsuchen) fallen die Prävalenzraten erheblich größer aus (Mojtabaj 2022). Angesichts der hohen Prävalenzraten sowie weitreichenden Folgen von Substanzgebrauchsstörungen auf Individuen und Gesellschaft ist es deshalb dringend erforderlich neben präventiven Maßnahmen auch die Behandlungsstrategien für Substanzgebrauchsstörungen kontinuierlich zu verbessern und zu erweitern.

Risikofaktoren und ätiologische Aspekte

Die **Ätiologie** von Substanzgebrauchsstörungen ist **komplex** und **multifaktoriell.** Sie umfasst eine Kombination aus genetischen, biologischen, psychologischen und sozialen Faktoren, die z. B. im Sinne des Vulnerabilitäts-Stress-Modells zusammenwirken können. Diesem zufolge erhöhen bestimmte Vulnerabilitätsfaktoren (z. B. genetische oder biologische Faktoren) die Anfälligkeit einer Person für Substanzgebrauchsstörungen. Hinzukommende Stressfaktoren, wie traumatische Ereignisse, hohe Stresslevel, soziale Isolation und Armut können diese Vulnerabilität auslösen und zur Entwicklung einer Substanzgebrauchsstörung führen. Auch der Zugang zu Substanzen und die Akzeptanz ihres Gebrauchs in der Gemeinschaft oder Kultur kann das Risiko einer Substanzgebrauchsstörung erhöhen. Es ist wichtig zu beachten, dass die verschiedenen **Risikofaktoren** interagieren und das Vorhandensein eines oder mehrerer Faktoren nicht zwangsläufig zu einer Substanzgebrauchsstörung führt. Prävention und frühzeitige Intervention können jedoch dazu beitragen, das Risiko zu verringern.

6.9.2 Klassische Behandlungsansätze

Die Empfehlungen zur Therapie bei Substanzgebrauchsstörungen werden am Beispiel der Alkoholabhängigkeit dargestellt und beziehen sich auf Menschen von 18 bis 65 Jahren (DGPPN 2020).

Formen der Therapie

- **Kurzinterventionen** im Umfang von bis zu fünf Sitzungen (jeweils max. 60 Min.) können auch ohne suchttherapeutischen Hintergrund angewendet werden. Dabei sollen der Konsum und damit assoziierte Probleme reduziert werden.
- Bei der **körperlichen Entgiftung** liegt der Fokus auf der Sicherstellung der Vitalfunktionen und der Vermeidung von Komplikationen, die durch das Absetzen der Substanz entstehen können. Auftretende Entzugserscheinungen können reduziert werden. Üblicherweise findet diese Phase der Therapie im stationären Setting statt.
- Im **qualifizierten Entzug** werden psycho- und soziotherapeutische Interventionen kombiniert, um die Änderungsbereitschaft und -kompetenz zu fördern, die Abstinenz zu stabilisieren sowie Kontakte in ein übergeordnetes Hilfesystem (z. B. Beratungsstellen und ambulante Psychotherapie) herzustellen. Der qualifizierte Entzug kann im Anschluss an eine körperliche Entgiftung stattfinden. Sind Entzugserscheinungen auf einem erträglichen Level, kann der qualifizierte Entzug auch parallel zum körperlichen Entzug beginnen. Üblicherweise findet der qualifizierte Entzug im stationären Setting statt und umfasst ca. 21 Tage.
- Im Zuge der entzugsunterstützenden **Pharmakotherapie** können je nach Entzugsschweregrad und -komplikationen verschiedene Substanzen wie Antipsychotika, Benzodiazepine, Sedativa, Antikonvulsiva, Antiepileptika, Beta-Blocker und Antisympathotonika eingesetzt werden.
- Nach einer körperlichen Entgiftung bzw. einem qualifizierten Entzug soll eine (optimalerweise nahtlos) anschließende **Postakutbehandlung** (z. B. psychotherapeutische oder medikamentöse Rezidivprophylaxe) ermöglicht werden.

Spezifische Personengruppen

Für **Kinder und Jugendliche** mit alkoholbezogenen Erkrankungen werden teilweise andere bzw. für diese Zielgruppe zugeschnittene Behandlungsverfahren wie Kurzinterventionen, kognitiv-verhaltenstherapeutische Methoden und (mehrdimensionale) Familientherapien empfohlen. Betroffene dieser Altersgruppe sowie **schwangere** und **ältere** Menschen sollten zusätzlich unterstützt werden durch individualisierte psychosoziale Interventionen und Hilfsangebote (z. B. Klinikschul- oder Hausbesuche).

Substanzspezifische Modifikationen

Während klassische Therapieansätze bei verschiedenen Substanzen viele Ähnlichkeiten aufweisen, gibt es dennoch zu beachtende spezifische Unterschiede (DGPPN 2020, Ströhle 2023). Kurzinterventionen, Entgiftungsphasen und der qualifizierte Entzug, wie sie bei Alkoholabhängigkeit angewendet werden, finden auch bei der Behandlung anderer Substanzgebrauchsstörungen Anwendung. Jedoch variiert die Art und Weise der **medikamentösen Unterstützung** je nach Substanz,

- bei Opioidabhängigkeit sind zum Beispiel eher Substanzen wie Methadon oder Buprenorphin im Einsatz,
- während bei Stimulanzien- und Kokainabhängigkeit die pharmakologische Unterstützung begrenzter ist und der Fokus stärker auf psychosozialen Interventionen liegt.

Bei der körperlichen Entgiftung und dem qualifizierten Entzug sind die spezifischen **Entzugserscheinungen** und Komplikationen der jeweiligen Substanz zu beachten. So können etwa bei Opioidentzug starke körperliche Schmerzen und bei Stimulanzienentzug verstärkt ausgeprägte psychische Symptome wie Depressionen auftreten. Die psycho- und soziotherapeutischen Interventionen müssen entsprechend angepasst werden, um die individuellen Bedürfnisse und Herausforderungen der Betroffenen zu berücksichtigen.

In der Behandlung von Substanzgebrauchsstörungen ist es zudem entscheidend, neben häufigen **komorbiden physischen Beeinträchtigungen** auch komorbide psychische Erkrankungen zu adressieren. Häufig treten Substanzgebrauchsstörungen und andere psychische Erkrankungen wie affektive Erkrankungen oder Angsterkrankungen gemeinsam auf, wobei diese sowohl Ursache als auch Folge des Substanzkonsums sein können (DGPPN 2020). Auslösende sowie aufrechterhaltende Faktoren, wie Stress, Traumata oder interaktionelle Schwierigkeiten, sollten identifiziert und therapeutisch (z. B. mittels kognitiv-verhaltenstherapeutischer, tiefenpsychologischer oder psychoanalytischer Verfahren) bearbeitet werden. Optimalerweise sollten in einem integrativen Behandlungsansatz neben medikamentösen und psychotherapeutischen Interventionen auch komplementäre Methoden, wie beispielsweise Ergotherapie und Bewegungsangebote, sowie sozialarbeiterische und Selbsthilfeangebote zum Einsatz kommen.

6.9.3 Stellenwert körperlicher Aktivität

Mehrere systematische Übersichtsarbeiten und Metaanalysen widmen sich den Effekten von körperlicher Aktivität bei der Behandlung von Substanzgebrauchsstörungen (Giménez-Meseguer et al. 2020, Ströhle 2023, Wang et al. 2014). Die zugrunde liegenden Studien umfassen dabei neben Interventionen wie Ausdauer- und Kraftsport, auch Mind-Body-Interventionen in Form von Yoga, Tai-Chi und Qigong (➤ 6.9.4). In die Untersuchungen wurden überwiegend Menschen mit Nikotin- oder Alkoholmissbrauch eingeschlossen, andere Betroffene konsumierten auch Kokain, Heroin, Amphetamin, Methamphetamin oder Cannabis. Meist waren die Teilnehmenden zu Beginn der Intervention bereits abstinent, teilweise jedoch auch noch aktiv konsumierend. Entsprechend sind die Studien, auf denen die Ergebnisse der Metaanalysen basieren, teils sehr heterogen. Dies sollte bei der Interpretation der Befunde berücksichtigt werden.

Effekte auf konsumassoziierte Symptome

Die Ergebnisse einer Metaanalyse über 22 Studien zeigen, dass regelmäßige körperliche Aktivität im Allgemeinen bei Menschen mit verschiedenen Substanzgebrauchsstörungen effektiv die Abstinenzrate erhöhen (OR = 1,69), Entzugssymptome lindern (SMD = -1,24) sowie Angst (SMD = -0,31) und depressive Symptome (SMD = -0,47) signifikant reduzieren kann (Wang et al. 2014). Die Autorinnen und Autoren einer anderen Metaanalyse über 59 Studien detektierten im Mittel sogar etwas größere Effekte auf Ängste (SMD = -0,50) und depressive Symptome (SMD = -0,63), eine Verbesserung der Lebensqualität (SMD = 0,69), sowie eine Verringerung des Stresslevels (SMD = -1,11) und des Cravings (SMD = -0,80) (Giménez-Meseguer et al. 2020).

Dabei scheint die Wirksamkeit von körperlicher Aktivität zwischen den verschiedenen Substanzgebrauchsstörungen zu variieren. Die Effekte auf depressive Symptome fielen in Bezug auf Alkohol und illegale Substanzen höher aus als bei Nikotin und die Abstinenzrate wurde am stärksten bei illegalen Substanzen beeinflusst (Wang et al. 2014). Zschucke et al. (2012) fanden hingegen in einer systematischen Übersichtsarbeit stärkere Effekte auf die Abstinenzrate bei Nikotinabhängigkeit als bei den anderen Substanzen.

In einer neueren Metaanalyse über sieben randomisierte kontrollierte Studien, die sich ausschließlich auf Menschen mit **Alkoholabhängigkeit** konzentrierte, konnten signifikante Effekte von ergänzender körperlicher Aktivität auf das Konsumvolumen bei Alkohol (g = -0,30) konstatiert werden (Lardier et al. 2021). Im Hinblick auf das Rauschtrinken konnte kein signifikanter Unterschied zur Standardbehandlung nachgewiesen werden.

Bei Menschen mit Alkoholabhängigkeit liegen teils gemischte Befunde im Hinblick auf die **akute Wirkung** körperlicher Aktivität vor. Beispielweise zeigten sich die Effekte körperlicher Aktivität nur direkt während der körperlichen Aktivität und nicht danach, oder aber nur auf physiologische Parameter (z. B. Verbesserung der Leberfunktion, Anstieg des β-Endorphin Levels) oder nur auf die Stimmung, das Angstlevel und das Arousal, aber nicht auf das Craving. Menschen mit **Methamphetamin-Abhängigkeit** zeigten dagegen durchschnittlich eine deutliche akute Verbesserung des Cravings sowie der kognitiven Konzentrationsfähigkeit während, direkt und auch noch 50 Minuten nach einer 30-minütigen Trainingseinheit auf dem Fahrradegometer (Giménez-Meseguer et al. 2020).

Im Hinblick auf die **langfristigen Effekte** auf Alkoholabhängigkeit zeigten sich in der Metaanalyse von Giménez-Meseguer et al. (2020) bei 17 Studien signifikante Verbesserungen der Abstinenz und des Cravings, während in 7 Studien der Grad der Verbesserung im Vergleich zur Kontrollgruppe nicht signifikant ausfiel. Signifikante physische Änderungen (z. B. Verbesserung der kardiovaskulären Gesundheit und der Schlafqualität, Verringerung der ACTH- und Kortisolkonzentrationen) wurden in etwa der Hälfte der Studien mit diesen Parametern beobachtet. Bei **Heroinabhängigkeit** konnten Entzugs- sowie Angstsymptome signifikant reduziert werden und auch hinsichtlich verschiedener **anderer Substanzen** ergaben sich gute kurz- und längerfristige Effekte körperlicher Aktivität im Sinne einer Verringerung des Cravings und des Konsums.

In einer Übersichtsarbeit über 26 Studien mit **anaeroben Trainings** zur Behandlung der Abhängigkeit von Nikotin, Alkohol und illegalen Substanzen fiel die Wirksamkeit des anaeroben Trainings abgesehen von einem positiven Effekt auf die Abstinenz bei nikotinabhängigen Personen dagegen eher schwach aus (Colledge et al. 2018).

Körperliche Aktivität als Behandlungsergänzung

Eine weitere Metaanalyse untersuchte die Wirksamkeit eines sechswöchigen **aeroben Ausdauertrainings** mit moderater Intensität (30 min à 3-mal pro Woche) als ergänzende Maßnahme zur Standardbehandlung bei Menschen in intensiver ambulanter Behandlung, da diese Gruppe eine besonders hohe Vulnerabilität für Rückfälle aufweist und deshalb ein deutlicher Bedarf für unterstützende Interventionen besteht (Brellenthin et al. 2021). Während die Ergänzung mit körperlicher Aktivität zu einer vergleichbaren Reduktion des Cravings, depressiver und angstbezogener Symptome sowie des Stressempfindens führte wie die Standardbehandlung allein, konnte das Ausdauertraining über die Standardbehandlung hinaus einen vorteilhaften Anstieg des subjektiven Antriebs sowie der Konzentration des zirkulierenden Endocannabinoids Anandamid erzielen.

6

MERKE
Trotz teils gemischter Ergebnisse und einer sehr heterogenen Studienlage scheint körperliche Aktivität im Allgemeinen ein erhebliches Potenzial für die komplementäre Behandlung von Menschen mit Substanzgebrauchsstörungen zu haben. Weitere Studien sind jedoch erforderlich, um die Evidenzlage zu stabilisieren und beispielsweise konkrete Dosis- sowie weitere Anwendungsempfehlungen für die verschiedenen Substanzabhängigkeiten ableiten zu können.

6.9.4 Mind-Body-Ansätze

Auch die Effekte von Mind-Body-Ansätzen wurden in mehreren Übersichtsarbeiten und Metaanalysen untersucht und scheinen vielversprechende Ergebnisse bei der Behandlung von Menschen mit Substanzgebrauchsstörungen zu erzielen.

Achtsamkeitsbasierte Mind-Body-Interventionen

Eine Metaanalyse über 34 randomisierte kontrollierte Studien und acht quasi-experimentelle Studien berichtete überwiegend (mit Ausnahme einer Studie mit n = 14) signifikante Effekte achtsamkeitsbasierter Mind-Body-Interventionen für Substanzmissbrauch bei Jugendlichen und Erwachsenen (Li et al. 2017). Verbessert wurden dabei die Frequenz und Schwere des Substanzmissbrauchs sowie die Abstinenzraten und das Craving nach Substanzen mit schwacher bis moderater Effektstärke. Auch die abstinenzbezogene Selbstwirksamkeit sowie weitere assoziierte Symptome (z. B. dissoziative Zustände und depressive Symptome) konnten signifikant zugunsten der achtsamkeitsbasierten Interventionen verbessert werden. Auf den empfundenen Stress der Betroffenen konnten sogar große Effekte erzielt werden. Die Effekte waren auch nach der Behandlung (zwischen 3 und 12 Monaten später) noch stabil. Achtsamkeitsbasierte Hausaufgaben zwischen den Interventionsterminen waren darüber hinaus positiv mit der Abstinenz korreliert und stellen daher möglicherweise eine sinnvolle Ergänzung zu den professionell betreuten Präsenzterminen dar.

MERKE
Die Kombination von körperlicher Aktivität und Standardbehandlung scheint effektiver zu sein als die Standardbehandlung allein und achtsamkeitsbasierte Interventionen fielen besonders wirksam aus.

Eine weitere Metaanalyse über 25 randomisierte kontrollierte Studien untersuchte ebenfalls die Effekte verschiedener Mind-Body-Interventionen und verglich diese mit der Standardbehandlung (Cavicchioli et al. 2018). Auch hier konnten kleine Effekte auf die Abstinenz, das Stresslevel und die Vermeidungs-Coping-Strategien sowie moderate Effekte auf die depressiven und angstbezogenen Symptome der Teilnehmenden nachgewiesen werden. Im Hinblick auf Craving und negative Affektivität erzielten Mind-Body-Interventionen sogar große Effekte.

Bewegungsorientierte Mind-Body-Interventionen

Auch bewegungsorientierte Mind-Body-Interventionen, darunter **Yoga**, **Tai-Chi** und **Qigong**, erwiesen sich als wirksame Ansätze bei Substanzgebrauchsstörungen. In einer Metaanalyse über 59 Studien, 11 davon mit Mind-Body-Interventionen, waren diese dem Ausdauersport überlegen hinsichtlich der Verbesserung der depressiven und angstbezogenen Symptome, körperlichen Funktionen und Schmerzen (Giménez-Meseguer et al. 2020). Allerdings zeigte sich Ausdauersport im Vergleich effektiver in Bezug auf weitere Parameter, wie Stress, das soziale Funktionsniveau und die psychische Gesundheit. Die Ergebnisse sollten allerdings mit Vorsicht genossen werden, da für die Berechnung deutlich mehr Studien mit Ausdauersport- als mit Mind-Body-Interventionen vorlagen. Eine andere Metaanalyse über 22 Studien wies hingegen darauf hin, dass Mind-Body-Interventionen und Ausdauersport etwa gleich wirksam bei der Behandlung von depressiven und angstbezogenen Symptomen bei Substanzstörungen sind (Wang et al. 2014).

6.9.5 Störungsspezifische Besonderheiten

Bei der Anwendung von körperlicher Aktivität bei der Behandlung von Substanzgebrauchsstörungen sollten einige störungsspezifische Besonderheiten beachtet werden. Neben persönlichen Präferenzen und Möglichkeiten der Patientinnen und Patienten sowie externen Gegebenheiten gilt es die Interventionen auch an die kognitive und physische Leistungsfähigkeit der Betroffenen anzupassen.

Sowohl akute Intoxikations- und Entzugserscheinungen als auch langanhaltender Substanzkonsum können schwerwiegende psychische und physische Folgen für die Betroffenen haben. Am Beispiel Alkohol sind in > Tab. 6.11 die wichtigsten **Entzugserscheinungen** und **langfristigen körperlichen Folgen** dargestellt (DGPPN 2020).

Die Art und Intensität der bei der Behandlung von Substanzgebrauchsstörungen geeigneten körperlichen Aktivität könnte je nach Behandlungsphase (z. B. akuter Entzug, Langzeitentwöhnung, Rückfallprävention) variieren, diesbezüglich fehlen jedoch systematische Befunde. Des Weiteren könnte eine Anpassung der Aktivitäten an das spezifische Störungsbild der Betroffenen relevant sein. Beispielsweise benötigen Personen mit einem akuten Entzugssyndrom möglicherweise eine andere Art von körperlicher Betätigung als jene, die eine langfristige physische und psychische Abhängigkeit bewältigen oder mit substanzinduzierten psychotischen Symptomen umgehen müssen. Auch hierzu gibt es bisher jedoch keine differenzierte Befundlage.

Ebenso wie bei vielen anderen psychischen Erkrankungen, scheinen Menschen mit einer Alkoholabhängigkeit ein **unterdurchschnittliches Aktivitätsniveau** aufzuweisen (Smothers, Bertolucci 2001). Zudem weisen klinische Erfahrungen darauf hin, dass ein höherer Schweregrad der Alkoholabhängigkeit tendenziell mit einem umso stärker reduzierten Bewegungsausmaß assoziiert ist (Mats et al. 2017). Entsprechend sollte körperliche Aktivität also schrittweise aufgebaut und an das Ausgangsniveau angepasst werden, um Überforderung und unrealistische Zielsetzungen zu verhindern. Zudem muss die teils gering ausfallende Adhärenz zu körperlichen Trainingsangeboten beachtet werden (Simonton

Tab. 6.11 Entzugssymptome und somatische Folgeerscheinungen von Alkoholkonsum

Entzugserscheinungen	Langfristige Folgen
• Tachykardie, Schwitzen • Händezittern • Psychomotorische Unruhe • Übelkeit, Erbrechen • Schlafstörungen • Ablenkbarkeit • Depressive oder dysphorische Verstimmung • Auditive, taktile oder visuelle Illusionen oder Halluzinationen	• Erkrankungen der Leber (v. a. Leberzirrhose) • Pankreatitis • Polyneuropathie • Steatohepatitis • Wernicke-Korsakow-Syndrom

6

et al. 2018). Daher gilt es, die Patientinnen und Patienten entsprechend für die Behandlung zu motivieren.

Fallbeispiel

Der 30-jährige Softwareentwickler Herr L. wird in einer offenen allgemeinpsychiatrischen Station vorstellig, nachdem er über anderthalb Jahre hinweg nahezu täglich Kokain und Ketamin konsumiert habe. Dies habe zu substanziellen Beeinträchtigungen seiner finanziellen Situation und beruflichen Leistung sowie der sozialen Kontakte geführt. Dennoch habe er lange nicht einsehen wollen, dass er seinen Substanzkonsum nicht mehr im Griff habe. Ihm seien nun durch zunehmend stärkere körperliche Auswirkungen sowie durch den drohenden Verlust seiner Arbeit und einen heftigen Streit mit seiner Partnerin die Augen geöffnet worden, dass sich etwas ändern müsse. Selbstständig durchgeführte Abstinenz- und Reduktionsversuche zuhause seien ihm bisher nicht gelungen.

Zu Beginn der stationären Behandlung präsentiert Herr L. deutliche Entzugssymptome, darunter erhöhte Reizbarkeit, ausgeprägte Unruhe, starke Anspannung, Angstzustände, Schlafstörungen und starke Stimmungsschwankungen. Um diese Symptome neben pharmakologischen und psychotherapeutischen Behandlungsbausteinen zu adressieren und den Entzugsprozess zu unterstützen, wird ihm körperliche Aktivität angeboten. Nach einer kurzen motivierenden Intervention nimmt er viermal pro Woche an der morgendlichen Yoga-Einheit teil und berichtet, dass sich dadurch die Angstzustände sowie seine innere Unruhe verringert hätten und er von der Struktur durch die regelmäßige Teilnahme profitiere. Durch Yoga und die damit einhergehende Aufmerksamkeit auf Achtsamkeitselemente könne er zudem das Craving besser wahrnehmen, aushalten und akzeptieren anstatt sich dagegen zu wehren oder ihm nachzugeben. Zusätzlich nimmt Herr L. beinahe jeden Abend begleitete Spaziergänge in Anspruch und stellt dadurch eine gewisse Entspannung sowie Verbesserung der Schlafqualität fest.

Nach Abklingen der akuten Entzugserscheinungen äußert Herr L. zwar Interesse daran, an einem intensiveren körperlichen Trainingsprogramm teilzunehmen, hegt gleichzeitig aber sichtliche Zweifel diesbezüglich. In Rücksprache mit dem Sporttherapeuten wird dieses Thema von der behandelnden Psychotherapeutin aufgegriffen und es werden gemeinsam mit Herrn L. subjektive Barrieren herausgearbeitet (u. a. negative Erfahrungen mit Sport im Schulkontext, Versagensängste, subjektiv empfundenes zu geringes Wissen und zu geringe Fertigkeiten bezüglich sportlicher Aktivität). Nachdem diese Aspekte mittels kognitiv-verhaltenstherapeutischer Elemente bearbeitet worden sind, beginnt Herr L. zweimal wöchentlich an einem strukturierten Fitnessprogramm teilzunehmen, das sowohl Krafttraining als auch Ausdauerübungen umfasst. Des Weiteren entdeckt er durch mehrmalige Teilnahme an der Laufgruppe das Joggen neu für sich. Er fühle sich durch die regelmäßige Aktivität nicht nur in seiner körperlichen Gesundheit und Körperwahrnehmung gestärkt, sondern sie wirke sich auch positiv auf sein Selbstbewusstsein und seine mentale Verfassung aus.

Nach seiner Entlassung aus der Klinik setzt Herr L. das Laufen als festen Bestandteil seines Alltags fort. Er nimmt regelmäßig an lokalen Laufgruppen teil und setzt sich persönliche Ziele wie das Erreichen einer bestimmten Laufdistanz und -dauer. Er profitiere von der Möglichkeit, so positive Erfolgserlebnisse zu generieren, seinen Kopf freizubekommen und einen Ausgleich zu Arbeit und anderen Aufgaben zu erlangen. Er könne zudem dadurch seinen Alltag besser strukturieren, habe mehr Energie und fühle sich selbstsicherer.

6.9.6 Fazit für die Praxis

Zusammenfassend zeigt sich die körperliche Aktivität als eine äußerst vielversprechende komplementäre Behandlungsmethode für Menschen mit verschiedenen Substanzgebrauchsstörungen. Ausdauersport, Krafttraining und weitere Formen körperlicher Aktivität, inklusive bewegungsorientierter und achtsamkeitsbasierter Mind-Body-Interventionen, scheinen eine gute Ergänzung zu pharmakologischen und psychotherapeutischen Behandlungsmaßnahmen darzustellen.

Bei der Anwendung körperlicher Aktivität bei der Behandlung von Substanzgebrauchsstörungen gilt es, die **aktuelle Verfassung** und die persönlichen Präferenzen und Gegebenheiten des Individuums zu berücksichtigen sowie ein Augenmerk auf **substanzspezifische Anforderungen** zu legen. Die verschiedenen **Phasen der Behandlung** (z. B. Entzug, Langzeitentwöhnung, Rückfallprophylaxe) können unterschiedliche Rahmenbedingungen erzeugen – ebenso wie auch das konkrete **Störungsbild,** also ob es sich beispielsweise um ein akutes Entzugssyndrom, eine seit Langem bestehende psychische und körperliche Abhängigkeit oder etwa eine durch Substanzgebrauch induzierte Psychose handelt.

TAKE-HOME MESSAGE

- Körperliche Aktivität im Allgemeinen sowie auch spezifischere Mind-Body-Ansätze scheinen in der komplementären Behandlung von Substanzgebrauchsstörungen wirksam zu sein.
- Neben Substanzkonsumverhalten und Craving kann durch körperliche Aktivität möglicherweise eine Reihe weiterer psychischer und körperlicher Parameter im Zusammenhang mit Substanzgebrauchsstörungen verbessert werden.
- Weitere qualitativ hochwertige Studien sind jedoch erforderlich, um die Evidenzlage besser abzusichern.

LITERATUR

Brellenthin AG, Crombie KM, Hillard CJ et al. Psychological and endocannabinoid responses to aerobic exercise in substance use disorder patients. Subst Abus 2021; 42 (3): 272–283.

Bundesinstitut für Arzneimittel und Medizinprodukte (BfArM). ICD-10-GM Version 2021, Systematisches Verzeichnis, Internationale statistische Klassifikation der Krankheiten und verwandter Gesundheitsprobleme, 10. Revision, Stand: 18. September 2020, Köln. 2020.

Bundesinstitut für Arzneimittel und Medizinprodukte (BfArM). ICD-11 in Deutsch –Entwurfsfassung. Version 2023 - 01. https://www.bfarm.de/DE/Kodiersysteme/Klassifikationen/ICD/ICD-11/uebersetzung/_node.html. 2023.

Castaldelli-Maia JM, Bhugra D. Analysis of global prevalence of mental and substance use disorders within countries: focus on sociodemographic characteristics and income levels. International review of psychiatry 2022; 34 (1):6–15.

Cavicchioli M, Movalli M, Maffei C. The Clinical Efficacy of Mindfulness-Based Treatments for Alcohol and Drugs Use Disorders: A Meta-Analytic Review of Randomized and Nonrandomized Controlled Trials. Eur Addict Res 2018; 24 (3): 137–162.

Colledge F, Gerber M, Pühse U et al. Anaerobic Exercise Training in the Therapy of Substance Use Disorders: A Systematic Review. Front Psychiatry 2018; 9: 644.

DGPPN (Hrsg.) für die Leitliniengruppe: S3-Leitlinie Screening, Diagnose und Behandlung alkoholbezogener Störungen. Version Dezember 2020. https://www.awmf.org/leitlinien/detail/ll/076-001.html

Giménez-Meseguer J, Tortosa-Martínez J, Cortell-Tormo JM. The Benefits of Physical Exercise on Mental Disorders and Quality of Life in Substance Use Disorders Patients. Systematic Review and Meta-Analysis. International Journal of Environment Research and Public Health 2020; 17 (14): 3680.

Lardier DT, Coakley KE, Holladay KR et al. Exercise as a Useful Intervention to Reduce Alcohol Consumption and Improve Physical Fitness in Individuals With Alcohol Use Disorder: A Systematic Review and Meta-Analysis. Front Psychol. 2021; 12: 675285.

Li W, Howard MO, Garland EL et al. Mindfulness treatment for substance misuse: A systematic review and meta-analysis. Journal of Substance Abuse Treatment 2017; 75: 62–96.

Mats H, Davy V, Esther SG et al. Exercise as treatment for alcohol use disorders: systematic

review and meta-analysis. British Journal of Sports Medicine 2017; 51 (14): 1058.
Mojtabai, R. Estimating the prevalence of substance use disorders in the US using the benchmark multiplier method. JAMA psychiatry 2022; 79 (11): 1074–1080.
Simonton AJ, Young CC, Johnson KE. Physical Activity Interventions to Decrease Substance Use in Youth: A Review of the Literature. Subst Use Misuse 2018; 53 (12): 2052–2068.
Smothers B, Bertolucci D. Alcohol consumption and health-promoting behavior in a U.S. household sample: leisure-time physical activity. J Stud Alcohol. 2021;62 (4): 467–476.
Ströhle A, Hrsg. Sportpsychiatrie und -psychotherapie. Berlin, Heidelberg: Springer, 2023.
United Nations Office on Drugs and Crime. World Drug Report 2023. https://www.unodc.org/unodc/en/data-and-analysis/world-drug-report-2023.html 2023
World Health Organization (WHO). Fact sheets Alcohol. Aus: www.who.int/news-room/fact-sheets/detail/alcohol. 2023.
Zschucke E, Heinz A, Ströhle A. Exercise and physical activity in the therapy of substance use disorders. ScientificWorldJournal 2012; 901741.

6.10 Essstörungen

Aleksandra Terziska

6.10.1 Störungsbild

Manchmal essen Menschen vor dem Hintergrund bestimmter Gefühlszustände, wobei der Hunger meist keine wesentliche Rolle spielt. Dabei dient die Nahrungsaufnahme als Versuch emotionale Belastungen zu bewältigen oder Stress abzubauen. Dieses „emotionale Essen" ist unbedenklich, solange es maßvoll stattfindet. Richtet sich stattdessen der Fokus übermäßig stark auf das Essen, ist das Vorliegen einer Essstörung wahrscheinlich.

MERKE

Hauptmerkmal aller Essstörungen ist die Entstehung eines abnormen Essverhaltens, welches mit psychischer und sozialer Belastung sowie gravierenden körperlichen Beeinträchtigungen und daraus resultierenden medizinischen Komplikationen einhergeht.

Die 3 Hauptformen der Essstörungen sind Anorexia nervosa, Bulimia nervosa und Binge-Eating-Störung, wobei die störungsspezifischen Merkmale ein heterogenes Bild darstellen.

Symptomatik

- Die **Anorexia nervosa** ist durch ein extremes Untergewicht gekennzeichnet, das durch Nahrungsverweigerung und gewichtsreduzierende Maßnahmen herbeigeführt wird. Die Betroffenen erleben intensive Angst vor einer Gewichtszunahme und fühlen sich aufgrund der Körperschemastörung trotz ihres Untergewichts zu dick. Sie beschäftigen sich zwanghaft mit einer „gesunden" Ernährung, probieren diverse Diäten aus, vermeiden hochkalorische Speisen, treiben übermäßig viel Sport und versuchen ihr Gewicht zusätzlich durch kompensatorische Maßnahmen wie selbstinduziertes Erbrechen und den Gebrauch von Appetitzüglern, Laxanzien und Diuretika aufrechtzuerhalten.
- Bei **Bulimia nervosa** findet ein Wechselspiel zwischen Essanfällen und Maßnahmen der Gewichtsreduktion statt. Während der wiederkehrenden Essanfälle werden erhebliche Nahrungsmengen meistens heimlich und innerhalb kurzer Zeit verzehrt, wobei die Betroffenen nicht kontrollieren können, wie viel sie essen, selbst nach dem Eintritt eines Völlegefühls. Aus Angst vor einer Gewichtszunahme werden die Essanfälle, ähnlich wie bei der Anorexia nervosa, mit gegensteuernden Maßnahmen kompensiert. Neben dem typischen selbstinduzierten Erbrechen sowie dem Missbrauch von Laxanzien, Diuretika und Appetitzüglern, werden auch zeitweilige Fastenperioden eingesetzt.
- Im Vergleich zur Bulimia nervosa, erfolgen die Essattacken bei der **Binge-**

Eating-Störung meistens ohne gegensteuernde Maßnahmen. Die Essanfälle sind ebenfalls begleitet von einem subjektiven Kontrollverlust, aber auch von ausgeprägten Schamgefühlen. Da keine regelmäßigen kompensatorischen Maßnahmen durchgeführt werden, ist die Binge-Eating-Störung mit deutlichem Übergewicht und/oder Adipositas assoziiert.

Durch die Internalisierung des Schlankheitsideals sind die Überbewertung von Körpergewicht und Figur sowie die damit verbundene Körperunzufriedenheit ein wesentliches Merkmal der Anorexia nervosa und der Bulimia nervosa, aber auch ein wichtiges Begleitmerkmal der Binge-Eating-Störung.

Prävalenz

Die altersstandardisierte Prävalenzrate von Anorexia nervosa und Bulimia nervosa ist auf globalem Niveau zwischen 1990 und 2017 kontinuierlich um durchschnittlich 0,65 Prozentpunkte (95 %-KI: 0,59–0,71) gestiegen (Wu et al. 2020). Dabei verdreifacht sich die Prävalenz der Essstörungen, wenn zusätzlich die Binge-Eating-Störung und die sonstigen näher bezeichneten Fütter- und Essstörungen miteinbezogen werden (Santomauro et al. 2021). In einer extensiven systematischen Literaturübersicht der Prävalenzen von Essstörungen zwischen 2000 und 2018 betrugen die gewichteten mittleren Lebenszeitprävalenzen von Essstörungen 8,4 % (3,3–18,6 %) bei Frauen und 2,2 % (0,8–13,1 %) bei Männern (Galmiche et al. 2019). Geschlechterspezifisch betrachtet, treten Essstörungen demnach überwiegend bei Frauen auf, mit einem Häufigkeitsgipfel in der Adoleszenz.

Hinsichtlich der einzelnen Störungsbilder konnten in einer aktuellen Metaanalyse (Qian et al. 2022) Lebenszeitprävalenzraten von

- 0,16 % (95 %-KI: 0,06–0,31) für Anorexia nervosa,
- 0,63 % (95 %-KI: 0,33–1,02) für Bulimia nervosa und
- 1,53 % (95 -%-KI: 1,00–2,17) für Binge-Eating-Störung festgestellt werden.

Demzufolge war die Lebenszeitprävalenz der Bulimia nervosa fast viermal und die Lebenszeitprävalenz der Binge-Eating-Störung fast zehnmal so hoch wie die von Anorexia nervosa.

INFO

Schätzungen gehen davon aus, dass jährlich über 3,3 Millionen gesunde Lebensjahre weltweit aufgrund von Essstörungen verloren gehen (van Hoeken & Hoek 2020).

Essstörungen gehen mit einer deutlich erhöhten Mortalität im Vergleich zur Allgemeinbevölkerung einher. In einer großen prospektiven klinischen Follow-Up Studie in Deutschland betrug die standardisierte Mortalitätsrate für Anorexia nervosa 5,35 (95 %-KI: 4,34–6,52) und war demnach fünffach höher als die Mortalität in der Allgemeinbevölkerung (Fichter und Quadflieg 2016). Die standardisierten Mortalitätsraten für Bulimia nervosa, 1,49 (95 %-KI: 1,10–1.97), und Binge-Eating-Störung, 1,50 (95 %-KI: 0,87–2,40), waren deutlich niedriger, dennoch signifikant höher im Vergleich zur Allgemeinbevölkerung. In dieser Stichprobe von in stationärer Behandlung befindlichen Patientinnen und Patienten mit Essstörungen, starben drei Viertel eines natürlichen Todes. Dabei waren die häufigsten Todesursachen Kreislaufversagen, Kachexie (pathologischer Gewichtsverlust) und Organversagen (Fichter und Quadflieg 2016). Die häufigste nicht natürliche Todesursache war Suizid: zwei Drittel der Patientinnen und Patienten mit Anorexia nervosa und alle nicht natürlichen Todesfälle bei Bulimia nervosa und Binge-Eating-Störung waren auf Suizid zurückführbar.

Komplikationen

Essstörungen gehen mit gravierenden somatischen Beeinträchtigungen und daraus folgenden medizinischen Komplikationen einher, die sich aufgrund von Mangelernährung, Gewichtsverlust und Missbrauch von Appetitzüglern, Laxanzien und Diuretika manifestieren. Zu den wichtigsten lebensbedrohlichen Komplikationen zählt die massive Elektrolytstörung, die auf extreme gewichtsreduzierende Maßnahmen zurückzuführen ist und Herzrhythmusstörungen und Kreislaufstillstand auslösen kann. Eine weitere lebensbedrohliche Komplikation ist die Hypoglykämie (Unterzuckerung), die zu Leberversagen und zum Tod führen kann (Treasure et al. 2020, Voderholzer et al. 2020).

Zu den charakteristischen klinisch relevanten Komplikationen bei **Anorexia nervosa** zählen kardiale Symptome wie Bradykardie, Hypotonie, Arrhythmien, ferner gastrointestinale Beschwerden, Ödeme, Leukopenie, Amenorrhö, Osteoporose oder Muskelatrophie.

Zur typischen **bulimischen Symptomatik,** die durch das Erbrechen hervorgerufen wird, gehören Schwellungen der Speicheldrüse, Ösophagitis, Herzrhythmusstörungen, Niereninsuffizienz sowie diabetische Entgleisungen.

Da aufgrund der regelmäßigen Essanfälle die **Binge-Eating-Störung** mit Übergewicht und Adipositas assoziiert ist, sind die häufigsten medizinischen Komplikationen mit dem Übergewicht verbundene Folgeerkrankungen wie Diabetes mellitus Typ II, Bluthochdruck, kardiovaskuläre Erkrankungen und Dyslipidämie.

Aufgrund der persistierenden Körperschemastörung und der damit einhergehenden fehlenden Krankheitseinsicht besteht darüber hinaus, insbesondere bei Anorexia nervosa, eine ausgeprägte Ambivalenz gegenüber einer Veränderung der Symptomatik und somit auch gegenüber einer Behandlung, was trotz medizinischer Dringlichkeit zu häufigen Therapieabbrüchen führt.

Risikofaktoren

Die Wahrscheinlichkeit, an einer Essstörung zu erkranken, fällt in bestimmten Risikogruppen mit besonders hohem Druck in Bezug auf eine schlanke Figur oder ein bestimmtes Körpergewicht deutlich höher aus, wie beispielsweise bei Balletttänzerinnen und Ballettänzern (Silverii et al. 2022) und im Leistungssport im Allgemeinen (Ströhle, 2023). Als Risikodisziplinen gelten dabei Sportarten mit Gewichtsklassen (Ringen, Rudern, Pferderennen, Boxen), ästhetische Sportarten (Eiskunstlauf, Turnen, rhythmische Sportgymnastik) sowie solche Sportarten, bei denen ein geringeres Körpergewicht entscheidend für den Erfolg sein kann (Hochsprung, Skispringen, Laufen).

Vor diesem Hintergrund und im Hinblick auf eine günstige Prognose ergibt sich die dringende Notwendigkeit einer Früherkennung dieser Störungen, wodurch eine rechtzeitige und adäquate Behandlung eingeleitet und einer wahrscheinlichen Chronifizierung vorgebeugt werden könnte.

MERKE

Anorexia nervosa weist eine der höchsten Mortalitätsraten unter den psychischen Erkrankungen auf, insbesondere im jungen und mittleren Erwachsenenalter.

6.10.2 Diagnosekriterien

In der **ICD-10** werden die Essstörungen unter der Kategorie *F50–F59 Verhaltensauffälligkeiten mit körperlichen Störungen und Faktoren* und konkret unter *F50.-Essstörungen* aufgeführt. Dabei werden die Fütterungsstörung im frühen Kindesalter (F98.2) sowie Pica im Kindesalter (F98.3) unter F98 *Andere Verhaltens- und emotiona-*

6

le Störungen mit Beginn in der Kindheit und Jugend klassifiziert (WHO 2015).

Mit dem Inkrafttreten der **ICD-11** im Jahr 2022, haben sich wesentliche inhaltliche Änderungen ergeben. Hier befindet sich das Kapitel *Fütter- oder Essstörungen* unter der Kategorie *06 Psychische Störungen, Verhaltensstörungen oder neuronale Entwicklungsstörungen* (BfArM 2023). Somit wird auch in der ICD-11 die bereits im **DSM-5** (APA 2018) bestehende Zusammenfassung von Fütter- und Essstörungen zu einer übergeordneten Kategorie vollzogen, sodass die gesamte Lebensspanne berücksichtigt wird. In Bezug auf die einzelnen Diagnosen (➤ Tab. 6.12) ist festzuhalten, dass die Binge-Eating-Störung sowie die Vermeidend-restriktive Ernährungsstörung (Avoidant-Restrictive Food Intake Disorder, ARFID) in Anlehnung an das DSM-5 als separate Diagnosen aufgenommen wurden, wodurch der Gebrauch residualer Kategorien wesentlich reduziert werden könnte.

Anorexia nervosa

Anorexia nervosa ist gekennzeichnet durch ein für die Körpergröße, das Alter und den Entwicklungsstand der Person **signifikant niedriges Körpergewicht**, das nicht auf eine andere gesundheitliche Störung oder auf die Nichtverfügbarkeit von Nahrung zurückzuführen ist. Dabei liegt der Schwellenwert bei einem Body-Mass-Index (BMI) von weniger als 18,5 kg/m^2 bei Erwachsenen und einem BMI unterhalb der fünften Altersperzentile bei Kindern und Jugendlichen (der BMI wird als Gewicht in Kilogramm dividiert durch die quadrierte Körpergröße in Metern berechnet). Dieser Richtwert für ein niedriges Körpergewicht kann jedoch entweder durch einen **raschen Gewichtsverlust** (z. B. mehr als 20 % des gesamten Körpergewichts innerhalb von 6 Monaten) oder die **fehlende** zu erwartende **Gewichtszunahme** bei Kindern und Jugendlichen ersetzt werden.

Das niedrige Körpergewicht ist mit persistierenden Verhaltensmustern verbunden, die der Wiederherstellung des Normalgewichts entgegenwirken sollen. Dazu gehören Verhaltensweisen, die auf eine **Verringerung der Energiezufuhr** gerichtet sind (restriktives Essverhalten), **Reinigungsverhalten** bzw. Purging (z. B. selbstinduziertes Erbrechen, Missbrauch von Laxanzien) und Verhaltensweisen, die auf eine **Erhöhung des Energieverbrauchs** abzielen (z. B. exzessives Sporttreiben). Diese Verhaltens-

Tab. 6.12 Klassifikation der Essstörungen nach ICD-10 und ICD-11

ICD-10		ICD-11	
F50.0	Anorexia nervosa	6B80	Anorexia nervosa
F50.1	Atypische Anorexia nervosa	6B81	Bulimia nervosa
F50.2	Bulimia nervosa	6B82	Binge-Eating-Störung
F50.3	Atypische Bulimia nervosa	6B83	Vermeidend-restriktive Ernährungsstörung
F50.4	Essattacken bei anderen psychischen Störungen	6B84	Pica
F50.5	Erbrechen bei anderen psychischen Störungen	6B85	Ruminations- oder Regurgitationsstörung
F50.8	Sonstige Essstörungen	6B8Y	Sonstige näher bezeichnete Fütter- oder Essstörungen
F50.9	Essstörungen, nicht näher bezeichnet	6B8Z	Fütter- oder Essstörungen, nicht näher bezeichnet

weisen sind typischerweise verbunden mit der **Angst vor einer Gewichtszunahme**. Dabei steht das niedrige Körpergewicht im Mittelpunkt der Selbsteinschätzung der Person oder wird fälschlicherweise als normal oder sogar übermäßig empfunden.

In der ICD-11 wird die Anorexia nervosa anhand des Körpergewichts weiter in

- **signifikant niedrig** (für Erwachsene BMI 14,0–18,5 kg/m²; für Kinder und Jugendliche 0,3.–5. BMI-Perzentil) und
- **gefährlich niedrig** (für Erwachsene BMI < 14,0 kg/m²; für Kinder und Jugendliche < 0,3. BMI-Perzentil) unterteilt.

Zusätzlich wird anhand des Verhaltensmusters zwischen einem Binge-Eating-/Purging-Muster und einem restriktiven Essverhalten unterschieden. In der ICD-10 ist dies bereits unter der Bezeichnung restriktiver und aktiver Typ zu finden.

Eine weitere Neuerung der ICD-11 ist die Einführung der Diagnose **Anorexia nervosa in Remission mit normalem Körpergewicht** (für Erwachsene BMI > 18,5 kg/m²; für Kinder und Jugendliche > 5. BMI-Perzentil), die den Aspekt berücksichtigt, dass es im Verlauf der Therapie zur Normalisierung des Körpergewichst kommen kann und somit das Gewichtskriterium nicht mehr erfüllt wäre. Die Diagnose der **atypischen Anorexia nervosa** (F50.1) wird in der ICD-11 nicht mehr vergeben.

Während in der ICD-10 eine Endokrine Störung auf der Hypothalamus-Hypophysen-Gonaden-Achse (Amenorrhö bei Frauen und Libido- und Potenzverlust bei Männern) als Diagnosekriterium für Anorexia nervosa gefordert wurde, ist dies in der ICD-11 nicht mehr der Fall.

Bulimia nervosa

Für die Bulimia nervosa sind **häufige, wiederkehrende Essanfälle** charakteristisch. Dabei kann die Diagnose nach ICD-11 bereits nach einem Zeitraum von einem Monat und einer Frequenz von mindestens einmal pro Woche gestellt werden. Die Binge-Eating-Episode ist definiert als ein bestimmter Zeitraum, in dem die betroffene Person subjektiv die **Kontrolle** über das Essen verliert, deutlich mehr oder anders isst als gewöhnlich und sich nicht in der Lage fühlt, mit dem Essen aufzuhören oder die Art/Menge der verzehrten Lebensmittel zu begrenzen. Dabei wird das Binge-Eating von wiederkehrenden unangemessenen **kompensatorischen Verhaltensweisen** begleitet, die einer Gewichtszunahme entgegenwirken sollen. Zu diesen Verhaltensweisen zählen das selbstinduzierte Erbrechen, der Missbrauch von Laxanzien sowie anstrengende körperliche Aktivitäten. Es persistieren Gedanken über die Körperform oder das Körpergewicht, die die **Selbsteinschätzung** stark beeinflussen. Darüber hinaus besteht ein ausgeprägter **Leidensdruck** in Bezug auf das Essverhalten sowie eine massive Beeinträchtigung in persönlichen, familiären, sozialen, beruflichen, schulischen und anderen wichtigen Funktionsbereichen.

Die Diagnose Bulimia nervosa kann nach der ICD-11 unabhängig vom aktuellen Körpergewicht gestellt werden, solange der BMI nicht so niedrig ist, dass die Kriterien der Anorexia nervosa erfüllt werden.

Die wesentliche Diagnosekriterien-Änderung in der ICD-11 gegenüber ICD-10 ist das zeitliche Kriterium, da für die Diagnosestellung der erforderliche Zeitraum für Essattacken von 3 Monaten mindestens zweimal pro Woche auf lediglich einen Monat reduziert wurde, mit einer Frequenz von einmal pro Woche oder öfter.

Binge-Eating-Störung

Die Binge-Eating-Störung ist durch häufige, wiederkehrende Episoden von **Essanfällen** gekennzeichnet, die einmal pro Woche oder öfter über einen Zeitraum von mehreren

Monaten andauern. Die Binge-Eating-Episode ist definiert als ein bestimmter Zeitraum, in dem die betroffene Person subjektiv die **Kontrolle** über das Essen verliert, deutlich mehr oder anders isst als gewöhnlich und sich nicht in der Lage fühlt, mit dem Essen aufzuhören oder die Art/Menge der verzehrten Lebensmittel zu begrenzen. Das Binge-Eating wird als sehr belastend empfunden und oft von negativen Gefühlen wie **Schuld** oder **Ekel** begleitet. Im Gegensatz zu Bulimia nervosa folgen auf die Essattacken **keine regelmäßigen** unangemessenen **kompensatorischen Verhaltensweisen,** die einer Gewichtszunahme entgegenwirken sollen. Es besteht ein ausgeprägter **Leidensdruck** in Bezug auf das Essverhalten sowie eine massive Beeinträchtigung in persönlichen, familiären, sozialen, beruflichen, schulischen und anderen wichtigen Funktionsbereichen.

6.10.3 Klassische Behandlungsansätze

Der seit Juni 2023 in Bearbeitung befindlichen S3-Leitlinie *Diagnostik und Behandlung der Essstörungen* zufolge, gilt die Psychotherapie störungsübergreifend als Behandlungsverfahren der ersten Wahl (Herpertz et al. 2019). Dabei konnten sich bislang diverse störungsspezifische Behandlungsansätze etablieren, die im Folgenden kurz dargestellt werden.

Psychotherapie

Anorexia nervosa

Bei Anorexia nervosa sind die Normalisierung des Körpergewichts und des Essverhaltens sowie die Auseinandersetzung mit den damit verbundenen Schwierigkeiten auf emotionaler, kognitiver und interpersoneller Ebene die primären Ziele der Behandlung. Hierfür empfiehlt die S3-Leitlinie im ambulanten Setting eine familienbasierte Therapie bei Kindern und Jugendlichen und benennt vier manualisierte Behandlungsansätze für Erwachsene, die über moderate Evidenz verfügen:

- Erweiterte kognitive Verhaltenstherapie (Enhanced Cognitive Behavior Therapy, CBT-E)
- Fokale psychodynamische Psychotherapie (FPT)
- Maudsley Model of Anorexia Nervosa for Adults (MANTRA)
- Specialist Supportive Clinical Management (SSCM)

Es konnte bislang keine Überlegenheit eines Verfahrens gegenüber einem anderen festgestellt werden (Monteleone et al. 2022). Es ist allerdings zu beachten, dass MANTRA und SSCM gemäß der Psychotherapie-Richtlinie in Deutschland trotz ihrer Wirksamkeit keine anerkannten Psychotherapiemethoden für die Behandlung von Essstörungen sind (Herpertz et al. 2019).

Die Wirksamkeit **familientherapeutischer Ansätze** und v. a. des **Family-Based Treatment (FBT),** oder auch Maudsley-Modell genannt, sind gut belegt. Aktuelle Reviews und Metaanalysen bestätigen ebenfalls die solide Evidenzlage dieser Verfahren (Monteleone et al. 2022).

Die **CBT-E** ist eine Weiterentwicklung der kognitiven Verhaltenstherapie und kann als transdiagnostischer Ansatz zur Behandlung der verschiedenen Essstörungen eingesetzt werden, auch im stationären Setting bei stark ausgeprägter Symptomatik (Quadflieg et al. 2023). Dabei richtet sich der Fokus nicht nur auf das Ernährungsmanagement und die Normalisierung des Essverhaltens, sondern auch auf zentrale psychopathologische Kernmerkmale wie die Überbewertung von Gewicht und Figur sowie auf die dazugehörigen Verhaltensweisen (beispielsweise Checking-Behaviour).

Die **fokale psychodynamische Psychotherapie (FPT)** ist ein neuer Therapieansatz für Patientinnen und Patienten mit Anorexia nervosa mit moderatem Untergewicht. FTP erzielte in einer großen multizentrischen randomisiert-kontrollierten Studie für Erwachsene mit Anorexia nervosa vergleichbare Ergebnisse wie CBT-E und TAU-O (optimiertes Treatment as usual) im Hinblick auf eine Normalisierung des BMI und der ernährungsassoziierten Pathologie (Herzog et al. 2022).

Bulimia nervosa und Binge-Eating-Störung

Für die Behandlung der Bulimia nervosa und der Binge-Eating-Störung, empfiehlt die S3-Leitlinie eine kognitive Verhaltenstherapie, bzw. ihre Weiterentwicklungen wie die dialektisch-behaviorale Therapie sowie alternativ eine interpersonelle Psychotherapie, die im Rahmen der Richtlinienpsychotherapie in Deutschland allerdings nicht zugelassen ist (Herpertz et al. 2019). Bei Kindern und Jugendlichen kann auch eine familienbasierte Therapie angeboten werden.

Die Behandlungsziele der Bulimia nervosa richten sich primär auf die Reduktion der Essanfälle, des Purging Verhaltens (selbstinduziertes Erbrechen, Laxanzien- und Diuretikamissbrauch) und der Körperbildproblematik.

Die Behandlung der Binge-Eating-Störung fokussiert sich ebenfalls auf die Reduktion der Essanfälle und der essstörungsspezifischen Symptomatik sowie auf begleitende psychische Beschwerden (z. B. unzureichende Affektregulation, niedriges Selbstwertgefühl).

Der Grundannahme der **dialektisch-behavioralen Therapie (DBT)** zufolge, ist das gestörte Essverhalten eine Konsequenz von Stressbelastung, emotionaler Dysregulation oder Traumatisierung. Sie verbindet Bausteine der klassischen Verhaltenstherapie mit achtsamkeits- und akzeptanzbasierten Methoden und setzt den Behandlungsfokus auf die Vermittlung von Fertigkeiten, die zur Verbesserung des Essverhaltens, der Emotionsregulation und der Stressbewältigung führen (Pisetsky et al. 2019). Mehrere Übersichtsarbeiten und Metaanalysen bestätigen die Effizienz dieser Therapieform zur Reduzierung der störungsspezifischen Symptomatik bei Bulimia nervosa und Binge-Eating-Störung (Reilly et al. 2020).

Pharmakotherapie

Anorexia nervosa

Der S3-Leitlinie für Essstörungen zufolge, sollen Neuroleptika und Antidepressiva nicht zur Erreichung einer Gewichtszunahme bei Anorexia nervosa eingesetzt werden (Herpertz et al. 2019). Bei störungsspezifischen Denkmustern, die massiv auf Gewichtsängste fokussiert sind sowie bei ausgeprägter Hyperaktivität bzw. zwanghaftem Bewegungsverhalten, kann jedoch der Einsatz niedrig dosierter **Neuroleptika**, primär das atypische Neuroleptikum Olanzapin, indiziert sein. Zu beachten ist, dass laut der S3-Leitlinie keine Evidenz dafür vorliegt, dass Neuroleptika bei Anorexia nervosa zur verbesserter Gewichtsentwicklung führen können.

Die Wirksamkeit von **Antidepressiva** bei der Behandlung der Anorexia nervosa in Bezug auf gewichtsbezogene Kriterien konnte bislang nicht belegt werden. Antidepressiva werden jedoch zur Behandlung komorbider psychischer Störungen (depressive Erkrankungen, Angststörungen, Zwangsstörungen) eingesetzt (Herpertz et al. 2019).

Bulimia nervosa

Für die Behandlung der Bulimia nervosa liegt bislang die meiste Evidenz für Wirkstoffe aus der Gruppe der **Antidepressiva** vor, insbesondere für die Selektiven Serotonin-Wiederaufnahmehemmer (SSRI), die mit geringen Nebenwirkungen assoziiert sind. Dabei ist das SSRI Fluoxetin der einzige zugelassene Wirkstoff in Deutschland für die Behandlung der Bulimia nervosa bei Erwachsenen, jedoch nicht als alleinige Therapie, sondern ausschließlich in Kombination mit Psychotherapie. Weitere Medikamente können nur im Off-Label-Use eingesetzt werden (Herpertz et al. 2019).

Binge-Eating-Störung

Zur Behandlung der Binge-Eating-Störung ist laut der S3-Leitlinie derzeit kein Medikament zugelassen. Da in Bezug auf die Reduktion von Essanfällen die Pharmakotherapie mit zentralnervös wirkenden **Stimulanzien** (z. B. Lisdexamfetamin), **Antidepressiva** der zweiten Generation (z. B. Fluoxetin) und **Antikonvulsiva** z. B. Topiramat) als wirksam einzustufen ist, aber auch zu Nebenwirkungen führen kann, soll die Psychopharmakotherapie nur in Betracht gezogen werden, wenn Psychotherapie als Erstlinienbehandlung nicht wirksam ist oder abgelehnt wird (Herpertz et al. 2019).

6.10.4 Stellenwert körperlicher Aktivität

Sport- und Bewegungsinterventionen sind aktuell meist noch kein fester Therapiebaustein bei der Behandlung von Essstörungen. Aufgrund von unzureichender Evidenz, werden in der S3-Leitlinie hierzu keine Empfehlungen ausgesprochen; es wird jedoch darauf hingewiesen, dass im stationären Setting Patientinnen und Patienten mit Anorexia nervosa mit zwanghaftem Bewegungsverhalten ein gestuftes und dem körperlichen Zustand angepasstes Bewegungsprogramm angeboten werden sollte (Herpertz et al. 2019). Zudem sollte dabei zwischen **physiotherapeutischen Interventionen** zur Stärkung der Muskulatur, Verbesserung der Beweglichkeit und Unterstützung des Knochenaufbaus, **angeleiteten Programmen,** die stufenweise eine personalisierte Steigerung der körperlichen Aktivität ermöglichen, sowie **sporttherapeutische Interventionen** differenziert werden.

Einfluss auf den Krankheitsverlauf

Da körperliche Aktivität generell mit erhöhtem Energiebedarf assoziiert ist, wird in wissenschaftlichen Kreisen kontrovers diskutiert, welchen Einfluss körperliche Aktivität auf den Krankheitsverlauf bei Anorexia nervosa haben kann. Es gibt jedoch zunehmende Evidenz dafür, dass die Aufrechthaltung eines personalisierten Maßes angeleiteter Bewegungsprogramme während der Refeeding-Phase (Wiederernährung) keinen negativen Einfluss auf die Gewichtsentwicklung hat und darüber hinaus einen begünstigenden Effekt auf die Wiederherstellung der Körperzusammensetzung und Muskelfunktion, der Erhaltung der Knochendichte sowie auf die Compliance und die Essstörungspathologie im Allgemeinen haben kann (Achamrah et al. 2016). Die Ergebnisse einer systematischen Übersichtsarbeit weisen kongruent darauf hin, dass spezifische physio- und sporttherapeutische Interventionen, einschließlich aerobem Training, moderatem Krafttraining, Yoga und Basis-Körperbewusstseinstraining, einen günstigen Effekt auf die Essstörungspathologie der Anorexia nervosa und Bulimia nervosa haben können und zur Verbesserung der Muskelkraft und des Gewichtsstatus bei Anorexia nervosa führen, ohne dabei die Gewichtszunahme zu beeinträchtigen (Vancampfort et al. 2014).

In einer weiteren systematischen Übersicht, in der Vancampfort et al. (2013) die Wirksamkeit physio- und sporttherapeutischer Interventionen als mögliche ergänzende Behandlung für Patientinnen und Patienten mit Binge-Eating-Störung untersucht haben, zeigen die Ergebnisse, dass aerobes Training und Yoga-Übungen in Kombination mit evidenzbasierter Psychotherapie (KVT) zur Reduzierung der Frequenz der Essanfälle sowie des BMI führen können (Vancampfort et al. 2013).

Einfluss auf körperliche Parameter

In einer retrospektiven Querschnittsstudie an einer Stichprobe von 188 Adoleszenten mit Anorexia nervosa, konnte beim Ausüben von Krafttraining und Teamsport ebenfalls ein protektiver Effekt auf die Knochendichte festgestellt werden, was besonders relevant angesichts der Tatsache ist, dass geringe Knochendichte eine häufige Komplikation bei Anorexia nervosa darstellt (Nagata et al. 2019). Hoch-intensives Widerstandstraining und progressives Krafttraining konnten des Weiteren in empirischen Untersuchungen eine verbesserte Muskelkraft sowie eine Steigerung der kardiovaskulären Fitness und des BMI erzielen (Agne et al. 2022, Mathisen et al. 2023, Minano-Garrido et al. 2022).

Einfluss auf Essstörungssymptomatik

In einer randomisiert-kontrollierten Studie mit 24-monatigem Follow-Up wurde untersucht, ob bei der Behandlung von Bulimia nervosa und Binge-Eating-Störung die Kombination aus angeleiteter Bewegungs- und Ernährungstherapie (physical exercise and dietary therapy, PED-t) wirksamer als eine essstörungsmodifizierte CBT-E sein könnte (Mathisen et al. 2020). In beiden Interventionsgruppen wurden moderate bis starke Effekte hinsichtlich der Verbesserung der Essstörungssymptomatik ersichtlich. Auch wenn für klare Empfehlungen weitere Replikationsstudien erforderlich sind, könnte die PED-t eine potenzielle Alternative darstellen, sollte eine CBT beispielsweise unerwünscht sein.

Da, im Vergleich zur Anorexia nervosa, Betroffene mit Bulimia nervosa und Binge-Eating-Störung mit ihrem Körpergewicht weniger auffallend sind, bleibt die körperliche Fitness bei der Behandlung häufig unberücksichtigt, was wiederum mit einem erhöhten Risiko für körperliche Komorbidität assoziiert ist. Mathisen, Rosenvingeet et al. (2018) konnten feststellen, dass, obwohl das Aktivitätsniveau bei Betroffenen mit Bulimia nervosa und Binge-Eating-Störung sogar höher im Vergleich zur Normalbevölkerung ausfällt, dennoch weniger als die Hälfte der Betroffenen die geltenden Empfehlungen für körperliche Aktivität erfüllt.

MERKE

Insbesondere Personen, die unter einer Binge-Eating-Störung leiden, fallen durch einen eher sedentären Lebensstil, Übergewicht oder Adipositas und eine geringere kardiorespiratorische Fitness auf. Es besteht daher das Erfordernis zur Integrierung angeleiteter Programme zur Förderung der körperlichen Aktivität sowie Ernährungsempfehlungen bei der Behandlung von Bulimia nervosa und Binge-Eating-Störung.

Zwanghaftes Bewegungsverhalten

Ein sehr prävalentes Symptom, primär bei der Anorexia nervosa aber auch bei der Bulimia nervosa, ist das zwanghafte Bewegungsverhalten das als kompensatorische Maßnahme eingesetzt wird. Es wird im DSM-5 als Symptom des restriktiven Typs der Anorexia nervosa und bei der Bulimia nervosa unter Kriterium B als mögliche unangemessene kompensatorische Verhaltensweise angegeben (APA 2018). Dieses Bewegungsverhalten kann sich bei extremem Untergewicht als stark ausgeprägte starvationsbedingte psychomotorische Unruhe manifestieren, zeigt sich aber auch in Form von zwanghaft-exzessivem Sporttreiben, das sich auch zu einer Sportsucht entwickeln kann (Herpertz et al. 2019). Dabei ist das zwanghafte Bewegungsverhalten mit längeren Krankenhausaufenthalten, Suizidalität und Chronifizierung der Essstörung assoziiert und gilt als ein signifikanter Rückfall-Prädiktor (Dittmer et al. 2018).

Die Prävalenzraten liegen zwischen 31 und 81 % bei Anorexia nervosa und zwischen 20 und 66 % bei Bulimia nervosa, es ist jedoch davon auszugehen, dass die Dunkelziffer deutlich höher ist. Es charakterisiert sich durch rigide Routinen und den Zwang sich zu bewegen, begleitet von starken Schuld- und Angstgefühlen, wenn die Betroffenen keine sportlichen Aktivitäten ausüben können (Mathisen, Bratland-Sanda et al. 2018). Bei sehr ausgeprägtem zwanghaftem Bewegungsverhalten und erfolgloser Psychotherapie, kann laut der S3-Leitlinie eine Off-Label-Medikation mit Olanzapin in Betracht gezogen werden. Zudem liegen bereits sowohl kognitiv-verhaltenstherapeutische als auch sporttherapeutische Ansätze gegen das zwanghafte Bewegungsverhalten vor.

Das **CompuLsive Exercise Activity TheraPy (LEAP)**-Programm wurde als kognitiv-verhaltenstherapeutischer Ansatz für das ambulante Setting bei der Behandlung von Anorexia nervosa entwickelt (Hay et al. 2018). In den acht 50-minütigen Einheiten dieses Programms soll den Betroffenen mittels Psychoedukation und Verhaltensexperimenten geholfen werden, kognitive Fertigkeiten und Strategien zu erwerben, die der Reduzierung des zwanghaften Bewegungsverhaltens und der Wiederherstellung der Kontrolle über ihr Bewegungsverhalten dienen sollen.

An der Schön-Klinik Roseneck in Deutschland wurde die manualisierte Gruppentherapie **„Aufbau eines gesunden Bewegungsverhaltens (AGB)“** entwickelt (Dittmer et al. 2020), die sport- und bewegungstherapeutische Elemente in einem kognitiv-verhaltenstherapeutischen Ansatz integriert. Die drei Hauptziele dieser Therapie sind die Wiederherstellung eines gesunden und dem körperlichen Zustand angemessenen Maßes an Bewegung, Reduzierung der zwanghaften Ausübung von Bewegung, sowie das Wiedererlernen von Freude und Entspannung während der Ausübung von körperlicher Aktivität. Zur Überprüfung der Wirksamkeit dieses Programms als add-on zur stationären Routinebehandlung (TAU) bei Anorexia nervosa, wurde eine randomisiert-kontrollierte Studie durchgeführt (Dittmer et al. 2020). Die Ergebnisse deuten darauf hin, dass die AGB ein wirksamer Therapieansatz ist. In der Intention-to-treat Analyse zeigte die AGB-Gruppe im Vergleich zur TAU-Gruppe eine signifikant stärkere Reduktion des Schweregrades des zwanghaften Bewegungsverhaltens ($z = -2{,}81$; Effektstärke = -0,3). Die AGB-Intervention umfasst 8 Sitzungen (á 100 Minuten) und wird von klinischen Psychologinnen und Psychologen sowie Sporttherapeutinnen und Sporttherapeuten zweimal pro Woche durchgeführt.

6.10.5 Mind-Body-Ansätze

Obwohl die Evidenzlage zur Wirksamkeit von Mind-Body-Interventionen bei der Behandlung von Essstörungen noch sehr gering ausfällt, scheinen insbesondere **achtsamkeitsbasierte Interventionen** zunehmend an Popularität zu gewinnen. In mehreren systematischen Übersichtsarbeiten und Metaanalysen sind vielversprechende Ergebnisse ersichtlich. Eine Metaanalyse über 12 randomisiert-kontrollierte Studien konnte zeigen, dass die achtsamkeitsbasierten Interventionen in Bezug auf die Reduzierung der Essanfälle bei der Binge-Eating-Störung effektiver als die Kontrollbedingung ausfielen (Mercado et al. 2021). In einer weiteren systematischen Übersicht und Metaanalyse konnte ebenfalls festgestellt werden, dass die achtsamkeitsbasierten Interventionen den Schweregrad der Binge-Eating-Störung signifikant reduzieren konnten (Hedges' g = -0,39; 95 %-KI: -0,68 bis -0,11) (Grohmann und Laws 2021).

In einer umfangreichen Übersichtsarbeit und Metaanalyse haben Borden und Cook-Cottone (2020) die Wirksamkeit von **Yoga** als körperorientierte Methode in der Prävention und Behandlung von Essstörungen evaluiert. Yoga-Interventionen konnten im Vergleich zur Kontrollbedingung signifikante kleine Effekte auf die globale Essstörungspathologie sowie mittlere bis starke Effekte auf die Symptomatik von Bulimia nervosa und Binge-Eating-Störung erzielen. Kleine positive Effekte von Yoga auf die Symptomatik der Essstörungen im Vergleich zur Standardbehandlung konnten auch in einer weiteren systematischen Übersichtsarbeit gezeigt werden (Ostermann et al. 2019).

Eye Movement Desensitization and Reprocessing (EMDR) scheint ein weiterer vielversprechender Ansatz bei der Behandlung von Essstörungen zu sein, die Evidenz zur Wirksamkeit fällt jedoch aktuell sehr spärlich aus (Balbo et al. 2017). Eine quasi-experimentelle multizentrische Studie hat die Wirksamkeit von EMDR als zusätzliche Behandlungsmethode zur CBT-E für 142 Patientinnen und Patienten mit Anorexia nervosa untersucht, die Kindesmisshandlung erlebt haben (Rossi et al. 2024). Die Ergebnisse deuten darauf hin, dass die Kombination von CBT-E und EMDR in dieser Subpopulation die Wirksamkeit der Behandlung steigern könnte.

6.10.6 Störungsspezifische Besonderheiten

Bei der Anwendung körperlicher Aktivität in der Behandlung von Essstörungen sollten einige störungsspezifische Besonderheiten beachtet werden.

- Da Essstörungen mit diversen medizinischen Komplikationen assoziiert sind, sollten Bewegungsprogramme stets dem aktuellen körperlichen Zustand angepasst und schrittweise aufgebaut werden.
- Bei der Anorexia nervosa kommen mangelernährungsbezogene körperliche Begleitsymptome, wie gestörte Körperzusammensetzung, Muskelabbau und geringe Knochendichte, sehr häufig vor. Insbesondere physiotherapeutische Maßnahmen zur Verbesserung der Beweglichkeit, zur Stärkung der Muskulatur und zur Unterstützung des Knochenaufbaus sind daher möglichst anzuwenden.
- Da die Binge-Eating-Störung meist mit Übergewicht und Adipositas verbunden ist, sollte man die Betroffenen zur Steigerung der körperlichen Aktivität motivieren, um einer körperlichen Komorbidität entgegenzuwirken
- Bei der Anorexia nervosa erleben die Betroffenen die Symptome der Essstörung als ich-synton und stehen dementsprechend einer Veränderung ihres Essverhaltens und Körpergewichtes meist hochambivalent gegenüber, zudem neigen sie zu zwanghaftem Bewegungsverhalten (➤ 6.10.4). Daher ist es wichtig, die Behandlungsmotivation zu steigern und die maladaptiven Aktivitätsformen durch gesunde sport- und bewegungstherapeutische Maßnahmen zu ersetzen.

Fallbeispiel

Die 21-jährige BWL-Studentin Frau E. stellt sich in einer psychotherapeutischen Praxis vor, nachdem ihre Mutter für sie telefonisch einen Termin vereinbart hat. Die Mutter berichtet am Telefon, sie sei sehr besorgt, da Frau E., die unter Anorexia nervosa leidet, wieder angefangen habe, ihre Nahrungszufuhr stark einzuschränken.

6

Beim Erstgespräch wirkt Frau E. schwach und angespannt. Der Therapeutin fällt auch die ausgeprägte Bewegungsunruhe von Frau E. auf, die ununterbrochen mit einem Bein wippt. Frau E. berichtet der Therapeutin, dass sie seit ihrem 14. Lebensjahr „bewusst" und „kalorienarm" esse, da sie mit ihrer Figur sehr unzufrieden sei. Dabei orientiere sie sich an einem strikten Essensplan und konsumiere nur „erlaubte" Lebensmittel, wie Salat, Gemüse (keine Hülsenfrüchte), Müsli, Knäckebrot, Obst, Magerjoghurt sowie selten gedünsteten Fisch. In der Schule habe sie sich sehr verunsichert gefühlt. Sie sei mit einer Gruppe von Mädchen befreundet gewesen, die sehr viel Wert auf ihr Aussehen gelegt hätten. In dieser Zeit habe sie mit den Diäten begonnen. Als sich kurz darauf ihre Eltern getrennt haben, habe sie sich sehr zurückgezogen und die Nahrungsaufnahme zusätzlich drastisch eingeschränkt, Mahlzeiten häufig komplett ausgelassen. Die Menstruation sei ausgeblieben, davor sei sie sehr unregelmäßig gewesen. Sie habe in dieser Zeit auch sehr viel Sport getrieben: Sie sei zweimal täglich Joggen gegangen und habe täglich das Fitness Studio besucht. Zuhause habe sie zusätzlich nach den Mahlzeiten Workouts gemacht. Nachdem sie jedoch weiter abgenommen habe und sie sich zunehmend schwach und kraftlos gefühlt habe, sei sie nicht mehr in der Lage gewesen Sport zu treiben. So habe sie angefangen Alltagsaktivitäten zu intensivieren. Sie habe aufgehört öffentliche Verkehrsmittel zu nutzen und sei überall zu Fuß gegangen, mehrmals am Tag spazieren gegangen, habe keinen Aufzug benutzt, sondern nur die Treppe. Zuhause habe sie viel Hausarbeit gemacht (z. B. Bad oder Fenster putzen), um zusätzlich Kalorien zu verbrennen.

Unmittelbar vor der Einweisung in die Klinik habe sie am Tag nur einen Apfel, ein Stück Knäckebrot und einige Salatblätter gegessen. Vor drei Jahren sei sie fünf Wochen lang in stationärer Behandlung gewesen, nachdem sie ihre Eltern in einem deutlich reduzierten körperlichen Allgemeinzustand eingeliefert haben. Bei der Aufnahme habe sie 39 kg gewogen. Mit einer Körpergröße von 1,63 m, habe sie einen BMI von 14,69 kg/m^2 gehabt. In der Klinik habe anfangs die Gewichtszunahme durch Nahrungszufuhr über Magensonde erreicht werden können.

Nach dem stationären Aufenthalt habe sie im Anschluss eine ambulante Psychotherapie gemacht. Danach habe sie sich deutlich besser gefühlt und kurz darauf angefangen zu studieren. Vor zwei Jahren sei sie auch mit ihrem Freund zusammengekommen und inzwischen leben sie auch zusammen. In letzter Zeit gehe es Frau E. jedoch nicht gut. Das mangelnde Selbstwertgefühl sei weiterhin ein großes Problem für sie. Das Studium überfordere sie sehr und sie habe den Eindruck, sie könne nicht richtig Schritt halten. Zudem habe sie auch sehr große Angst, ihren Freund zu verlieren. Er sei sehr unzufrieden darüber, dass sie ihren Fokus ständig auf das Essen richte. Sie würden aus diesem Grund auch nie auswärts essen gehen, da sie die Mahlzeiten auf dem Teller hin und her schiebe und an jedem Bissen sehr lange kaue. Sie habe zudem auch Probleme mit körperlicher Nähe, da sie sich nicht hübsch genug finde. Da Frau E. diese Umstände als sehr belastend empfinde, habe sie ihre Nahrungsaufnahme erneut massiv eingeschränkt. Während der letzten drei Wochen habe sie maximal 700 kcal/Tag zu sich genommen und ihre Sporteinheiten intensiviert. Aktuell wiege sie 43 kg (BMI: 16,18 kg/m^2). Da sie ihre Beziehung retten möchte, sei sie damit einverstanden, sich erneut auf eine Therapie einzulassen.

Mit der Psychotherapeutin entwickeln sie einen Behandlungsplan und sie vereinbaren die anzustrebende Gewichtszunahme. In den darauffolgenden Sitzungen werden

6

durch Psychoedukation ihre Problembereiche bearbeitet, um sie zu entlasten. Im Fokus steht auch ihre Selbstwertproblematik, zugleich erhält sie auch ein Training sozialer Kompetenzen sowie eine Ernährungsberatung. Sie besucht zudem zweimal die Woche eine Sporttherapie-Gruppe und nimmt abwechselnd an Yoga und Qigong Sitzungen teil, die sie als sehr hilfreich empfindet. In der Sporttherapie lernt sie wieder Freude an Bewegung zu empfinden.

Nach einigen Wochen fühlt sie sich deutlich besser. Sie kann ihren Alltag besser strukturieren und nimmt auch mehr Freizeit wahr, die sie mit ihrem Freund genießen kann. Nach Abschluss der Psychotherapie besucht Frau E. weiterhin den Yoga und Qigong-Kurs. ▌▌

6.10.7 Fazit für die Praxis

Obwohl die Evidenz zur Wirksamkeit von körperlicher Aktivität bei der Behandlung von Essstörungen noch unzureichend ausfällt, weisen die bislang bestehenden Befunde darauf hin, dass körperliche Aktivität als komplementäre Therapieform durchaus vorteilhafte Effekte erzielen kann. Den Essstörungen angepasste physio- und sporttherapeutische Interventionen sowie aerobes Training oder moderates Krafttraining scheinen die psychotherapeutischen Behandlungsmaßnahmen gut zu ergänzen und können zudem die Restitution des Körpers unterstützen.

Die Evidenzlage zu den Mind-Body-Interventionen fällt zwar ebenfalls bislang spärlich aus, dennoch weisen erste Hinweise darauf hin, dass achtsamkeitsbasierte Interventionen, inklusive Yoga und Basis-Körperbewusstseinstraining, einen günstigen Effekt auf die Reduzierung der Essstörungspathologie haben können. Möglicherweise könnte auch EMDR bei der Behandlung von Essstörungen hilfreich sein, insbesondere wenn den Essstörungen traumatisierende Erlebnisse zugrunde liegen.

MERKE

Obwohl für körperliche Aktivität in der Regel keine absoluten Kontraindikationen bestehen, ist dennoch die essstörungsspezifische Symptomatik zu beachten, primär in Hinblick auf die mit den Essstörungen verbundenen medizinischen Komplikationen.

TAKE-HOME MESSAGE

- Körperliche Aktivität hat als komplementärer Behandlungsansatz einen günstigen Effekt auf die Symptomatik von Essstörungen.
- Achtsamkeitsbasierte Interventionen, insbesondere Yoga, scheinen ebenfalls vielversprechende Ergebnisse zu erzielen.

LITERATUR

Achamrah N, Coëffier M, Déchelotte P. Physical activity in patients with anorexia nervosa. Nutr Rev 2016; 74 (5): 301–311.

Agne A, Quesnel DA, Larumbe-Zabala E et al. Progressive resistance exercise as complementary therapy improves quality of life and body composition in anorexia nervosa: A randomized controlled trial. Complement Ther Clin Pract 2022; 48: 101576.

American Psychology Association (APA). Diagnostisches und Statistisches Manual Psychischer Störungen DSM®. Vol. 2. Bern: Hogrefe, 2018.

Balbo M, Zaccagnino M, Cussino M et al. Eye Movement Desensitization and Reprocessing (EMDR) and eating disorders: A systematic review. Clin Neuropsychiatry 2017; 14 (5): 321–329.

Bundesinstitut für Arzneimittel und Medizinprodukte (BfArM). ICD-11 für Mortalitäts- und Morbiditätsstatistiken (MMS) in Deutsch – Entwurfsfassung. BFARM; 2023. Aus: www.bfarm.de/DE/Kodiersysteme/Klassifikationen/ICD/ICD-11/uebersetzung/_node.html. (letzter Zugriff: 17.12.2023)

Borden A, Cook-Cottone C. Yoga and eating disorder prevention and treatment: A comprehensive review and meta-analysis. Eat Disord 2020; 28 (4): 400–437.

Dittmer N, Jacobi C, Voderholzer U. Compulsive exercise in eating disorders: proposal for a definition and a clinical assessment. J Eat Disord 2018; 6: 42.

Dittmer N, Voderholzer U, Mönch C et al. Efficacy of a Specialized Group Intervention for Com-

pulsive Exercise in Inpatients with Anorexia Nervosa: A Randomized Controlled Trial. Psychother Psychosom 2020; 89 (3): 161–173.
Fichter MM, Quadflieg N. Mortality in eating disorders – results of a large prospective clinical longitudinal study. Int J Eat Disord 2016; 49 (4): 391–401.
Galmiche M, Déchelotte P, Lambert G et al. Prevalence of eating disorders over the 2000–2018 period: a systematic literature review. Am J Clin Nutr 2019; 109 (5): 1402–1413.
Grohmann D, Laws KR. Two decades of mindfulness-based interventions for binge eating: A systematic review and meta-analysis. J Psychosom Res 2021; 149: 110592.
Hay P, Touyz S, Arcelus J et al. A randomized controlled trial of the compulsive Exercise Activity Therapy (LEAP): A new approach to compulsive exercise in anorexia nervosa. Int J Eat Disord 2018; 51 (8): 999–1004.
Herpertz S, Fichter M, Herpertz-Dahlmann B et al. S3-Leitlinie Diagnostik und Behandlung der Essstörungen. 2nd ed. Berlin, Heidelberg: Springer, 2019.
Herzog W, Wild B, Giel KE et al. Focal psychodynamic therapy, cognitive behaviour therapy, and optimised treatment as usual in female outpatients with anorexia nervosa (ANTOP study): 5-year follow-up of a randomised controlled trial in Germany. Lancet Psychiatry 2022; 9 (4): 280–290.
Mathisen TF, Bratland-Sanda S, Rosenvinge JH et al. Treatment effects on compulsive exercise and physical activity in eating disorders. J Eat Disord 2018; 6: 43.
Mathisen TF, Hay P, Bratland-Sanda S. How to address physical activity and exercise during treatment from eating disorders: a scoping review. Curr Opin Psychiatry 2023; 36 (6): 427–437.
Mathisen TF, Rosenvinge JH, Friborg O et al. Body composition and physical fitness in women with bulimia nervosa or binge-eating disorder. Int J Eat Disord 2018; 51 (4):331–342.
Mathisen TF, Rosenvinge JH, Friborg O et al. Is physical exercise and dietary therapy a feasible alternative to cognitive behavior therapy in treatment of eating disorders? A randomized controlled trial of two group therapies. Int J Eat Disord 2020; 53 (4): 574–585.
Mercado D, Robinson L, Gordon G et al. The outcomes of mindfulness-based interventions for obesity and binge eating disorder: A meta-analysis of randomised controlled trials. Appetite 2021; 166: 105464.
Minano-Garrido EJ, Catalan-Matamoros D, Gómez-Conesa A. Physical therapy interventions in patients with anorexia nervosa: A Systematic Review. Int J Environ Res Public Health 2022; 19 (21).
Monteleone, A.M., Pellegrino, F., Croatto, G. et al. Treatment of eating disorders: A systematic meta-review of meta-analyses and network meta-analyses. Neurosci Biobehav Rev 2022; 142: 104857.
Nagata, J.M., Carlson, J.L., Golden, N.H. et al. Associations between exercise, bone mineral density, and body composition in adolescents with anorexia nervosa. Eat Weight Disord 2019; 24(5): 939–945.
Ostermann T, Vogel, H., Boehm, K., Cramer, H. Effects of yoga on eating disorders-A systematic review. Complement Ther Med 2019;46:73–80.
Pisetsky EM, Schaefer LM, Wonderlich SA et al. Emerging Psychological Treatments in Eating Disorders. Psychiatr Clin North Am 2019; 42(2): 219–229.
Qian J, Wu Y, Liu F et al. An update on the prevalence of eating disorders in the general population: a systematic review and meta-analysis. Eat Weight Disord 2022; 27 (2): 415–428.
Quadflieg N, Naab S, Schlegl S et al. Inpatient Treatment Outcome in a Large Sample of Adolescents with Anorexia Nervosa. Nutrients 2023; 15 (19).
Reilly EE, Orloff NC, Luo T et al. Dialectical behavioral therapy for the treatment of adolescent eating disorders: a review of existing work and proposed future directions. Eat Disord 2020; 28 (2): 122–141.
Rossi E, Cassioli E, Cecci L et al. Eye movement desensitisation and reprocessing as add-on treatment to enhanced cognitive behaviour therapy for patients with anorexia nervosa reporting childhood maltreatment: A quasi-experimental multicenter study. Eur Eat Disord Rev 2024; 32 (2): 322–337.
Santomauro DF, Melen S, Mitchison D et al. The hidden burden of eating disorders: an extension of estimates from the Global Burden of Disease Study 2019. Lancet Psychiatry 2021; 8 (4): 320–328.
Silverii GA, Benvenuti F, Morandin G et al. Eating psychopathology in ballet dancers: a meta-analysis of observational studies. Eat Weight Disord 2022; 27 (2): 405–414.
Ströhle A. Häufige psychische Erkrankungen bei Leistungssportler. In: Ströhle A. (Hrsg.). Sportpsychiatrie und -psychotherapie. Berlin: Springer, 2023.

Treasure J, Duarte TA, Schmidt U. Eating disorders. Lancet 2020; 395 (10227): 899–911.
van Hoeken D, Hoek, HW. Review of the burden of eating disorders: mortality, disability, costs, quality of life, and family burden. Curr Opin Psychiatry 2020; 33 (6): 521–527.
Vancampfort D, Vanderlinden J, De Hert M et al. A systematic review on physical therapy interventions for patients with binge eating disorder. Disabil Rehabil 2013; 35 (26): 2191–2196.
Vancampfort D, Vanderlinden J, De Hert M et al. A systematic review of physical therapy interventions for patients with anorexia and bulimia nervosa. Disabil Rehabil 2014; 36 (8): 628–634.
Voderholzer U, Haas V, Correll CU et al. Medical management of eating disorders: an update. Curr Opin Psychiatry 2020; 33 (6): 542–553.
World Health Organization (WHO). Internationale Klassifikation psychischer Störungen: ICD-10 Kapitel V (F). Klinisch-diagnostische Leitlinien. Vol. 10. überarbeitete Auflage. Bern: Hogrefe, 2015.
Wu J, Liu J, Li S et al. Trends in the prevalence and disability-adjusted life years of eating disorders from 1990 to 2017: results from the Global Burden of Disease Study 2017. Epidemiol Psychiatr Sci 2020; 2: e191.

6.11 Neurokognitive Störungen

Antonia Bendau

6.11.1 Störungsbild und Diagnosekriterien

Die Gruppe der neurokognitiven Störungen umfasst eine Reihe von Erkrankungen, die durch eine **Beeinträchtigung der kognitiven Funktionen** charakterisiert sind (APA 2013; BfArM 2020, 2023). Zu diesen Funktionen gehören beispielsweise Gedächtnis, Aufmerksamkeit, Lernfähigkeit, Sprachverständnis, Problemlösefähigkeiten und die Fähigkeit, komplexe Aufgaben zu bewältigen.

MERKE

Neurokognitive Störungen reichen von leichten Beeinträchtigungen, bei denen die Alltagsfunktionen noch weitgehend erhalten sind, bis hin zu schweren Formen, wie Demenz, bei denen eine selbstständige Lebensführung erheblich beeinträchtigt ist. Diese Störungen können verschiedene Ursachen haben, wie neurodegenerative Erkrankungen (z. B. Alzheimer-Krankheit), Schädel-Hirn-Traumata, Schlaganfälle, Infektionen oder psychoaktive Substanzen (BfArM 2020, 2023). Sie sind in der Regel durch einen fortschreitenden Verlauf gekennzeichnet, bei dem sich die kognitiven Defizite im Laufe der Zeit verschlimmern.

Die Diagnose und Behandlung dieser Störungen erfordert eine interdisziplinäre Herangehensweise, die medizinische, psychologische und soziale Aspekte berücksichtigt (DGN und DGPPN 2023, Thöne-Otto et al. 2020). Die Behandlung zielt darauf ab, die Symptome zu lindern, die Lebensqualität der Betroffenen zu verbessern und das Fortschreiten der Erkrankung zu verlangsamen.

Neurokognitive Störungen werden in den **Klassifikationssystemen ICD-11** (BfArM 2023) und **DSM-5** (APA 2013) durch erworbene primäre klinische Defizite in kognitiven Funktionen definiert. Sie umfassen in der Regel also keine Erkrankungen, die eher den neurologischen Entwicklungsstörungen zugeordnet und durch angeborene oder typischerweise während der Entwicklungsphase auftretende kognitive Funktionsdefizite charakterisiert werden. Neurokognitive Störungen beziehen sich vielmehr auf eine substanzielle Verschlechterung eines zuvor erreichten bzw. erhaltenen kognitiven Leistungsniveaus. Während kognitive Defizite bei verschiedenen psychischen Erkrankungen, wie beispielsweise bei affektiven und psychotischen Störungen, vorkommen können, werden nur jene Erkrankungen als neurokognitive Störungen klassifiziert, deren Hauptcharakteristika kognitive Beeinträchtigungen sind. Wenn die spezifische Pathologie und Ätiologie einer neurokognitiven Störung identifiziert werden kann (z. B. durch psychoaktive Substanzen oder organische Verletzungen), sollte diese separat klassifiziert werden.

Im **ICD-11** (Stand Dezember 2023) werden unter den neurokognitiven Störungen das **Delir**, die **leichte neurokognitive Störung**, die **amnestische Störung** und die **Demenz** subsumiert (BfArM 2023). In Subkategorien werden des Weiteren, insofern bekannt, die Ursachen (z. B. „durch psychoaktive Substanzen, einschließlich Medikamente", „durch andernorts klassifizierte Krankheiten") spezifiziert. Damit erfolgte eine Annäherung an das DSM-5 (APA 2023), während im ICD-10 die Kriterien und Kategorien für neurokognitive Störungen – insbesondere die leichte neurokognitive Störung – noch weniger differenziert ausfielen (BfArM 2020, 2023).

Symptomatik

Delir

Ein Delir ist eine rasch einsetzende neurokognitive Störung, die Aufmerksamkeit, Orientierung und Bewusstsein beeinträchtigt und sich typischerweise als starke Verwirrtheit äußert (BfArM 2023). Es ist oftmals verbunden mit verschiedenen kognitiven Beeinträchtigungen sowie Störungen der Emotionen, des Verhaltens und der Schlaf-wach-Zyklen. Die Ursachen reichen von medizinischen Zuständen über Substanzeffekte bis hin zu unbekannten Faktoren.

Amnestische Störung

Die amnestische Störung wird charakterisiert durch eine **schwere Gedächtnisstörung** ohne andere signifikante kognitive Defizite (BfArM 2023, Thöne-Otto et al. 2020). Sie umfasst Beeinträchtigungen beim Erwerben und Behalten neuer Informationen **(anterograde Amnesie)** sowie beim Erinnern bereits gelernter Inhalte **(retrograde Amnesie)**; meist betrifft sie stärker das Kurzzeit- als das Langzeitgedächtnis.

Leichte neurokognitive Störung

Eine leichte neurokognitive Störung wird definiert durch eine **milde Beeinträchtigung** in **kognitiven Bereichen** (z. B. Gedächtnisstörungen, Lerndefizite, Konzentrationsschwierigkeiten), die eine Verschlechterung gegenüber dem früheren Funktionsniveau darstellt und über altersangemessene Defizite hinaus geht (BfArM 2023, DGN und DGPPN 2023, Thöne-Otto et al. 2020). Sie führt jedoch nicht zu erheblichen Einschränkungen in wichtigen Funktionsbereichen.

Die Ursachen sind vielfältig und umfassen zum Beispiel neurologische Erkrankungen, Traumata, Infektionen, Substanzgebrauch, Toxine und Nährstoffmangel.

Ihr Verlauf kann stabil, fortschreitend oder sich verbessernd sein. Häufig ist sie eine Vorstufe oder ein Risikoindikator für Demenz, wobei jährlich etwa 10 % der Betroffenen eine demenzielle Erkrankung entwickeln.

Demenz

Die Demenz wird durch ausgeprägte **Beeinträchtigungen** in **mindestens zwei kognitiven Bereichen** charakterisiert (typischerweise Gedächtnisstörungen sowie Beeinträchtigungen in Aufmerksamkeit, Exekutivfunktionen, Sprache, visuell-räumlichen/visuell-perzeptiven Fähigkeiten, psychomotorischer Geschwindigkeit, sozialer Wahrnehmung und Urteilsvermögen). Verhaltensänderungen können begleitend auftreten. Die Beeinträchtigungen gehen über altersbedingte Einschränkungen hinaus und wirken sich erheblich auf die Alltagsbewältigung aus.

- **Ätiologie**: Ätiologisch kommen viele verschiedene Faktoren in Frage, ausgeschlossen wird jedoch eine akute Substanzintoxikation/-entzug.

- **Verlauf**: Demenzen werden typischerweise durch eine progrediente Verschlechterung gekennzeichnet, wobei deren spezifische Muster und Geschwindigkeit je nach Art der Demenz variieren können. Eine Wiedererlangung der beeinträchtigten kognitiven Fähigkeiten ist bei den meisten Demenzarten selten, da es sich um degenerative Erkrankungen handelt.
- **Formen**: Es werden verschiedene Demenzformen differenziert, die Unterschiede bezüglich der Erkrankungsursachen, des typischen Verlaufs und des Ersterkrankungsalters aufweisen (DGN und DGPPN 2023).
  - Die **Alzheimer-Demenz** ist die vorherrschende Form und macht etwa 60 % bis 80 % aller Demenzfälle aus;
  - gefolgt wird sie von der **vaskulären Demenz** mit ca. 5 % bis 10 %.
  - Weniger häufige Auslöser von Demenz schließen die **Demenz bei Parkinson-Krankheit**, die **Lewy-Körperchen Demenz** und die **frontotemporale Demenz** ein. Zudem nimmt die Häufigkeit von kombinierten Pathologien mit zunehmendem Alter zu.

Prävalenz

Die Prävalenz neurokognitiver Störungen nimmt mit steigendem Lebensalter exponentiell zu (DGN und DGPPN 2023). Insgesamt sind etwa 10,5 % (ca. 1,8 Millionen Menschen) der deutschen Bevölkerung ab einem Alter von 65 Jahren an einer Demenz erkrankt; über die Hälfte der im Alter von mindestens 85 Jahren versterbenden Menschen weist eine Demenz auf (DGN und DGPPN 2023). Angesichts des demographischen Wandels bzw. des steigenden Anteils hochaltriger Menschen an der Gesamtbevölkerung, wird ein drastischer Anstieg der Prävalenzraten neurokognitiver Störungen erwartet. Neurokognitive Störungen sind mit erheblichen Belastungen für die Betroffenen sowie ihr soziales Umfeld und die Gesellschaft verbunden (DGN und DGPPN 2023). Deshalb kommt der Beschäftigung mit diesem Störungsbereich eine hohe Relevanz zu.

6.11.2 Klassische Behandlungsansätze

Da es sich beim Delir sowie der amnestischen Störung oftmals um vorrübergehende Zustände handelt, während die leichte neurokognitive Störung und insbesondere Demenzerkrankungen chronisch verlaufen und entsprechend andere längerfristige Behandlungsmethoden erfordern, wird im Folgenden primär auf die beiden letzteren Erkrankungsgruppen eingegangen.

Demenz

Die Behandlung von Demenz ist komplex und da keine „Heilung“ möglich ist, fokussiert sie sich primär darauf, Symptome zu lindern, die Progression der Erkrankung und der damit verbunden Einschränkungen zu verlangsamen, die Lebensqualität der Betroffenen zu verbessern und Unterstützung für Angehörige zu bieten (DGN und DGPPN 2023).

- **Medikamentöse Therapie**: Behandlungsoptionen umfassen **Cholinesterasehemmer** wie Donepezil, Rivastigmin und Galantamin, die insbesondere bei leichter bis mittelschwerer Alzheimer-Demenz zur Verbesserung von Gedächtnis und Denkfähigkeiten sowie der Verrichtung von Alltagsaktivitäten eingesetzt werden (DGN und DGPPN 2023). Memantin, ein **N-Methyl-d-Aspartat (NMDA)-**

6

Rezeptor-Antagonist, wird bei fortgeschritteneren Stadien der Alzheimer-Demenz verwendet. Zusätzlich können Medikamente zur Kontrolle von Begleitsymptomen wie Depression, Schlafstörungen oder Verhaltensauffälligkeiten verordnet werden.
- **Nichtmedikamentöse Therapie**: **Kognitive Stimulation** und **Gedächtnistraining** sind relevant, die durch Rätsel und Gedächtnisspiele die geistige Aktivität anregen (DGN und DGPPN 2023). **Verhaltenstherapeutische Ansätze** unterstützen bei der Bewältigung von Verhaltensproblemen und beispielsweise affektiven Symptomen. Ergo- und Physiotherapie helfen, motorische Fähigkeiten und Alltagskompetenzen zu erhalten; kreative Therapieformen wie Musik- und Kunsttherapie fördern Entspannung und emotionalen Ausdruck. Des Weiteren sind gesundheitsfördernde Maßnahmen wie eine ausgewogene Ernährung, regelmäßige körperliche Aktivität und die Förderung sozialer Interaktionen wichtig, um das Wohlbefinden der Betroffenen zu fördern.
- **Unterstützung von Angehörigen**: Dies ist ebenfalls ein wichtiger Bestandteil der Demenzbehandlung (DGN und DGPPN 2023). Sie umfasst Schulungen und Beratung für Familienmitglieder und Pflegepersonen sowie die Bereitstellung von Informationen über Pflegedienste und Unterstützungsgruppen.
- Zudem ist die **Anpassung der Wohn- und Lebensumgebung** des Betroffenen entscheidend, um eine sichere und reizarme Umgebung zu schaffen, die Verwirrung und das Unfallrisiko reduziert.

Leichte neurokognitive Störung

Die Behandlung einer leichten neurokognitiven Störung ähnelt der von Demenzen, ist angesichts des höheren Funktionsniveaus jedoch oftmals deutlich weniger umfassend (Thöne-Otto et al. 2020). Sie zielt darauf ab, die kognitiven Funktionen zu stärken, das Fortschreiten der Beeinträchtigung zu verlangsamen und die allgemeine Lebensqualität zu verbessern.
- **Medikamentöse Therapie**: Bei Bedarf können Psychopharmaka für komorbide Zustände wie Depression oder Angst eingesetzt werden. Manchmal werden auch Präparate, die für die Behandlung von Alzheimer-Demenz entwickelt wurden (z. B. Cholinesterasehemmer) verwendet, obwohl ihre Effektivität bei der leichten neurokognitiven Störung nicht eindeutig belegt ist.
- **Nichtmedikamentöse Therapie**: **Psychotherapeutische Verfahren** zum Umgang mit den kognitiven Einschränkungen sowie Begleitsymptomen können sehr hilfreich sein; ebenso **kognitive Stimulation und Gedächtnistrainings**. Regelmäßige neurologische und kognitive Evaluierungen sind relevant, um den Verlauf der Störung zu überwachen und die Behandlung entsprechend anzupassen.
- **Management von Risikofaktoren**: Dieses ist z. B. bei Bluthochdruck, Diabetes und hohem Cholesterinspiegel wichtig, um das Risiko für eine weitere Verschlechterung der kognitiven Funktionen zu minimieren. Formularbeginn

6.11.3 Stellenwert körperlicher Aktivität

Körperliche Aktivität wird in den Behandlungsleitlinien sowohl für Menschen mit leichter neurokognitiver Störung als auch Demenzerkrankungen empfohlen (DGN und DGPPN 2023, Thöne-Otto et al. 2020). Neben Effekten auf kognitive Funktionen werden hierbei auch Auswirkungen auf zahlreiche Begleitsymptome und die allgemeine Funktionalität berücksichtigt.

Einflussnahme auf spezielle Symptome und Funktionen

Kognitive Funktionen

Bei leichter neurokognitiver Störung und Demenz wird körperliches Training (Krafttraining und/oder aerobes Training) zur Verbesserung der kognitiven Leistung klar empfohlen (DGN und DGPPN 2023). Dies stützt sich auf zahlreiche randomisiert-kontrollierte Einzelstudien sowie mehrere zusammenfassende Metaanalysen, die bereits die Wirksamkeit von körperlicher Aktivität bei der Behandlung neurokognitiver Störungen untersucht haben.

- In einer Netzwerk-Metaanalyse von Liang et al. (2019) über 71 randomisiert-kontrollierte Studien mit insgesamt 5606 Individuen waren für verschiedene, größtenteils angeleitete, Aktivitätsformen positive Effekte auf die **globale Kognition** bei leichter kognitiver Störung und Demenz ersichtlich.
- Am größten fiel der Effekt für **Krafttraining** (*Standardized Mean Difference* [SMD]: 1,05; 95 %-Konfidenzintervall [95 %-KI]: 0,56–1,54) aus, gefolgt von aerobem Training (SMD: 0,67; 95 %-KI: 0,32–1,01), Multikomponentenübungen (SMD: 0,60; 95 %-KI: 0,28–0,92) und Mind-Body Übungen (SMD: 0,64; 95 %-KI: 0,25–1,03).
- Spezifische positive Auswirkungen auf **exekutive Funktionen** konnten durch Krafttraining (SMD: 0,85; 95 %-KI: 0,21–1,49) und aerobes Training (SMD: 0,47; 95 %-KI: 0,06–0,88) erzielt werden.
- In Bezug auf die **Gedächtnisfunktionen** zeigte sich nur beim Krafttraining ein signifikanter Effekt (SMD: 0,32; 95 %-KI: 0,01–0,63).

Weitere Metaanalysen zu körperliche Aktivität bei leichter kognitiver Störung (Ahn und Kim 2023, Zhou et al. 2022) sowie Demenz (Balbim et al. 2022, Zhang et al. 2022) verzeichneten ähnliche Ergebnisse; nur etwa Zweidrittel der betrachteten Einzelstudien erzielten jedoch signifikante Effekte (Du et al. 2018). In einer Metaanalyse von Jia et al. (2019) zeigten sich insbesondere **länger andauernde Aktivitätsinterventionen** (> 16 Wochen) als effektiv.

In vergleichenden Übersichtsarbeiten fiel die Effektgröße körperlicher Aktivitätsinterventionen hinsichtlich kognitiver Funktionen insgesamt vergleichbar mit der Wirksamkeit von Cholinesterasehemmern bei leichter kognitiver Störung und Alzheimer-Demenz aus (Pisani et al. 2021, Ströhle et al. 2015, DGN und DGPPN 2023). Es gilt jedoch die große Heterogenität der Einzelstudien und Effektstärken sowie mögliche methodische Verzerrungen zu beachten (DGN und DGPPN 2023, Ströhle 2023).

Depressive Symptome

Auch zur Behandlung von depressiven Symptomen, die häufig im Rahmen von neurokognitiven Störungen auftreten, wird **Bewegungstherapie** in der S3-Leitlinie ausdrücklich empfohlen; bevorzugt als Angebot in Gruppen, um auch die soziale Einbindung und Interaktion zu fördern (DGN und DGPPN 2023). Dies stützt sich auf die Befunde einer umfangreichen Netzwerk-Metaanalyse über 213 Studien und mehr als 25000 Individuen, in der Bewegungstherapie in Kombination mit sozialer Interaktion (mittlere Differenz: -12,37; 95 %-KI: -19,01 bis -5,36) effektiver ausfiel als die Standardbehandlung (Watt et al. 2021).

Aktivitätsbezogenes Funktionsniveau

Zur Verbesserung der Aktivitäten des täglichen Lebens wird körperliches Training (Krafttraining und/oder aerobes Training) bei der Behandlung von Menschen mit Demenz empfohlen (DGN und DGPPN 2023). In einer Metaanalyse (Zhou et al. 2022) sowie einem systematischen Review (Braz de

Oliveira et al. 2023) zeigte sich eine Verbesserung der Alltagsfunktionalität durch aerobe Übungen, Kraftübungen und Übungen zur gezielten Förderung von Balance und Flexibilität.

Körperliches Funktionsniveau

Auch für eine Verbesserung des allgemeinen körperlichen Funktionsniveaus sowie explizit zur Prävention von Stürzen wird körperliche Aktivität für Menschen mit neurokognitiven Störungen empfohlen (DGN und DGPPN 2023, Chan et al. 2015).

TAKE-HOME MESSAGE

Körperliche Aktivität wird bei der Behandlung von Menschen mit neurokognitiven Störungen nicht nur zur Reduktion und Vorbeugung kognitiver Funktionseinschränkungen, sondern auch für eine Reduktion depressiver Begleitsymptome sowie eine Verbesserung der Alltagsfunktionalität und des körperlichen Funktionsniveaus in den Behandlungsleitlinien empfohlen.

6

Einflussnahme auf spezielle Wirkmechanismen

Neben allgemeineren Wirkmechanismen (➤ 4.1 bis 4.3) scheinen die positiven Effekte körperlicher Aktivität auf das kognitive Funktionsniveau bei neurokognitiven Störungen insbesondere auch über folgende physiologische Wirkprozesse vermittelt zu werden.

- **Amyloid-Ablagerung**: Extrazelluläre β-Amyloid-Ablagerungen **(Amyloid-Plaques)** und intrazelluläre Ansammlungen **neurofibrillärer Bündel** spielen in der Pathogenese von Alzheimer-Demenz eine maßgebliche Rolle; durch regelmäßige körperliche Aktivität konnten sie im Tiermodell reduziert werden (Gronek et al. 2019).
- **Inflammatorische Prozesse**: Bei älteren Menschen und kognitiven Beeinträchtigungen scheinen inflammatorische Prozesse in der Wirkungsübermittlung körperlicher Aktivität besonders relevant zu sein (➤ 4.2.4). Eine 16-wöchige Aktivitätsintervention führte z. B. zu einer signifikanten Reduktion entzündlicher inflammatorischer Zytokine (z. B. TNF-α) bei Personen mit leichter neurokognitiver Störung.
- **Gewebedichte im Gehirn**: In bildgebenden Verfahren wurde festgestellt, dass kardiovaskuläre Fitness die altersabhängige – und mit vielfältigen kognitiven Beeinträchtigungen in Verbindung stehende – Abnahme der funktionellen und strukturellen Gewebedichte in frontalen, parietalen und temporalen Kortexbereichen reduziert und sich entsprechend körperliche Aktivität förderlich auf die Hirngesundheit älterer Menschen auswirken kann (➤ 4.2.6) (Colcombe et al 2003, Ströhle 2023).
- **Neuroplastizität**: Es bestehen Hinweise darauf, dass körperliche Aktivität die neuronale Plastizität und das Hippocampusvolumen günstig beeinflussen kann, was in engem Zusammenhang mit dem kognitiven Funktionsniveau steht (➤ 4.2.6) (Gronek et al. 2019). Auch durch die durch Kraft- und Ausdauertraining angestoßene Freisetzung von Metaboliten (z. B. Laktat) sowie Myokinen und anderen Botenstoffen (z. B. dem Neurotrophin BDNF ➤ 4.2.7) kann die Neurotransmission und Genexpression und darüber wiederum die Gedächtnis- und Aufmerksamkeitsleistung verbessert werden (Di Liegro et al. 2019, Ströhle 2023).
- **Glukosestoffwechsel**: Ein 12-wöchiges hochintensives Intervalltraining verbesserte bei hochaltrigen Menschen den Glukosestoffwechsel in caudalen und parietal-temporalen Hirnregionen, die oftmals bei Alzheimer-Demenz betroffen sind (Gronek et al. 2019). Aerobes Training resultierte zudem in

einer verringerten Insulinresistenz und verbesserten Insulinsignalisierung.

Des Weiteren scheint insbesondere die Kombination regelmäßiger körperlicher Aktivität mit **kognitiver Aktivität** eine gezielte Aktivierung des **Zentralen Nervensystems** zu fördern und dadurch vor der Symptomprogression neurokognitiver Störungen zu schützen (Colcombe et al 2003, Ströhle 2023)

6.11.4 Mind-Body-Ansätze

Angesichts dessen, dass insbesondere der Geist – im Sinne der kognitiven Funktionen – bei Menschen mit neurokognitiven Störungen beeinträchtigt ist, bietet es sich an, ein spezifisches Augenmerk auf Aktivitätsformen zu legen, die gezielt mentale Komponenten integrieren (Ströhle 2023).

Die Studien- und Befundlage zu **Yoga-Interventionen** bei leichter kognitiver Störung und Demenz fällt heterogen aus, insgesamt wird Yoga aber als sichere und potenziell nützliche Behandlungsergänzung betrachtet (Brenes et al. 2019). Ähnlich verhält es sich in Bezug auf die Verbesserung kognitiver Funktionen (Gedächtnis, Lernen, geistige Geschwindigkeit, Aufmerksamkeit, Vorstellungsvermögen Abstraktionsfähigkeit, räumliche Wahrnehmung und geistige Flexibilität) durch **Tai Chi** (Yang et al. 2020) und **Tanz** (Wu et al. 2019, Chan et al. 2019). In einer vergleichenden Netzwerk-Metaanalyse über 11 Studien waren **Widerstandsübungen** besonders effektiv zur Verlangsamung des kognitiven Abbaus bei Demenz (inklusive signifikanter Auswirkungen auf die Gedächtnisfunktion), während **Mehrkomponenten-Training** sich am wirksamsten bezüglich der globalen Kognition und exekutiven Funktion bei leichter kognitiver Störung zeigte (Huang et al. 2022). Interventionen mit mäßiger Intensität, einer Dauer über 12 Wochen und einer Übungsfrequenz zwischen 3 und 7 Mal pro Woche waren hinsichtlich der Verbesserung kognitiver Fähigkeiten besonders effektiv (Chan et al. 2019).

Neben den kognitiven Funktionen können Mind-Body-Interventionen, Übersichtsarbeiten zufolge, auch die Achtsamkeit, das Alltagsfunktionsniveau und die allgemeine Lebensqualität verbessern, depressive Symptome und Stress lindern und das Sturzrisiko reduzieren (Farhang et al. 2019, Wang et al. 2022). So wie bei den Befunden zu körperlicher Aktivität im Allgemeinen, müssen auch bei den Mind-Body-Interventionen methodische Studieneinschränkungen sowie die sehr heterogenen Befunde Berücksichtigung finden.

TAKE-HOME MESSAGE

- Mind-Body-Interventionen können Verbesserungen in kognitiven Funktionen bei älteren Menschen mit Demenz und leichter kognitiver Störung erzielen.
- Auch eine Verbesserung begleitender depressiver Symptome sowie der allgemeinen Lebensqualität kann mittels Mind-Body-Interventionen erreicht werden.
- Empfohlen werden insbesondere Yoga, Tai-Chi und Tanz als sichere und potenziell nützliche Behandlungsergänzungen.
- Als optimale Dosis für ältere Erwachsene gilt eine mäßige Intensität.
- Die Heterogenität der Studiendesigns und Befunde sowie methodische Mängel müssen limitierend berücksichtigt werden.

6.11.5 Störungsspezifische Besonderheiten

Bei der Anwendung körperlicher Aktivität bei der Behandlung neurokognitiver Störungen sollten neben allgemeingültigen Empfehlungen (➤ Kap. 7) störungsspezifische Besonderheiten beachtet werden, um die Sicherheit und die größtmögliche Effektivität der Interventionen zu gewährleisten:

- **Art der neurokognitiven Störung**: Unterschiedliche Störungen, wie Alzheimer-Demenz, vaskuläre Demenz oder leichte neurokognitive Störung, können unterschiedliche Ansätze erfordern. Zum Beispiel könnten Personen mit vaskulärer Demenz besonders von Übungen profitieren, die die Herz-Kreislauf-Gesundheit verbessern, während bei Alzheimer-Demenz Übungen mit Fokus auf der Förderung der Gehirnaktivität und Gedächtnisleistung vorteilhaft sein können.

- **Schweregrad der Störung**: Der Schweregrad der kognitiven Beeinträchtigung bestimmt oft die Art und Intensität der körperlichen Aktivität. Personen mit leichter kognitiver Beeinträchtigung können tendenziell an komplexeren und anspruchsvolleren Aktivitäten teilnehmen, während bei fortgeschrittener Demenz einfachere, sicherere Übungen erforderlich sind.
- **Kognitive Fähigkeiten**: Übungen sollten an die kognitiven Fähigkeiten der Personen angepasst werden. Einfache, leicht zu merkende und wiederholbare Routinen können für Menschen mit fortgeschrittener Demenz besser geeignet sein.
- **Physische Fähigkeiten und Begleiterkrankungen**: Die körperlichen Fähigkeiten (inklusive des zunächst oft sehr niedrigen körperlichen Aktivitätslevels sowie Schonungs- und Vermeidungsverhalten) und Begleiterkrankungen müssen berücksichtigt werden. Personen mit Mobilitätseinschränkungen oder anderen physischen Einschränkungen benötigen z. B. angepasste Übungen.
- **Regelmäßigkeit und Kontinuität**: Insbesondere bei kognitiven Einschränkungen ist eine konstante Routine oftmals besonders relevant für regelmäßige körperliche Aktivität.
- **Soziale Aspekte**: Gruppenaktivitäten können soziale Interaktion fördern und sich positiv auf die Stimmung auswirken. Allerdings muss darauf geachtet werden, dass die Gruppenaktivitäten nicht überfordernd oder stressauslösend sind.
- **Individualisierung und Flexibilität**: Aktivitätsprogramme sollten individuell angepasst und flexibel sein, um auf Veränderungen in den Fähigkeiten und Bedürfnissen der Personen reagieren zu können.
- **Sicherheit**: Gerade aufgrund von Gleichgewichtsproblemen und erhöhtem Sturzrisiko ist eine sorgfältige Überwachung und Anpassung der Umgebung und der Aktivitäten wichtig, um die Sicherheit zu gewährleisten.
- **Anleitung**: Angesichts der kognitiven und oftmals auch körperlichen Beeinträchtigungen sowie einem häufig eher geringen Wissen über die Ausführung körperlicher Aktivität empfiehlt sich meist eine professionelle Anleitung (z. B. durch Physio-, Bewegungs- oder Sporttherapeuten). Bei entsprechenden Kompetenzen ist aber auch die eigenverantwortliche Ausübung von körperlicher Aktivität in der Gruppe (z. B. Walking-Gruppe) oder alleine eine ressourcensparsame Möglichkeit.

Fallbeispiel

Die 78-jährige Frau M. lebt seit drei Jahren in einem Seniorenwohnheim. Im Laufe des letzten Jahres sind ihr, ihren Angehörigen und dem Heimpersonal zunehmend Gedächtnisschwierigkeiten auch im Vergleich zu ihrer Altersgruppe aufgefallen. Es fällt Frau M. zunehmend schwer, sich an Namen, Termine und Ereignisse zu erinnern, und sie benötigt bei einigen Alltagsaufgaben Unterstützung. Zudem hat sie sich in den letzten Wochen zurückgezogen und klagt über Antriebslosigkeit und Schlafstörungen. Sie stellt sich deshalb bei einer Fachärztin für Psychiatrie und Psychotherapie vor. Nach einem ausführlichen Gespräch und kognitiven Tests wird

eine leichte kognitive Störung diagnostiziert und eine komorbide depressive Symptomatik festgestellt.
Im Zuge der fachärztlichen Behandlung werden Frau M. auch die positiven Effekte körperlicher Aktivität auf das Gedächtnis und die Stimmung erläutert. Zunächst ist sie skeptisch und ablehnend, da sie seit vielen Jahren keinen Sport mehr ausgeübt hat und physische sowie psychische Überforderung fürchtet. Gemeinsam werden im Gespräch verschiedene Möglichkeiten und Hürden ausführlich besprochen. Als gut realisierbare Option rückt zunehmend ein Wassergymnastik-Kurs, der speziell direkt neben dem Wohnheim angeboten wird, in den Vordergrund. Mit Unterstützung des Pflegepersonals des Wohnheims entscheidet sich Frau M. schließlich, den Kurs auszuprobieren. Die erste Stunde verläuft gut, und Frau M. fühlt sich nach der Bewegung im Wasser überraschend erfrischt.
Nach einigen Wochen regelmäßiger Teilnahme an der Wassergymnastik bemerkt Frau M. mehrere positive Veränderungen. Ihre Stimmung verbessert sich merklich und sie berichtet von einem gesteigerten Antrieb. Sie freut sich auf die wöchentlichen Kurse und hat den Eindruck, dass sich ihr Gedächtnis etwas stabilisiert, sie sich besser konzentrieren kann und weniger vergesslich ist. Körperlich fühlt sich Frau M. durch die sanfte Bewegung im Wasser fitter, beweglicher und kräftiger und hat weniger Schmerzen in den Gelenken. Angestoßen durch die regelmäßigen Treffen mit den anderen Teilnehmenden ist Frau M. zudem sozial aktiver geworden und beteiligt sich wieder häufiger an Gemeinschaftsaktivitäten im Wohnheim.

6.11.6 Fazit für die Praxis

Basierend auf den Befunden epidemiologischer und klinischer Studien wird körperliche Aktivität als Ergänzung bei der Behandlung (und auch Prävention) neurokognitiver Störungen ausdrücklich empfohlen. Da das körperliche Aktivitätslevel mit steigendem Lebensalter tendenziell sinkt, liegt diesbezüglich oftmals ein großes Potenzial für Verbesserungen vor (Stubbs und Rosenbaum 2018, Ströhle 2023).

Neben einer Verbesserung der **kognitiven Funktionen** können durch körperliche Aktivität auch **psychopathologische Begleitsymptome** (z. B. dysfunktionale Emotionsregulation, depressive Symptome) gelindert, die **Lebensqualität** und **Alltagsfunktionalität** erhöht und die **soziale Interaktion** verbessert werden. Auch die allgemeine **körperliche Verfassung** kann begünstigt und das Sturzrisiko gesenkt werden. Weitere Vorteile ergeben sich daraus, dass körperliche Aktivität kein relevantes Schadensrisiko sowie nahezu keine unerwünschten Nebeneffekte aufweist.

Vielfältige Aktivitätsformen zeigten sich als effektiv. Gerade auch ein Mix aus Ausdauer-, Kraft- und Flexibilitätstraining sowie Gleichgewichtsübungen kann besonders wirksam sein. Menschen mit neurokognitiven Störungen scheinen des Weiteren davon zu profitieren, wenn körperliche Aktivität mit **kognitiven Aktivierungsstrategien** verknüpft wird. Dies kann z. B. mittels der **Integration von Mind-Body-Interventionen** gelingen.

Körperliche Aktivität sollte neben kontextuellen externen Faktoren auch an den Schweregrad der neurokognitiven Störung, die körperlichen Fähigkeiten sowie die individuellen Vorlieben der Betroffenen angepasst werden.

Limitierend ist zu bedenken, dass die bisherigen **Befunde sehr heterogen** ausfallen, sich überwiegend auf Alzheimer-Krankheit und leichte neurokognitive Störung beziehen und teilweise methodische Mängel aufweisen. Weitere gezielte Untersuchungen sind also erforderlich; ferner wünschenswert wären die Entwicklung und Optimierung weiterer Bewegungsprogramme, die speziell auf die Anforderungen und Fähigkeiten von Menschen mit neurokognitiven Störungen zugeschnitten sind.

LITERATUR

Ahn J, Kim M. Effects of exercise therapy on global cognitive function and depression in older adults with mild cognitive impairment: A systematic review and meta-analysis. Archives of Gerontology and Geriatrics 2023; 106: 104855.

American Psychiatric Association (APA). Diagnostic and statistical manual of mental disorders. 5th ed. Washington, DC: APA, 2013.

Balbim GM, Falck RS, Barha CK et al. Effects of exercise training on the cognitive function of older adults with different types of dementia: a systematic review and meta-analysis. Br J Sports Med 2022; 56: 933–940.

Braz de Oliveira MP, Moreira Padovez RF, Serrão PR et al. Effectiveness of physical exercise at improving functional capacity in older adults living with Alzheimer's disease: a systematic review of randomized controlled trials. Disability and Rehabilitation 2023; 45: 391–402.

Brenes GA, Sohl S, Wells RE et al. The effects of yoga on patients with mild cognitive impairment and dementia: A scoping review. The American Journal of Geriatric Psychiatry 2019; 27: 188–197.

Bundesinstitut für Arzneimittel und Medizinprodukte (BfArM). ICD-10-GM Version 2021, Systematisches Verzeichnis, Internationale statistische Klassifikation der Krankheiten und verwandter Gesundheitsprobleme, 10. Revision, Stand: 18. September 2020. Köln: 2020.

Bundesinstitut für Arzneimittel und Medizinprodukte (BfArM). ICD-11 in Deutsch – Entwurfsfassung. Version 2023-01. Aus: //www.bfarm.de/DE/Kodiersysteme/Klassifikationen/ICD/ICD-11/uebersetzung/_node.html (letzter Zugriff: 22.12.2023).

Chan JSY, Deng K, Wu J et al. Effects of meditation and mind–body exercises on older adults' cognitive performance: A meta-analysis. The Gerontologist 2019; 59: e782–e790.

Chan WC, Yeung JWF, Wong CSM et al. Efficacy of physical exercise in preventing falls in older adults with cognitive impairment: a systematic review and meta-analysis. J Am Med Dir Assoc 2015; 16: 149–154.

Colcombe S, Kramer AF, Erickson KI et al. Aerobic fitness reduces brain tissue loss in aging humans. The Journals of Gerontology Series A: Biological Sciences and Medical Sciences 2003; 58_M176–M180.

DGN, DGPPN. S3-Leitlinie Demenzen, Langfassung, Version 4.0, 2023.

Di Liegro CM, Schiera G, Proia P, Di Liegro I. Physical activity and brain health. Basel: Genes, 2019; 10.

Du Z, Li Y, Li J et al. Physical activity can improve cognition in patients with Alzheimer's disease: a systematic review and meta-analysis of randomized controlled trials. Clin Interv Aging 2018; 13: 1593–1603.

Farhang M, Miranda-Castillo C, Rubio M et al. Impact of mind-body interventions in older adults with mild cognitive impairment: a systematic review. Int Psychogeriatr 2019; 31: 643–666.

Gronek P, Balko S, Gronek J et al. Physical activity and Alzheimer's disease: A narrative review. Aging Dis 2019; 10: 1282–1292.

Huang X, Zhao X, Li B et al. Comparative efficacy of various exercise interventions on cognitive function in patients with mild cognitive impairment or dementia: a systematic review and network meta-analysis. Journal of Sport and Health Science 2022; 11: 212–223.

Jia RX, Liang JH, Xu Y et al. Effects of physical activity and exercise on the cognitive function of patients with Alzheimer disease: a meta-analysis. BMC Geriatr 2019; 19: 181.

Liang JH, Shen W, Li JY et al. The optimal treatment for improving cognitive function in elder people with mild cognitive impairment incorporating Bayesian network meta-analysis and systematic review. Ageing Res Rev 2019; 51: 85–96.

Pisani S, Mueller C, Huntley J et al. A meta-analysis of randomised controlled trials of physical activity in people with Alzheimer's disease and mild cognitive impairment with a comparison to donepezil. Int J Geriatr Psychiatry 2021; 36: 1471–1487.

Ströhle A (Hrsg.). Sportpsychiatrie und -psychotherapie. Berlin: Springer, 2023.

Ströhle A, Schmidt DK, Schultz F et al. Drug and exercise treatment of Alzheimer disease and mild cognitive impairment: A systematic review and meta-analysis of effects on cognition in randomized controlled trials. The American Journal of Geriatric Psychiatry 2015; 23: 1234–1249.

Stubbs B, Rosenbaum S (Hrsg.). Exercise-Based Interventions for Mental Illness. Cambridge (USA): Academic Press, 2018.

Thöne-Otto A, Ackermann H, Benke T et al. S2e-Leitlinie „Diagnostik und Therapie von

Gedächtnisstörungen bei neurologischen Erkrankungen" (AWMF-030/124). Zeitschrift für Neuropsychologie 2020.
Wang Y, Tang C, Fan X et al. Mind–body therapies for older adults with dementia: A systematic review and meta-analysis. European Geriatric Medicine 2022; 13: 881–891.
Watt JA, Goodarzi Z, Veroniki AA et al. Comparative efficacy of interventions for reducing symptoms of depression in people with dementia: systematic review and network meta-analysis. BMJ 2021; 372.
Wu C, Yi Q, Zheng X et al. Effects of mind–body exercises on cognitive function in older adults: A meta-analysis. Journal of the American Geriatrics Society 2019; 67: 749–758.
Yang J, Zhang L, Tang Q et al. Tai Chi is effective in delaying cognitive decline in older adults with mild cognitive impairment: evidence from a systematic review and meta-analysis. Evid Based Complement Alternat Med 2020; 2020.
Zhang S, Zhen K, Su Q et al. The effect of aerobic exercise on cognitive function in people with Alzheimer's disease: A systematic review and meta-analysis of randomized controlled trials. International Journal of Environmental Research and Public Health 2022; 19: 15700.
Zhou S, Chen S, Liu X et al. Physical activity improves cognition and activities of daily living in adults with Alzheimer's disease: A systematic review and meta-analysis of randomized controlled trials. International Journal of Environmental Research and Public Health 2022; 19: 1216.

6.12 Aufmerksamkeitsdefizit- und Hyperaktivitätsstörung (ADHS)

Selina Heuer

6.12.1 Störungsbild und Diagnosekriterien

Die Aufmerksamkeitsdefizit- und Hyperaktivitätsstörung (ADHS) zeichnet sich durch ein überdauerndes (mindestens sechs Monate anhaltendes) Muster aus Unaufmerksamkeit und/oder Hyperaktivität-Impulsivität aus (BfArM 2020, 2023). Die individuelle Ausprägung von Unaufmerksamkeit bzw. Hyperaktivität-Impulsivität variiert interpersonell. Die Intensität der Symptome geht dabei über die altersgerechte und intellektuelle Norm hinaus. Die Symptome zeigen sich meist situationsübergreifend und in verschiedenen Kontexten, können jedoch je nach Struktur und Anforderung der Umwelt unterschiedlich ausgeprägt ausfallen.

MERKE

Für die Diagnosestellung muss ausgeschlossen werden, dass sich die Symptome nicht besser durch andere psychische, verhaltensbezogene oder neurologische (Entwicklungs-)Störungen erklären lassen. Weiterhin sollten sie nicht durch die Wirkung einer Substanz bzw. eines Medikamentes verursacht werden.

Symptomatik

Die Kernsymptome der ADHS stellen Unaufmerksamkeit sowie Hyperaktivität-Impulsivität dar (BfArM 2020, 2023).

- Unter **Unaufmerksamkeit** wird die maßgebliche Schwierigkeit verstanden, die Aufmerksamkeit für wenig stimulierende bzw. in niedriger Frequenz belohnende Aufgaben aufrechtzuerhalten (auch: Flüchtigkeitsfehler, Tagträume, Nicht-Reagieren auf Ansprache etc.). Weiterhin fallen hohe Ablenkbarkeit sowie Probleme bei der Organisation (Aufgaben beginnen/beenden, Dinge verlieren, Vergesslichkeit) darunter.
- **Hyperaktivität** ist eine ausgeprägte motorische Aktivität sowie Schwierigkeit beim Stillhalten, die v. a. in sehr strukturierten und ein hohes Maß an Selbstkontrolle verlangenden Situationen auftritt (z. B. übermäßiger Bewegungsdrang, schnelles Reden, Schwierigkeiten beim Abwarten, bis man an der Reihe ist).

6

- **Impulsivität** beschreibt das unmittelbare und unüberlegte Handeln auf Reize, ohne Risiken und Konsequenzen zu bedenken (z. B. risikoreiches Fahren und Verhalten im Allgemeinen, impulsive Entscheidungen).

Die individuelle Ausprägung von Unaufmerksamkeit bzw. Hyperaktivität-Impulsivität kann sich im Verlauf des Lebens ändern. So zeichnet sich Hyperaktivität bei **Kindern** meist durch einen vermehrten Bewegungsdrang aus und wird **während** des **Heranwachsens** immer mehr durch eine Art von innerer Unruhe und Fahrigkeit ersetzt. Impulsivität und Unaufmerksamkeit reduzieren sich meist, führen jedoch auch im Erwachsenenalter immer noch zu erheblichen Beeinträchtigungen.

Alters- und **symptomunabhängig** leiden die Betroffenen oftmals unter den negativen sozialen, schulischen und beruflichen Auswirkungen der Erkrankung. Hinzu kommt eine hohe Wahrscheinlichkeit für weitere Gesundheitsrisiken wie Störungen des Sozialverhaltens, Ticstörungen, Entwicklungsstörungen der schulischen und motorischen Fertigkeiten sowie Substanzgebrauchsstörungen, affektive Erkrankungen, Essstörungen und Adipositas. Bei mehr als der Hälfte aller Menschen mit ADHS treten gleich mehrere komorbide Erkrankungen gleichzeitig auf. Eine rechtzeitige und umfassende Behandlung ist daher äußert wichtig, um den Symptomen und ihren Auswirkungen frühzeitig entgegenzuwirken.

In der **ICD-11** ergeben sich im Vergleich zur **ICD-10** einige wichtige Veränderungen (BfArM 2020, 2023). Während in der ICD-10 noch von Hyperkinetischer Störung gesprochen wurde, übernimmt die ICD-11 den Begriff der Aufmerksamkeits- und Hyperaktivitätsstörung aus dem DSM-5 (APA 2013). Damit wird der Unaufmerksamkeit als einem der zentralen Merkmale Rechnung getragen. Zudem wird ADHS nun unter den Neuronalen Entwicklungsstörungen (ICD-11) und nicht mehr als Störungen mit Beginn in Kindheit und Jugend (ICD-10; diese Kategorie wird in der ICD-11 nicht mehr verwendet) kategorisiert (BfArM 2020, 2023). Es wird unterschieden zwischen

- ADHS **vorwiegend unkonzentriert,**
- ADHS – **vorwiegend hyperaktiv-impulsiv** und
- ADHS **kombiniert**

Eine Übersicht über die Diagnosekriterien nach ICD-10 und Veränderungen in der ICD-11 sind in ➤ Tab. 6.13 dargestellt.

Prävalenz

Weltweit erkranken etwa 5,3 % der Kinder und Jugendlichen an ADHS, im Erwachsenenalter liegt die Prävalenz bei etwa 2,5 % (DGPPN 2018). Etwa ein Drittel aller Kinder und Jugendlichen zeigen auch als Erwachsene noch das Vollbild der ADHS, bei etwa 50–80 % treten weiterhin Symptome der Erkrankung auf.

Ätiologie und Risikofaktoren

Die Entstehungsmechanismen der ADHS sind bislang noch nicht vollständig geklärt. Verschiedene genetische Prädispositionen und prä-, peri- und postnatale Umwelteinflüsse (z. B. Nikotin oder Alkohol während der Schwangerschaft, Frühgeburtlichkeit und geringes Geburtsgewicht sowie frühe Deprivation, psychische Erkrankungen der Eltern und ein negatives elterliches Erziehungsverhalten) scheinen komplex zusammenzuwirken und die strukturelle und funktionelle Hirnentwicklung zu beeinflussen.

Weitere Studien sind notwendig, um zu verstehen, welche Faktoren Ursache oder Folge der Symptomatik sind und wie diese miteinander interagieren.

Tab. 6.13 Diagnosekriterien der ADHS nach ICD-10 und ICD-11

Kriterium	ICD-10: F90 Hyperkinetische Störung	ICD-11: 6A05 Aufmerksamkeitsdefizit- und Hyperaktivitätsstörung
G1	Unaufmerksamkeit	
G2	Überaktivität	Überaktivität und Impulsivität werden zu *einem Kriterium* zusammengefasst.
G3	Impulsivität	
G4	Beginn vor dem 7. Lebensjahr	Beginn typischerweise im Kindes- und Jugendalter; Dauer: mind. 6 Monate in einem dem Alter nicht angemessenen Ausmaß
G5	Situationsübergreifendes Auftreten der Symptome	
G6	G1-G3 verursachen deutliches Leiden oder Beeinträchtigungen	Zusätzlich: Nicht Folge von Medikamenten oder Substanzen bzw. deren Entzugssymptome
G7	Ausschluss: tiefergreifende Entwicklungsstörung (F84), manische Episode (F30), depressive Episode (F32), Angststörung	Die Symptome sind nicht besser durch eine andere psychische Störung erklärbar
G8	–	Symptome sind nicht auf Wirkung von Substanzen (z. B. Kokain), Medikamenten (z. B. Schilddrüsenpräparate) bzw. deren Entzugssymptome oder Erkrankungen des Nervensystems zurückführbar

6.12.2 Klassische Behandlungsansätze

Für die Behandlung von ADHS gibt es verschiedene Ansätze, deren Wirksamkeit in mehreren Studien nachgewiesen wurde. Neben den pharmakologischen und psychotherapeutischen Interventionen, die hier der klassischen Therapie von ADHS zugeordnet werden, kommen teilweise auch achtsamkeitsbasierte Mind-Body-Interventionen zum Einsatz (➤ 6.12.5). Die Entscheidung für die individuelle Behandlung wird in Absprache mit den Betroffenen nach persönlichen Aspekten (z. B. Alter, Grad der Belastung durch die Symptomatik, Präferenzen), Aspekten der Umgebung, Schweregrad der Störung (sowie damit einhergehender Schwere der Beeinträchtigung) und komorbiden Erkrankungen getroffen. Einzelne Interventionen sollten dabei immer in ein **Gesamtbehandlungskonzept** eingebunden werden (DGPPN 2018).

Psychopharmakotherapie

Die S3 Leitlinien für ADHS empfehlen bei Kindern und Jugendlichen im Alter von 6–17 Jahren v. a. bei mittlerer bis schwerer Ausprägung primär eine Pharmakotherapie. Die initiale Behandlung sollte durch sog. **Stimulanzien** (Präparate mit Methylphenidat oder Dexamfetamin [Attentin und Elvanse]) erfolgen. Erst bei unzureichendem Ansprechen auf Methylphenidat-Präparate sollten sog. **Non-Stimulanzien** Guanfacin (zweite Wahl) oder Atomoxetin (dritte Wahl) Anwendung finden. Bei Erwachsenen ab dem 18. Lebensjahr wird primär eine Pharmakotherapie bereits bei leichter bis moderater Symptomausprägung empfohlen (DGPPN 2018). Auch hier sollte die Behandlung mit Atomoxetin nur bei unzureichendem Ansprechen auf die Therapie mit den Methylphenidat-Präparaten Medikinet adult und Ritalin adult erfolgen.

Für die Anwendung von Guanfacin- oder Dexamfetamin-Präparaten im Erwachsenenbereich liegt derzeit keine ausreichende

Evidenz vor. Bei Kindern, Jugendlichen und Erwachsenen mit ADHS sollte eine Kombination der empfohlenen Präparate nur angeboten werden, wenn keines der empfohlenen Medikamente die Symptomatik isoliert verbessern konnte. Die medikamentöse Behandlung soll durch medizinisches Fachpersonal erfolgen. Die Weiterbehandlung (Folgeverordnungen und Kontrollen alle 6 Monate) kann gegebenenfalls durch Hausarzt oder Hausärztin erfolgen, wenn der Zugang zu psychiatrisch arbeitenden Kolleginnen und Kollegen schwierig ist.

Psychotherapie

Menschen mit ADHS profitieren von einer **Psychoedukation** (DGPPN 2018). Dadurch wird ein Verständnis für die Entstehung, die Symptomatik und die damit verbundenen funktionellen Einschränkungen aufgebaut. Psychoedukation umfasst außerdem die Darlegung der Ansatzpunkte und Behandlungsmöglichkeiten.

Bezugspersonen von Kindern und Jugendlichen mit ADHS soll leitliniengerecht eine **Elternberatung** im Einzel- oder Gruppenformat empfohlen werden, die ebenfalls psychoedukative Interventionen umfasst (DGPPN 2018). Innerhalb der Schulung lernen die Teilnehmenden darüber hinaus, wie sie ihre eigenen Verhaltensweisen sowie das familiäre und psychosoziale Umfeld ihrer Kinder verändern können, um diese optimal zu unterstützen. Pädagogen und Pädagoginnen der Kindergärten oder Schulen, welche die Kinder und Jugendliche mit ADHS besuchen, sollte parallel dazu ein **Training** für **Erzieherinnen** und Erzieher- oder **Lehrer**- und Lehrerinnen angeboten werden, das sich an den Interventionen der Elternberatung orientiert.

Die S3 Leitlinien empfehlen, eine **Kognitive Verhaltenstherapie (KVT)** als initiale Psychotherapie zu nutzen (DGPPN 2018). Ansatzpunkte sind konkrete Fertigkeiten (z. B. Problemlösestrategien, Stressbewältigung und Strategien zur Reduktion von Ablenkbarkeit), welche die Funktion im Alltag erleichtern. Zudem werden dysfunktionale Kognitionen und Annahmen identifiziert und überprüft. Bereits kurze KVT-Interventionen haben im Vergleich zu Wartekontrollgruppen einen positiven Einfluss auf die Kernsymptome der ADHS (v. a. auf Unaufmerksamkeit). Einzel- und Gruppentherapie erwies sich als gleich wirksam (Scholz et al. 2023). Betroffene, die zusätzlich zu einer bestehenden Pharmakotherapie eine KVT bekamen, berichteten im Vergleich zu Betroffenen, die nur medikamentös behandelt wurden, eine signifikante Reduktion der ADHS-Symptomatik sowie der depressiven und angstbezogenen Symptome (Lopez et al. 2018).

6.12.3 Stellenwert körperlicher Aktivität

Da sich die Symptome der ADHS meist bereits im frühen Kindes- und Jugendalter manifestieren, liegt die Altersspanne in Studien zur Wirksamkeit von Sport- und Bewegungsprogrammen überwiegend zwischen 5 und 21 Jahren. Die Befunde dieser Studien fallen durchaus vielversprechend aus.

So konnten in einer Metaanalyse über 11 randomisierte kontrollierte Studien (n = 426) signifikant kleine Effekte von regelmäßiger moderater bis intensiver körperlicher Aktivität auf die aggregierte Kernsymptomatik bei Kindern und Jugendlichen mit ADHS detektiert werden (Seiffer et al. 2022). Moderate Effekte konnten nachgewiesen werden, wenn die Bewegungsintervention zusätzlich zur Standardbehandlung erfolgte. Eine signifikante Reduktion der Symptomatik konnte auch im Vergleich zu den Individuen erzielt werden, die keine Intervention erhielten. Körperliche Aktivität könnte demnach auch geeignet sein, um Wartezeiten auf andere Behandlungsangebote zu überbrücken. Am effektivsten scheint jedoch die **Kombination** von **Bewegungsinterventionen** und weiteren **evidenzbasierten Verfahren** zu sein.

Dabei müssen die Ergebnisse der Metaanalyse aufgrund der erheblichen Heterogenität der Untersuchungen und der durchschnittlich schwachen Qualität der inkludierten Studien insgesamt mit Vorsicht genossen werden. Die verschiedenen Bewegungsarten waren Ausdauertraining (3), HIIT (2), Reiten (2), Tischtennis (1), Karate (1) und Exergaming (1). Auch die Dauer der Interventionen (4 bis 12 Wochen) sowie die der Trainingseinheiten (2- bis 3-mal pro Woche zwischen 10 und 60 Minuten) variierte zwischen den Untersuchungen. Effekte auf die Leitsymptome Unaufmerksamkeit und Überaktivität-Impulsivität wurden separat untersucht und fielen nicht signifikant aus. Allerdings basierten diese Analysen auf den Ergebnissen von lediglich zwei Studien. Eine weitere Metaanalyse über 8 Studien konstatierte hingegen große Effekte von **Ausdauersport** auf die **Unaufmerksamkeit** sowie moderate Effekte auf die **Überaktivität und Impulsivität** bei Kindern und Jugendlichen mit ADHS (Cerrillo-Urbina et al. 2015). Angstbezogene Symptome sowie Einschränkungen im Hinblick auf Exekutivfunktionen und sozialen Funktionen der Heranwachsenden konnten ebenfalls signifikant reduziert werden (SMD = 0,58 bis 0,66). Weniger als 30 % der Menschen beendeten die Intervention vorzeitig. Bei der Interpretation der Ergebnisse dieser Metaanalyse müssen jedoch die Heterogenität der Studien und ihre mangelnde methodische Qualität beachtet werden. Im Hinblick auf die Art und Intensität der Interventionen gab es nur geringfügige Unterschiede zwischen den Untersuchungen; Dauer und Frequenz der Intervention/Trainingseinheit variierten jedoch stark.

MERKE

Zusammenfassend scheint körperliche Aktivität, speziell mit moderater bis stark anstrengender Intensität, somit ein wirksamer Ansatz in der komplementären Behandlung von ADHS bei Kindern, Jugendlichen und jungen Erwachsenen zu sein.

Es fehlen derzeit noch weitere qualitativ hochwertige Studien, um einen präziseren Dosisbereich abzuleiten und die Effekte weiterer Sport- und Bewegungsinterventionen neben Ausdauersport zu untersuchen.

Fallbeispiel

Die 24-jährige Kommunikationsdesignerin Frau T. wendet sich an eine psychologische Psychotherapeutin, nachdem ihr 12 Jahre jüngeren Bruder die Diagnose einer Aufmerksamkeitsdefizit- und Hyperaktivitätsstörung erhalten hat. Sie berichtet, ihm in vielen seiner Verhaltensweisen zu ähneln, so habe sie schon seit der Schulzeit große Schwierigkeiten, Aufgaben rechtzeitig zu beginnen und fertigzustellen und habe während des Studiums sogar Prüfungen wiederholen müssen, da sie den Bus verpasst habe und nicht rechtzeitig erschienen war. Mit ihrer jetzigen Arbeit in einem Großraumbüro einer Versicherung fühle sie sich zunehmend überfordert, denn obwohl sie grundsätzlich motiviert sei, könne sie sich kaum auf ihre Aufgaben konzentrieren, leide unter ständiger innerer Unruhe und habe Angst, aufgrund ihres langsamen Arbeitstempos und häufiger Flüchtigkeitsfehler die Probezeit nicht zu bestehen. Frau T. beschreibt zudem, dass sie fast nie Freundinnen und Freunde zu sich einlade, obwohl sie ein sehr kontaktfreudiger Mensch sei, da es bei ihr zuhause meist chaotisch aussehe. Auch das Einhalten von regelmäßigen Mahlzeiten bereitet ihr Probleme. Wenn sie am Wochenende feiert, konsumiert sie häufig Alkohol, Nikotin und Cannabis. Ein maßvoller Konsum gelingt ihr dabei nur selten.

In den vergangenen Wochen habe sie ganz darauf verzichtet, weil sie sich während der Arbeit zunehmend müde und reizbar gefühlt habe.
Nach der Konsultation einer Psychiaterin entscheidet sich Frau T. dazu, ergänzend zur psychotherapeutischen und pharmakologischen Behandlung das Angebot einer morgendlichen Yoga-Klasse zusammen mit anderen Betroffenen wahrzunehmen. Durch die Verabredung mit anderen Teilnehmenden fällt es ihr leichter, die Klassen pünktlich und regelmäßig zu besuchen. Im Verlauf gewinnt Frau T. deutlich an Selbstvertrauen in ihre Wahrnehmung und Fähigkeiten sowie an Akzeptanz gegenüber ihren Symptomen. Sie fühlt sich jetzt mehr im Einklang mit sich selbst, grübelt abends weniger und kann besser einschlafen. Auch während der Yogaklassen fällt es ihr leichter, sich auf die eigene Praxis zu fokussieren und sich weniger mit den anderen zu vergleichen. Auf der Arbeit ist Frau T. zunehmend ruhiger und ihr gelingt es nun, 30 Minuten am Stück am Computer zu arbeiten, ohne zwischendurch aufzustehen. Flüchtigkeitsfehler und Konzentrationsprobleme sind ebenso rückläufig. In der Mittagspause geht sie nach dem Essen ein paar Minuten spazieren und fühlt sich danach entspannter und weniger gereizt. Frau T. hat zudem begonnen, wieder Badminton zu spielen, einmal unter der Woche und einmal am Wochenende. Dies habe sie schon als Kind gerne getan und es unterstütze sie dabei, ihren Alltag zu strukturieren. Körperliche Aktivität und Substanzen kann sie nun achtsamer dosieren. Am Wochenende verzichtete sie auf die Medikation und plant, diese weiter zu reduzieren. Frau T. ist davon überzeugt, dass sie sowohl Yoga als auch Badminton nach Abschluss der psychotherapeutischen Behandlung weiter ausüben wird. ■

6.12.4 Mind-Body-Ansätze

Mind-Body-Ansätze sind bereits Bestandteil der S3 Leitlinien für Kinder, Jugendliche und Erwachsene mit ADHS (DGPPN 2018). Die achtsamkeitsbasierten Verfahren scheinen dabei insgesamt große Effekte auf die Unaufmerksamkeit und moderate Effekte auf die Überaktivität-Impulsivität zu erzielen (Xue et al. 2019). In diesem Bereich liegen überwiegend Studien mit erwachsenen Stichproben vor. Bei den bewegungsorientierten und somatischen Verfahren wurden dagegen bislang nur Kinder- und Jugendliche in die Interventionen einbezogen.

- Die **Mindfulness Based Cognitive Therapy (MBCT)** wird eingesetzt, um Aufmerksamkeitsprozesse und Stressbewältigung zu verbessern (DGPPN 2018). Im Vergleich zur Wartekontrollgruppe reduzierte MBCT die ADHS-Symptomatik signifikant (Schoenberg et al. 2014).
- Ein weiterer, auf der Kognitiven Verhaltenstherapie basierender Ansatz, ist die **metakognitive Therapie (MKT)** (DGPPN 2018). Neben einer Verbesserung des Zeitmanagements und der Organisationsfähigkeit soll sie auch einen positiven Einfluss auf depressive und ängstlich-vermeidende Kognitionen haben.
- Auf der Grundlage einer gemeinsamen Schnittmenge an Symptomen (v. a. Impulsivität und emotionale Instabilität) zwischen ADHS und der emotional-instabilen Persönlichkeitsstörung vom Borderline Typus wurde ein Manual erstellt, das sich an der **dialektisch-behavioralen Therapie (DBT)** nach M. Linehan orientiert (DGPPN 2018). Inhalte sind das Erlernen von Anspannungs- und Stressbewältigung, Emotionsregulation und Achtsamkeit. Eine kontrollierte randomisierte Studie untersuchte die Wirksamkeit einer 14-wöchigen DBT-Gruppentherapie

6

mit einer Gruppe, die keine zusätzliche Intervention zur Standardbehandlung erhielt (Halmøy et al. 2022). In beiden Gruppen waren ca. 60 % der Teilnehmenden stabil pharmakotherapeutisch eingestellt. In der DBT-Gruppe konnte eine signifikante Reduktion der ADHS-Symptome erzielt werden, die auch zum Follow-up nach sechs Monaten stabil war. Im Hinblick auf die Fähigkeit zur Emotionsregulation konnten keine süffisanten Unterscheide zwischen den Gruppen festgestellt werden.

- **Yoga** als bewegungsorientierte Mind-Body-Intervention scheint bei Kindern und Jugendlichen die Unaufmerksamkeit und insbesondere die Überaktivität-Impulsivität signifikant im Vergleich zur Kontrollgruppe verbessern (Barranco-Ruiz et al. 2019). Große Effekte zugunsten von Yoga konnten ebenfalls hinsichtlich der Exekutivfunktionen sowie des aggressiven und oppositionellen Verhaltens detektiert werden.
- Als ergänzende Intervention für Kinder bietet sich das **Neurofeedback** an, eine Variante des Biofeedbacks (DGPPN 2018). Die Evidenz aus kontrollierten Studien bezieht sich dabei auf Kinder und Jugendliche. In einer Metaanalyse konnte eine signifikante Reduktion der Gesamtsymptomatik nachgewiesen werden, wenn die Behandlung aus mind. 25 bis 30 Sitzungen bestand, sich nach den definierten Standard-Trainingsprotokollen richtete und Prinzipien der Lerntheorie sowie Transferübungen zum Übertragen des Gelernten in den Alltag enthielt (Cortese et al. 2016). Allerdings sollte regelmäßig überprüft werden, ob die Fortsetzung des Trainings durch Hinweise auf eine beginnende Wirksamkeit gerechtfertigt ist und ob andere evidenzbasierte Verfahren in ihrer Effektivität beeinträchtigt oder verzögert werden.

6.12.5 Störungsspezifische Besonderheiten

Bei der Anwendung von körperlicher Aktivität bei der Behandlung von AHDS sollten einige störungsspezifische Besonderheiten beachtet werden. Die Interventionen sollten neben den externen Gegebenheiten (z. B. der Verfügbarkeit von Räumlichkeiten) und der persönlichen Präferenz der Betroffenen auch auf ihre kognitive und körperliche Leistungsfähigkeit abgestimmt sein.

- **Mögliche pharmakologische Nebenwirkungen und Komorbiditäten**: Körperliche Aktivität zeichnet sich in der Regel durch ein geringes Risiko für Nebenwirkungen und Verletzungen aus, mögliche Kontraindikationen für die Behandlung sollten jedoch vor Beginn der Therapie ausgeschlossen werden. Häufig treten bei den Betroffenen pharmakologische Nebenwirkungen wie Puls- und Blutdrucksteigerungen auf sowie mehrere komorbide Erkrankungen, die gegebenenfalls entsprechende Anpassungen der Behandlung erfordern (DGPPN 2018).
- **Motivation und Kompetenzerleben stärken**: Menschen mit ADHS weisen durchschnittlich ein niedrigeres Aktivitätslevel auf (Mercurio et al. 2021). Betroffene zeigen zudem meist eine reduzierte Motivation sowie eine niedrige Selbstwirksamkeitserwartung (➤ 5.3.1). In viele Fällen scheinen die Patientinnen und Patienten erkrankungsbedingt ein Muster aus schulischen, beruflichen, sozialen und auch sportlichen Misserfolgserlebnissen zu erleben (DGPPN 2018). Entsprechend gilt es die Betroffenen für die Behandlung zu motivieren und ihr eigenes Kompetenzerleben zu stärken (➤ Kap. 5).
- **Vermeiden von Übertraining**: Die Therapie sollte darüber hinaus auf die interpersonal variierende Symptomatik und das Alter abgestimmt sein. Menschen

mit ADHS können durchaus einen vermehrten Bewegungsdrang aufweisen und zu risikoreichem Verhalten tendieren (DGPPN 2018). Demnach sollten die Betroffenen darauf hingewiesen werden, die empfohlene Dosis körperlicher Aktivität nicht zu überschreiten, um ein Übertraining zu vermeiden.

- **Kurze Anleitungen**: Die Anleitungen sollten zudem an die verkürzte Aufmerksamkeitspanne angepasst sein, die viele Betroffene aufweisen.
- **Schaffen einer reizarmen Umgebung**: Mögliche Ablenkungen können z. B. durch eine reizarme Umgebung vermieden werden, um einer Überforderung seitens der Betroffenen vorzubeugen.

Zur Verbesserung der kognitiven Leistungseinschränkungen und der sozialen Einbindung könnten insbesondere kognitiv-anspruchsvollere Bewegungsformen im Gruppenformat effektiv sein. Diesbezüglich sollte jedoch auf ein wertschätzendes und unterstützendes Miteinander geachtet werden.

6

6.12.6 Fazit für die Praxis

Körperliche Aktivität scheint ein wirksamer und evidenzbasierter komplementärer Ansatz für Kinder, Jugendliche und Erwachsene mit ADHS zu sein. Neben der Überaktivität-Impulsivität sowie der Unaufmerksamkeit der Betroffenen konnten die Interventionen ebenso kognitive und soziale Funktionseinschränkungen signifikant reduzieren. Die wissenschaftliche Befundlage spricht insbesondere für den Einsatz von **achtsamkeitsbasierten Mind-Body-Interventionen** wie der Mindfulness Based Cognitive Therapy, der metakognitiven Therapie und der dialektisch-behavioralen Therapie. Auch Interventionen wie **Ausdauersport, Yoga** und andere Einzel- und Gruppentrainings mit moderater bis starker Intensität erzielen vielversprechende Ergebnisse bei ADHS.

Je nach Alter, Geschlecht, Symptomausprägung und komorbiden Erkrankungen könnten unterschiedliche Verfahren wirksam sein. Zudem sind Aktivitäten für Einzelpersonen selbst dann möglicherweise hilfreich, wenn sich deren Effekte auf empirischer Ebene (noch) nicht abbilden lassen.

TAKE-HOME MESSAGE

- Körperliche Aktivität scheint ein vielversprechender und wissenschaftlich fundierter Behandlungsansatz bei ADHS zu sein, der die Kernsymptome Unaufmerksamkeit und Überaktivität-Impulsivität reduzieren und darüber hinaus das kognitive und soziale Funktionsniveau verbessern kann.
- Achtsamkeitsbasierte Mind-Body-Interventionen und bewegungsorientierte Programme mit mind. moderater Aktivität können für Kinder, Jugendliche und Erwachsene empfohlen werden. Bei Kindern eignen sich familienbasierte Interventionen.
- Nach Möglichkeit sollten die einzelnen Verfahren in ein multiprofessionelles Gesamtbehandlungskonzept eingebettet werden.

LITERATUR

American Psychiatric Association (APA). Diagnostic and statistical manual of mental disorders: DSM-5, 5th ed. American Psychiatric Association, Washington D. C. 2013.

Barranco-Ruiz Y, Etxabe BE, Ramírez-Vélez R, Villa-González E. Interventions Based on Mind-Body Therapies for the Improvement of Attention-Deficit/Hyperactivity Disorder Symptoms in Youth: A Systematic Review. Medicina (Kaunas). 2019; 55 (7): 325.

Bundesinstitut für Arzneimittel und Medizinprodukte (BfArM). ICD-10-GM Version 2021. Systematisches Verzeichnis, Internationale statistische Klassifikation der Krankheiten und verwandter Gesundheitsprobleme, 10. Revision, Stand: 18. September 2020, Köln

Bundesinstitut für Arzneimittel und Medizinprodukte (BfArM). ICD-11 in Deutsch –Entwurfsfassung. Version 2023-01. Aus: www.bfarm.de/DE/Kodiersysteme/Klassifikationen/ICD/ICD-11/uebersetzung/_node.html. 2023.

Cerrillo-Urbina AJ, García-Hermoso A, Sánchez-López M et al. The effects of physical exercise in children with attention deficit hyperactivity disorder: a systematic review and meta-analysis of randomized control trials. Child Care Health Dev. 2015; 41 (6): 779–788.

Cortese et al. Neurofeedback for attention-deficit/hyperactivity disorder: meta-analysis of clinical and neuropsychological outcomes from randomized controlled trials. J Am Acad Child Adolesc Psychiatry 2016; 55 (6): 444–455.

Halmøy et al. Dialectical behavioral therapy-based group treatment versus treatment as usual for adults with attention-deficit hyperactivity disorder: a multicenter randomized controlled trial. BMC Psychiatry. 2022;22(1): 738.

Lopez PL, Torrente FM, Ciapponi A et al. Cognitivve-behavioural interventions for attention deficit hyperactivity disorder (ADHD) in adults. Cochrane Database of Systematic Reviews 2018; 3 (3). DOI: 10.1002/14651858.CD010840.pub2.

Mercurio LY, Amanullah S, Gill N et al. Children with ADHD engage in less physical activity. Journal of attention disorders 2021; 25 (8): 1187–1195.

Schoenberg PL, Hepark S, Kan CC et al. Effects of mindfulness-based cognitive therapy on neurophysiological correlates of performance monitoring in adult attention-deficit/hyperactivity disorder. Clin Neurophysiol 2014; 125 (7): 1407–1416.

Scholz L, Werle J, Philipsen A et al. Effects and feasibility of psychological interventions to reduce inattention symptoms in adults with ADHD: a systematic review. J Ment Health. 2023; 32 (1): 307–320.

Seiffer B, Hautzinger M, Ulrich R et al. The Efficacy of Physical Activity for Children with Attention Deficit Hyperactivity Disorder: A Meta-Analysis of Randomized Controlled Trials. Journal of attention disorders. 2022; 26 (5): 656–673.

Xue J, Zhang Y, Huang Y. A meta-analytic investigation of the impact of mindfulness-based interventions on ADHD symptoms. Medicine (Baltimore) 2019; 98 (23): e15957.

KAPITEL

7

Noah Augustin, Antonia Bendau, Jonas Pekker

Praktische Empfehlungen für körperliche Aktivität

Überblick

Dieses Kapitel gibt einen Überblick über konkrete Handlungsempfehlungen zur Anwendung von körperlicher Aktivität bei Menschen mit psychischen Erkrankungen. Fallbeispiele aus der Praxis illustrieren dies, wobei ein Fokus auf die bewegungs- und sporttherapeutische Anwendung im klinischen Setting gelegt wird. Die Empfehlungen sind jedoch für verschiedene Settings und Zielgruppen relevant und können für Fachkräfte aus unterschiedlichen Bereichen von Nutzen sein, so z. B. für psychotherapeutisches, fachärztliches und allgemeinärztliches Personal sowie für Pflegepersonal und Sport- und Bewegungstherapeutinnen und -therapeuten.

7.1 Die Lücke zwischen Forschung und Praxis

Zahlreiche Metaanalysen belegen mittlerweile die positiven Auswirkungen körperlicher Aktivität auf psychische Erkrankungen und unterstreichen somit deren Relevanz für Prävention und Therapie (➤ Kap. 5, ➤ Kap. 6). Dennoch wird im klinischen Alltag häufig überwiegend auf psychopharmakologische und gegebenenfalls psychotherapeutische Behandlungsverfahren gesetzt, während die bedeutende Rolle von Bewegung vernachlässigt wird.

Nur wenige Gesundheitsfachkräfte, die im Kontext von Menschen mit psychischen Erkrankungen arbeiten, verfügen über das erforderliche Wissen bezüglich konkreter Bewegungsempfehlungen und teilen diese aktiv den Patientinnen und Patienten mit, obwohl bereits eine kurze mündliche Empfehlung nachweislich das körperliche Aktivitätsniveau vorteilhaft beeinflussen kann (Petzold et al. 2020, Thornton et al. 2016). Hinsichtlich konkreter Empfehlungen ist neben Basiswissen über körperliche Aktivität auch eine Berücksichtigung dessen hilfreich, dass die Auswirkungen körperlicher Aktivität nicht nur von ihrem Umfang (Intensität, Dauer, Frequenz) abhängig zu sein scheinen, sondern auch von diversen Kontextfaktoren (Vella et al. 2023). Um eine fundiertere Anwendung von körperlicher Aktivität in der Prävention und Behandlung psychischer Erkrankungen sowie die Kommunikation konkreter Handlungsempfehlungen zu ermöglichen, werden derartige Faktoren im Folgenden näher erläutert.

7.2 Bewegungsempfehlungen

Die **allgemeinen Bewegungsempfehlungen** der **Weltgesundheitsorganisation** (WHO) für Erwachsene können auch Menschen mit psychischen Erkrankungen als Orientierung dienen (➤ Abb. 7.1 und ausführlich in ➤ 1.2) (Bull et al. 2020).

- Neben der **Quantität** (Intensität, Dauer, Frequenz) der körperlichen Aktivität können das Wohlbefinden und andere psychische Parameter durch verschiedene **Kontextfaktoren** beeinflusst werden (siehe ➤ Abb. 7.1) (Ströhle 2023, Vella et al. 2023).
- Zu diesen Faktoren zählen:
  - die **Art der Aktivität** (z. B. Krafttraining, Ausdauertraining, Yoga, Spielsport),
  - die **Umgebung** (z. B. indoor vs. outdoor),
  - das **soziale Umfeld** (Gruppenaktivitäten, Einzeltraining oder Teamaktivitäten),
  - die **Anwesenheit von Supervision,**

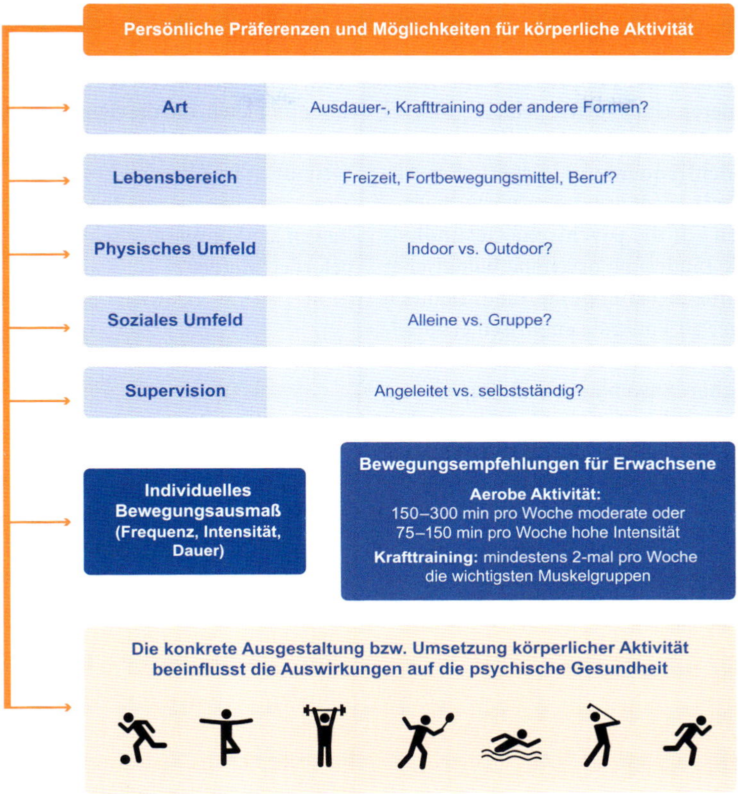

Abb. 7.1 Bewegungsempfehlungen (adaptiert nach Vella et al. 2023) [P1458, P1459, P1462, L157]

– sowie der **Lebensbereich**, in dem die Aktivität stattfindet (z. B. Freizeit, Schule, Verein, Arbeit).

Das Beachten der Kontextfaktoren in der Praxis kann dazu beitragen, die vorteilhaften Auswirkungen körperlicher Aktivität zu optimieren (Vella et al. 2023).

7.2.1 Quantität

Während in den allgemeinen Bewegungsempfehlungen der WHO zwar ein empfohlenes Mindestmaß an Bewegung (mindestens 150 Minuten moderat anstrengende oder 75 Minuten intensive Aktivität oder eine äquivalente Kombination der beiden Intensitäten pro Woche ➤ 1.2) definiert wird, wird gleichzeitig betont, dass bereits jegliche Quantität körperlicher Aktivität (sei es auch nur ein kurzer Spaziergang) im Vergleich zu keiner Aktivität **gesundheitliche Vorteile** bietet (Bull et al. 2020). Oftmals sind auch schon bloße Reduktionen des sedentären Verhaltens – wenn beispielsweise Tätigkeiten auch mal im Stehen statt im Sitzen oder Liegen ausgeführt werden – mit gesundheitsförderlichen Effekten verbunden.

Auf empirischer Ebene fanden sich bisher keine einheitlichen Ergebnisse hinsichtlich einer „optimalen" Intensität, Dauer und Frequenz körperlicher Aktivität für Menschen mit psychopathologischen Symptomen oder manifesten psychischen Erkrankungen (Powell et al. 2011, Ströhle 2023). Ein Teil der Studien fanden keinerlei Dosis-Wirkungs-Beziehungen (weder bezüglich Intensität, noch Dauer oder Frequenz), während in den anderen Untersuchungen ein größeres Ausmaß (also: intensivere, längere und/oder hochfrequentere) körperlicher Aktivität mit ausgeprägteren vorteilhaften Effekten auf die psychische Gesundheit bzw. die Linderung psychopathologischer Symptome in Verbindung stand. Deutlich wichtiger als konkrete empirisch ermittelte Dosis-Wirkungs-Beziehungen ist in der praktischen Anwendung und Empfehlung von körperlicher Aktivität jedoch ohnehin die Ausrichtung am Ausgangsniveau sowie den Fähigkeiten und Möglichkeiten des Individuums.

MERKE

Um Frustration, inneren Widerstand und physische Komplikationen zu verhindern, sollten Intensität, Dauer und Frequenz auf keinen Fall als psychisch oder physisch überfordernd erlebt werden. Eine Erhöhung sollte optimalerweise nur schrittweise mit gut realisierbaren Zwischenzielen erfolgen.

7.2.2 Art

Es lässt sich studienübergreifend kein eindeutiger systematischer Vorteil für eine bestimmte Art der körperlichen Aktivität auf die psychische Gesundheit feststellen. Einige Übersichtsarbeiten zeigen **positive Auswirkungen** für **verschiedene Aktivitäten,** wie beispielsweise Ausdauertraining (Morres et al. 2019), Krafttraining (Augustin et al. 2023, Gordon et al. 2018), Mind-Body-Interventionen, wie Yoga (Brinsley et al. 2021), oder auch andere Sportarten, wie Tennis (Yazici et al. 2016), auf diverse psychische Gesundheitsparameter. Dementsprechend sollte eine Aktivität gewählt werden, die den persönlichen Präferenzen und Möglichkeiten des Individuums entspricht und bestenfalls positive Emotionen hervorruft. Zu beachten ist, dass auch innerhalb verschiedener Aktivitätsarten eine hohe Variationsvielfalt herrscht und es hilfreich sein kann, mehrere Aktivitätsformen auszuprobieren, um die eigenen Präferenzen zu entdecken. Zudem sollte der Körper für gesundheitliche Vorteile bestenfalls auch im Sinne der allgemeinen Bewegungsempfehlungen kardiorespiratorisch sowie muskulär gefordert werden.

7.2.3 Lebensbereich

Die positiven Auswirkungen körperlicher Aktivität auf die psychische Gesundheit scheinen abhängig vom Lebensbereich zu sein, in dem sie ausgeübt wird (White et al. 2017). So zeigen Metaanalysen, dass Interventionen zur Förderung körperlicher Aktivität, die auf die Freizeitgestaltung abzielen, in Verbindung mit einer signifikanten **Abnahme** der Symptomatik von **Depressionen** und **Angststörungen** stehen. Darüber hinaus wurden eine verbesserte Lebensqualität und gesteigertes Wohlbefinden festgestellt (Vella et al. 2023). Körperliche Aktivitäten, die in der Freizeit ausgeführt werden, scheinen effektiver für die Prävention psychischer Erkrankungen zu sein als Aktivitäten, die als Fortbewegungsmittel (z. B. Fahrradfahren zur Arbeit), im schulischen Sportunterricht oder für berufliche Zwecke (z. B. schweres Heben von Waren) dienen (White et al. 2017). Dies könnte zum Teil durch konfundierende Drittvariablen wie beispielsweise niedrigeren sozioökonomischen Status oder arbeitsbezogenen Stress bedingt sein. Des Weiteren könnte es darauf zurückzuführen sein, dass körperliche Aktivität in der Freizeit freiwillig erfolgt, wodurch Menschen selbst darüber entscheiden können, ob, wann, wo und mit wem sie sich körperlich betätigen möchten. Zudem könnten Freude und intrinsische Motivation in Zusammenhang mit den vorteilhaften Auswirkungen auf die psychische Gesundheit stehen (Vella et al. 2023).

MERKE

Es gibt Hinweise darauf, dass körperliche Aktivität optimalerweise auch in der Freizeit ausgeübt und zum Individuum und seinen Gegebenheiten passende Aktivitäten gewählt werden sollten (Vella et al. 2023).

7.2.4 Physisches Umfeld

Das physische Umfeld beeinflusst nicht nur das Aktivitätsverhalten, sondern kann sich auch auf die Effekte von körperlicher Aktivität auswirken (Vella et al. 2023). Im Allgemeinen wird die **„physische Umwelt"** definiert als die Umgebung oder der Raum, in dem die körperliche Aktivität stattfindet (Vella et al. 2023). So zeigte eine systematische Übersichtsarbeit von Thompson Coon et al. (2011), dass Training im Freien im Vergleich zu geschlossenen Räumen mit einem ausgeprägteren Gefühl der Vitalität sowie einem stärkeren Rückgang von Anspannung, Verwirrung, Wut und Depression in Verbindung steht. Dennoch variieren Außenumgebungen stark in ihren Merkmalen. Sie umfassen Grünflächen wie Parkanlagen, Gewässer wie Seen oder Flüsse und städtische Strukturen. Jede dieser Umgebungen könnte unterschiedliche Auswirkungen auf die psychische Gesundheit haben, wenn sie als Kulisse bzw. Kontext für körperliche Aktivität dient. Natürliche Umgebungen wie Grün- oder Wasserflächen (*green or blue spaces*) im Vergleich zu urbanen Umgebungen scheinen größere positive Auswirkungen auf Angst, Depression, Stimmung und Vitalität zu haben (Vella et al. 2023).

Dennoch gilt es bei der **Wahl** bzw. **Gestaltung** des **physischen Umfelds** auch zu berücksichtigen, über welche Möglichkeiten das Individuum verfügt. So kann es unter Umständen im Endeffekt vorteilhafter für eine Person sein, in urbanen/geschlossenen Räumen körperlich aktiv zu sein, wenn sie dafür regelmäßige Aktivität besser realisieren kann (also beispielsweise nicht von äußeren Faktoren – wie klimatischen Bedingungen – abhängig ist oder die Aktivitäten zeitlich besser in den **Alltag integrieren** kann – und z. B. nicht erst unter Zeitaufwand ins Grüne fahren muss) (Ströhle 2023).

7.2.5 Soziales Umfeld

Die Forschung verdeutlicht, dass viele Gesundheitsverhaltensweisen nicht nur durch individuelle Faktoren, sondern auch durch die soziale Umgebung beeinflusst werden (Vella et al. 2023). Körperliche Aktivität kann in verschiedenen sozialen Settings stattfinden – sei es in Gruppen oder alleine, mit Freundinnen, Freunden oder Fremden, in der Schule oder am Arbeitsplatz. Es ist entscheidend, verschiedene Aspekte bei der Wahl des sozialen Umfelds zu berücksichtigen und dabei auf eine gute Realisierbarkeit sowie ein möglichst geringes Frustrationspotenzial zu achten. Die Adhärenz kann durch soziale Unterstützung gesteigert werden. Dabei ist jedoch wichtig, dass die Teilnehmenden sich unterstützt und der Gruppe zugehörig fühlen, um mögliche negative Effekte wie Konkurrenz- oder Vergleichssituationen zu verhindern. Vella et al. (2023) empfehlen daher, körperliche Aktivität mit **unterstützenden** und **wertschätzenden Menschen** auszuüben, solange dies nicht im Widerspruch zur Präferenz steht, alleine aktiv zu sein.

7.2.6 Supervision

Die Entscheidung zwischen angeleiteten vs. selbstständig ausgeführten körperlichen Aktivitäten für Menschen mit psychischen Erkrankungen hängt von verschiedenen Faktoren ab, darunter der Schwere der Erkrankung, individuellen Vorlieben und der Art der Behandlung. Beide Settings des Trainings – sowohl selbstständiges als auch angeleitetes Training – zeigen vorteilhafte Auswirkungen auf psychische Aspekte (Stubbs und Rosenbaum 2018). Es bestehen jedoch Hinweise darauf, dass insbesondere **supervidiertes Training** bei klinischen Populationen **wirksamer** sein könnte (Schuch et al. 2016, Vella et al. 2023). Dies liegt möglicherweise daran, dass durch supervidierte Interventionen eine höhere Adhärenz erreicht und somit besser auf die individuellen Bedürfnisse der Patienten eingegangen werden kann. Eine Analyse von Crane und Temple (2015) betonte auch die entscheidende Rolle der anleitenden Person dafür, ob jemand sportliche Aktivitäten eigenverantwortlich fortsetzt oder nicht. Persönliche und zwischenmenschliche Hindernisse wurden häufiger als strukturelle Gründe für das Aufhören genannt.

Die **fünf Hauptgründe** für das Aufhören waren,

- mangelnde Freude,
- das Gefühl, nicht genug Fähigkeiten zu haben,
- sozialer Druck,
- andere Prioritäten,
- physische Probleme wie Verletzungen.

Daher sollten Anleitende diese Faktoren im Blick behalten und individuell darauf eingehen. Auch auf rein physiologischer Ebene können durch eine professionelle Anleitung möglicherweise vorteilhaftere Auswirkungen erzielt werden, da Risiken und Fehler (z. B. Fehlhaltungen) in der Aktivitätsausführung korrigiert werden können. Neben der klassischen Anleitung in physischer Präsenz etabliert sich zudem ein zunehmend breiteres **Repertoire** an **Anleitungsmöglichkeiten** wie beispielsweise durch Videoanleitung (aufgezeichnete Videos oder Live-Übertragungen) (Ströhle 2023). Dies kann beispielsweise für Menschen mit begrenzten Möglichkeiten für körperliche Aktivitäten außerhalb des häuslichen Umfelds eine hilfreiche Option darstellen.

MERKE

Zusammenfassend sollte die Wahl zwischen angeleitetem vs. selbstständigem Training also die individuellen Bedürfnisse, die Motivation und die verfügbaren Ressourcen berücksichtigen. Im klinischen Setting könnte supervidiertes Training Vorteile gegenüber nicht angeleitetem Training haben (Vella et al. 2023).

TAKE-HOME MESSAGE

- Als Orientierung können die Bewegungsempfehlungen der Weltgesundheitsorganisation dienen.
- Jede Bewegung zählt: Wenig ist besser als nichts, und mehr ist besser als wenig (insofern es nicht als physisch oder psychisch zu überfordernd erlebt wird).
- Auch geringe Bewegungsänderungen können bereits viel auf lange Sicht bewirken, besonders bei Menschen mit ausgeprägtem sedentärem Verhalten.
- Bei der Auswahl der Aktivitäten sollte man sich möglichst von Faktoren leiten lassen, die mit Adhärenz und als positiv erlebten Emotionen verbunden sind.
- Die Begleitung unterstützender Menschen kann eine hilfreiche Ressource für körperliche Aktivität darstellen, solange dies nicht das Bedürfnis nach Aktivitäten alleine untergräbt.
- Ein Teil der körperlichen Aktivität sollte optimalerweise draußen in einer angenehmen natürlichen Umgebung und in der Freizeit stattfinden.
- Für die langfristige Aufrechterhaltung regelmäßiger körperlicher Aktivität ist eine Orientierung an den Gegebenheiten (z. B. finanzielle Möglichkeiten, Wohnsituation, etc.) und Präferenzen des Individuums enorm relevant.

7.3 Sport- und Bewegungstherapien im klinischen Setting

Das Bewegungs- und Sportangebot für Menschen mit psychischen Erkrankungen sollte im klinischen Setting möglichst vielfältig, zugänglich und inklusiv gestaltet sein.

Studien wie die von Brehm et al. (2019) und Römpler et al. (2023) haben gezeigt, dass ein umfassendes Sporttherapieangebot mit einer Vielzahl an verfügbaren Therapieminuten die Teilnahme erhöht. Im Folgenden werden anhand von kurzen Fallbeispielen Therapieangebote einer stationären psychiatrischen Einrichtung als Praxisbeispiel dargestellt. Dabei wird auch auf die Kontextfaktoren eingegangen, die zuvor beschrieben wurden.

7.3.1 Gruppentherapien

Sportbezogene Interventionen im Rahmen der klinischen Behandlung psychischer Erkrankungen finden häufig in Gruppen statt. So kann **zeiteffektiv** ein breites Angebot verschiedener Bewegungsformen geschaffen werden, welches der psychischen und der physischen Heterogenität der Patienten entgegenkommt. Zudem können **positive Gruppeneffekte** genutzt werden. Besonders die lockere und freudige Kontaktaufnahme mit anderen Menschen, welche innerhalb von Sportgruppen erleichtert möglich ist, wird von Patientinnen und Patienten positiv hervorgehoben. So kann Sport als eine Art soziale Interaktion in einfacher Sprache verstanden werden, welche nonverbal und für verschiedenste Menschen zu erlernen ist. Das gemeinsame Erfahren von positiver Emotion kann einen wichtigen Kontrast zu dem von Pathologie geprägten Klinikalltag bilden und so durch das kognitive und emotionale Ausbrechen auch den anderen gruppentherapeutischen Angeboten, wie beispielsweise Gruppenpsychotherapie, entgegenkommen (Nilsson et al. 2019).

Das **Beobachten** und das **interdisziplinäre Rückmelden** des Auftretens in den Gruppen können das klinische Gesamtbild ergänzen. So können Auffälligkeiten wie überambitionierte Durchführung, zwischenmenschliche Ängstlichkeit, flachheiteres Überspielen oder ungenaue Selbsteinschätzung wichtige Informationen für einen möglichst umfassenden **klinischen Eindruck** bieten. Besonders die **zwischenmenschlichen Dynamiken** innerhalb der Gruppen bergen jedoch gleichzeitig auch gewissen Risiken. So gilt es z. B. mit sozialen Vergleichssituationen, auftauchender Konkurrenz oder Überforderung im Gruppengeschehen sensibel umzugehen (Oertel-Knöchel Hänsel 2016).

Im klinischen Kontext können sporttherapeutische Gruppeninterventionen sowohl in geschlossenen als auch in offenen Gruppen stattfinden. **Geschlossene Gruppen**, also z. B. eine nur für eine bestimmte Station angebotene Gruppe mit gegebenenfalls verpflichtender Teilnahme, bietet den Vorteil der genaueren Stundenplanung, eines geschützten Rahmens für die Teilnehmenden sowie dem spezifischeren Arbeiten an Zwischenmenschlichkeit durch das wiederkehrende Miteinander. Bei **offenen, stationsübergreifenden Gruppen** können auch mit geringen Kapazitäten zeiteffizient diverse Angebote geschaffen werden.

Die **inhaltliche Gestaltung** der **Gruppeninterventionen** ist von erfrischender Vielseitigkeit geprägt. Gruppen können sportartspezifisch (z. B. Yoga, Kraftsport oder Badminton) inhaltsspezifisch (z. B. Achtsamkeit, spielerische Aktivität oder kreative Gestaltung), mit psychotherapeutisch fundierter Zielsetzung (wie zum Teil innerhalb konzentrativer oder kommunikativer Bewegungstherapie oder Tanztherapie), ambulant oder stationär, drinnen oder draußen angeleitet werden. Die Vor-, und Nachteile der verschiedenen Interventionsformen sind jeweils kontextabhängig, eine allgemeingültige Empfehlung für die genaue Gestaltung der klinischen Sport-, und Bewegungstherapie ist kaum möglich. Auch die persönlichen Interessen und Fähigkeiten der Therapeuten spielen eine wichtige Rolle. So wird die Therapeutin mit jahrelanger persönlicher Erfahrung im Tanzsport mit Musik unterlegte bewegungstherapeutische

7

Inhalte mit großer Überzeugung anbieten und der Therapeut mit fundierten Kenntnissen der medizinischen Trainingstherapie über orthopädische Beschwerden und spezifische Trainingsplanung eine authentische Beziehungsgestaltung ermöglichen können.

7.3.2 Einzeltherapien

Einzelinterventionen bieten die Möglichkeit in einer reizarmen Umgebung gezielt auf die Bedürfnisse der einzelnen Person einzugehen. Durch z. B. physische Einschränkung, soziale Unsicherheiten, mangelnde oder gar negative sportliche Vorerfahrung oder viele weitere Faktoren kann es zu einer Überforderung oder anderen negativen Empfindungen der einzelnen Person im Gruppengeschehen kommen. Im Einzelkontakt können die Wünsche des Individuums bezüglich Dauer, Inhalt, Intensität und Form sowie Kontaktgestaltung sensibler aufgenommen werden.

Fallbeispiel

Der 43-jährige Patient Herr G. befindet sich bereits seit mehreren Wochen in stationärer Behandlung mit einer Zwangsstörung sowie ausgeprägter sozialer Unsicherheit, die sich u. a. dadurch zeigt, dass Herr G. zum Essen mehrere Stunden benötigt. Das Essen in Anwesenheit anderer scheint Herrn G. kaum möglich. Diese Schwierigkeit mit dem Patienten zu besprechen, ist wiederum durch eine ausgeprägt rigide und eingeengte formalgedankliche Struktur erschwert. Häufig drehen sich die Gespräche um organisatorische Punkte wie die anstehende Visite – ein thematisches Auslenken ist kaum möglich.

Die wiederholten Versuche, den Patienten auf die gruppentherapeutischen Sportangebote zu orientieren, scheinen größtenteils Stress bei ihm auszulösen. Zudem scheint das Einhalten der zeitlichen Struktur erschwert, mehrmals vergisst Herr G. die Termine. Folglich einigen wir uns darauf, zu einer dem Patienten passenden Uhrzeit zu zweit in den Sportraum zu gehen. Die inhaltliche Gestaltung der Therapie wird eingangs offengehalten, das Interesse des Patienten am Rudergerät wird aufgegriffen und er rudert sich einige Minuten warm, scheint sich hierbei bereits etwas zu beruhigen. Auf Nachfrage nach Musikwünschen nennt Herr G. eine seiner Lieblingsbands; beim Hören der Lieder rudert er fleißig weiter und wir unterhalten uns locker über die Band und die Zeit, in welcher die Musik entstanden ist. Nach dem ausführlichen Aufwärmen überlegen wir uns gemeinsam ein Trainingsprotokoll (200 Meter langsam, 100 Meter schnell rudern). Nach insgesamt 20 Minuten steigt Herr G. verschwitzt, aber glücklich wirkend vom Rudergerät und gibt an sich erleichtert zu fühlen. Wir verabreden uns für einen weiteren Termin und halten bereits die nächsten zu hörenden Bands fest.

Einzeltherapien können auch dem Verfolgen spezifischer psychotherapeutischer Themen und Ziele dienen (➤ 3.3.5). Wichtig ist hierbei die enge Absprache der Berufsgruppen sowie das Wissen über die Möglichkeiten, aber auch Grenzen der eigenen Profession.

7.3.3 Nichtbewegte Interventionen

Zur Aufnahme und Implementierung von körperlicher Aktivität in den Alltag sind Beratungsgespräche ein wichtiges Werkzeug. Ein aktives Zugehen auf neu aufgenommene Patientinnen und Patienten und ein Vorstellen des Therapieangebotes sowie dessen Zweck und Möglichkeiten wird meist dankend aufgenommen. In diesem Rahmen können bereits erste Interessen oder auch Sorgen und Hindernisse besprochen werden. Sowohl im klinischen als auch im nicht-klinischen Kontext sollten die persönlichen Vorlieben der Person als Orientierung dienen, da dies mit der höheren Wahrscheinlichkeit einhergeht, die Aktivität aufzunehmen sowie aufrechtzuerhalten (Stubbs und Rosenbaum 2018).

Während eines Beratungsgesprächs können ebenfalls Ziele für die sportbezogenen Interventionen besprochen werden. Hölter (2011) zufolge können solche Ziele den drei Bereichen **somatisch-funktionell**, **edukativ-psychosozial** oder **psychotherapeutisch** zugeordnet werden. In der gemeinsamen Zielsetzung sollte ein zeitlich sensibel angepasster Moment im Therapieverlauf ausgewählt werden, begleitet von einer angemessenen Vorgehensweise. Es ist ratsam, beispielsweise das frühzeitige Festlegen übermäßig anspruchsvoller Ziele zu verhindern, um die Person nicht zu überfordern. Eine ausführliche Übersicht über eine motivierende und realistische Ziel-, und Sportplanung anhand gesundheitspsychologischer Modelle wie beispielsweise dem Motivations-Volitions-Modell findet sich in ➤ 5.3.

Auch das gemeinsame Heraussuchen eines passenden Sportvereins kann gewinnbringend sein. Im besten Fall wird das erste Probetraining noch innerhalb der klinischen Kontaktzeit vereinbart. So kann die Erfahrung nachbesprochen und das weitere Vorgehen gegebenenfalls angepasst werden. Besonders wertvoll erscheint es, Patientinnen und Patienten nach der Behandlung an Sportgruppen anzugliedern, da hier erweiternd psychosoziale Faktoren zum Tragen kommen, wie z. B. verringerte Einsamkeit und gesteigertes Engagement (Stevens et al. 2021).

Fallbeispiel

Frau S. zeigt sich beim ersten Gespräch mit dem für die Station zuständigen Sporttherapeuten ablehnend und uninteressiert. Sie gibt an, seit der Schule keinen Sport mehr auszuüben und dies sei auch gut so. Bei vorsichtigem Nachfragen lassen sich negative Erfahrungen im Schulsport ausmachen. Zudem bewege sie sich genug; zuhause habe sie einen Hund, mit welchem sie täglich eine Stunde Gassi gehe. Bei der kurzen und unverbindlichen Vorstellung des Therapieangebotes wird die Morgenaktivität (15 Minuten lockere Übungen und Spiele vor dem Frühstück) sowie die achtsame Aktivität besonders hervorgehoben. Die achtsame Aktivität beginnt stets mit einem achtsamen Spaziergang, was zu den positiven Erfahrungen des Gehens mit dem Hund passen könnte.

Fünf Tage nach Aufnahme kommt Frau S. erstmals gemeinsam mit einer Mitpatientin zur Morgenaktivität. Nachdem sie mit einer gewissen Skepsis begonnen hat, wirkt sie beim gemeinsamen Frisbeespielen zunehmend aufgelockert und kommt in den folgenden Wochen regelmäßig zur Morgenaktivität, später auch zu anderen Gruppen. Besonders lockere, interaktive Spiele wie Badminton, Wikingerschach und Frisbee scheinen Frau S. Freude zu bereiten, meist spielt sie mit der mittlerweile befreundeten Mitpatientin. Zum Ende der Behandlung werden die beiden Frauen gefragt, ob sie die positive Sporterfahrung weiterführen möchten. Gemeinsam entwerfen sie den Plan, sich wöchentlich zum gemeinsamen Gassigehen und Badmintonspielen zu treffen. Auf Anregung des Therapeuten halten sie einen festen Tag und eine feste Uhrzeit dafür fest und entwickeln auch Alternativideen für mögliche Barrieren wie schlechtes Wetter oder körperliche Krankheit. Die Freundschaft sowie räumliche Nähe ihrer Wohnorte spielen der nachklinischen Planung in die Hände.

7.3.4 Bedeutung interdisziplinärer Teamarbeit

Verschiedene Professionen bzw. Gesundheitsfachkräfte können auf vielfältige Weise die körperliche Aktivität von Patientinnen und Patienten sowohl kurz- als auch langfristig fördern, wobei interprofessionelle Zusammenarbeit eine Schlüsselrolle spielt. Nachfolgend seien exemplarisch einige Möglichkeiten verschiedener Berufsgruppen genannt:

- **Sport- und Bewegungstherapeutinnen und -therapeuten:** Diese Berufsgruppe ist spezialisiert auf die Entwicklung und Durchführung von körperlichen Aktivitäten, die auf die spezifischen Bedürfnisse und Fähigkeiten der Patientinnen und Patienten zugeschnitten sind.
- **Pflegepersonal:** Pflegekräfte können Patientinnen und Patienten im stationären Setting zu regelmäßiger Bewegung motivieren, sie bei der Umsetzung unterstützen und sie an die Termine von Sport- und Bewegungsangeboten in der Klinik erinnern. Aufgrund der häufigen Kontakte mit den Patientinnen und Patienten können sie auch wichtige Hinweise zu Hürden oder Auswirkungen körperlicher Aktivität beobachten.
- **Ärztliches Personal:** Ärzte und Ärztinnen können durch das Ansprechen und Empfehlen oder sogar Verschreiben körperlicher Aktivität die Bereitschaft zu deren Ausübung erhöhen. Durch medizinisches Fachwissen können sie zudem am Erstellen von individuell an den spezifischen Gesundheitszustand angepassten Bewegungsplänen mitwirken, medizinisch diesbezüglich beraten und Kontraindikationen abschätzen. Gleichzeitig profitieren sie beispielsweise davon, wenn durch parallele körperliche Aktivität Nebenwirkungen psychopharmakologischer Behandlungsverfahren abgeschwächt werden können (➤ 3.3.3).
- **Psychologisches Personal:** Dieses kann dabei unterstützen, mentale Barrieren zu überwinden, die einer regelmäßigen körperlichen Aktivität im Wege stehen (➤ Kap. 5). Gleichzeitig kann körperliche Aktivität auch erfolgsbringend in therapeutische Behandlungsmaßnahmen integriert werden (➤ 3.3.3)
- **Sozialdienst:** Sozialarbeiterinnen und Sozialarbeiter können Zugang zu Ressourcen und Programmen vermitteln, welche die körperliche Aktivität unterstützen. Sie können auch bei der Überwindung sozialer und wirtschaftlicher Hürden helfen, die regelmäßige Bewegung behindern könnten.

Durch die Zusammenarbeit verschiedener Fachbereiche können individuelle Bedürfnisse besser erkannt und adressiert werden, und es entsteht ein umfassendes Unterstützungsnetzwerk, das die körperliche Aktivität aus verschiedenen Perspektiven fördert. Dieser integrierte Ansatz kann dazu beitragen, dass die empfohlenen Aktivitätsziele nicht nur erreicht, sondern auch langfristig aufrechterhalten werden.

Fallbeispiel

Der 27-jährige Patient Herr M. kommt im Herbst nach einem mehrmonatigen stationären Aufenthalt Anfang des Jahres erneut über die Notaufnahme in die Klinik. Während der Behandlung in der psychiatrischen Institutsambulanz zwischen den beiden Aufenthalten kam es zu einer Exazerbation der vorwiegend depressiven Symptomatik. Bei Aufnahme klagt der Patient über ausgeprägte Gleichgültigkeit und Freudlosigkeit sowie wieder verstärkt auftretende Suizidgedanken. Der Patient kommt anfangs selbstständig und regelmäßig zum offenen Krafttraining; bleibt hierbei größtenteils für sich und tritt wenig bis kaum in den Kontakt mit Mitpatientinnen und Mitpatienten oder Therapeuten und Therapeutinnen. Das dadurch entstehende unsichere Bild des Patienten wird kontrastiert durch ein kompetentes Ausführen anspruchsvoller und vielseitiger Übungen. Durch den sportbezogenen Austausch kommt es zu vorsichtigen ersten Begegnungen zwischen Patient und Therapeut. Nach einigen Wochen nimmt Herr M. erstmals auch an den angeleiteten Bewegungstherapien teil; besonders die spielerischen und für individuelle Interpretationen raumlassenden Aspekte der Stunden scheinen bei Herrn M. eine Mischung aus Unbehagen, aber auch Freude am Austausch hervorzurufen.

Einen Monat nach Aufnahme beginnen wir ergänzend im Einzelkontakt zu arbeiten. Die Initiierung dessen geht von der behandelnden Psychotherapeutin aus, die aufgrund der vom Patienten berichteten mehrjährigen Mobbing- und Ausgrenzungserfahrungen in Kindheit und Jugend sowie einer ausgeprägten Aggressionshemmung bei deutlich spürbarer Wut und Anspannung das therapeutische Boxen im geschützten, individuellen Kontakt als vielversprechend einschätzt. Die Beziehungsgestaltung im Einzelkontakt ist eingangs von großer Anspannung und beidseitiger Unsicherheit geprägt; der Patient thematisiert während der ersten Stunden Ängste, den Anforderungen des Therapeuten nicht gerecht zu werden. Neben selbstkritischen und perfektionistischen Ansätzen kann der Patient aber auch das zwischenzeitliche Abwerten des Therapeuten benennen, bei welchem die Gegenübertragung konkordant von Unsicherheit, Leistungsdruck und aversiven Tendenzen geprägt ist. Gleichzeitig wird das kräftige und konzentrierte Boxen beidseitig als Erleichterung empfunden. Die fokussierte Zusammenarbeit, bei welcher Herr M. intensiv und mit wütender Mimik auf die Pratzen schlägt, formen eine nonverbale Gemeinsamkeit, welche dem Abtasten im verbalen Kontakt ein angenehmeres Fundament gegenüberstellt.

Innerhalb des sporttherapeutischen Kontakts bleibt der Fokus bei den Übungen; das häufige Auftauchen von Gesprächsbedarf („Gedankenkarussell") wird zwar angenommen und validiert, jedoch mit dem Hintergedanken, dass die Gestaltung eines positiven, sportlichen Kontakts gewinnbringender ist, mit Verweis auf die psychotherapeutischen Gespräche eingedämmt. Herr M. kann dies annehmen und bespricht die herausfordernden Themen mit der behandelnden Psychotherapeutin, welche hier eine wichtige Rolle in der Einordnung der Themen einnimmt. Ein besseres Verständnis für die immense Frustration sowie die Reinszenierung vor dem Hintergrund der wiederholten Ausgrenzung helfen sowohl dem Patienten als auch dem Sporttherapeuten die Übertragungssituation einzuordnen. Der enge interdisziplinäre Austausch ist an dieser Stelle ebenso wichtig wie spannend.

Gegen Ende der Behandlung, Herr M. ist mittlerweile tagesklinisch angebunden, meldet sich Herr M. im Fitnessstudio an und geht dort selbstständig und regelmäßig hin. ▮▮

TAKE-HOME MESSAGE

Die Integration von Sport und Bewegung in präventive sowie therapeutische Maßnahmen bei psychischen Erkrankungen bildet ein facettenreiches und nuanciertes Forschungs-, und Arbeitsfeld mit außergewöhnlichem Potenzial. Von zentraler Bedeutung ist dabei, dass sämtliche beteiligte Individuen nicht nur Freude an der Aktivität finden, sondern auch das Empfinden einer persönlichen Passung erleben, um eine effektive und nachhaltige Integration dieser Interventionen zu gewährleisten

LITERATUR

Augustin N, Bendau A, Heuer S, Kaminski J, Ströhle A. Resistance Training in Depression. Deutsches Ärzteblatt international 2023; 120 (45): 757–762. DOI: 10.3238/arztebl.m2023.0196.

Brehm K, Dallmann P, Freyer T et al. Angebot und Inanspruchnahme von Sporttherapie in psychiatrischen Kliniken in Deutschland [Implementation of exercise therapy in daily clinical practice in psychiatric clinics in Germany]. Der Nervenarzt,2019. DOI: 10.1007/s00115-019-0782-7.

Brinsley J, Schuch F, Lederman O et al. Effects of yoga on depressive symptoms in people with mental disorders: a systematic review and meta-analysis. British Journal of Sports Medicine 2021; 55 (17): 992–1000. DOI: 10.1136/bjsports-2019-101242.

Bull FC, Al-Ansari SS, Biddle S et al. World Health Organization 2020 guidelines on physical activity and sedentary behaviour. British Journal of Sports Medicine 2020; 54 (24): 1451–1462. DOI: 10.1136/bjsports-2020-102955.

Crane J, Temple V. A systematic review of dropout from organized sport among children and youth. European Physical Education Review 2015; 21 (1): 114–131. DOI: 10.1177/1356336X14555294.

Gordon BR, McDowell CP, Hallgren M et al. Association of Efficacy of Resistance Exercise Training With Depressive Symptoms: Meta-analysis and Meta-regression Analysis of Randomized Clinical Trials. JAMA psychiatry, 2018; 75 (6): 566–576. DOI: 10.1001/jamapsychiatry.2018.0572.

Hölter G. Bewegungstherapie bei psychischen Erkrankungen: Grundlagen und Anwendung. Stuttgart: Deutscher Ärzte-Verlag, 2011.

Morres ID, Hatzigeorgiadis A, Stathi A et al. Aerobic exercise for adult patients with major depressive disorder in mental health services: A systematic review and meta-analysis. Depression and Anxiety,2019; 36 (1): 39–53. DOI: 10.1002/da.22842.

Nilsson H, Saboonchi F, Gustavsson C et al. Trauma-afflicted refugees' experiences of participating in physical activity and exercise treatment: a qualitative study based on focus group discussions. European journal of psychotraumatology 2019; 10 (1): 1699327. DOI: 10.1080/20008198.2019.1699327.

Oertel-Knöchel V, Hänsel F (Hrsg.). Aktiv für die Psyche: Sport und Bewegungsinterventionen bei psychisch kranken Menschen. Berlin, Heidelberg: Springer, 2016.

Petzold MB, Ernst F, Spitzer U et al. Ärztliche Vorbildfunktion bezüglich körperlicher Aktivität für Patienten mit psychischen Erkrankungen. Psychotherapeut, 2020. DOI: 10.1007/s00278-020-00421-1.

Powell KE, Paluch AE, Blair SN. Physical activity for health: What kind? How much? How intense? On top of what? Annual review of public health, 2011;32:349–365. DOI: 10.1146/annurev-publhealth-031210-101151.

Roempler J, Petzold MB, Bendau A, Plag J, Ströhle A. Tracking changes in physical activity during inpatient treatment in a psychiatric clinic in Germany by asking two simple questions. European archives of psychiatry and clinical neuroscience 2023: 1–12.

Schuch FB, Vancampfort D, Richards J et al. Exercise as a treatment for depression: A meta-analysis adjusting for publication bias. Journal of psychiatric research 2016; 77: 42–51. DOI: 10.1016/j.jpsychires.2016.02.023.

Stevens M, Lieschke J, Cruwys T et al. Better together: How group-based physical activity protects against depression. Social science & medicine (1982), 2021; 286: 114337. DOI: 10.1016/j.socscimed.2021.114337.

Ströhle A (Hrsg.). Sportpsychiatrie und -psychotherapie. Berlin, Heidelberg: Springer, 2023.

Stubbs B, Rosenbaum S (Hrsg.). Exercise-Based Interventions for Mental Illness: Physical Activity as Part of Clinical Treatment. Cambridge (USA): Academic Press, 2018. https://livivo.idm.oclc.org/login?url=https://ebookcentral.proquest.com/lib/zbmed-ebooks/detail.action?docID=5506804.

Thompson Coon J, Boddy K, Stein K et al. Does participating in physical activity in outdoor natural environments have a greater effect on physical and mental wellbeing than physical activity indoors? A systematic review. Environmental science & technology, 2011; 45 (5): 1761–1772. DOI: 10.1021/es102947t.

Thornton JS, Frémont P, Khan K et al. Physical Activity Prescription: A Critical Opportunity to Address a Modifiable Risk Factor for the Prevention and Management of Chronic Disease: A Position Statement by the Canadian Academy of Sport and Exercise Medicine. Clinical journal of sport medicine : official journal of the Canadian Academy of Sport Medicine 2016; 26 (4): 259–265. DOI: 10.1097/JSM.0000000000000363.

Vella SA, Aidman E, Teychenne M et al. Optimising the effects of physical activity on mental health and wellbeing: A joint consensus statement from Sports Medicine Australia and the Australian Psychological Society. Journal of science and medicine in sport 2023; 26 (2): 132–139. DOI: 10.1016/j.jsams.2023.01.001.

White RL, Babic MJ, Parker PD et al. Domain-Specific Physical Activity and Mental Health: A Meta-analysis. American journal of preventive medicine 2017 ;52 (5): 653–666. DOI: 10.1016/j.amepre.2016.12.008.

Yazici AB, Gul M, Yazici E et al. Tennis enhances well-being in university students. Mental Illness 2016; 8 (1): 21–25. DOI: 10.1108/mi.2016.6510.

Register

Q

R